PERIL OF THE SLEEPY MICROBE.

EPIDEMIC WORST IN BRITAIN AND ITALY.

RECORD DEATH-ROLL

CHILDREN AMONG THE VICTIMS.

SLEEPY SICKN SPREADING.

FATAL CASES.

HUNT FOR ELUSIV GERM.

Sleepy sickness continues to spr
ew cases now reported as having
rred last week include:
BIRMINGHAM.—13; 5 deaths.
EFFIELD.—22; 1 death. Total ca
March 10, 217; deaths 26.
d Walters Sinclair, 58, an engi
Greenock, died yesterday fro
ase after a week's illness, an
are reported at Donaghmore
far the only cases reported in
reland outside Belfast, where
d 10 deaths have occurred in
cases were reported during
and one death.
of Mr. C. Bower Ismay,
nd sportsman, of Hazel-
rthamptonshire, con-
grave anxiety. Mr.
ll 14 weeks ago while
and was found un-

THE MYSTERY MALADY.

Alarming Spread of Sleepy Sickness.

TRAGEDIES OF SLEEPY SICKNESS.

WARPED MINDS AND BROKEN BODIES.

PLEAS FROM VICTIMS

Since *The Daily Mail* published t
letter of Mr. E. W. Hore, of Manchest
concerning the pathetic case of
daughter, who is a sufferer from
after-effects of sleepy sickness, we h
received a number of letters descri
the tragic consequences of this dis
Relatives write heart-broken

WAR ON SLEEP SICKNESS.

20,000 CASES LAST YEAR.

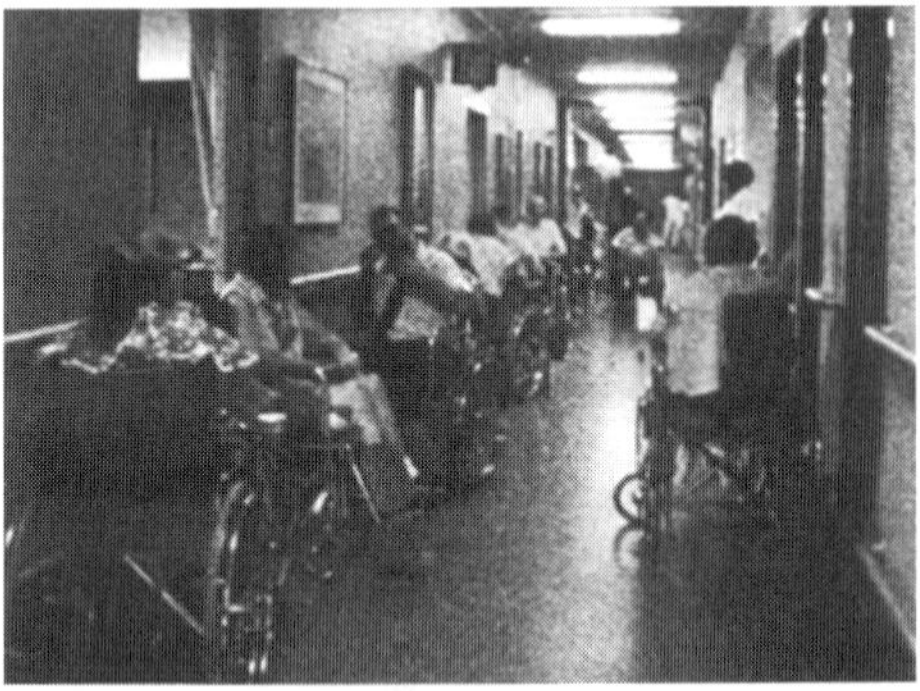

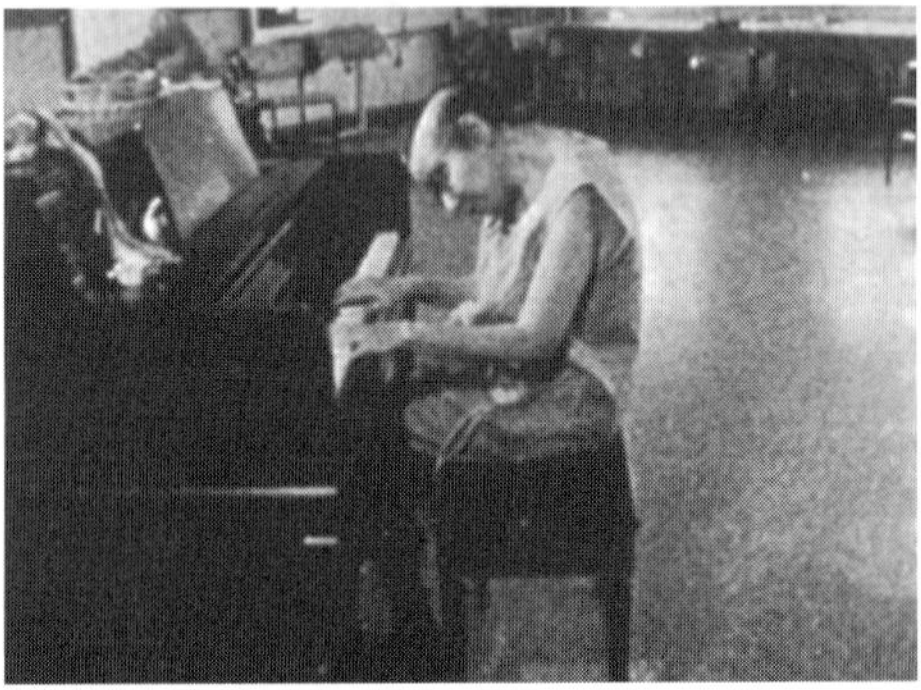

慢性疾患の患者を収容する大規模な施設のほとんどは混みあっていて、患者が落ち着ける場所ではない。入院患者たちは幽閉と人ごみに耐え、空虚さと孤独に苦しんでいる。

大流行の後、数多くの患者が奇妙な、凍りついたような「眠り」に落ちてしまった。彼らにとっては、病気の最初の瞬間がいつまでも続いている。この患者は1926年以降ずっと恍惚状態にある。1969年に起きた短期間の目覚めの間、彼女は自分がまだ1926年にいるのだと感じていた（症例3のローズ・Rを参照）。

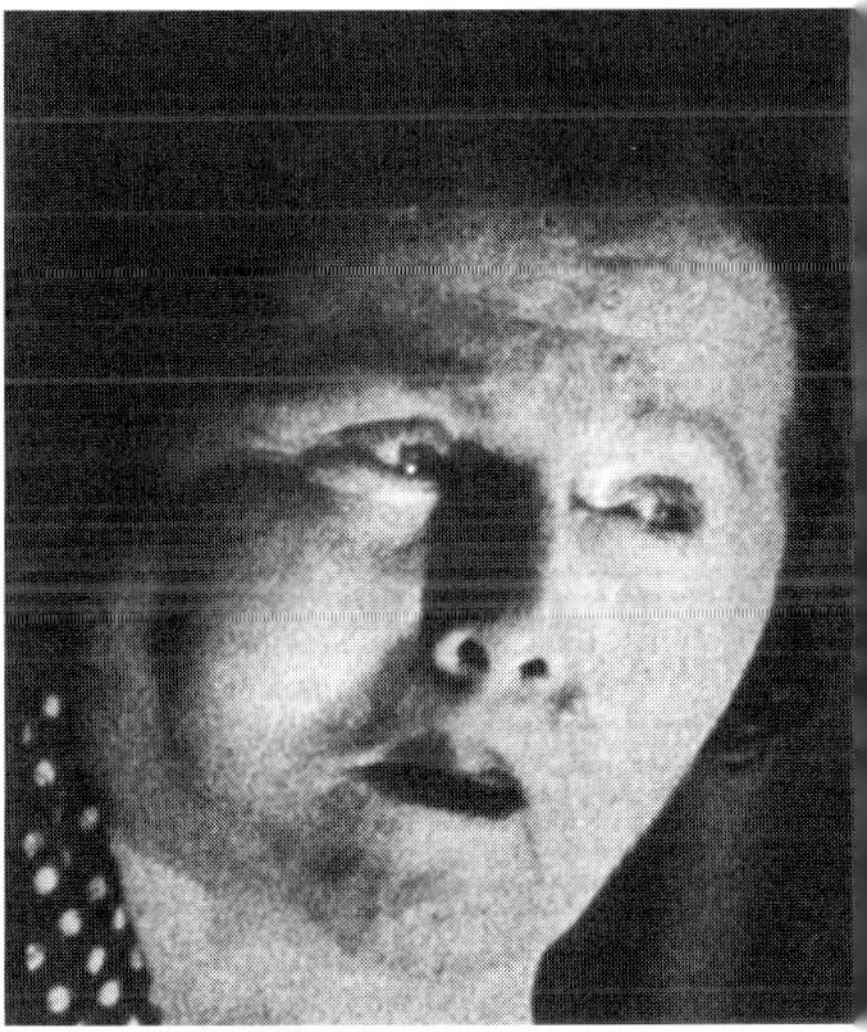

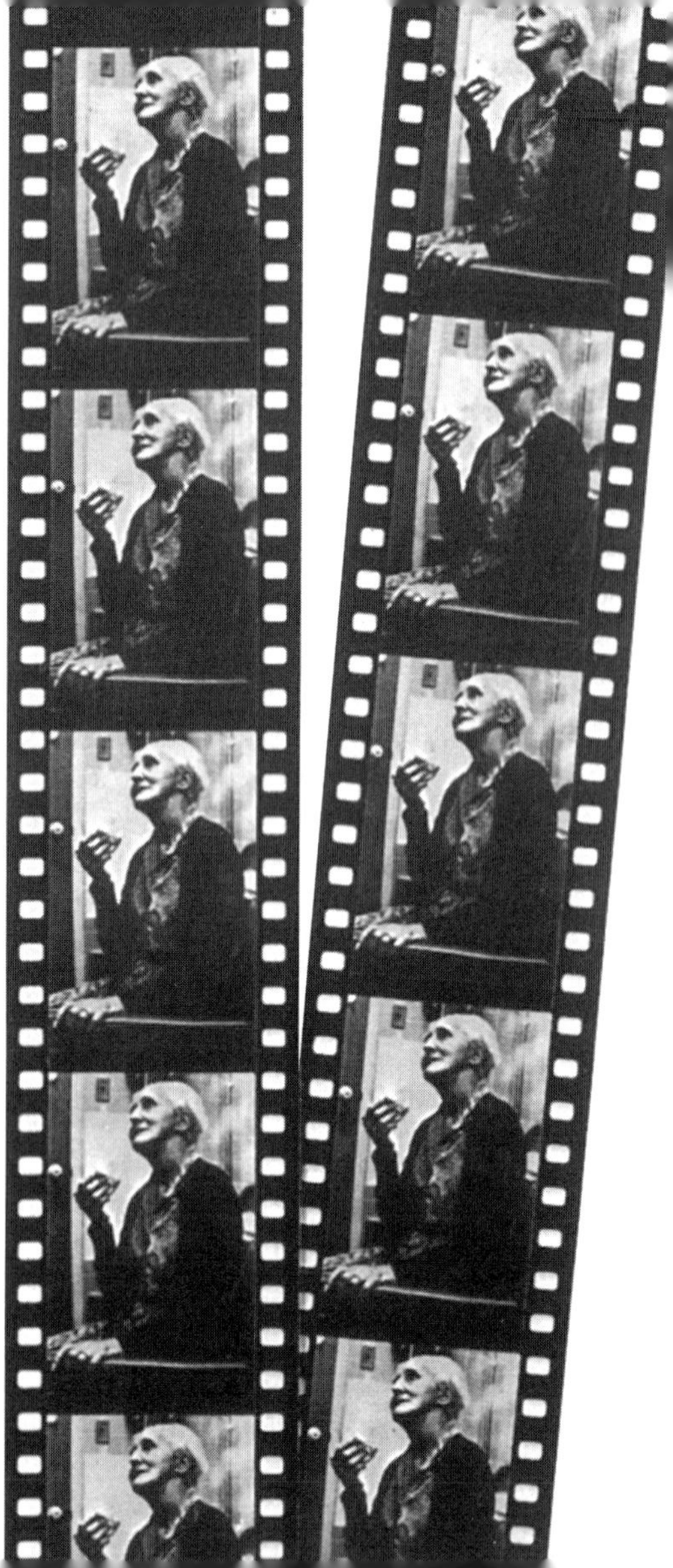

凍りついたままになっている患者（フランシス・D）も「眠って」はいたが、ときどきぼんやりとした夢遊病者のような感じで歩いたり話したりした。症例3のローズ・Rとはちがって、彼女の凍りついた表情は未来を見つめ、起こるかもしれない目覚めの時をいつまでも待ち続けている。ローズ・RはL–DOPAによって突然突きつけられた現代社会に耐えられなかったが、フランシスは感謝と喜びの気持ちを持ち、40年間も「失っていた」良い気分で目覚めを受け入れた。

恐ろしい後遺症

眠り病が現代でも最も恐るべき感染症のひとつであることには疑いの余地がない。この新しい病気は死亡率が高いだけではなく、患者は発病してから、1、2年経過した後でもなお、非常に重い後遺症に悩まされるのである。通常はパーキンソン症候群（1817年に最初に振戦麻痺の記述を行なったパーキンソンに由来する名称）と同じ症状が現われ、10歳の子供が発症することもある。

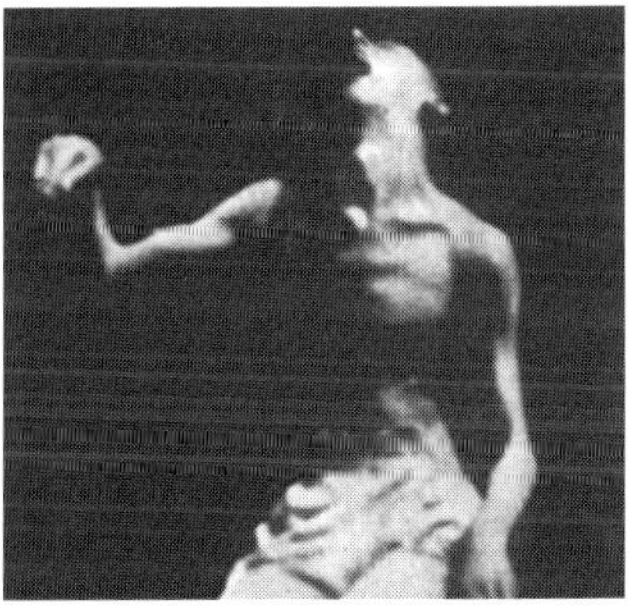

パーキンソン症候群の特徴は体の筋肉の硬直にあり、自発的な動きがゆっくりとしか行なえなくなる。顔の表情がなくなり、重症の場合には発語にも障害が起こる。症状が進むと、硬直のために食事も着替えもできなくなり、最後には寝たきりになって、人の手を借りなければ寝返りを打つことすらできなくなるという不運な状況に陥ることもある。

後遺症のその他の症状には神経衰弱症、原因不明の不眠症、呼吸の障害などがあり、患者は何カ月も、あるいは何年も社会復帰を阻まれてしまう。

道徳的退廃

しかしそうした症状よりさらに悲劇的なのは、発病後にしばしばみられる道徳的な退廃である。

素直で従順だった子どもが、病気の後では奇妙な変化を遂げ、執念深くなったり、嘘をつくようになったり、手のつけられない性格になったりする。物を盗んだり、悪ふざけやいたずらが過ぎて人を怒らせることもしばしばある。どんなに注意しても聞く耳を持たないので、裁判沙汰になることもある。そして、そのような行動の理由が明らかにされないかぎり、犯罪者としての生涯の第一歩を踏み出すことになってしまうのだ。

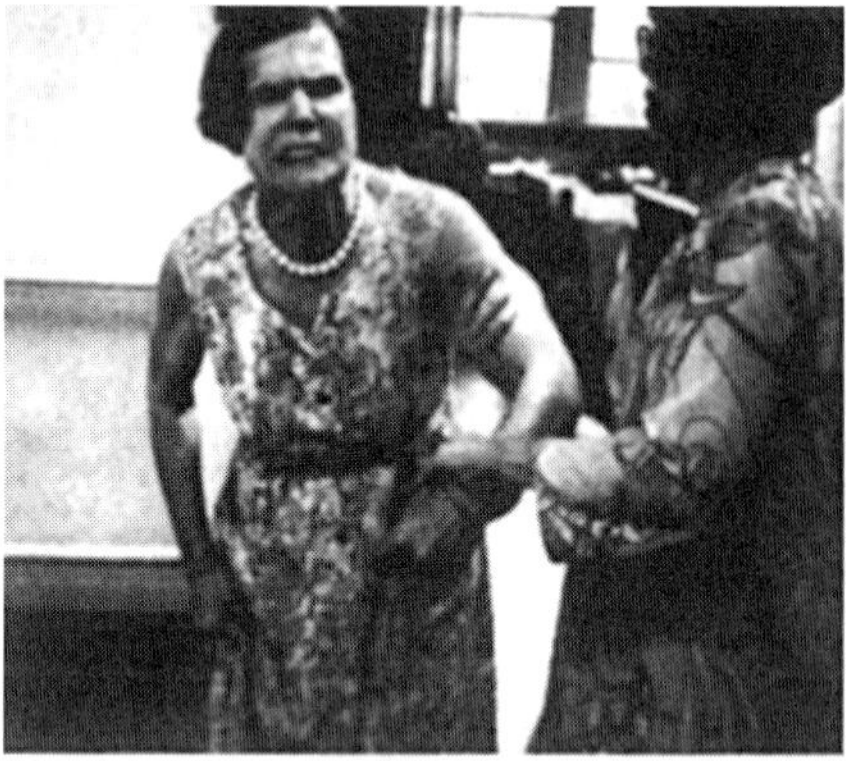

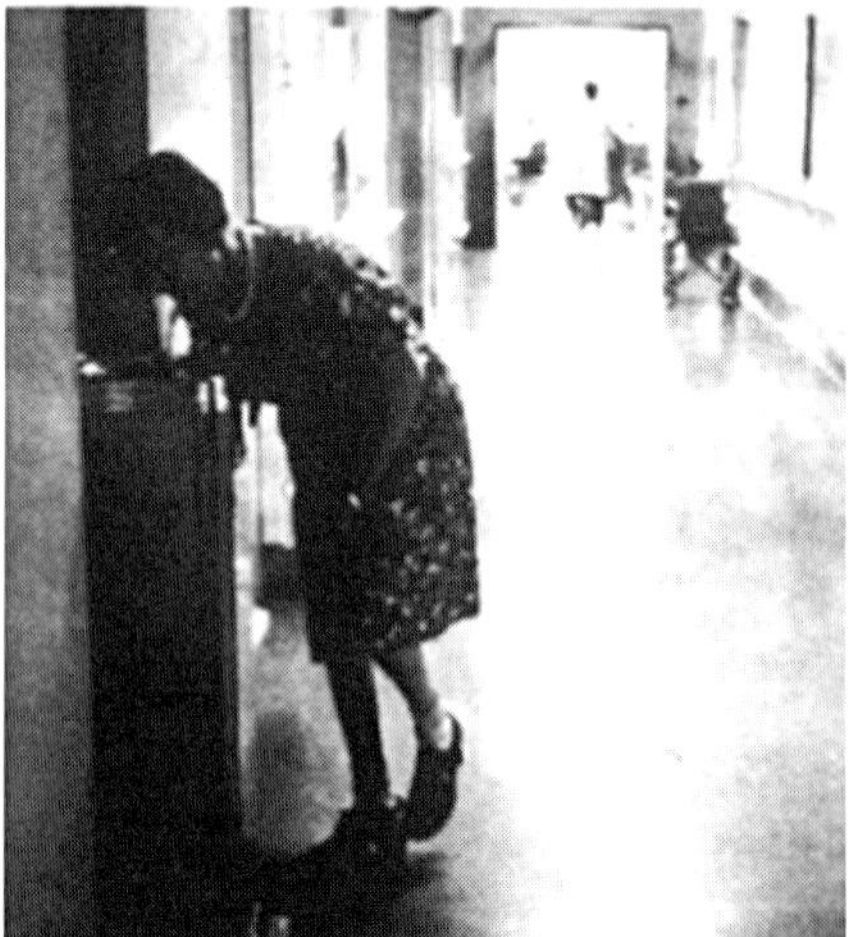

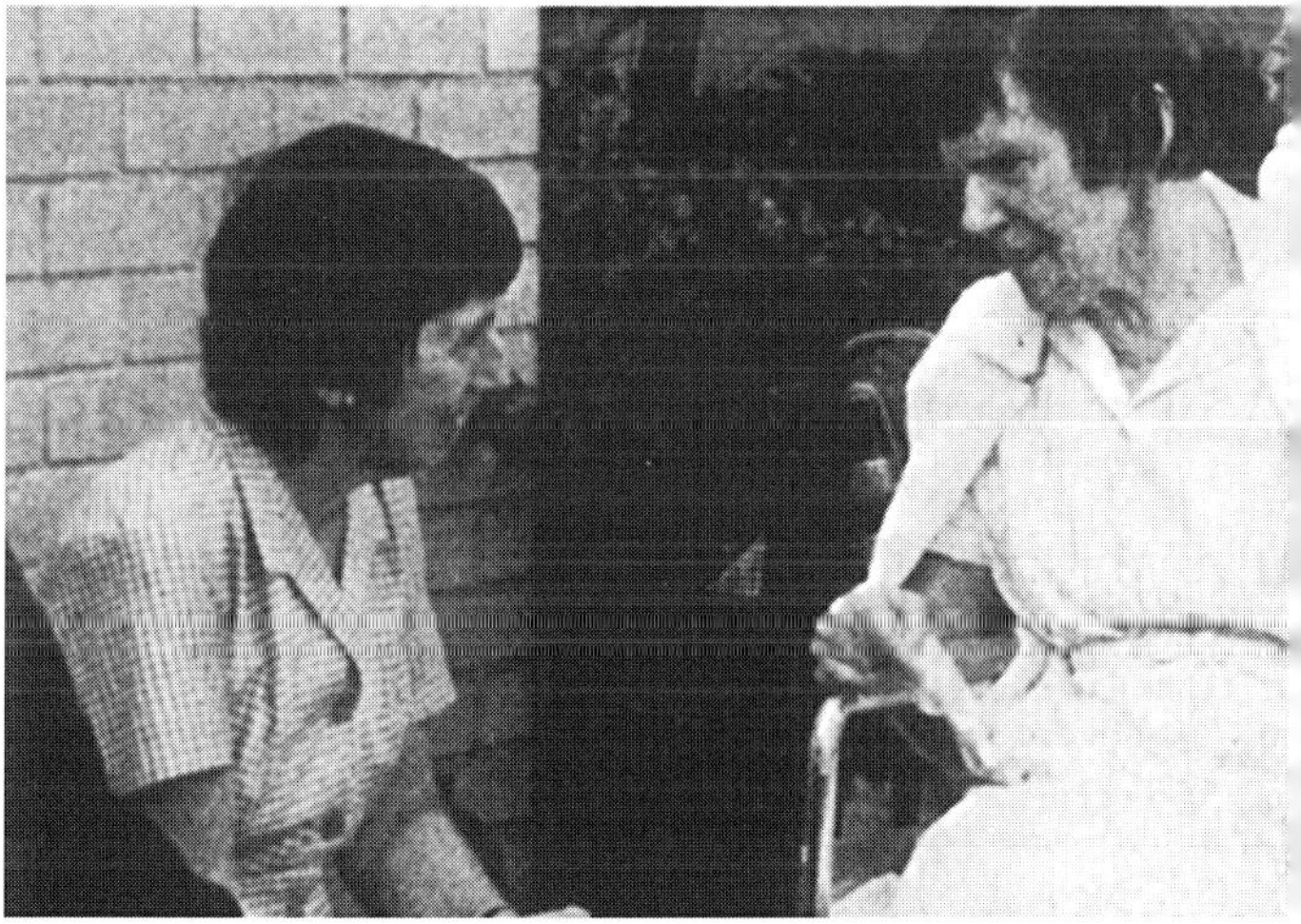

強圧的な収容施設では、入院患者の病状は悪化するばかりだ。そうした患者の一人、症例９のマーガレット・Ａの場合は、病気とL-DOPA、そして施設という複数の要因が絡み合って、パニックと怒りに襲われ、強迫的に水を飲み続ける（右ページ下）。だが、もっと人間的な環境、例えば病院の庭にいるとき、そして大好きな妹の訪問を受けたときにはとくに、彼女のパーキンソン症状と神経症状はきれいに消えてしまう。

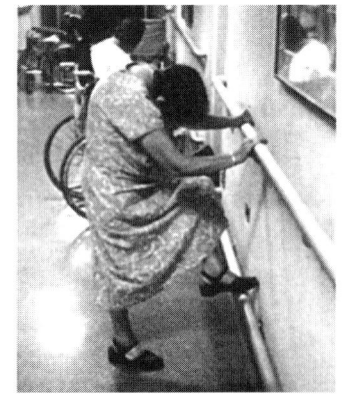

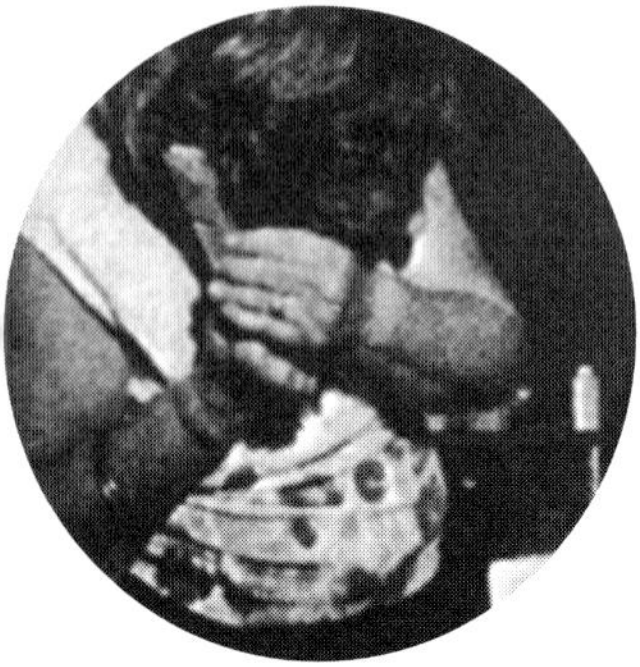

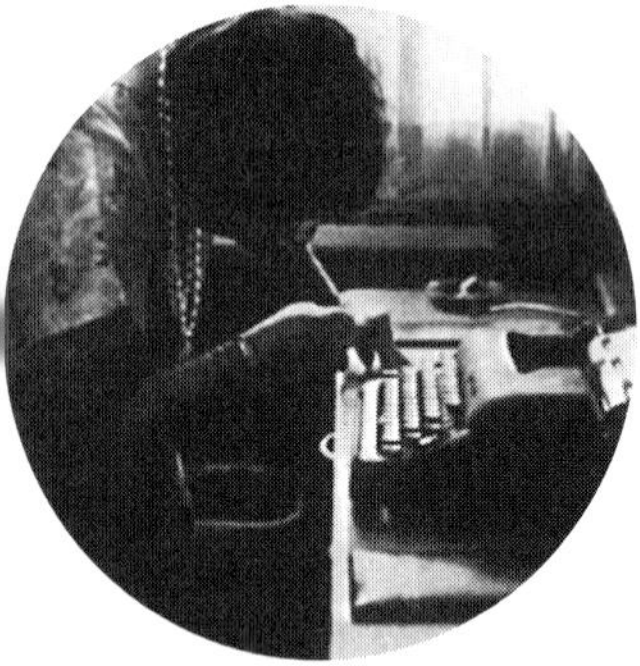

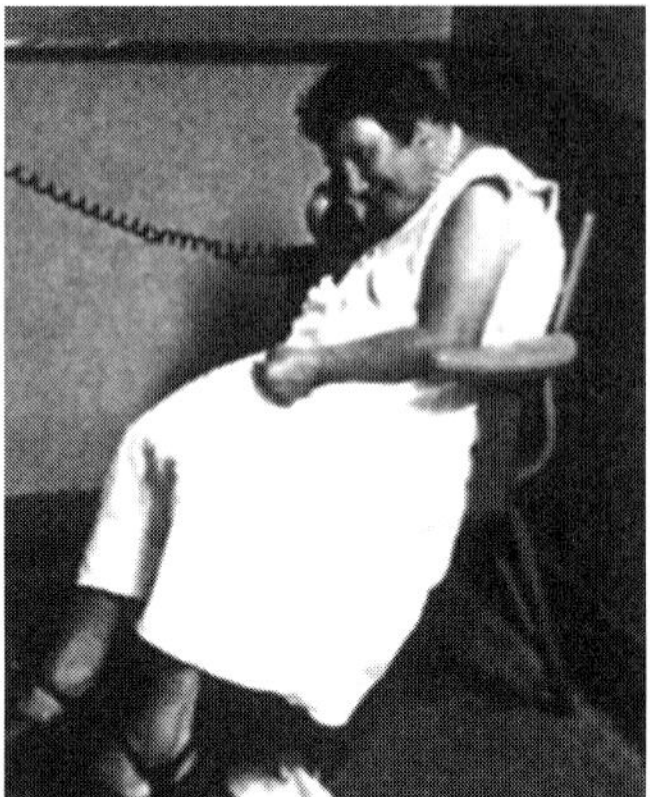

病気や薬、強圧的な施設にもかかわらず、特異体質の人間として生き生きとして独立して生き抜くことのできる患者もいる。そうした患者の一人が症例5のヘスター・Yで、彼女は20年以上も実質的には静止状態にあった後でL-DOPAによって「目覚めた」。現在の彼女はみるからに活発で、静止状態が一時的に再発しても（数分間まったく動けなかった後で、彼女は左手を使って「くぎ付けになった」右手をほぐそうとしている）ヘアースタイルを整え、長い間固まっていた四肢を動かす訓練を熱心に行ない、日記をタイプし、電話で娘と話ながら笑っている。

ハヤカワ文庫NF
〈NF428〉

レナードの朝
〔新版〕

オリヴァー・サックス
春日井晶子訳

早川書房
7543

AWAKENINGS
by
Oliver Sacks

Translated by
Akiko Kasugai
Published 2015 in Japan by
HAYAKAWA PUBLISHING, INC.
This book is published in Japan by
arrangement with
THE WYLIE AGENCY (UK) LTD.
through THE SAKAI AGENCY.

W・H・オーデンとA・R・ルリアの思い出に

……そして今、この病から
再び人生に戻るという
不思議な誕生のときを迎えた
——ジョン・ダン

目次

謝　辞

最初に（そして常に）感謝したいのは、マウント・カーメル病院のすばらしい患者たちにである。私は本書で彼らの話を書き、本書はもともと彼らに捧げられている。

今から二五年も前を振り返って、マウント・カーメル病院で患者の治療に携わり直接あるいは間接に本書に貢献してくれたすべての人々を思い出すことは不可能に近い。だが、次の人々については暖かな思い出がある。看護スタッフのエレン・コステロ、エレノア・ゲイナー、ジャニス・グレイ、メラニー・エッジノス。医学チームのウォルター・シュワルツ、チャールズ・メッセロフ、ジャック・ソベル、フローラ・タバドア。言語療法士であり、患者たちの目覚めという重要な三年間に私を一番助けてくれたマーギー・コール・イングリス。EEGの技術者で「目覚めの脳波的基礎」の執筆に協力してくれたクリス・キャロラン。薬剤師のボブ・マルタはドーパミンの粉末の雲に覆われながら、何時間もL－DOPAのカプセル詰めをしてくれた。そして献身的な職業療法士や物理療法士の中でも、目覚めの初期に多大な貢献をしてくれた音楽療法士のキティ・スタイルズと、その後を引き継いだコニー・トメイノ。音楽は患者にとって最高の非化学薬だったため、彼女たちとは最も深く交流した。
英国のハイランズ病院の人々にも深く感謝したい。彼らのおかげで、私はそこのすばらしい患者たち、マウント・カーメル病院の患者たちと似通っていながら深いところではまったく異なる患者たちと交流することができた。とりわけジェラルド・スターンとドナルド・カルネは、一九六九年に患者たちを「目覚め」させるときに友情の手を差し伸べてくれた。ジェームズ・シャーキーとロドウィン・ジャクソンの二人は、一九四五年以来患者たちの世話をしてきた。バーナード・トンプソンは何年も患者たちと過ごしてきた看護士である。そして誰よりも、これらの脳炎後遺症患者たちを六〇年以上にわたって診《み》てきたジェームズ・パードン・マーティン。彼は一九六九年にマウント・カーメル病院を訪れ、当時最初の「目覚め」の時期にあった患者たちを診てくれて以来、私を導いてくれる父親のような存在となった。

　数えきれないほどの同僚や友人たちが私と本書を助けてくれた。D・P・デパオラ、ロジャー・デュヴォアザン、スタンレー・ファーン（そして大脳基底核《ベイザル・ガングリアン》クラブ）、イラン・ゴラーニ、エルコノン・ゴールドバーグ、マーク・ホモノフ、ウィリアム・ラングストン、アンドリュー・リーズ、マージェリー・マーク、ジョナサン・ミューラー、H・ナラバヤシ、イザベル・ラパン、ロバート・ロドマン、イズラエル・ローゼンフィールド、シェルドン・ロス、リチャード・ショウ、ボブ・ワッサーマンなどだ。その中でも、とりわけジョナサン・ミラーは私が一九六九年に執筆した原稿のオリジナルを処分してしまった後も写しを保存してくれ、私の最初の編集者であり出版者の（ずっと後になって、アイヴァン・ヴォーンについてのBBCのすばらしい番組『アイヴァン』を製作した）コリン・ヘイクラフトに渡してくれた。エリック・コーンは一九七六年版の編集を手伝ってくれた。ロレンス・ウェスラーはマウント・カーメル病院の脳炎後遺症患者の多くを知っていて、私たちは一〇年にわたって本書のさまざまな側面について詳しく話しあった。ラルフ・シーゲルは現在私とともにカオス理論と「目覚め」について研究中である。

自らが患者である多くの仲間に対して感謝したい。彼らはパーキンソン症候群の世界を知り、それについて内側から説明できる無比の権威である。その中にはアイヴァン・ヴォーン、シドニー・ドロス、セシル・トーズ（全員がパーキンソン症候群とともに生きることについて自分の言葉で記述している）、そしてエド・ワインバーガーは力強い洞察やイメージを与えてくれた。トゥレット症候群の多くの人々も、運動亢進型の脳炎症状によく似た彼らの状況を理解するために私を助けてくれた。そして、私が二〇年以上にわたって診てきた脳炎後遺症患者のリリアン・ティーゲ。彼女はドキュメンタリー番組において中心的な役割を果たし、映画『レナードの朝』の製作にもインスピレーションを与えたのである。

数多くの人が、創造的な才能を駆使して演劇版『レナードの朝』を執筆し、製作し、あるいは演技してきた。その筆頭に上げられるのがヨークシャー・テレビジョンのダンカン・ダラスである。彼は一九七三年に本書の見事なドキュメンタリーを製作した。そこには本書で描写している患者や出来事の忘れがたい映像が含まれている。本書の読者すべてにこのドキュメンタリーを観る機会が訪れることを願っている。ハロルド・ピンターは一九八二年に、本書から着想を得たというすばらしい戯曲『いわばアラスカ』のシナリオを送ってくれた。

この戯曲はその年の一〇月に英国の国立劇場で初演が行なわれた。ジョン・リーヴスは一九八七年にカナダ放送協会(CBC)で感動的なラジオ・ドラマを製作した。シカゴのシティ・リット・シアターのアーノルド・エイプリルは一九八七年に驚くべき舞台を演出した。カーメル・ロスは本書のオーディオ版を製作した。そして映画『レナードの朝』の俳優やクルー、中でも製作者のウォルター・パーカーズとラリー・ラスカー、脚本家のスティーヴ・ザイリアン、監督のペニー・マーシャル、そしてもちろんすばらしい俳優のロバート・デ・ニーロとロビン・ウィリアムズ。

最後に、私のエージェントであるスザンヌ・グルックに感謝するとともに、過去一七年間にいくつもの版を重ねてきた本書の編集者たち、コリン・ヘイクラフト、ケン・マコーミック、ジュリア・ヴェラコット、アン・フリードグッド、マイク・ペティ、ビル・ホワイトヘッド、ジム・シルバーマン、リック・コット、そしてケイト・エドガーに感謝する。いくつかの名前だけを挙げることは不公平になるが、最初と最後の編集者の名前をとくに挙げたい。ダックワース社のコリン・ヘイクラフトが私に寄せてくれた信頼と「産婆術」によって、一九七三年の初版が生まれたのである。そしてケイト・エドガーの助けを得て、今回の、内容を大幅に膨らませた本書が生まれた。

第二版で、私はW・H・オーデンとA・R・ルリアの二人が、私にとっての精神的指導者かつ友人であり、私を「目覚め」させてくれたと述べた。今回はそれを省くが、感謝と愛をこめて本書をこの二人の思い出に捧げる。

前書き（初版）

本書の主題は、特異な症状を来たした患者たちの人生と、彼らが見せた反応であり、そこから医学と科学がなにを学ぶべきかということである。患者たちは今から五〇年以上も前に大流行した眠り病（嗜眠《しみん》性脳炎）の数少ない生存者であり、彼らの反応は、画期的な「目覚め」の新薬レボジヒドロキシフェニルアラニン（L－DOPA）によってもたらされた。彼らの人生と反応は医学界で前例のないものであり、それを詳しい症例あるいは伝記の形で紹介することが本書の軸となっている。これらの症例を紹介する前に、その病気の特質、病気にかかって以来患者たちが送ってきた生活、そして彼らの人生を変えることになった薬について説明している。こうした内容に興味を持つ読者は少数ではないかとは思うが、これらもまた重要であると考えたからである。本書の後半では、患者たちを観察することから明らかにされた奥深い問題――健康、病気、苦しみ、介護、そして人間として生きることについて考察する。

本書のように、生きている人々を対象とした本においては、いかにして職業的、個人的な信頼を裏切ることなく詳しい情報を提供するかという、複雑で乗り越えがたい問題が持ち上がる。私は患者の名前、彼らが入院している病院の名称と場所、その他のいくつかの情報を変更した。それでも、重要で本質的な点は手を加えず伝えている。なぜなら患者自身の本物で完全な存在や人生、性格、病気、薬への反応、そして「感性」は、彼らが置かれた奇妙な状況を語る上で不可欠の要素だからである。

本書では、客観的な描写と私の感想とが代わる代わる現われたり、イメージや比喩が洪水のようにあふれたり、あれこれと考察が加えられたり、繰り返しが多かったり、横道にそれたり、註がつけられたりしてはいるが、主題そのものの性質からこうしたスタイルをとらざるを得なかったのである。私の目的はシステムを作ることでも患者をシステムとみなすことでもなく、世界を、それも多様性に富んださまざまな世界を思い描くことである。それは、患者たちが住まう場所の風景でもあるのだ。そしてさまざまな世界を描くためには、固定された系統的な数式はいらない。その代わり、多彩なイメージや視点を活発に探険し、あちらこちらを駆けまわり、想像の中で動きまわることが必要なのである。文体的な（そして認識論的な）問題については、ヴィットゲンシュタインが『哲学探求』の前書きで述べている。彼は、イメージや「考察」によって心象風景を描くことの大切さを説いている。

……それはもちろん、探求の本質とも結びついている。なぜなら、私たちは思考があらゆる方向へ行ったり来たりする広大な空間を越えていかなければならないからだ。本書におけるさまざまな……考察は、こうした長い旅の間に描かれた風景画なのである。同じ、あるいは似たような問題が、常に違う角度から見つめられ、そのつど新しい画が描かれる……。つまり、この本はただの画帳にしかすぎないのだ。

本書を貫いているのは、形而上学的な主題である。病を理解するためには、純粋に機械的あるいは化学的にとらえるだけでは充分でなく、同様に生物学的あるいは形而上学的に、つまり病のなりたちや枠組みといった意味合いで考えるべきなのである。最初の著書『偏頭痛百科』で、私はこのような複数のアプローチの必要性について述べたが、本書ではそれについてはさらに深く追究している。こうした概念は目新しいものではなく、古典的な医学においてははっきりと理解されていた。ところが、現代の医学では反対に、技術的、機械的アプローチのみが強調されている。もちろんそれらによって医学は非常に進歩したが、知的には後退し、患者の要望や感情には適切な注意が払われていない。本書では、患者に対する形而上学的な関心をもう一度とり戻すことを試みている。

　こうした私の意図や思いは単純で明確だったにもかかわらず、いざ執筆となると、予想以上に困難をきわめた。それでも、とるべき道がはっきりしていて、しかも通行可能でなければ、先に進むことはできない。正しい展望、焦点、そして言葉を見つけるのに苦しんだ挙句《あげく》、瞬時にしてそれらを見失ってしまうこともあった。それらを取り戻すために戦い続け、常に意識をはっきりさせていなければならない。私が立ち向かい、読者も直面するであろう困難について、メイナード・ケインズの『一般理論』の前書きほど見事に説明しているものはない。

　本書を構成することは、著者にとって、脱出への長い闘いであった。もし著者が行なった読者への急襲が成功したとすれば、大方の読者も同じ闘いを経験することとなろう。つまり習慣的な考え方や表現から脱出するために闘うのである。苦労の果てにここに述べられている思想はごく単純で明白である。難しさは新しい考え方の中にあるのではなく、古い考え方から脱け出ることのなかにこそある。古い考え方というものは、同じように育てられたわれわれの精神の隅々にまで行き渡ってしまっているのだ。

習慣の力、そして変化に対する抵抗は、あらゆる思考においてきわめて強固であるが、それが一番強いのは医学においてであろう。なぜなら医学は人間の最も複雑な苦しみや障害についての研究だからである。それでも、私たちは自分自身の中にある最も深遠で、暗く、恐ろしい部分、その存在を否定したり目を背《そむ》けたりしがちな部分を探っていかなければならない。こうして閉ざされた部分に触れ、触れることによって強い否定と強い直感を私たちに甦らせることのできる思考こそ、的確に表現することの最も困難な思考なのである。

一九七三年二月　ニューヨークにて

オリヴァー・サックス

前書き（一九九〇年版）

一九七三年に出版された初版以来、『レナードの朝』は何度か改編されてきた。その間にさまざまな補足や削除、修正、変更がなされ、読者や書誌編纂《へんさん》家を戸惑わせることもあった。現在の版に至るまでの経緯を追う助けになればと、ここに簡単な出版記録を記す。

『レナードの朝』は一九七三年に英国のダックワース社から初版が出版された。米国での初版は、一九七四年にダブルデイ社から出されている。この中で、私はいくつかの補足を行なった。一二、三の註と、ロランド・Pについての簡単な補足である（ロランドは英国での初版の印刷中に亡くなった）。

一九七六年のペーパーバック版は、英国ではペンギン・ブックスから、米国ではランダムハウス（ヴィンテージ・ブックス）から出版された。ここに加えた数多くの脚註の中には、短いエッセーほどの長さのものもあり、脚註だけで全体の三分の一に及んだ（これらの脚註は一九七四年に私自身が患者となって動けずにいたときに書いたものだ。この時期については『左足をとりもどすまで』に記している）。

第三版は、英国では一九八二年にパン・ブックスから、米国では一九八三年にダットン社から出版された。私はエピローグを追加し、本書で取り上げた患者全員のその後の経過を詳しく述べ（この時までに私は二〇〇人近くの脳炎後遺症患者を診察しており、一一、二年にわたってL‐DOPAの継続投与をしていた）、健康や病気、音楽について思索し、さらにL‐DOPAとパーキンソン症候群の特徴について述べた。また、患者の脳波を検査することによって得られた情報についても、付録として記している。そして（私の好みである）脚註という形で、いくつかの補足をした。しかし、出版社からの要望で脚註を可能な限り本文に加え、ずっと短くなったものを巻末に脚註としてまとめた。この結果、二万語に及ぶ脚註がすべて取り除かれた（ただし一九八七年に米国のサミット・ブックスから出版されたハードカバー版では新たに長い前書きを書いたので、結局は同じことになった）。この一九八二‐八三年版は、一九七六年版よりもすっきりとまとまったように思えたが、（私自身にとっても、多くの読者にとっても）あまりにも多くを削ったために、内容が乏しくなったようにも感じられた。

　それを改善し、削除した脚註を元に戻し（本書では各章末に註としてまとめてある）、新たな材料を加えるために大幅に手を入れたのが、この一九九〇年版である。本書の最も重要な部分である本文を元通りにし、補足や新たに加えた情報は註と付録にまとめた。だが、一九七六年版のすべての脚註を復活させたのではないことを断わっておく。いくつかは短くしたり削除したりする必要があった。なにかを失ったような、（ギボンの言葉を使えば）雑草とともに美しい花々をも摘《つ》み取ってしまったような気持ちである。また、一九七六年版の最も長い脚註（嗜眠性脳炎の歴史とパーキンソン病患者の空間と時間について）のいくつかを付録へ移した。そして新たな脚註（ただし、ほんのいくつか）と、付録を新たに三つ書き加えた。新しい情報は、米国と英国の脳炎後遺症の最後の生存者についてのものと、ここ六、七年間で大きく進んだパーキンソン病の理解と治療について、そしてここ数カ月の間に思い浮かんだ理論的な考えである。そして最後に、過去八年間で本書が見事に舞台化されたことや、本書を元にした映画が撮影されたことについて書いた。

　本の内容を現実に即して変えていくことは困難である。少なくとも、本書のように、患者それぞれの意識について観察したり思考したりする部分の多い、人の心の中深くまで探るような本の場合は。なぜなら、主題は心の中で常に進化し続けているからである。中にはもう人々が認めなくなり、ある意味では廃《すた》れてしまった考えもある。それでも、こうした考え——あるものは過激で、あるものは実りがなかったようだが、その他は未熟だったにせよ真に先駆的なものだった——が道を整えたことで、私たちは現在の場所に立っているのである。そこで、本書の中には私自身がもはや同意しないような考えもあるが、それらをそのまま残すことによって、このような本が生まれるまでの経緯を明らかにしておきたいと考える。同様に、一九九〇年版が将来どのように考えられ、修正されるかは誰にもわからないのだ。私は今日でもパーキンソン患者と接するときには驚きを感じ、無限ともいえる病状の表面に触れたにすぎないとの思いを新たにする。そしてまったく違う見方ができるのではないか、とも感じるのである。

　患者たちが目覚めてから二一年、そして本書が最初に出版されてから一七年がたった。それでも、私にとってこの主題は、医学的にも、人間的にも、理論的にも、演劇的にも、とても語りつくせるものではない。補足や改編を続けるのはそのためであり、それによってこの主題は私にとって――そして読者にとっても――常に新鮮さを保っているのだと信じている。

一九九〇年三月　ニューヨークにて

オリヴァー・サックス

レナードの朝

〔新版〕

序文（一九九〇年版）

今から二四年前、私はマウント・カーメル病院で、驚くべき脳炎後遺症の患者たちに出合った。彼らは第一次世界大戦直後の嗜眠性脳炎（眠り病）の大流行以来ずっとそこに閉じ込められていたのだった。その半世紀前に初めて嗜眠性脳炎について記したフォン・エコノモは、最も症状の重い患者を「休火山」に例えている。一九六九年の春、フォン・エコノモにも誰にも想像も予想もしえなかった形で、これらの「休火山」は噴火したのである。マウント・カーメル病院の静かな雰囲気は一変した。私たちの目の前で展開したのは、地殻変動とも呼べる事件であり、爆発的な「目覚め」と動作の「加速」であった。それまでの長い間、八〇人あまりの患者たちは実質的には死んだものと見なされ、自らもそう思っていたのである。当時のことを思うと、今でも深い感慨を覚えずにはいられない。それは患者ばかりでなく、私の人生においても最もすばらしく、驚きに満ちた出来事であった。そしてマウント・カーメル病院のすべての人々が魔法にかかったような気持ちになり、畏怖の念にも似た興奮を味わったのである。

「目覚め」が単なる医学的な出来事でなかったように、私たちの興奮も単に「医学的な」ものではなかった。「死んだ」人の目覚めを目《ま》のあたりにした私たちは、あまりにも「人間的な」（物語のようですらあった）感情を抱いたのだった。私が「目覚め」という言葉を思いついたのはこのときで、イプセンの『我ら死者が目覚めるとき』からとった。一度は治療も不可能なほど絶望的にみえた患者が、あるとき突然見事に再生する。活力と人間性とを備えたまま何十年も凍りつき、消えていた状態、ほとんど死体といってもいい状態から、彼らは立ち上がったのである。たしかに私たちは、彼らの生き生きとした人格が彼らの内に閉じ込められたままになっているのではないかと感じてはいた。その現実は、患者が目覚めたことによってついに現われ、私たちに躍りかかったのである。

　マウント・カーメル病院のような環境で、この時期に患者たちと知り合うことができた私は非常に幸運だった。しかし、脳炎後遺症を患っていたのは彼らだけではない。六〇年代の終わりには、世界中の施設に何千人という患者がいて、中には大勢の患者を集めている施設もあった。脳炎後遺症患者のいない国などなかったのだ。とはいえ、こうした患者たち、彼らの何十年間もの「眠り」と一九六九年の劇的な「目覚め」についての記録は、本書ただ一つである。

　当時、私はそのことをいぶかしく感じていた。世界中で起こった出来事についての記録が一つとして存在しないのは、いったいなぜなのだろうか。マウント・カーメル病院の患者たちと大して違わない病状の患者のグループがいるフィラデルフィアから「目覚め」の報告がないのはなぜか。そして英国で最多の脳炎後遺症患者がいるロンドンのハイランズ病院からも報告がないのはなぜか[1]。あるいは嗜眠性脳炎が最初に流行したパリやウィーンからも、まったく報告がないのはなぜか。

この疑問に対する唯一の答えというものはない。なぜなら本書のような描写、つまり「伝記的」アプローチを阻む要因は数多くあるからだ。

本書の執筆を可能にした要因の一つに、その当時の状況がある。マウント・カーメル病院は慢性疾病患者用の病院であり、介護施設だった。一般的に、医師はそのような病院に勤務することはなく、頻繁に訪れることもない。訪れたとしても、用事がすめばすぐに帰ってしまう。とはいえ、常にそうだったわけではない。例えば一九世紀には、シャルコーはサルペトリエール病院に、ヒューリングス＝ジャクソンはウェスト・ライディング介護施設に、それぞれ住んでいたも同然だった。神経学の開拓者たちは、深遠な神経障害の奥底や詳細を探り解明するための鍵は、そうした病院にしかないことを認識していたのである。私自身、研修医時代に慢性疾病患者用の病院を訪れたことは一度もなかった。外来専門のクリニックで脳炎後遺症患者を数多く診察してはいたが、この病気がいかに複雑で不思議なものか、まったく思いも及ばなかったのである。したがって、一九六六年にマウント・カーメル病院に勤務することになったことは私にとって天の啓示だったといえよう。それは、それまで見たことも、読んだことも、聞いたこともないほどの深みをもつ病気との出合いの瞬間だった。眠り病についての医学論文は一九三五年を境《さかい》に途切れており、それ以降現われた複雑な症状についてはなに一つ言及されていなかった。このような患者たちが存在している可能性すら、私は考えたこともなかったし、患者が存在したとしても、その病状についての記述がないとは思いもよらなかった。そこを訪れる医師がいないことと、病の苦しみという奈落の「底」からはいかなる報告もないことから、今では医学の世界から（いわば）気づかれることすらないのだ。慢性疾病患者用の病院や介護施設のホールを通り抜けて、建物の裏側にある病棟にまで足を伸ばす医師はごく少数である。そして、患者の病状や苦境を理解しようと、ますます意思の疏通が難しくなりつつある患者を観察しその訴えに耳を貸すような辛抱強い医師は、さらにまれなのだ。

だが、慢性疾病患者用病院の良い側面は、何十年にもわたって勤務し、患者とともに過ごしているスタッフがいることである。彼らは仕事熱心で患者と親しく交わり、患者を個人として愛し、認識し、敬意を払っている。したがって、マウント・カーメル病院に来たばかりの私が目にしたのは、「八〇人分の脳炎後遺症の症例」ではなく、八〇人の個人であり、その内面や人間存在は（かなりの程度まで）スタッフに把握されていた。しかもそれは、冷たく抽象的な医学的知識としてではなく、生き生きとした具体的な人間関係の結果得られたものとして把握されていたのである。このコミュニティ――患者のコミュニティであるばかりでなく、患者とスタッフのコミュニティ――にやって来た私が出合ったのは、個人としての患者だった。そして次第に私は、彼らを数字や症例の一覧表におとしめることなどできなくなっていった。

もちろん、当時は患者にとっても私たち医療関係者にとっても特別な時期であった。一九五〇年代の末、パーキンソン症候群の患者の脳では神経伝達物質であるドーパミンが欠乏していることが明らかになり、ドーパミンのレベルを上げることによって「正常化」できるはずだと考えられた。L-DOPA（ドーパミンの先駆物質）をミリグラム単位で投与する試みは失敗続きだったが、とうとうジョージ・コチアス博士が、大胆にもそれまで投与されていた量の一〇〇〇倍のL-DOPAを患者グループに投与する臨床治験を行なった。一九六七年二月にコチアスの治験結果が発表されるやいなや、パーキンソン症候群患者の未来は一変した。突然、信じがたいほどの希望が生まれたのである。みじめで体の自由のきかない未来しか思い浮かべることのできなかった患者の状態を、（たとえ完治することは無理でも）この新薬によって変えることが可能になったのだ。すべての患者の想像の中で人生の扉は再び開かれ、四〇年間で初めて彼らは未来を信じられるようになった。この時を境に、病棟の雰囲気は興奮で沸騰しそうなほどになった。患者の一人であるレナード・Lは、L-DOPAについて聞いたとき、興奮と皮肉が混じりあった言葉を文字盤にたたいた。「ドーパミンは復活の薬だ。コチアスは化学のメシアだ」

　しかし、研修を終えて一年たったばかりでマウント・カーメル病院にやって来た若い私を熱中させたのは、L-DOPAでもその効果でもなかった。同じ病状を示す患者は二人としていず、いかなる病状も出現しうるこの病気に、私の心はすっかり魅せられてしまったのである。最初に脳炎後遺症を研究した人たちが、この病気を「ファンタスマゴリア」（症状がめまぐるしく移り変わるという意味）と呼んだのも無理のないことだった（「いかなる症例も、この奇妙な病気が示すような『ファンタスマゴリア』の障害とは比較できない」とマッケンジーは一九一七年に書いている）。これほどまでに幻影のようなファンタスマゴリアの脳炎が、多くの人を夢中にさせてきたのである。より基本的なところでは、患者の症状によって、神経系のあらゆる場所で数限りない種類の障害が起こることにより、神経系がどのように構築されているか、脳や神経の活動がより原初的なレベルでどのように働いているのかといったことが他のいかなる病気よりもはっきりとわかるのである。私の中の生物学者と博物学者の部分は、この病気の虜《とりこ》となった。そして私はこの時点で、原初的な大脳皮質下で営まれる心身の行動や制御についての本を執筆するための材料を集め始めた。

しかし、病気に対する患者の反応は、障害やその直接的な影響を超えるものであることに私は気づくことになった。つまり私が接し、研究する対象は、単なる病気や生理学ではなく、病気に順応し、病気を生き抜こうと戦う人間だったのである。初期の研究者たち、とりわけアイヴィー・マッケンジーは、この点についても認識している。「医師が（博物学者と違って）気に懸けるのは……たった一つの生命体である。それは逆境にあって自らのアイデンティティを保とうと戦う人間なのだ」この点に気づいたことにより、私は博物学者以上のものになったように思う（博物学者でもあり続けたが）。ここにきて、私には新しい気配り、新しい絆が生まれたのだ。私は患者一人一人に対して強い共感を抱くようになった。その結果、想像もつかないような逆境と恐怖の中で人間であることとはなにか、そして人間として生き続けることとはなにかを、彼らを通して探ることができるのだ。つまり、彼らの生命としての本質――複雑で変化し続ける病状と体質――を観察しながら、私の関心は彼らのアイデンティティ――自らのアイデンティティを保つための闘い――に向くようになった。そして観察し、助け、最終的にはそれについて記述するようになった。つまり彼らのアイデンティティは、命とその記録が一点に交わるところに存在していたのである。

病気と人生の力学、信じられないほど奇妙で暗い状況の中を生き抜こうと戦う生命体という考えは、医学生や研修医の頃に教え込まれたものでもなく、現在の医学界のなかに見い出したものでもない。しかし、これらの脳炎後遺症患者を目にしたとき、その正しさは歴然としていた。つまり、私はそう考えることでしか、彼らを理解することができなかったのである。ほとんどの同僚は一顧だにしなかったが（「慢性疾病患者を収容する病院だって？　そんな所には、興味をひくようなことはなに一つないよ」）、そこは皆の考えとはまったく正反対の場所だったのである。実際には、そこは患者を観察し、介護し、探るための絶好の環境だった。たとえ現実の「目覚め」がなかったとしても、私は本書を執筆したことだろう。そのときには、タイトルは『奈落の人々』（あるいはフランス語版のタイトルと同じく『五〇年間の眠り』）となり、人生をせき止められて凍りついてしまった人々が生きる場所の静けさと暗さ、それでも人生と向き合う患者たちが示す勇気とユーモアを描写した本になったであろう。

これらの患者への共感、そして彼らの状態への強い知的興味と関心によって、患者と私たちはコミュニティとして固く結びついた。結びつきがピークに達した一九六九年は、患者たちの「目覚め」の年でもあった。その年の春に病院から一〇〇ヤードほどのアパートに引っ越したおかげで、私はときには一日に一二時間から一五時間も患者とともに過ごすようになった。私は常に患者の傍らについて――眠る時間も惜しく感じた――彼らを観察し、話し合い、彼らにメモを取ることを勧め、私自身も一日に何千語もの人量の記録を取った。そして片手にペンを、もう一方の手にカメラを持って患者を見つめた。このような経験をした人はこれまで誰もいないだろうし、おそらくは今後もいないであろうと考えていた。だから彼らを記録し証人となることは、私の義務であるとともに喜びでもあったのである。私の他にも多くの医師やスタッフが、計りしれないくらいの時間を病院で過ごし、献身的に働いていた。そして看護師、ソーシャルワーカー、さまざまな分野の療法士といったスタッフ全員が、絶え間なくコミュニケーションを取り合っていた。廊下で興奮して話し合ったり、週末や夜間に電話をかけ合ったりして、常に経験やアイディアを交換していたのである。この年の興奮や情熱は特別なものだった。私には、このことこそが「目覚め」の経験の最も重要な部分なのではないかと思える。

最初は私自身も、いったいなにを期待していいのかわかっていなかった。一九六七年と六八年に発表されたL‐DOPAに関する論文を五つ六つ読んではいたが、私の患者たちの状況はかなり違うように思えたからだった。彼らは論文で扱われていたような通常のパーキンソン病ではなく、脳炎後遺症による障害を持ち、症状ははるかに複雑かつ深刻で、非常に奇妙でもあった。一人一人が異なる症状を持つこうした患者は、薬にどのような反応を見せるだろうか。私は、大げさなほど慎重になるべきだと考えた。一九六九年の初めに、後になって「目覚め」を生む治療の始まりとなった、期間と目的を限定した「科学的」な九〇日間の二重盲検試験を、脳炎後遺症のために入院した患者の多数に対して行なった。この時点ではまだ実験的な薬と見なされていたL‐DOPAを使用するためには、食品医薬品局（FDA）から特別な研究許可を得なければならなかった。許可を得るための条件は「オーソドックスな」方法を使うことであり、二重盲検試験を行なって、その結果を計量値で報告しなければならなかった。

だが、一カ月たつかたたないかのうちに、当初の計画を変える必要があることが明らかになった。というのは、治験の対象患者におけるL‐DOPAの効果がはっきりしていたからである。それは驚くべき結果だった。ちょうど五〇パーセントの無効率から判断して、偽薬効果はほとんどないと考えられた。そこで、私は偽薬を投与し続けることは意味がないと考え、すべての患者にL‐DOPAを試したくなったのである。そして、九〇日間の治験の終了とともに投与を中止することはもはや考えられないことだった――それではまるで、呼吸する空気そのものを止めてしまうようなものだ。こうして、もともとは九〇日間という期限つきだった治験が、歴史的ともいうべき経験に変わった。その結果、これらの患者の人生は、L‐DOPA投与前、L‐DOPAによって変えられた状態、そしてL‐DOPA投与後の三つの段階に分けられることになったのである。

つまり、私は否応《いやおう》なしに、彼らの症例あるいは人生の記録を書かなければならなくなった。なぜなら、薬の投与量や投与回数、投与期間、効果などといった意味での「オーソドックスな」記録では、この経験の歴史的な意味を伝えることは決してできないからだ。そこで、一九六九年八月、私は本書の最初の九つの症例を書いたのである。

この衝撃的な患者の物語と現象――劇的な内容とその時点でのL‐DOPAへの喜ばしい反応――を伝えなければならないという思いで、私はその翌年に『ランセット』誌と『ブリティッシュ・メディカル・ジャーナル』誌の編集者に何通もの書簡を書き送った。そうした書簡を書く作業は楽しく、私が知る限りでは、読者も楽しんでくれたようだ。書簡という文の調子やスタイルと相俟《あいま》って、この臨床的な経験から私が得た驚きを読者には充分に伝えることができたと思う。それは医学論文では決してなし得なかったことである。

　この時点で、私はそれまでの書簡の体裁を崩さずに、観察のすべてと、私の全体的な結論を公にする決心をした。『ランセット』誌あてのそれまでの報告には逸話を数多く盛り込んでいて（誰もが逸話を喜ぶものだ）、一般的な報告の形をとってはいなかった。六九年の夏の、私の最初の経験と患者の最初の反応は喜ばしいものだったのだ。当時は、祭のように楽しい「目覚め」が起こっていた。しかし、その後患者たち全員に問題が起こり、苦しむようになった。このときに私が観察したのは、L‐DOPAによる一定の「副作用」ばかりではなく、そこに現われる一定のパターンだった。唐突で予測のつかない反応の変化や、一つの極からもう一つの極に突如として移る反応、L‐DOPAへの過敏さ、そして最後には、薬の投与量に見合う効果をひき出すことがまったくといっていいほどできなくなってしまったこと。これらを観察して、私は愕然となってしまった。L‐DOPAの投与量を変えても、すでにそれでは効果がなかった。薬の「システム」はいまや、自前の力学を持っているようだった。

　一九七〇年の夏、『アメリカ医学会機関誌《JAMA》』あての書簡の中で、私は六〇人の患者に一年間にわたって投与したL‐DOPAの効果を報告した。すべての患者が、投与開始直後は良い反応を見せた。しかし、遅かれ早かれ全員が制御を失い、複雑で時には信じがたいほどの、予測不能の状態になってしまう。こうした状態は「副作用」とみなすことはできず、全体としての変化の中の一部分と捉えるべきである、と私は述べた。強調した点は、通常の発想やいるのである。

方法はいずれ機能しなくなるということだった。より深く、より急進的な理解が求められて

『ＪＡＭＡ』に私が寄せた所感は、神経学者の間で大騒ぎを巻き起こした（Sacks et al., 1970c、および『ＪＡＭＡ』一九七〇年一二月号掲載の書簡）。その嵐のような反応に、とくに何通かの手紙の語調の激しさに、私は驚くとともにショックを受けた。何名かの神経学者は、そのような反応など「一度も」見たことがないと主張して譲らなかった。他の人々は、たとえそのような効果があったとしても、事態を公にすべきではない、なぜなら「Ｌ－ＤＯＰＡの効果を最大限引き出すために必要な、治療上の楽観的な雰囲気を壊してしまう」からだと言った。馬鹿げたことに、私がＬ－ＤＯＰＡに「反対」しているとさえ考えられたのである。実際には、私が反対していたのはＬ－ＤＯＰＡではなく、単純化主義だったのだが。

私の報告が現実であることを彼ら自身の目で確かめてもらうべく、マウント・カーメル病院に招待した。だが、一人としてやって来た人はいなかった。私はこの時まで、物事を歪《ゆが》め否定したいという願いの力の大きさを、そしてこの複雑な状況下でそれがいかに横行しているかを、正しく認識していなかったのだ。医師の熱狂ぶりと患者の苦しみとが無意識のうちに結託して、不快な事実を視界から追い出してしまう。二〇年前にもよく似た状況があった。その時には、コーチゾンが無限の効力を持つかのように思われていたのである。したがって、時間の経過とともに否定しがたい経験が蓄積して、現実が無益な希望に打ち勝つ日が来ることを望むばかりである。

私の書簡は簡潔にすぎていたのだろうか、あるいは読者を混乱させたのだろうか？　論文

の形を使う必要があったのだろうか？　私はたいへん苦労して（というのは、それは私の性《しょう》に合わないやり方だったので）すべてをオーソドックスな、通常の――統計値や図やグラフなどであふれた――医学論文のスタイルで書き直し、さまざまな医学雑誌や神経学専門誌に提出した。ところが、驚いたことに、そして残念なことに、一つとして受理されなかったのである。中には、まるで私が書いたなかになにかしらまったく受け入れがたい箇所があるかのように、敵意をむき出しにした批判とともに激しく拒否する学会機関誌もあった。このことによって、うすうす感じていた通り、私は彼らの深い神経に触っていたのだということが確かめられた。つまり、私は彼らの医学的不安のみならず、ある種の認識学的な不安、そして怒りを引き出していたのだった[2]。

　私は、医師が患者に薬を与えつつその効果をコントロールするという、しごく単純に思える事柄に疑いの目を向けただけではなかった。それを当然と受けとめる姿勢そのものを疑ったのである。私は（おそらく自分でもすべてを認識しないまま）なにかとてつもないこと、通常の思考方法や通常受け入れられている世界像と矛盾するなにかを言外にほのめかしたのであろう。異常な、恐ろしいほど激しいさまざまな事件がそれに続いた。そのすべてによって、私は極端に不安になり、困惑してしまったのである（「あまりにも異常なことなので、私はそれらを熟考することさえできない」――ポアンカレ）。

　そこで一九七〇年代の半ばには、私は少なくとも出版に関しては活動を中止してしまった。だが治療の方は相変わらず興奮に満ち、私は患者たちの観察、仮定や考察といった宝物（と私は信じていた）を蓄積していった。しかし、この宝物をどうしたらいいのか、私にはわからなかった。自分が得がたい経験をしていること、価値ある発表ができることは理解していた。だが、その場が見つからなかった。神経学者から受け入れられるように「医学的に出版可能な報告」を偽造することなく、自分の経験に忠実な発表をする必要があったのである。この時期、私はひどく狼狽し、欲求不満に陥り、怒り、ときには絶望的な気持ちにもなった。

この袋小路から抜け出す糸口は、一九七二年九月に見つかった。『リスナー』誌の編集者から、私の経験を文章にしないかとの誘いがあったのである。それは私にとってまたとないチャンスだった。いつもの非難に満ちた拒絶の代わりに、なんと私は書くことを求められ、長い間蓄積しながらも埃《ほこり》にまみれていた経験のすべてを自由に発表することが可能になったのである。あっという間に「素晴しい目覚め」という文章を書き上げると――私自身も編集者も一言も書き変えることなく――その文章はその翌月に出版された。「医学的な読み物にする」ことと医学用語という圧迫から解放されたことで、患者たちに起こったさまざまな現象のすばらしいパノラマを存分に描くことができた。彼らの爆発的な「目覚め」と、多くの場合に引き続いて起こる苦しみを描いた。だが私が描きたかったのはなによりもその現象であり、中立の現象学的な（治療する側あるいは「医学的」というよりは）立場から見た現象だった。

しかし、現象が全体像や理論を暗示するということは、私にとっては革命的だった。私はそれを「ある意味では量子相対論的な新しい神経生命学」と書いた。これはたしかに大胆な言葉ではあるが、読者は喜んだ。だが私はすぐに、その言葉には自分の主張を盛り込みすぎた、あるいは逆に少なすぎたと考えるようになった。というのは、そこでは信じられないようなこと――量子力学でもなく、相対性理論でもなく、それらよりずっと日常的でありながら、はるかに不思議ななにかが起こっていたからである。一九七二年の時点では、私はそれがいったいなになのか想像することもできなかった。だが、それは『レナードの朝』を完成させるまで私に付きまとい、あいまいな、じれったいようなメタファーとなって現われ続けたのである。

『リスナー』誌に掲載された記述は、（その二年前の『JAMA』のときの嫌悪感に満ちた経験と反対に）人々の興味をかきたて、私はその後何週間にもわたって数多くの興奮に満ちた手紙を受け取った。この反響によって長年の欲求不満と閉塞感に終止符が打たれ、私は行動することへの勇気と前向きの姿勢を得ることができたのである。私は長いこと脇へ押しやっていた一九六九年の症例を取り上げると、それに一一件を付け加え、二週間で『レナードの朝』を書き上げてしまった。もっとも書きやすかったのが症例で、経験したことそのままに次々に書き進むことができた。私はこれらを本書の真実で動かしがたい中核をなすものだと、特別の愛情をもってみなしていた。だが、それ以外の部分、つまり物語の部分には議論の余地が残っている。

だが一九七三年に初版を出版すると、一般読者の興味をひきつけたものの、医学界からは、かつて私の医学論文が受けたのと同じような冷たい反応が返ってきた。医学界の機関誌で本書に触れたり書評を掲載したりしたものは一つもなく、非難や無理解の結果として、沈黙を守るだけだった。ただ一人、勇気ある編集者（『ブリティッシュ・クリニカル・ジャーナル』誌）が本書を一九七三年の「注目すべき本」として掲げ、この本に対する医学界の「奇妙な沈黙」について言及した。
　私はこの医学界の「沈黙」によって深く傷ついたが、Ａ・Ｒ・ルリアの反応のおかげで安心し、勇気づけられた。ルリア自身も長年携《たずさ》わってきた神経心理学的観察から、驚異的でほとんど小説のような二つの症例集――『記憶する心』（1968）と『粉々になった世界に住む男』（1972）――を出版している。医学界が沈黙する中、彼から受け取った二通の手紙に私は深い喜びを覚えた。最初の手紙には、ルリア自身が書いた「患者の人生」の本とその中でのアプローチについて書かれていた。

率直に言えば、私も「患者の人生」についての研究が気に入っています。例えば、シェラシェフスキー（『記憶する心』）やザゼツキー（『粉々になった世界に住む男』）のように。……第一には、それが私が紹介しようとした「物語的な科学」であるからです。また、私はフォーマルな統計的アプローチにはあくまでも反対しますが、人格を質的に分析することには賛成ですし、人格を構成している要素を見つけるためのあらゆる研究にも賛成します。

（一九七三年七月一九日付の手紙、強調は原文通り）

　そして二通目では、本書について触れられていた。

『レナードの朝』を受け取り、たいへん楽しみつつ一気に読んでしまいました。患者についてのすばらしい臨床的な描写は、医学、とりわけ神経学と精神医学において中心的な役割を担うものであると、これまで以上の確信を持ちました。残念なことに、一九世紀の偉大な神経学者や精神医学者たちに備わっていたような描写力は、現在では失われています。それはおそらく、機械的、物理的な装置が人格研究の代わりになってしまったという根本的な間違いのせいでしょう。……あなたの優れた本は、臨床におけるケース・スタディという大切な伝統が復活し、成功を修めることを教えてくれています。

（一九七三年七月二五日付の手紙）

それに続いていくつかの細かい質問があるが、L－DOPAの効果が多種多様で一定していないことに強く興味をひかれていると述べている。[3]

私は医学生時代、そしてそれ以前から、ルリアをとても尊敬していた。一九五九年にロンドンで彼の講演を聞いたときは、知的な力と人間的な暖かみを併《あわ》せ持った彼の人格に圧倒されてしまった――そのどちらかを持つ人は多かったが、両方を兼ね備える人物に会うことは滅多になかったからである。そして、そのために、私は彼の書物を楽しく読むことができた。同時に彼の書き物は、主観や個人的な思考を排除しようと努める医学的な論文の潮流に逆らうものでもあったのだ。初期の論文はときに多少の堅苦しさを感じさせたが、年齢とともに、全体に知的な暖かみが増していき、それは晩年の『記憶する心』と『粉々になった世界に住む男』に結晶している。これらの研究がどれほど私に影響を与えたかはわからないが、私を勇気づけ、本書を執筆し出版する力となったことは確かである。

ルリアはよく、一種類の本を書かなければならないと言った。まったく異なっていながらも、完全に補足しあう、「医学的な」分析によるテキスト（『人間における高度な大脳皮質機能』）と患者の人生に関する「物語的な」本（『記憶する心』や『粉々になった世界に住む男』）である。私もまた、こうした二重の必要を意識し、あらゆる臨床上の経験を描くには、潜在的に二つの本が必要だということに気づいた。一つは純粋に「医学的」あるいは「古典的」なもので、障害やメカニズム、症状などについての客観的な描写である。もう一つは、患者の一人一人を対象としてその人間存在に迫り、彼らの経験や内的世界に入っていくもの。初めて脳炎後遺症患者を目にしたとき、これらの二種類の本、『衝動と圧迫』（大脳皮質下部の障害とそのメカニズムの研究）と『奈落の人々』（小説のような、ジャック・ロンドン的な本）が私の心の中で生まれた。その二つは、一九六九年になってようやく一つにまとまり、古典的でありながら物語的でもある本になった。そして生物学と人生の物語の交わるところに位置し、理論的な枠組みと芸術性とを可能な限り併せ持つのである。

しかし、私の望みを満たすような本のモデルは存在しなかった。なぜなら、私が見ていたもの、伝えなければならないものは、純粋に古典的でも、純粋に物語的でもなく、寓話や神話の中に埋もれてしまいそうなものだったからである。『Awakenings』（本書の原文のタイトル。「目覚め」の意）というタイトルさえ、一方では文字通りの、もう一方ではメタファーや神話の方法としての、二重の意味を持っていた。

私は詳しい症例と「物語的な」スタイルによって、内面の豊かさを保ちながらも病気のために今世紀の半ばにはほとんど世の中から忘れられてしまった患者の人生を描こうとした。それが、一九七三年の初版の出版当時、医学界が「奇妙な沈黙」を守った理由の一つであろう。しかし、七〇年代が経過するにつれ、これらの症例に対する敵対心は消えていき、そのため症例を医学論文として発表することも（困難ではあったが）不可能ではなくなった。この雪解けの雰囲気の中で、複雑な神経や精神機能（とその障害）を解明し、理解するためには、症例を単純化せず、詳細にわたって説明することが必要であるという意識が再び生まれたのである(4)。

一九六九年に患者たちが見せた、L‐DOPAに対する予測不能な反応――突然の変化や極端な揺れ、L‐DOPAやすべての薬への過敏な状態――は、この時期になるとあちらこちらで現われるようになった。そして脳炎後遺症患者はL‐DOPAを投与してから数週間、ときには数日の内に、こうした理解しがたい反応を起こすことが明らかになった。「通常の」パーキンソン病患者の神経システムは脳炎後遺症患者のものより安定しているため、こうした反応を起こすまでには数年間を要する。それでも、遅かれ早かれ、L‐DOPAを投与したすべての患者が奇妙で不安定な状態を見せ始めるのである。一九七〇年にFDAがL‐DOPAを認可すると、症例の数は増え、最終的には何百万にも達した。いまや、事実は誰の目にも明らかだった。L‐DOPAの主な効果は確認されたが、同時に主な弊害もはっきりした。患者は遅かれ早かれ「副作用」や「試練」に見舞われるのである。

私が本書の初版を出版したときに驚きと不寛容の渦を巻き起こしたものが――一九八二年

に第三版が出版される頃には――医師たち自身の否定しようのない経験として認識されていた。L‐DOPAの開発直後のいたずらに楽天的な感情は、より現実に根差したものへと変わった。一九八二年にはその流れが動かしがたいものになっていたので、九年前に本書を受け入れなかった医学界も、第三版を歓迎しただけでなく、それを古典とすらみなして受け入れたのだった。

他の人々の世界――想像できないほど奇妙だが、私たちと同じような人々、私たち自身かもしれない人々が住む世界――を想像することが本書の主題である。他の世界や他の人生は、たとえそれらが私たちのものとかけ離れていても、私たちは共感と共に想像することができ、ときには強い創造的な気持ちを抱くこともある。ローズ・Rに実際に会ったことはなくても、彼女の話を読んだ後では、世界が違って見えることだろう。ある種の驚愕とともに彼女の世界を思い描き、それによって私たち自身の世界が広がっていくのだ。このような創造的反応の見事な例が、ハロルド・ピンターの芝居『いわばアラスカ』である。それはピンターの世界であり、その風景は彼の類《たぐい》まれな才能と感性の賜物《たまもの》である。しかし、それは同時にローズ・Rの世界であり、本書の世界でもある。ピンターの芝居に続いて、本書に基づいた芝居や映画がいくつか作られたが、それらはみなこの本の異なる側面を引き出している。読者一人一人が自分自身の創造力と感受性を持ってこの本を読めば、自分の世界が奇妙に深まり、優しさとおそらくは恐怖が新たな深みを増したような気持ちになることだろう。なぜならこれらの患者は、一見「特別」な存在で、宇宙的ななにかを有しているように見えながら、私に呼びかけて目を覚まさせたように、あらゆる人に呼びかけてその目を覚まさせるからである。初めて患者たちの「物語」と人生を本にしたとき、私にはかなりのためらいがあった。だが、逆に彼らが私を後押しし、最初からこう言ってくれたのである。「世間に伝えてください。さもなきゃ、誰からも知られないままなんですから」

患者の数人は現在も生存していて、私たちはもう二四年間も付き合っている。だが、死んだ人も、ある意味では死んではいないのだ。彼らの記録や手紙は閉ざされることなく、執筆する私の目の前にある。非常に個人的な意味で、私にとっては彼らはまだ生きているのである。彼らは単なる患者ではなく、教師であり友人であり、彼らとともに過ごした日々は、私の人生で最もすばらしいものだった。私は彼らの人生や存在の一部を保存し、人間の苦しみと生存のための戦いの良き例として、他の人々のために生かしたいと思う。これは類まれな出来事の唯一の記録だが、すべての人のための寓話となることであろう。

一九九〇年三月　ニューヨークにて

オリヴァー・サックス

註1　カルネ他による短い論文（1969）では、ハイランズ病院の患者にL－DOPAを六週間にわたって投与したときの統計的な記録が述べられているが、被験者やその他の患者の「目覚め」を伝記のように記してはいない。

2

『JAMA』に掲載された私の書簡に対して異議を唱えた——私の観察は信頼性に欠けると言った——ある神経学者が、その五年後にたまたま議長を務めた会議で、ドキュメンタリー番組『目覚め』が上映された。ドキュメンタリーの中のある箇所では、薬のめちゃくちゃな「副作用」や不安定な反応などが次々に映し出される。私は、議長がこの箇所でどう反応するか楽しみにしていた。はじめ、彼はびっくりして口をあんぐりと開けたまま見入っていた。そんなものを目にしたのは初めてらしく、無邪気で子供のような反応だった。次に、彼の顔は怒りでどす黒くなったが、それが恥じ入ったためか屈辱のためか、私にはわからなかった。「信頼性に欠ける」と退《しりぞ》けたものを、今や自分の目で確かめることになったのである。それから彼には奇妙なチックが現われ、もはや見ていられないスクリーンから顔をそむける強迫的な動きが続いた。そしてとうとう、上映の最中だというのに、ぶつぶつ独り言を言いながら突然椅子を蹴って跳び上がり、部屋から飛び出していってしまった。彼のこうした行動は驚くべきものであるとともに示唆に富んだものでもあった。なぜなら、「信じられない」ものや「受け入れられない」ものに対する反応がいかに深く、圧倒的であるかを見せつけたからである。

3

　ルリアはその翌月にもこの話題を取り上げ、マーリ・NがL-DOPAの投与に対してそれぞれ違う反応を見せたことに興味をもったと言った。「毎回違う反応が起きたのはなぜでしょう？　なぜ同じ反応が繰り返し現われなかったのでしょうか？」一九七三年の時点では、私はその質問に答えることができなかった。ルリアが瞬時にして「目覚め」の中心的な謎の一つ——患者の反応はさまざまで、繰り返されることもなく、予測不能な性質である——に焦点を当て、それに興味を抱いたことは、私には天才のなせる技に思えた。それに対して、ほとんどの神経科医は、そのことに恐れをなしたり不快に感じたりして、断言したのだ。「そうではない、そうではない」と。

4

一九七〇年以降、人類学——この分野もまた貧弱で機械的になっていた——においても同様の動きがあり、クリフォード・ギアツが「濃厚な」記述と呼んだ記述法への評価が新たに生まれた（あるいは復興した）。

第1部　プロローグ

パーキンソン病とパーキンソン症候群

一八一七年に、ロンドンの内科医ジェイムズ・パーキンソン博士が『振戦《しんせん》麻痺に関するエッセー』を出版した。博士はこの著名な著作で、よく見られる重要で独特な症状について、その後の誰にも凌駕《りょうが》されることのない洞察力あふれる明確な筆致で記述している。これが、現在パーキンソン病と呼ばれている病気である。

パーキンソン病に特有の振戦、そして歩行や話し方がだんだん速くなるといった特徴的な症状は、古代ギリシアの内科医ガレノスの頃からすでに知られており、医学以外の分野でも言及されてきた。例えば伝記作家ジョン・オーブリーは、哲学者トーマス・ホッブスに起こる「振戦麻痺」にふれている。しかし、この病気の全体像をあらゆる角度から検討して、それによって患者の行動が独特のものになることを指摘したのは、パーキンソンが初めてであった。[5]

一八六〇年から一八九〇年にかけてパリのサルペトリエール病院で多くの慢性神経疾患の患者と接したジャン・シャルコーは、パーキンソンが描いた疾病像をさらに補完した。その臨床像の特徴をきめ細かく観察し、パーキンソン病と鬱病、カタトニー、ヒステリーの間に重要な関係があることを見い出したシャルコーは、パーキンソン病を「神経症」と呼んだ。

　一九世紀には、パーキンソン病は五〇歳以下で発病することはめったになく、特定の「虚弱な」細胞の、変性や栄養障害によって起きるとされていた。ただし、当時はこうした変性を動物実験で再現することが不可能だったため、パーキンソン病は原因不明の「体質性疾患」あるいは「特発性疾患」とみなされたのである。ところが、二〇世紀最初の四半期の嗜眠性脳炎（眠り病）の大流行と時を同じくして、「新しい」タイプのパーキンソン症候群が登場した。この新種のパーキンソン病の原因は、旧来のものとははっきりと区別された。つまり、この脳炎性パーキンソン症候群、あるいは脳炎後遺症としてのパーキンソン症候群[6]には、特発性のパーキンソン病と違ってあらゆる年齢の人が罹病《りびょう》し、はるかに深刻かつ激烈な症状がもたらされたのである。なお、パーキンソン症候群の三つ目の原因は、最近二〇年間に見られるようになったものだが、フェノチアジンやフチロフェノンといった「抗精神病《メージャー・トランキライ》薬《ザー》」の「副作用」（通常は一過性に発生するもの）である。米国だけでも二〇〇万人がパーキンソン症候群に罹患しており、その中の一〇〇万人が特発性パーキンソン症候群で、残りの約一〇〇万人が薬剤性パーキンソン症候群とされている。一方、脳炎後遺症によるパーキンソン症候群を患っているのは数百人から数千人で、この人々はかつて大流行した脳炎の最後の生き残りなのである。その他の原因としては一酸化炭素中毒、マンガン中毒、梅毒、脳腫瘍などがあるが、これらの原因によるものは、一般の医師なら一生に一度見るかどうかくらいにまれである。

パーキンソン病は、過去何世紀にもわたって「振戦麻痺」と呼ばれてきた。だが、体の震え（振戦）はパーキンソン病に必ず起こる症状ではない。また、振戦だけが単独で現われることもなく、振戦そのものは患者にとってはあまり大きな苦痛ではないことをまず断わっておきたい。振戦は静止時に起こり、体を動かしたり、動かそうとしたときには震えが止まるのが特徴である。[7] また、振戦は手だけに現われることがあり、「丸薬を丸めているような」とか（ガワーズの言葉では）「東洋人が小太鼓をたたく動作を思わせる」と形容される特徴的な小刻みの震えである。特に脳炎後遺症によるパーキンソン症候群の患者では、体を動かそうとしたり、緊張したり疲れたりすると、体の一部あるいは全体に起こる振戦が一層激しくなることがある。パーキンソン病で振戦に次いでよく見られるのは、体のこわばり（筋肉の固縮）である。これは筋肉が奇妙にも合成樹脂のようにこわばることから起き、鉛のパイプを曲げようとする状態に例えられ、その抵抗が非常に強くなるときもある。[8] ただし、振戦も筋固縮もパーキンソン症候群の特徴的な症状ではあるが、必ず見られるものではなく、患者によってはいずれの症状をも示さないことがあるということをここで強調しておきたい。本書で扱う脳炎後遺症によるパーキンソン症候群の患者の場合は特にそうである。パーキンソン症候群の患者で常に見られ、しかも脳炎後遺症ではいっそう顕著に見られる基本的な症状は、運動障害や「突進現象」である。

　パーキンソン症候群に特有とされるものには、第一に加速現象と突進現象がある。加速現象とは、歩行、手足の動作、発語などが途中からだんだん早くなる（つまり、そのぶん動作が終わるまでの時間が短くなる）症状である。ときには思考までもが加速して、性急で苛立《いらだ》ち、あたかも時間に追われているかのようになる。なにか差し迫っているという気持ちになったり短気になったりする患者もいれば、自分の意志に反してせかされていると感じる患者もいる[9]。このような加速や突進を伴う動きは、突然始まって短時間のうちに終わるのが特徴である。こうした症状、およびしばしば併発する独特の「心身活動の不安定性」（アカシジア）には幾人もの研究者が注目してきた。例えばシャルコーは「粗暴ともいえる落ち着きのなさ」について、またガワーズは「数分間に一度は姿勢がわずかながら変わってしまうような、極端な落ち着きのなさ」について言及している。私が強調したいのはこのような素早い動作が、なにかに背中を押されるように突然起こることである。こうした症状はあまり知られていないが、いわば沸騰して暴発する「沸騰性パーキンソン症候群」であり、しかもなぜか似たような症状がＬ－ＤＯＰＡの「副作用」によって引き起こされるのである。

　こうした現象とは逆の現象、すなわち動作が奇妙に遅かったり難渋したりする症状のほうが広く知られているために、この病気の特徴的な症状はどちらかといえば曖昧にも「アキネジア（無動）」とされることが少なくない。そもそもアキネジアにはさまざまなタイプがあるが、せわしげな動作や突進現象ときわだった対照をなすのが、積極的な運動の遅延あるいは抵抗である。それによって動作や発語さらには思考さえもが円滑さを失い、完全に中断してしまうことがある。この症状に襲われた患者には、なにかの動作を「意図」したり実際に動こうとすると、「反対方向への意志」すなわち「抵抗」が起こる。その結果こうした患者は、力とそれに反対する力、意志とそれに反対する意志、命令とそれに反対する命令といった矛盾した反応の板ばさみになって身動きできなくなってしまうのである。そのような患者について、シャルコーは「そこには停戦は存在しない」と記している。そして振戦、筋固縮、アキネジアは体の内部で繰り広げられる無駄な争いの結果であり、パーキンソン症候群患者が訴え続ける緊張感や疲労感は、このような無意味な内部抗争にエネルギーを使いはたすためにもたらされるのだろう、とシャルコーは考える。こうした緊張感や圧迫感を、私の患者の一人（レナード・L）はいつも「突き棒と端綱《はづな》（馬の口につけて引く綱）」と呼んでいた[10]。生気がなく無力に見えるために誤解されやすいが、患者は決して怠けた平穏な状態にあるわけではなく、（ドクインシーの言葉を要約すれば）「……無力の産物ではなく……拮抗する逆の力、終わりのない対立のために静止してしまう[11]」だけなのだ。

　アキネジアが別の形をとって現われることもある。それは患者自身の努力やもがきには関係のない、自発的に起こっていつまでも続き、制止できない動きである。ガワーズの記録には、「手足を上げると、何分間もそのまま静止し、それからゆっくりと落下するように下がる」患者がいる。それはアキネジアの一つのタイプであり、ガワーズはそれをカタレプシーとは明確に区別している。脳炎後遺症によるパーキンソン症候群患者では、このような症状はより頻繁に起こるだけでなく、はるかに重症である[12]。

　パーキンソン症候群患者が示す特徴的な運動障害、すなわち運動の加速、抵抗、反復は、活動的な症状あるいは積極的な症状と呼ぶことができる。後でも述べるが、これらの症状は病期、病型に対応して交互に起こることがある。反対に――症状という意味では矛盾するが――「消極的」と呼べる症状もある。身じろぎもせずに何時間でも座り続け、動こうとする意欲がまったくない患者について、シャルコーは記録している。彼らはなにもしないことに満足し、動作を始めたり続けたりする「意欲」を欠いているように見えるが、誰かに励まされたり指示されたりすれば円滑に動くことができる。ただし、外部から刺激や命令が与えられない限りは動こうとしないので、このような患者は「無意志」だとみなされるのである。

パーキンソン症候群患者のこうした「消極性」は、疲労感、覇気の欠如、無感性、性欲の欠如、無気力、注意力減退といった心の「不活発さ」と結びついている。したがって程度の差こそあれ、全ての患者が症状の進行した鬱病患者に見られるのと同じような生気の欠如、活力の低下など精神機能の変質を示す[13]。

こうして、パーキンソン症候群の患者は、その割合はさまざまであっても、共に病的な積極的症状と消極的症状とに苦しめられることになる。消極的症状の場合には滑《なめ》らかで流れるような動作ができなくなる（それが重いと、正常な知覚や思考までもが失われてしまう）ので疲労感や疎外感、無力な思いを抱く。積極的症状の場合には一つの事に偏執的になったり、奇妙な動作をしたり、病的な人格になったり、心身の機能を失ったかのように無意味でつらい行動をすることになる。病的な興奮によって患者はパーキンソン症候群でいっぱいになったようにみえる。ちょうど人の心が痛みや喜び、怒り、ノイローゼでいっぱいになるように。またパーキンソン症候群が患者にプレッシャーをかけているという考えの基盤になっているのは、なによりもキネジア・パラドクサつまりパーキンソン症状が突然（一時的にではあるが）完全に消失する現象である。この現象は最も重症の患者において誰よりも頻繁かつ劇的である[14]。

深刻な障害が突然軽減することはなかなか想像できないが、患者が受ける強いプレッシャーが突然軽くなって一時的に負担から解放されると考えれば、理解しやすいであろう。シャルコーはこのように考え、パーキンソン症候群の多彩な「臨床症状」を比較検討し、神経症の症状と類似していることを強調している。とくに、従順―固執、阻害―抵抗、爆発―凝結という明確に区別できる三組の症状が交互に起こることがあるが、それがカタトニーやヒステリーで見られる三つの病型（順応性、硬直、激昂）と似ていることをはっきりと指摘している。シャルコーがこう洞察したのは一九二〇年代で神経学の研究者からは長い間「忘れ去られて」いた。しかし、後述するように、患者におけるＬ－ＤＯＰＡの効果と副作用が明らかになってから、シャルコーやその時代の神経学者たちの分析が復活したのである。

註5　たしかにある意味では、多くの研究者たち（ガウビュス、サウヴァゲス、デ・ラ・ノエ等）がパーキンソンに先立ってパーキンソン症候群の多彩な「症状」を検討している。しかし、それらはパーキンソンの研究とは基本的に異なっており、パーキンソン自身が考えたものよりも基本的なものであった。パーキンソン以前の研究は、その病気が示すさまざまな特徴的な症状の一つひとつを（車種・機種を言いあてるのと同じように）「見分け」、それらを整理して分類していくというものであった（蝶を採集したときに昆虫学者気取りで色や形を見て分類するように）。つまり、病気の表面的な特徴を調べて、その場限りの前医学的な「診断」と「分類」を行なうことに関心があったに過ぎない。例えば新しい病気を最初に突っ込んで理解しようとしたのはサウヴァゲスらであったが、彼らが作成した黄道帯チャートは、ある

種の偽天文学的試みというべきものだ。パーキンソン自身の初期の研究も「外から」の観察であり、言ってみればロンドン市内の患者たちの奇妙な行動を遠くから眺めることから始まったが、その観察は先駆者たちよりも綿密で徹底的なものだったのである。パーキンソンのやり方は真の天文学者にも似たところがあった。ロンドンがいわば天文学のフィールドのようなものであり、彼の目に映る患者たちは、彗星や恒星のように子午線を通過する物体だった。やがて彼は、この病気はいくつかの星が集って星座を形成したものであること、一見しただけでは無関係に見える数多くの現象が一定の恒常的な「症状の集まり」を作っていることに気づいたのである。このような「症状の集合」を指摘したのはパーキンソンが最初であり、そうした星座すなわち症候群こそが現在「パーキンソン症候群」と呼ばれている病気に他ならない。

パーキンソンの研究業績は卓越した新しいものであり、パーキンソン症候群は神経学の領域において認識され承認されたはじめての症候群であった。パーキンソンは単に才能に恵まれていただけでなく、いわば天才であった。自分が指摘した奇妙な「症状の集合」には単に症候群として把握される以上のなにかがあり、病気という星座は、一貫した論理と特有の秩序を内包する一種の宇宙のようなものだと感じていた。そして優れた感性によって、患者から離れたところでいかに綿密に観察してみても病気の本態を把握するには不充分であること、実際の患者を診察し対話を行なうことが必要不可欠であることに気づいたのだった。このために彼は通常とはまったく異なる方法で患者に接し、まったく異なる言葉で対話したのである。彼はパーキンソン症候群の患者を宇宙の遠い天体と見なすことをやめ、患者として、そして同じ人間として見るようになった。診療中は仲間うちでしか通じない専門用語は使わず、患者の意志や行動を表わす言葉を使った。そしてパーキンソン病を「症状の単なる寄せ集め」と考えるのをやめて奇妙なタイプの動作、ユニークな行動様式を示す人間であるとみなした。このように、パーキンソンは二つの点で先駆者たちと比べるとはるかに革新的であった。一つは科学的な「事実」とその相互関係に基づいた真の意味での経験主義を確立したことであり、もう一つは経験主義から事実主義までを包括する有意義な知的王道を構築したことである。

6　「脳炎後遺症」という用語は嗜眠性脳炎の急性期を経過した後に起こる症状を意味し、脳炎が直接的あるいは間接的に関係してもたらされた結果のことである。そうした脳炎後遺症は急性期から何年も経ってから現われることがある。

7　俳優、外科医、技術者、有能な工員などが重いパーキンソン病を患うと、休憩時には振戦を示しても、仕事に熱中しているときや動作を始めようとするときには振戦がまったく見られないことがある。

8　シャルコーが観察し、多くのパーキンソン症候群患者自身も体験していることだが、筋肉の固縮の程度は水泳中にはかなり軽減することがある（ヘスター・Y、ロランド・P、セシル・Mなどを参照）。同じように、筋肉のこわばり――攣縮、アテトーゼ、斜頸など――も水に入った時はかなり軽くなる。

9　加速歩行について、一八世紀にガウビウスは次のように書いている。「筋肉が意志の力で充分に興奮すると、動作はおのずと敏捷になり、その勢いが止まらなくなって思わず走りだしてしまう」

10　ウィリアム・ジェイムズは、同じような考え方で、意志の「歪曲」を考察している（Principles, 2, xxvi）。彼が明確にしたのは、意志の歪曲に「妨害的」意志と「暴発的」意志の二つが基本的に存在することである。「妨害的」意志が働くと、ふだんの行動や動作が困難になったり不可能になったりする。「暴発的」意志が強くなると、異常な行動が抑えられなくなる。ジェイムズはこうした用語を神経症患者に見られる意志の歪曲を説明するために用いているが、同じ言葉でパーキンソン症候群患者に見られる現象を説明することもできる。それは、パーキンソン症状には神経症と同様に意欲の障害があることを意味し、その構造が神経症と類似していることを表わしている。

11　ここで、本書にさまざまな形で何回も出てくる基本的なテーマについて説明しておく。パーキンソン症候群の患者には、動作や行動の唐突な出現と停止、奇妙な加速と減速などの現象が見られる。従来は分析結果を表わしたり考えたりする場合、単に機械的あるいは経験的な用語や表現が用いられてきた。パーキンソン症候群の患者を物理的な実体として見るのみで、人間性をもった実体としては見なかったのである……。しかしパーキンソン症候群の実体とは一体どのようなものであるのか、パーキンソン病患者の本質（彼らがとるさまざまな行動とは反対に）はどのようなものであるのかを把握するためには、従来の表現法を補完するアプローチと言語が必要である。

私たちは「客観的な観察者」の立場から降りて、患者と直接向きあい、人間的な共感と想像力をもって彼らと接しなければならない。彼らと協調し、ともに良い人間関係を築いてはじめて、彼らがどんな状況にあるのかを学ぶことができる。パーキンソン症候群であることとはいかなることなのかを彼らは私たちに語り、示してくれる。そんなことができるのは彼ら患者たちだけなのだ。

私たちはさらにその先にまで踏み込まなければならない。患者たちがその動作や行動に現われているような不自然さを感じていることは間違いなく、彼らは多くの介助を必要としている。そして意思疏通が困難な患者と対話するためには、形式ばったやり方ではなく、きめ細かで忍耐強く創造的な協力関係を築いていくことが大切なのだ。私たちは一般的な経験の境界を越えて、パーキンソン症候群の奇妙な王国を彼らとともに探険する必要があるが、探すべきは「被験者」でもデータでも「事実」でもなく、未知なるものに親しみを湧かせるようなもの、これまで考え及ばなかったものに気づかせるもの、つまり患者が口にするイメージや直喩、類推、隠喩である。患者と対話していると、彼らが「似ている」とか「あたかも」といったあいまいな表現を使うことに気づく。なぜなら、私たちが患者にパーキンソン症候群の世界を私たち皆が「ふつう」だと思っている世界と比較することを求めるからだ。

あらゆる経験や事象は仮のものであり、臆測であるが、その程度や形はきわめて多種多様である。たいていのことを自分でできる軽症患者は、自分が経験することを隠喩的に表現することができる。一方、常に重い症状を患っている患者は、その経験を幻想のように述べる……。従って、最も多く用いられるのは「土星で感じるような重力」といったイメージである。パーキンソン症候群であることをどう感じているかを、ある患者（ヘレン・K）に尋ねると、次のような返事だった。「巨大な惑星の上で立ち往生している感じです。まるで体重が何トンもあるようで、惑星に衝突したきり身動きもできないんです」少ししてから、彼女にL-DOPAを投与された時の感じを尋ねてみた（彼女は元気よく快活で軽やかになっていた）。「点のように小さな惑星の上にいるよう。水星……それでは大きすぎるわね、そう、小惑星の上みたいなの！　じっとしていられないんです。重さをまったく感じなくて、ひとつ所にじっとしていられないの。みんな重力のせいだと思います。最初は重すぎて、その次には軽すぎるんですもの。パーキンソン症候群は重くて、L-DOPAは軽いとでも言ったらいいかしら。二つの間のちょうどいい重さを見つけるのはとても難しいわ」トゥレット症候群の患者は、それとは逆の比較をする(Sacks, 1981)。

12　無動（アキネジア）または極端に緩慢な行動（ブラディキネジア）は、他の疾病でも見ることができ、意識の流れをも含む生活の流れのさまざまな場面に影響を及ぼす。したがって、パーキンソン症候群自体は「純粋」な運動疾患ではない。無動を示す多くの患者は、運動機能と同様に思考の流れが緩慢で鈍くなる（ブラディフレニア）。こうした患者にL－DOPAを投与すると、思考や意識の流れが速まり、思考とそれに関連する動作が猛烈に加速して、周囲の者がついていけないほどになる症状（タキフレニア）が見られる。そしてパーキンソン症候群が単なる運動機能の障害ではなく、精神的な機能障害でもあることを示す例をもう一つ。立方体や階段を立体的にスケッチさせると、正常の人は最初に一方からの構図、次に別な方向から、と相対的に配置された構図を組み立てていく。ところがパーキンソン症候群の患者は、一つの配置を行なっただけで凍りついてしまう。L－DOPAの刺激で「目覚める」とたんに凍りつきは解消するが、薬を継続投与すると患者の反応は反対方向に押しやられ、一秒間に何度も知覚的仮説が入れ代わり半狂乱状態になる。

13　本書で取り上げる患者の一人であるヘスター・Yには、古い文献には出ていない特殊な型の「消極的」な障害が見られる。

14　筋固縮のために一見すると銅像のように無動の患者が、注意をひかれる事柄に遭遇したとたんに正常の運動をとり戻すことがある（パーキンソン症候群の患者が溺れかけた人を助けたことは有名だが、このとき患者は車椅子から小さな水槽に跳び移って救助した）。また、こうした状況においては、パーキンソン症状は消失するときと同様に突然劇的に再発する。突然「正常」になって目覚めた患者は、行動命令が過ぎ去ると、再びマネキンのように固まって、一緒にいる人の腕に倒れかかることだろう。

ロンドンのハイランズ病院のジェラルド・スターン医師は、こうした患者について話してくれた。一九五〇年代の有名なサッカー選手の名前にちなんで「プシュカシュ」というあだ名で呼ばれていた患者のことである。プシュカシュはいつもは重い無動症状で、凍りつくように座ったままだが、ボールが自分に向かって投げられた瞬間に生気を取り戻し、足を跳ね上げて走り出すのだった。本当のプシュカシュ並みの軽業でボールをドリブルすることもできたし、マッチ箱が投げられれば、足先でとらえて蹴りあげ、またとらえては蹴りあげた。片足でボールをリフティングしながらもう一方の脚だけで病室中を跳ねまわることもできた。彼が「ふつう」の動作をすることはめったになく、始まりと同じように突然終わってしまう、こうした奇妙で発作的な行動をするだけだった。

ハイランズ病院でのもう一つの話は、二人の脳炎後遺症患者のことだ。彼ら二人は二〇年にわたって同室で生活していたが、つきあいもなければ相手を思いやることもなく、ともにまったくの無動で無言だった。ところが、スターン医師がある夜回診していると、それまで長い年月にわたって物音ひとつしなかった彼らの病室から、もの凄い騒音が聴こえてきた。看護師らが駆けつけると、二人は猛烈なとっくみあいの喧嘩の最中で、罵声を浴びせ合っていた。スターンはこの時の光景を「とても信じられない。誰も想像すらできなかったことだ」と記録している。ようやく二人を離して喧嘩をやめさせると、二人はただちに無動で無言の状態に戻ってしまった。その後の一五年間もその状況は変わらなかったので、同室の二人の患者が三である。
五年という長い歳月で「生き生きしていた」のは実にこの時だけだったというわけ
　こうしていつまでも続く無動の症状の間に一種の運動亢進の症状が起こることは、脳炎後パーキンソン症候群の際立った特徴である。マウント・カーメル病院の患者ではないが、私も一人の女性患者のことを思い出す。彼女は長年にわたって無動だったが、オレンジを三つ（あるいはもっと多く）投げると、見事にお手玉をすることができた。信じがたいことに、三〇分もの間そうした動作を続け、多いときは七個もつかむこともできた。だが、一個でも取り落としたり一瞬でも間が空くと、ただちに無動の状態に戻ってしまうのだった。一九七一年に入院してきた同じような患者（モーリス・P）の場合、私には彼が動けるとはとうてい思えず、長いこと「絶望的な無動」とみなしていた。ところがある日、私が診療記録を書き終えた時、彼はだしぬけに精密な眼底検査器具を手に取ると、ネジをはずして中を調べ、元に戻してから私が行なうとおりの方法で眼底検査の真似をした。こうした正確で見事な「パフォーマンス」をこなすのに、ものの数秒もかからなかった。
　これらの例ほど唐突でも完璧でもないが、より治療に関連するところでは、患者の興味と生気をかきたてるような環境をつくり、患者の非パーキンソン状態を引き出すことで、パーキンソン症状を部分的に長い期間良化させておくことができる。こうした治療的な活性化現象については、本書にさまざまな形で例示してある。

嗜眠性脳炎（眠り病）について

一九一六年から一九一七年にかけての冬、ウィーンやその他の都市で「新しい」病気が突然現われ、それからの三年間であっという間に世界中を席巻《せっけん》した。この眠り病[15]の症状は、同じ症状をみせる患者が二人といないほど多様なばかりか、あまりにも奇妙だった。そのために医師が下した診断は流行性譫妄《せんもう》、流行性統合失調症、流行性パーキンソン症候群、流行性多発性硬化症、非定型狂犬病、非定型小児麻痺など多彩であった。当初は、あたかも何千もの新しい病気が突然あふれ出たかのように思われたのである。緻密な臨床的分析と深い洞察力によってこの変幻自在ともいえる疾病の概念を初めて確立したのは、コンスタンティン・フォン・エコノモである。エコノモは、死亡した患者の脳を病理学的に調べ、脳に生じたユニークな病変を明らかにし、原因として顕微鏡では観察できない濾《ろ》過《か》性病原体（ウィルス）を突きとめただけでなく、同じ病気を猿に起こすことにも成功した。エコノモが嗜眠性脳炎[16]（encephalitis lethargica）と名付けた疾病は、一〇〇〇もの頭をもつ怪物ヒュドラであったというべきであろう。

それ以前にも規模の小さい嗜眠性脳炎の流行は数多くあった。一六七二年から七三年までロンドンで流行したこともある。一九一六年から一七年にかけて始まった世界的な流行は、過去に例をみないほど大規模のものだった。そして、一〇年間にわたって荒れ狂い、世界中で五〇〇万もの命を奪った後、始まりと同じように突然、一九二七年に謎の終息を遂げた。[17]感染した人の三分の一は急性期に眠りから覚めることなく昏睡状態のまま、あるいは鎮静することのない不眠状態のまま死んだ。[18]激しい嗜眠あるいは不眠の攻撃にさらされながらも命を取り留めた患者の多くも、本来の生き生きとした健康を取り戻すことはなかった。彼らは、意識ははっきりしているが、完全に目覚めているわけではない。生気、意欲、食欲、感性、そして欲望をほとんど失って、一日じゅう椅子に腰掛けたまま身じろぎもせず、言葉も発しない。周囲のことに積極的に注意を向けるでもなく、無関心のまま過ごすだけだ。生きていることを他人に感じさせることも、自分で感じることもない。彼らは幽霊のように実体がなく、ゾンビのように受け身なのである。ソォン・エコノモは彼らの様子を休火山にたとえている。このような患者は、神経学の用語を使えば「消極的な《ネガティヴ》」障害を示し、いかなる行動を起こすこともない。彼らは存在論としての死あるいは仮死状態、あるいは「眠っている」状態にあり、目覚めのときを待っているのである。生き残ったほんのわずかの患者にとって、それは五〇年後に訪れることになった。

こうした「消極的な」障害あるいは無動は、通常のパーキンソン病よりも多様で深刻であるが、それは数えきれないほど多彩な「積極的な」障害すなわち病的な運動亢進にも当てはまる。事実、フォン・エコノモは重要な研究論文で、五〇〇余の特徴的な症状や臨床病型を挙げているほどである。[19]

嗜眠性脳炎の多種多様な症状の中でもおそらく最も広く見られるパーキンソン症状は、急性期を脱してから何年も経ってから現われることがしばしばである。こうした脳炎後遺症によるパーキンソン症状は通常の、つまり特発性のパーキンソン病に比べて、振戦や固縮を来たす頻度は少なく、まったく現われないこともある。ただし「暴発」や「阻害」、運動麻痺、突進現象、加速運動などの症状ははるかに重い。また、ガワーズが指摘したように、従順―固執と表現されるカタレプシーによく似た無動症状もはるかに深刻である。実際に、多くの患者は非常に深刻な運動減少を患い、生ける銅像のようになって、何時間、何日間、何週間、何年間にもわたって動くことなくじっとしている。こうした患者は、極めて重い脳炎とその後遺症としてのパーキンソン症状が進展した結果、運動機能に障害を来たすだけでなく知覚、思考、食欲、感性などの人間存在のすべての側面が停止するに至るのである。

パーキンソン症状とほぼ同じくらいの頻度で起き、しばしばこれに併発したのが各種のカタトニーである。カタトニーはそもそも、嗜眠性脳炎患者に現われることが確認されるまでは、統合失調症の中心的な症状だとされていた。そのため、嗜眠性脳炎によってカタトニーを示した患者の一部は「流行性統合失調症」だと誤診されたのである。このことからカタトニーは、耐えがたいストレスや絶望に対してとる統合失調症患者の自己防衛反応の症状とは限らないことがわかった[20]。

脳炎性のカタトニーは、パーキンソン症候群で見られるカタトニーとよく似てはいるが、より重症で複雑である。症状ははっきりと見てとれ、患者は無意識のうちに「従順」になり、他人にある姿勢をとらされた場合にも努力する様子もなくいつまでも同じ姿勢をとり続けたり、同じような話し方、センテンス、思考あるいは動作を何度も「反復する」（例えば、同語反復、反響言語、反復行動など）ことがある。また、これと対照的な「命令拒絶」「妨害」などの症状を示すこともあり、他者の指示や自らの意志による行動や言葉、さらには思考が、ただちに止まったり拒絶されたりするのである。症状が最も重い場合には、動作も思考もまったくなくなってしまう（ローズ・Rの症例を参照）。こうした強制的なカタトニーを示す患者は、無動の状態からあるとき突然抜け出して粗暴になったり激昂したりすることがある。脳炎の流行時にはチックも多発したが、それに引き続いて「無動のチック」つまりカタトニー（フェレンツィはチックを「カタクロニア」つまり「クローヌス性の緊張病」と呼んだ）に移行する患者が現われた。

数知れない種類の不随意運動は、脳炎の急性期のみならず、その後数年間にわたって見られた。それらはミオクローヌス性筋痙攣《けいれん》やひきつけ、移動性痙攣《アテトーゼ》、ジストニー、筋緊張性捻転（たとえば斜頸）など、パーキンソン症候群の筋固縮にどこか似かよった機能障害である。また、体のあちこちに移動する散漫で弱々しい動き（舞踏病）、さまざまなチック症状、ありとあらゆる不随意運動――あくび、咳、あえぎ、鼻鳴らし、息切れ、息止め、凝視、流し目、泣きわめき、叫び、悪態など――が突然起こった[21]。

最も重篤な嗜眠性脳炎の患者は、最初はさまざまなタイプのノイローゼあるいは精神障害の様相を示したので、他の症状が出現して脳炎後遺症であることが判明するまでは、「機能的な」強迫神経症やヒステリー性神経症などと診断されることが多かった。興味深いことに、「眼球回転発作」で初発した患者は、最初の数年間は単なるヒステリーによる「機能的」眼球運動異常とみなされたのである。

情動の激しい変化も眠り病にかかった直後の患者が示す際立った特徴で、癇癪《かんしゃく》、激怒、粗暴などに加えて、特に色欲の亢進、性的興奮が目立つことがある。こうした情動の異常は、患者が子供の場合にとりわけ顕著に現われ、性格が急に変わったり、制止できないほどの衝動的、挑発的、乱暴、大胆、好色な態度を示すことがある。このような子供はしばしば「若年性精神病」あるいは「非社会的精神薄弱」と呼ばれていた。[22] 成人では野卑な性的情欲や粗暴な行動が表に出ることはめったにないが、それは他者が「容認できる」ような言動や表現に「転化」されるからであろう。ジェリフェ[23]は、数人の知性豊かな脳炎後遺症の成人患者を長期間にわたって入念に調査し、好色で挑発的な情動の仕組みがどんなからくりでノイローゼや精神障害、チック、カタトニー、そしてパーキンソン症状に「転化」されるのか検討した。すると驚くべきことに、脳炎後遺症患者は激しい感情の起伏をうまく「吸収」して、生理的に表現する能力を備えていることがわかったのである。彼らの病的ともいえるすばらしい転化能力は、(フロイトの言葉では)「身体的な従順さ」の結果といってもよいし、病気に呪われた結果といってもよいであろう。

嗜眠性脳炎を生き延びた患者のほぼ半数は、一度にしかも瞬時にして始まるパーキンソン症状、カタトニー、チック、強迫観念、幻覚、「妨害」、被暗示性、拒否症など、三〇から四〇もの多彩な病苦に悩まされたが、この類例のない病状にだんだん慣れていった。なぜなら、こうした症状は数分から数時間続くだけで、始まりと同じように突然終わってしまうからである。[24] 突発する症状の内容は患者ごとにまちまちで、まったく同種の症状に悩まされる患者は二人としていない。良きにつけ悪しきにつけ、これは個々の患者がもつ基本的な性格、人格、生活歴、感性、理想を反映しているとともに、被暗示性や病状の程度に大いに影響されるからである。(25) 一九三〇年以降、突発症状を示す患者はまれになったが、このような特徴ある症状が発生することを強調しておきたい。というのも、こうした症状と著《いちじる》しく類似する症状が、治療のために投与したＬ－ＤＯＰＡによって誘発されるからであり、そうしたＬ－ＤＯＰＡの副作用は脳炎後遺症の患者ばかりでなく、ふだんはなんともないパーキンソン病患者でも同じように見られるからである。

患者を荒廃へと引きずり込む嗜眠性脳炎ではあるが、多くの患者の場合、一つの機能だけは無傷のまま残ることに注目したい。それは知性、想像力、判断力、ユーモアといった「より高次の機能」である。良きにつけ悪しきにつけ、この種の機能だけは温存されるのだ。したがって、人間としての数多くの能力を奪われつつも、物事を記憶し、評価し、分析し、表現するという能力は失わない患者もいる。患者たちは、言ってみれば、ユニークな脳機能の崩壊を表現する独特の存在なのである。

註15　米国では、スリーピング・シックネス（sleeping sickness）という病名がアフリカで多発する寄生虫性伝染病（トリパノゾミアシス）と流行性ウイルス性嗜眠性脳炎の両方の意味で用いられている。一方、英国では後者はスリーピー・シックネス（sleepy sickness）と呼ばれている。

16　当初、「眠り病」の臨床的知識および疫学的知識には大きな混乱がみられた。この奇妙な新しい疾病が英国で広く認められたのは一九一八年一月のことである。その当時の興奮の模様は、同年四月二〇日発行の『ランセット』や一〇月発行の英国政府発行の広報誌の特別号（英国政府刊行物発行所、1918）に詳しい。この病気は一九一五年から一九一六年にかけての冬以前に既にフランス、オーストリア、ポーランド、ルーマニアで報告されていたが、第一次大戦中で情報交換が困難だったことから、英国では知られていなかった。

英国政府からの報告には混乱があり、新しい疾病は、ボツリヌス中毒、中毒性外眼筋麻痺、流行性昏迷、流行性嗜眠性脳炎、急性小児麻痺、ハイネ・メディン病、延髄麻痺、ヒステリー性癲癇、急性痴呆、そして「脳症状を伴う不可解な疾病」などといった実にさまざまな病名で呼ばれていた。このような病名の混乱はフォン・エコノモの優れた研究が発表されるまで続いたが、それ以後は適切な病名に統一されている。

フランスのクルシャーは四〇例の「亜急性脳脊髄症」をフォン・エコノモの一〇日前に発表している。クルシャーとエコノモは互いの研究について知らなかった。後に明らかになったことだが、フランスとオーストリアが第一次大戦の敵対国であったために、研究結果が伝わる速度は疾病が欧州各地に広がるよりも遅かったのである。研究業績の先取権は当事者間だけでなく両国の威信と誇りをかけた問題となり、しばらくの間フランスでは「クルシャー病」、ドイツでは「フォン・エコノモ病」という病名がそれぞれ用いられた。この二カ国を除く国々では、嗜眠性脳炎、流行性脳炎、慢性脳炎などといった中立の病名が使われた。しかし、多くの神経病学者たちは実際には自分が付けた病名を用いていた。例えばキニアー・ウィルソンは「間質性脳炎」、バーナード・サックスは「基底性脳炎」といった具合に。一般大衆の間では単に「眠り病」と呼ばれていた。

17　嗜眠性脳炎の大流行と時を同じくして「インフルエンザ」が世界的に流行した。その三〇年前イタリアで「ノナ」に先立ってインフルエンザの大流行があったように。インフルエンザと嗜眠性脳炎の原因が異なるウイルスであることはまず確実だが、インフルエンザの先行が脳炎の発生になんらかの形で影響している可能性、インフルエンザウイルスによって脳炎ウイルスの作用が強くなったり、体の抵抗力が弱められたりする可能性は否定できない。すなわち、一九一八年一〇月から一九一九年一月までの間、世界の人口の半分がインフルエンザとその後遺症に罹患し、二一〇〇〇万人以上が死亡した時期に、脳炎が猛威を奮ったのである。眠り病のことが不思議にも「忘れられた」のと同じように、インフルエンザの大流行のこともまた忘れ去られた（このインフルエンザによる死者の数は中世の黒死病以来最も多かった）。H・L・メンケンは一九五六年に次のように書いている。「インフルエンザの流行についてはほとんど言及されることもなく、多くのアメリカ人は忘れているようだ。だが、これは驚くべきことではない。なぜなら、人は現在の耐えがたいことを隠したがるのと同じように、過去の耐えがたい記憶も消したがるのだから」

18　どうしても眠れないという症状（アグリプニア）の患者は、他に症状がなくても、一〇日から一四日以内に死亡することがわかった。そうした（脳の睡眠中枢が破壊された）患者の苦痛は、睡眠が生命維持に必須なものであることを初めて示したのである。不眠の傾向はときおり激しい衝動をともない、心身が狂暴化し、絶え間ない興奮と運動に駆り立てられ、一週間から一〇日間で（疲労のために）死亡する。こうした病状を「躁病」とか「カタトニー性興奮」と表現することもあるが、荒々しい状態はむしろ「恐水病」に近いといえる（実際に恐水病と誤診されることもあった）。

脳の強い興奮状態は、急性麦角《ばっかく》中毒の症状にたいへんよく似ていて、思考や運動にとてつもない圧力が加えられる。あるフランスの村では、村民全員が（パンへの混入による）麦角中毒にかかったために、大混乱に陥ったことがある。こうした驚くべき中毒事件についてはジョン・G・フラーが『聖アントニー熱の日』の中で記している。それによると、患者たちは眠ることができず、終日あるいは一晩中興奮してしゃべり続け、顔をしかめ、音を立て、強迫的に動きまわったりチックを起こしたりし、一瞬もやむことのない突進的エネルギーに駆り立てられる。そして一週間後に疲労困憊《こんぱい》して死亡するまで、その興奮状態は続いた。この記録は運動亢進—不眠型の嗜眠性脳炎の患者を思わせる。

19 脳炎後遺症の際立った多様性——とくに睡眠、欲情、感情、食欲の障害——は医師のみならず生理学者の興味をもひきつけ、これによって一九二〇年代から一九三〇年代にかけて行動神経学に科学的基礎がもたらされた。この多様性について（マッケンジーは「カオス」と呼んだ）、フォン・エコノモは三種類の「病型」があるのではないかと考えた。すなわち、昏睡―眼球運動障害型、過動型、筋肉静止―無動型（フォン・エコノモの用語）であり、それぞれ主要な神経障害パターンに対応していた（昏睡―眼球運動障害型は脳幹に病変があり、この領域には「覚醒系」があることがその後明らかになった。パーキンソン症候群に対応する無動型は黒質に病変がある。これらのうち最も複雑な異常である衝動的で感情的な過動―トゥレット型の病変は中脳と視床下部にある）。脳の皮質下機能に関するヘスの優れた研究（彼はこの研究でノーベル賞を受賞した）は、嗜眠性脳炎に見られる新たな症状に注目したのがきっかけで始められたものである（これは一九五四年の彼の研究論文『中脳』の序文に述べられている）。

20　脳炎後遺症の患者は、対話できるときには――重症の患者は、半世紀後にL－DOPAを投与されて初めて可能になった――カタトニー性の「恍惚状態」「加速」「思考強迫」「思考妨害」「拒絶症」などの特有の症状を詳細にわたって話してくれた。一方、統合失調症患者の場合は、そうした症状を話すことができなかったり話そうとしなかったりするものである。彼らは「統合失調症」の謎めいた言葉でしか考えを伝えることができない。

21　トム・ガンの詩「運動の感覚」には次のような重要な一節がある。

　人はじっとしていることなく常に近づいている

この詩は動くことへの基本的な衝動、不思議にも常にどこかへ向かう運動についてのものである。パーキンソン病患者の場合はそれとは異なり、じっとしていないがために、どこにも近づかない。この意味では、患者の動きのなさが本物の休息ではないように、その動きも本物の動きではないのである。パーキンソン病患者の歩む道は、患者をどこへも導きはしない。パーキンソン病の世界は矛盾に満ちた袋小路なのだ。

22

眠り病患者の人格変化について強い関心を示した多くの優れた医師の中にG・A・オーデン博士（詩人W・H・オーデンの父）がいる。オーデンは、人格変化は常にひどく有害で破滅的であるとは限らないことを強調している。彼は同僚の医師たちほど「病状」に関心を寄せたわけではなかったが、とくに子供の患者の中に、以前には予想できなかったほどの高みと深みのある（病的であったとしても）華々しい「目覚め」を経験する者がいると述べている。眠り病が「ディオニソス」的な暗い潜在能力を秘めた病気であるという考え方はオーデンの論文で取り上げられ、また、W・H・オーデンの思想に一貫する主題にもなった。その時代の多くの芸術家、とくにトーマス・マンは、この世界を席巻する病気が――それがいかにはっきりしない力であっても――脳を活性化して覚醒させ、創造性を増すことに衝撃を受けた。『ファウスト』では、ディオニソス的な発熱は神経梅毒のために起こるとされているが、ひどい興奮状態の後には精神が摩滅し疲れはてるという寓話は、そのまま脳炎後遺症にも当てはまるものである。

23 神経学でも精神分析学でも卓越した研究者スミス・エライ・ジェリフェは、眠り病とその後遺症について非常に強い関心を示した。彼は流行性脳炎に関する研究を次のように要約している。「神経精神病学における過去一〇年の進歩の中で、流行性脳炎の研究ほど重要な進歩をみせた領域はない。病気の症状を個別に見ていくと……神経精神病学の基盤を全般的に書き換えるほどのものではないが……まったく新しい方向を示唆していることは間違いない」(JeLiffe, 1927)

24 こうした驚くほど多種多様な発作的症状や被暗示性は、もう一人の患者リリアン・Wでも充分に見られた。彼女の病歴は本書で取り上げてはいないが、実に一〇〇種類ものさまざまな発作を示した。しゃっくり、動悸、眼球の旋回、鼻ならし、発汗、左肩の紅潮と熱感、歯ぎしり、突発性チック、足を三カ所たたき額を四カ所たたく動作の繰り返し、数を数える発作、決まった文章を決まった数だけ繰り返す発作、発作的な恐怖感、くすくす笑いなどである。彼女と話をしている最中に特定の発作についてそれとなく言及すると、間違いなくその発作が起こった。

　また、リリアン・Wは奇妙で「雑多な」動作を発作的に起こすことがあった。多種多様な症状（鼻ならし、眼球の旋回、あえぎ、数かぞえなど）が予想もしない（無意味な）組み合わせで起こることもあったが、症状の組み合わせはいつも新しくて脈絡がなかった。こうした複雑な組み合わせの発作を多数観察してきたが、そこに生理学的に説明できるような統一性があるかどうかは明確ではなく、やがて私は規則性の問題について検討することをあきらめてしまった。がらくたが脈絡もなく並んでいるに過ぎない、あるいは骨董品がそれとなく寄せ集められたものに過ぎないと考えるようになったのである。有能で機知に富んだ彼女に、多種多様の発作をどうみているかと尋ねると、彼女も同じように考えていることがわかった。「ただ煩雑なだけよ。がらくた店か雑貨廉売市みたいなものといってもいいわね。屋根裏部屋に投げ込むような下らない物が並んでいるのよ」だが、ときには、明確でそれほど知性的でないパターン、あるいは驚くほど統一されていて意味をもったパターンが現われることがあった。そうした発作のときには、彼女はこう言った。「これは高級で、超現実《シュール・レアリスティック》的な発作なのよ。それがなにかを伝えようとしていると思うんだけれど、それがなんなのかわからないし、どんな言葉を使っているのかもわからないんです」ある医学生はそうした発作を目にして本当に超現実的な印象を受けた。「まったく荒々しいものですね」すぐに別の学生が「サルヴァドール・ダリそっくりだ」と言い、さらに別の学生は、風変わりな彼女の発作を、奇妙すぎて観る者や聴く者をぞっとさせるような建造物や音楽になぞらえた(「火星人の教会やアルクトゥルスのポリフォニー」)。リリアン・Wの発作をどう解釈するかについて皆の意見は一致しなかったが、それが不思議な魅力を備えていることは誰もが認めた。夢想の魅力、奇抜な芸術的な形式という意味で、パーキンソン症状を中脳が発する比較的単純な夢だとみなすのなら、リリアン・Wの発作症状はそれに前脳の機能が加わった超現実的な譫妄状態だと私は考えている。

25 劇的で生気ある存在の瞬間が、一度でも発作に「とらえられる」と、その後も発作とその瞬間が結びついたままになることが少なくない。ジェリフェ（1932）は、ある男性患者について触れている。その患者はクリケットを楽しんでいる最中に眼球回転発作を来たしたが、その瞬間高くあがったボールに片手が伸びた（運び出されるときも、右手を伸ばしきってボールをしっかりつかんだままだった）。その後眼球回転発作が起こるときはいつも、最初の発作で起こったのと同様のグロテスクであると同時に笑いをさそうような動作がそのまま再現された。彼は突如として、自分がいるのは一九一九年七月のいつになく暑い土曜日で、クリケットの試合が進行中であり、トレベリヤンが打ち返した球がノーバウンドでフィールドの外に出れば相手チームに六点を稼がれてしまうこと、ボールが彼に近付いてくること、この瞬間に捕まえなければいけないこと、などを感じるのである。同じように劇的な生き生きした存在の瞬間は癲癇発作、とくに精神運動タイプの癲癇に組み込まれることがある。この現象について詳しく論述したペンフィールドとペローは、「化石化した記憶」――普段は忘れられ潜在しているに過ぎないが、特別な状況下で突然よみがえり、再活性化される記憶――が大脳皮質に保存されているらしいという見解を提示している。このような現象は、私たちの記憶が「瞬間の集合」であるという考えを裏付けるものである（註133参照）。

嗜眠性脳炎の経過（一九二七年〜一九六七年）

嗜眠性脳炎（眠り病）から完全に回復し、それまでの生活に戻ることができた患者も少なくなかったが、その大多数は後年になって神経あるいは精神に障害が現われた。その中でも数多くみられたのがパーキンソン症候群である。発病するまでの何十年間かはきわめて健康そうにみえたのに、なぜこのような「脳炎後遺症」が起きたのか、これはいまだ謎に包まれていて、満足のいく説明はなされていない。

脳炎後遺症の経過はさまざまだった。ときには急速に進行し、患者を深刻な障害や死に至らしめる。ときには進行が非常に遅く、病状がある地点まで進んだところで何年間、何十年間も止まってしまうこともある。また、初期に急激に進行した後で症状が緩やかになって消えてしまうこともある。こうした経過の多様なパターンもまた謎であり、ただ一つの単純な考え方では説明することができない。

もちろん、かつてのような顕微鏡による病的変化の観察のみに頼っていては不可能である。また、脳炎後の患者には活動性の感染徴候も炎症所見もみられないことから、「慢性脳炎」に罹患したというわけでもない。さらに、組織学的および生化学的な所見と臨床上の病状の程度との間には相関関係がみられず、脳組織にはほとんど病変が見つからないのに深刻な症状を示した患者もいれば、ほとんど症状がないのに脳組織が広範囲に崩壊していた患者もいる。こうした矛盾から、脳の局部的な変性以外にも、病状や行動に影響する要因が数多くあるにちがいないと考えられる。パーキンソン症候群が発症するのは、脳の「パーキンソン症候群中枢」に生じた病変に加えて、数知れない「要因」が重なってのことにちがいない。

ジェリフェら研究者たちも繰り返し強調しているように、病気の重症度、経過、病型を決めているのは患者個人の「力強さ」と「弱さ」、抵抗力と柔軟性、動機と経験などの「資質」であるようだった。つまり、患者がみせる奇妙で複雑な経過は、生理学的、病理学的な特定のしくみに重きがおかれた一九三〇年代にあって、内部環境、「素因」、「体質」、「特異体質」、「罹病性」といった古い概念を思わせた。こうした概念はかつてクロード・ベルナールが唱え、今世紀には時代遅れとして見捨てられていたのであるが。例えばジェリフェは外部環境、つまり一人一人の患者の生活環境とその移り変わりがもたらす影響について見事な分析を行なった。つまり脳炎後遺症によるパーキンソン症候群は単純な病気ではなく、患者一人一人が多様な症状を示す実に複雑な病気であり、その経過も一様ではなく患者の資質や生活習慣などのさまざまな要因によって決まってくる。端的に言えば、ノイローゼや精神病のように、敏感になった患者が外部環境との折り合いをつけたのだ。患者がL－DOPAに対して示した反応全体を理解するうえで、こうした見方がきわめて重要であることは言うまでもない。

現在では、嗜眠性脳炎の生存者はごくわずかしか残っていない。彼らはパーキンソン症状やチックなどの問題を抱えてきたが、それでも生き生きと自立した生活を営んでいる（セシル・Mを参照）。とにもかくにも彼らは、身体の障害、他者への依存、精神的落ち込みなどを克服した少数派に属する幸運な患者である。彼らは「次々に現われる悪魔の攻撃」（パーキンソンの言葉）に屈伏したり、圧倒されることがなかった。

しかし、脳炎後遺症の患者の大多数は、この基本的に深刻な病気ゆえに、そして自身の「弱い」体質ゆえに、さらには不運ゆえに、ひどく困難な人生を送らざるを得なかった。前述のように、病気と自己と外界とは切り離せないものであり、多様な相互関係をもつさまざまな要因の一つあるいはすべてが悪循環を重ねて患者をどん底に突き落とすこともあるのだ。この要因、あの要因と、どこまでも深く追及していくことは、一人一人の患者を深く分析していけば可能ではあるが、それを一般化することはできない。ほとんどの患者はますます悪化する病状、絶望感、そしておそらく想像を絶する孤独の渦に次々に巻き込まれ、どこまでも沈んでいったのであろう。

病気は最大の不幸であり、病気がもたらす最大の不幸は孤独であることだ……孤独とは地獄でさえも受けることのない苦しみなのだ。

——ジョン・ダン

嗜眠性脳炎の病気としての性格は、時とともに変化してきた。流行の初期は病気が噴出した時期であり、症状は激しい運動やチック、衝動や性急さ、異常な執着心、発作、激情、本能的欲望などが主であった。一九二〇年代の後半になると急性症状は見られなくなり、脳炎そのものが収まり始めた。運動減退や無動などの際立った症状は一九二〇年代にはまれにしか見られなかったが、一九三〇年代以降波のようにじわじわと押し寄せ、かつての昏睡や死と同じような勢いで生き残った患者たちを包み込んでいった。パーキンソン症状、カタトニー、メランコリー、恍惚状態、自発性の欠如、無動、冷酷さ、無感情といった症状は、一九三〇年代以来何十年にもわたって患者を閉じ込めてきた「眠り」そのものである。中には、なにもない静止状態に陥って、過去のいろいろな出来事の記憶を失ってしまった患者もいる。火災報知器の作動、夕食の合図、予期せぬニュースや友人の訪問といった特別な出来事があれば、突然驚くほど活発になり、しばらくの間は興奮して生き生きとすることもある。だが、それは彼らの深い闇を瞬間的に照らす明かりでしかない。たいていの場合、彼らは動くことも言葉を発することもなくただ横たわり、中には意志も思考もほとんど失っている患者、長い「眠り」が訪れる直前の状態で思考や情動が固定してしまった患者もいる。彼らの心には一点の曇りもないが、その存在全体が結晶化したか、あるいは繭《まゆ》にこもってしまったかのようだ。

　病気に閉じ込められて仕事もできず、気配りもできず、自分ではなにもできず、希望もなく、反応することも順応することもできない患者は、有効な治療法もないままに友人や家族からも見捨てられることが多かった。こうした患者は慢性疾患患者用の病院や介護施設、精神病院あるいは特別な施設に収容された。そうした場所では、ほとんどの場合、彼らは完全に忘れられてしまう。そのようにして何百人、何千人という患者が死んでいった。

　しかも、わずかに生存している患者は、加歳によってさらに衰え（だが、通常は年齢よりも若くみえる)、収容施設の深い孤独の中で単調な生活を送り、かつて生きていた世界のことを半分忘れ、半分夢見ているのである。

マウント・カーメル病院の生活

マウント・カーメル病院が創設されたのは第一次世界大戦直後のことで、神経系に損傷を受けた復員兵と嗜眠性脳炎患者を収容することを目的としていた。建設当初はベッド数が五〇に満たないコテージ風の病院で、広い敷地を持ち、周囲にはのどかな田園があった。すぐ近くのベックスレー・オン・ハドソン村との間には自由できさくな関係が築かれていた。患者たちは買い物や食事をしに、また当時の無声映画を観に村によく出かけ、村の人々も病院をしばしば訪れた。親睦会やダンスパーティが開かれ、たまには結婚するカップルもあった。ボウリングやフットボールではライバル関係にあり、村人たちは脳炎後遺症の患者たちの異常に素早い動きに驚かされた。今から五〇年前のことである[26]。

時が経つにつれ、すべてが変わってしまった。ベックスレー・オン・ハドソンはもはや村ではなく、ニューヨーク郊外のごみごみしてむさくるしい町になった。のんびりした村の暮らしは消え、ニューヨーク並みの騒がしく忙しい生活がとって代わった。ベックスレーの人々にはもう時間のゆとりはなく、病院のことを考えることもない。マウント・カーメル病院そのものも異常に肥大化した。現在ではベッド数が一〇〇〇もあり、敷地は手狭《てぜま》になって、窓から見えるのも気持ちの良い庭園や田園風景ではなく、ごみごみした郊外住宅地か、なにも見えないかのどちらかでしかない。

さらに寂しく、より深刻なことに、病院の性格が変わり、雰囲気と介護水準そのものがどんどん低下していったのである。初期の頃――特に一九六〇年以前――は、病院にはのんびりしていながら安心できる雰囲気があった。医師たちは病院から受ける待遇を上回る情熱を医療行為に傾け、ふつうなら患者に対して無関心になりがちな非常勤の医師たちからも意欲や優しさをひき出していた。そして患者は歳をとって体が弱っても、散歩や遠足、サマーキャンプなどを楽しむことができた。ところが、過去一〇年間、特にここ三年で、そのほとんどすべてが変わってしまったのである。病院の建物も運営も、どこか要塞か刑務所のような雰囲気を漂《ただよ》わせるようになった。厳しい経営が行なわれるようになり、「効率」と規則第一主義が蔓延した。スタッフは患者と「家庭的」に接することを控えるよう強く指導された。規則と秩序を重んじることにより、患者との仲間のような親密さは影を潜め、患者とスタッフは階級制によって隔《へだ》てられてしまった。それで、患者は自分たちが「閉じこめられて」いて、外にある現実の世界から手が届かないほど遠く離れてしまったと感じるようになった。

もちろん、この全体主義的な構造は一枚岩ではなく、下の方には本物の介護や愛情がまだ残っている。つまり、看護師、介護補助者、付き添い、理学療法士、作業療法士、言語療法士など「下っぱ」のスタッフは、患者のために愛情をもって惜しみなく働いているし、近郊からやってくるボランティアは専門家にはない気配りをしてくれる。そしてもちろん、中には親戚や友人の訪問を受ける患者もいる。簡単に言えば、自由と拘束、暖かみと冷たさ、人間と機械、生と死が終わることのない闘いを繰り広げているのがこの病院なのだ[27]。

一九六六年に私が初めてマウント・カーメル病院を訪れたとき、そこにはまだ八〇人の脳炎後遺症の患者が入院していた。規模では米国でも最大かつ唯一の施設であり、またこのような場所は世界でもほとんど残っていなかった。患者の半分近くは病的な「眠り」の状態にあり、話をすることも動くこともほとんどなく、完全介護を必要としていた。残りの患者たちはそこまで症状が進んではいなかったので、他人に頼ることも孤独を感じることも精神的に落ち込むことも少なく、自立して自分の面倒を見ることができ、わずかながらも私的そして社会的な生活を送っていた。マウント・カーメル病院では、性行為はもちろん禁じられていた。

一九六六年から一九六九年にかけて、私たちはこれらの脳炎後遺症の患者の大多数（多くは病院の片隅にある人目をひかない病棟に閉じ込められていた）をまとめ、自治組織をもつコミュニティをつくった。自分が人間であり、大きな施設の中で有罪判決を受けた囚人ではないのだと彼らに感じてほしくて、できる限りのことをしたのである。また、行方がわからなくなっている親戚や友人を探すことも始め、敵意や罪の意識のためというよりは、忙しさや怠慢のために長く失なわれていた親戚との関係が回復するように努めた。私自身もできる限り患者たちと親しく交わるようにした。

この時期、スタッフと患者の間には思いやりと親近感がしっかりと芽吹き、両者の間に横たわっていた深い溝をある程度埋めることができた。それとともに行なった可能な限りの治療によって、患者の状態には、神経症状を含めて全体的に、悲しくなるほどわずかではあるが一定の改善がみられた。治療のための努力を怠《おこた》り目標を低くすることは、彼らの悪魔のようなパーキンソン症状にさらに重しを加えることになる。それまで背景にあって病気と一体となっていたのが、長く孤独で閉じこもっていたために進行した患者の精神の荒廃であった(28)。

中には、L-DOPAの投与前には安らかと言えるほどの絶望的な状態、現実にはまったく希望のない状態にある患者もいた(29)。彼ら自身もそれが自分の運命であるとわかっていて、持てる限りの勇気と精神の平静さで受け入れていたのである。その他の患者は（そしておそらく、表面的にはいくら平然としていても彼らはみな）自分の無力さをひどく嘆いていた。彼らは人生で最も充実した年月から放り出され、時間を奪われ、無駄にしてしまったという感情に押しつぶされそうになっていたのだ。そして、二つの奇蹟が起こるのを願い続けずにはいられないのだった——病気の治癒、そして人生を取り戻すことを。失われた時間を取り戻し、人生を謳歌していた若い日の自分に戻ることを。

これが、L-DOPAの登場以前の彼らの願いだった。

註26　パーキンソン病患者が示す異常に素早い動作や行動は、奇妙で予測不可能なことが多いが、ある種のスポーツにおいてはそれが優れた素質となり、信じられないほど有利になることがある。私が担当した患者のウィルバー・Fは、若い頃には脳炎後遺症を患う有能なアマチュアボクサーだった。彼が見せてくれた当時の新聞の切り抜きを読むと、彼がすばらしい成功を収めたのは腕力や技能が優れていることもあるが、とびきり素早い不思議な動きのためであったことがわかる。それは反則にならない程度に奇抜なものだったようだ。敏捷で独特の動きは、ある意味で「スポ

ーツの才能」と呼べるものであろう。同じような例がトゥレット症候群でもみられることがある（Sacks, 1981）。

27　パーキンソン症候群と神経症とは本来が強圧的なものであり、ともによく似た枠組みをもっている。厳格な病院とは強圧的な施設であり、患者に外因性神経症をもたらしかねない。このような施設では、入所者の病状は悪化する。マウント・カーメル病院の強圧的雰囲気が脳炎後遺症患者の神経症やパーキンソン症状を悪化させたことが、それを明確に例示している。また同様に、マウント・カーメル病院の「良い」面、つまり人々が示す共感と人間性が、いかに患者の神経症やパーキンソン症状を軽減させたかも、観察できるのである。

28　脳炎後遺症患者の収容施設であるマウント・カーメル病院と英国のハイランズ病院の患者を比較することはたいへん興味深い。ハイランズ病院は広い敷地を有し、近隣地域との行き来も自由に気楽にできるよう配慮されていて、設立当初のマウント・カーメル病院に似ている。ハイランズ病院の患者は（大部分が一九二〇年代から入院している）重い脳炎後遺症を患っているものの、マウント・カーメル病院の患者とは見た目にもまったく異なっている。彼らは生気にあふれ快活で、忙しげで非常に行動的であり、感情の表現も鮮やかで大きい。これと対照的に、マウント・カーメル病院の患者の多くは、茫然としていて重苦しい雰囲気で引きこもりがちである。両者が同じ疾病を患っていることは間違いないが、病気の形や進行に大きな違いがあるのも明らかである。

こうした形の違いが疾患の「宿命」によるものなのか、それともハイランズ病院が自由で楽しい雰囲気に満ちているのに対してマウント・カーメル病院は陰気で活気がないという環境や雰囲気によるものなのか、私にはよくわからないままだった。本書の初版では、はっきりそうだという証拠もないまま、後者の解釈が妥当ではないかと述べた。しかし、マウント・カーメル病院にいる元気で機知にあふれたチックを起こす患者がハイランズ病院の同じような患者を思わせることもあることから、環境だけではなく「宿命」も関与しているといっていいだろう。いずれにせよ、宿命と環境の両方が絡みあうとみるのが妥当である。脳炎後遺症患者の奇抜な行動はきわめて特徴的で、しばしばほほえましくもあり、英国では愛情をこめて「舞いあがった人《エンキー》」と呼ばれている。私がマウント・カーメル病院で診療し始めた頃、ほとんどの患者は重いパーキンソン症状で、そうした高揚した性質が目につくことはあまりなかった。しかし、L-DOPAの持続的刺激のためや(場合によっては)以前の活力が戻ることによって、また病状が上向くにつれて、そうした振る舞いも目立つようになった。

29
抗コリンエステラーゼ剤(最初のものがヒオスチアミン)をパーキンソン病の治療に導入したのはシャルコーで、彼は一八六九年にはすでに黒ヒヨスのエキスを用いた。しかしこの薬は固縮と振戦にだけ有効で、脳炎後遺症患者に多い重い無動症状には効かなかった。一九三〇年代に開発された化学的淡蒼球破壊術や視床切除といった外科的治療法も同様で、固縮や振戦の治療には極めて有効であったが、無動にはまったく効果がなかった。アポモルヒネが無動状態を軽減させることが一九五〇年代に確認されたが、注射が必要なことと作用がごく短時間しか続かないことに加えて吐き気を来たすため、あまり有用ではなかった。アンフェタミンも無動状態をわずかながら軽減させるが、大量の投与が必要で、そのために厳しい「副作用」を伴った。すなわち、脳炎後遺症によるパーキンソン症候群の圧倒的症状である無動に対する治療法は、L－DOPAが開発されるまで存在しなかったのである。

L‐DOPAの開発

L‐DOPAは「奇蹟の薬」だった。この言葉は世界中で使われたが、驚くには値しないだろう。というのも、この薬を開発した医師ジョージ・コチアス博士自身がL‐DOPAを「私たちの時代の……本当に奇蹟的な薬[30]」と呼んでいるからだ。二〇世紀にもなって、常に冷静な医師たちが「奇蹟」に言及したり、至福の薬などと説明したりするのは興味深いことである。そしてL‐DOPAの効果についての報告がなされると、薬を投与する立場の医師とそれを服用する患者の双方が熱狂に包まれたのである。これは驚くべき現象ではあるが、私たちの能力を超えたものへの強すぎる思いや幻想が原因であろう。L‐DOPAにまつわる「物語」は、ここ六年間、神秘的な熱狂や情熱と非常に深く絡みあってきたので、それ抜きに理解することはできない。また、それを単に歴史的な側面から紹介しても、読者を間違った方向へ導いてしまうことになる。

私たち医師は自分の仕事を合理化し、異化し、偽る。つまり現代医療は理性的な科学であり、全てが正しく、ナンセンスなど一つもなく、私たちが想像するものそのものだと、自分でも知らない間に偽ってしまっていることがある。だが、その輝かしいベニヤの天板をたたいて割れば、それは大きく割け、その根本や土台をさらけ出すのだ。その暗い中心となっているのは抽象論であり、神秘主義、魔法、そして神話なのである。医学は最も古い芸術、最も古い科学であり、人類が持つ深い知識や感情から湧き上がってきた学問であるということは誰もが認めることだろう。

もちろん、怪我をした爪先、扁桃腺炎、おできなどを治療するといった日常的な、単調で無味乾燥な医学もある。だが、私たちは皆、もう一つの医学、日常とは異質な医学を歓迎する。それはもっと深く、古く、超自然的で、ほとんど神聖ともいえる医学であり、私たちが失った健康を回復させてくれるもの、自分が完全に健康な状態であると感じさせてくれるものなのだ。

私たちは誰もが心の中で、自分はかつて完全な存在だったと感じている。のんびりしてなにかに煩《わずら》わされることもなく、ゆったりと落ち着いていて、そんな私たちの存在そのものが完璧に調和を保っていた、と。ところが、この最高に幸せで無垢な状態を失い、現在の病気や苦しみに陥ってしまった。かつては無限に美しく大切なものを持っていたのに、それを失ったのである。私たちは、失ったものを探して人生を送っている。そして、ある日、おそらく突然に、それを見つけるのだ。これこそが奇蹟であり、至福の時なのだ！

災難や病気、苦悩などにひどく苦しめられている人々こそ、こうした考えを激しく抱いているであろうことは想像にかたくない。そうした人は自分が失ったり無駄にしたりしたなにかについて考え続け、手遅れになる前にそれを取り戻そうと必死になっているからである。一縷《いちる》の望みを抱えて司祭や医師を訪れる人、あるいは患者は、悪化の阻止、救済、再起のためにはあらゆるものを信じる用意ができている。必死で救いを求めている彼らは他人の言うことを信じやすく、いかさま師や狂信者からも被害を受けやすいのである。

　失われたものを見つけなければならないという思いは、基本的には抽象的である。もしぼんやりとしたなにかを探している患者に、望んでいる物や探している物は具体的になんであるのか尋ねても、返ってくるのは項目を並べたリストではなく、単に「幸福」「失った健康」「以前の健康状態」「現実感」「本当に生きていることの実感」などといった答えだけだ。具体的ななにかが欲しいというのではなく、変質してしまったあらゆる物事が回復し、無傷のまま元の状態に戻ることを求めているのである。そして、痛々しいまでの危機感を持ってあちらこちらを探しているちょうどその時に、突然グロテスクな間違いに導かれてしまう。それは（ダンの言葉によれば）「薬局」を「象徴的な神」と間違えることかもしれない。そして、それは薬剤師や医師が陥りやすい間違いでもあるのだ。

　この時点で、無邪気な患者、そしておそらく無邪気ではない薬剤師と医師は、手に手を取って現実から旅立つ。それと同時に、はっきりとした形をもたない真実は突然ねじ曲がり、空想じみた無意識の腐敗と欺瞞にとって代わられる。そして真実という場所を占める架空の概念は、錯覚された生気論か物質論で語られ、「健康」「満足」「幸福」などの概念は、一定の「要素」や「基本物質」――成分、体液、薬などの計量可能な売り買いされるもの――にまで矮小化《わいしょうか》される。このような見地に立てば、健康とは機械的に定量したり引き上げたりできるものと同じだということになる。だが、抽象概念を論ずる場合には本来そのような矮小化は行なわず、存在の構造や目的などが検討されるのみである。詐欺まがいの矮小化を行なうのは錬金術師や魔術師、そして現代のそうした人々、あるいはどんな代償を払ってでも回復したいと願う患者たちなのだ。

このように歪められた抽象論によって、神秘的な物質[31]、奇蹟を起こす薬品、飢餓や病気をすべて癒し、みじめな状態から瞬時に救い出してくれるものが存在すると信じられるようになった。それは「生命の水」が存在するのと同じ発想である。そうした概念や期待は今日でも根強く、大昔からの魔法がかった神秘的な力を保っている。それをどれほど否定しても、私たちが日常で使う言葉の中に現われているのだ。例えば「ビタミン」（生命の vital アミン amine）とビタミン信奉、あるいは『有機アミン』（生命に必要なアミン）のドーパミン（L-DOPAが変化した生理活性物質）などである。

そのような神秘的で生命維持に不可欠な神聖な薬が存在するという概念は、度を超した頑迷なカルトや流行を数知れず生み出した。フロイトがコカインを薬として擁護していたのもその一例であろう[32]。傍観者から「信仰復興運動者の集まりに近い」と評された、コーチゾンの登場当時の医学会の熱烈な反響もそうであるし、現在の全世界における「ドラッグシーン」などもそうだ[33]。そして、現在のL-DOPAに対する熱狂ぶりもその一つである。そこにあるのは正当な熱狂というよりはむしろ、神秘主義や魔法への熱狂ではないかと考えざるを得ないのである。

さて、L-DOPAの「掛け値なしの」話に移ることにするが、そこに常に張りめぐらされている神秘主義の糸の存在を忘れないでいただきたい。パーキンソンは、パーキンソン症状の「病巣」あるいは標的となる基質が脳の下部か延髄の「ある場所」に局在すると仮定し、その場所を見つけようと努力を重ねたが成功をみなかった。そして、パーキンソンの『エッセー』が出版されてから一世紀の間、病変の位置や原因が特定されることはなかったのである。[34] 一九一九年にフォン・エコノモとトレチアコフはそれぞれが独立に、嗜眠性脳炎に引き続いて起こったパーキンソン症候群で死亡した多くの患者の脳を調べて、黒質（中脳にある神経細胞の集まりで、色素に富む大きな細胞で構成されている）に明確な病巣が存在することを発見した。その翌年には、英国のグリーンフィールドや各地の病理学者が、通常のパーキンソン病患者の脳にも、ずっと軽度ではあるが同じような病変があることを確認した。これらの発見は、病理学的および生理学的研究とあいまって、黒質と大脳の他の部分とを結ぶ神経系が存在すること、そのシステムの機能低下や崩壊がパーキンソン症候群の基盤になっていることを示唆している。グリーンフィールドは次のように書いている。

……全般的な調査により、典型的な振戦麻痺は、特殊な型の変性疾患であり、脳の黒質を中心とする神経系に影響を及ぼすことがわかった。

一九二〇年にフォークト父子は、解剖学的にも機能的にも特異な黒質は特定の化学物質とつながりがあるのではないか、という鋭い指摘をした。そして、もしこの仮説に適合する化学物質の正体が明らかにされ、それを患者に投与するとすれば、パーキンソン症候群の治療が可能になるのではないか、と考え、次のように書いている。

黒質線条体あるいはその一部がある種の有害物質に親和性があるのかどうか。……反応が積極的であれ消極的であれ、反応する傾向があれば、結局はそこに含まれる化学物質が関係しているにちがいない。そうした化学物質が存在することが解明できれば、線条体の特性を理解する第一歩となり、ひいては薬物治療を進展させる糸口になるであろう。

さらに一九二〇年代には、（シャルコーが記したように）パーキンソン症候群の患者の脳には「なにかが足りない」ということが漠然とだが考えられるに至り、新たな研究の道が拓《ひら》かれ、大いなる成功が待ち望まれた。

しかし、鋭い洞察力に富む臨床神経学者たちがこうした考えについて慎重な姿勢を取ったのは、次のような疑問を抱いたからである。大脳の黒質に構造的な損傷がないとしたら、どこか他の場所にある神経細胞や神経結合に損傷があるのではないか。その逆に、ひどく損傷した神経細胞に欠乏した化学物質を投与するだけで充分な効果が得られるだろうか。その際、残った神経細胞にその物質を与えすぎたり、刺激しすぎたりといった危険はないのだろうか。キニアー・ウィルソンがこうした懸念材料を鋭く指摘している。

振戦麻痺は現時点では完治する見込みのない病気の典型とみなされている。神経細胞―繊維結合系の「局部的な死」に対抗する手段があるとすれば、それはとらえどころのない「生命の水」のようなものであろう。パーキンソン症候群の患者の破壊されつつある神経細胞を「元気づける」ためにいかなる神経強壮剤を投与したところで、無駄骨以上のなにものでもないのではないのか。むしろ、細胞がそれ自身では得ることができないような、吸収されやすい栄養物を探して、それを患者に供給するほうが良いだろう。

一九二〇年代には科学としての神経化学がほとんど存在していなかったために、フォークト父子が思い描いたような研究は遅々として進まなかった。研究の進行中に起こったさまざまな出来事はそれ自体が非常に興味深いものだが、ここでは素通りすることにする。一九六〇年に、ウィーンのホーニーキウィッツとモントリオールのバルボーは、方法は違っていたものの、ほとんど同時に重要な発見をした。すなわち、パーキンソン症候群患者の脳の障害部位では神経伝達物質ドーパミンが欠乏し、ドーパミンの運搬や代謝も低下していることを確かな証拠とともに見い出したのである。ただちに、パーキンソン症候群患者の脳内のドーパミンを補給する措置として、ドーパミンの天然の先駆物質であるレボジヒドロキシフェニルアラニン（L‐DOPA）が投与された（ドーパミンそのものは脳の内部に浸透しない）[35]。こうした初期の努力は治療に目処《めど》をつけ関係者たちを勇気づけもしたが、結論が出るまでには至らず、根気強い研究がさらに七年間にわたって続けられたのである。ついに一九六七年の初めにコチアス博士と同僚たちが、今日すでに古典とされている学術論文を発表した。その論文では、多量のL‐DOPAを経口投与することで、パーキンソン症候群の治療に成功したことが報告されていた[36]。

　コチアスの衝撃的な研究成果は、またたく間に神経学界に広まり、人々を驚愕させた。良いニュースが広まるのは速いものである。マウント・カーメル病院の脳炎後遺症患者たちは、一九六七年の三月には早くもL‐DOPAのことを耳にしていた。何人かの患者はすぐにでも試したがった。やや慎重でこの薬に疑念を抱き、他の患者でどのような効果が得られるかを自分が試す前に知りたがる患者もいた。また、まったく無関心な患者も数名いた。そして言うまでもなく、いかなる反応も示さない患者も少なくなかった。

一九六七年から一九六八年にかけて、L-DOPAはきわめて高価な薬だったので（一ポンド当たり五〇〇〇ドル以上もした）、マウント・カーメルのような――慈善目的で、資金に乏しく、世間的な知名度もなく、大学や研究所とのつながりもなく、製薬会社や産業界、政府などからの資金援助もない――病院が購入することは不可能だった。しかし、一九六八年の末になるとL-DOPAの値段が急激に下がり始め、一九六九年三月にはマウント・カーメル病院でも初めて使用することになった。

コチアスの論文を読んだ後で、値段は高かったがL-DOPAを何人かの患者に投与することはできただろう。だが、私は躊躇した――じつに二年間も躊躇し続けた。その理由は、私が担当していた患者はパーキンソン病の「通常の」患者ではなかったからだ。彼らの症状ははるかに複雑な病状を示し、前例のない複雑な状況に置かれていた――何十年間も施設に入れられたままで、世の中と隔絶していたのである。中には嗜眠性脳炎の大流行のとき以来ずっと収容されている患者もいた。L-DOPAの投与前から、私は科学的、人間的な複雑さに直面していた。そこには過去のいかなる治療時にも持ち上がらなかったほどの、並外れて予測不能な要素があった。私は患者とともに、海図のない大海原へ漕ぎ出そうとしていたのである……。

いったいなにが起きるのか、なにが放たれるのか、私には見当もつかなかった。中には、パーキンソン症候群の無動に陥る前には激しい衝動性運動を繰り返していた患者もいた。だが、一九六八年の夏の例年にない暑さによって、病状が悪化したり死亡する患者が出ていた。こうして、なにか手を打たなければという思いは強まり、ついに一九六九年の三月、私はきわめて慎重にではあったが、彼らにＬ‐ＤＯＰＡを投与する決意をしたのである。

註30　自然界の大きな驚き（摂理と呼ぶべきかもしれない）の一つは、自身にはなんら「効用」がなくても、動物に対して強い作用をもつ物質が植物には数多く含まれていることである。心不全の治療に欠かすことができないジギタリスに含まれる配糖体《グリコシド》や、痛風の治療に不可欠なクロッカスに含まれるコルヒチンなどがある。こうした「自然界の治療薬」は人類の歴史の非常に早い時期に発見され、その薬効が標準的な医学的方法によって確認される以前から民間療法の中核を占めていた。最近の化学分析によって、マメ類の数種（とくにソラマメ）が多量のＬ‐ＤＯＰＡ（一ポンドのマメに二五〇〇ミリグラムほどのＬ‐ＤＯＰＡ）を含んでいることが判明した。そしてＬ‐ＤＯＰＡを含むマメ類はたぶん何世紀もの間パーキンソン症候群の民間療法に用いられてきたと思われる（確認する必要はあるが）。「Ｌ‐ＤＯＰＡの開発」は紀元後一九六七年のこととされているが、すでに紀元前一九六七年には「開発されていた」かもしれない。

31　「神秘的な物質」に関するさまざまな考え方は、還元主義と絶対主義という洗練された、影響力を持つ二つの世界観から派生したものである。一つはアリストテレス哲学に由来する経験主義や積極主義に基づいたモザイク的見方であり、もう一つはプラトン哲学に由来する一元的見方である。これら二つの世界観に習熟して、その威力と限界とを充分に理解すると、二つの世界観が過去二〇〇年間の生理学や心理学における基本的発見の基礎となったことも理解できるのである。

32　付録2「奇蹟の薬――ジークムント・フロイト、ウィリアム・ジェイムズ、ハブロック・エリス」を参照のこと。

33　ウィリアム・ジェイムズが著書『多様性』の中で述べるには、人が飲酒に走る主な原因は、霊感や基本的で原初的な幸福感を一気に得たいがためであり、どこか哲学的でどこか退廃的な気分を味わう目的のために人々が「魔法」の薬を熱望することを例示しているのだという。ジェイムズは「飲酒狂を治す最良の方法は宗教狂になることである」という金言に賛同し、自著に引用している。

　歴史学や考古学から明らかなように、神秘的な事象に対する願望は古代から普遍的に存在しており、その知識はすべての人種において存在した。前世紀における霊感願望は娯楽（しばしば必需品）ともいえるものであり、ロマン派の想像力をかきたてるものであった。今世紀、特にここ二〇年は、人々の神秘性に対する熱意が再燃し顕著になっている。ハックスレーは「認識世界の扉を浄める」ためにメスカルを愛用したし、レーリーはＬＳＤを「聖なる」薬として推奨した。Ｌ－ＤＯＰＡについて言えることは、人々がそれを実際の必要と神秘的手段の融合だと思っているということである。つまりこの摂取可能な有限の薬のことを、無限で比喩的な象徴物だと取り違えているのである。

34 それまでにも、パーキンソン病の病変の位置を推測させる症例はあった。例えば一八九〇年代の有名な症例では片側の脳の茎の部分の結核腫が進展したために体の片側にパーキンソン症候群を来たしており、また中脳の梅毒性疾患のためにパーキンソン症候群を合併した数人の患者も知られていた。パーキンソン症候群が特殊な細胞の損傷によってひき起こされることが判明する以前から、その構造は理論的にも実際的にも把握されていた。そして一九一〇年以前からすでに二種類の手術法、すなわち脊髄神経の後根の切断術と大脳皮質の部分切除術が実施され、有効であることが判明していた。

35 Ｌ-ＤＯＰＡとは対照的に、アマンタジン（Ａ型インフルエンザに対して開発された抗ウイルス薬であるが、パーキンソン症状にも有効であることが一九六八年にわかった）は、ドーパミンの再取り込みの抑制または放出の促進、あるいはその両方に作用するため、脳内のドーパミンを増加させるのに有効である。最近では脳内のドーパミンの作用を有効にする各種のドーパミン受容体促進薬《アゴニスト》（例えばブロモクリプチンやペルゴリド）が開発されている。そのような新薬は特別な受容体に対してのみ作用するので、Ｌ-ＤＯＰＡよりも対象を特化した効果が期待されている。

数年前から、組織移植という魅力的な試みが検討されるようになった。すなわち、胎児の脳細胞あるいは成人の副腎細胞を脳に移植し、それが「ドーパミン・ポンプ」として機能することを期待した治療法である（付録4「Ｌ-ＤＯＰＡ以後」

参照)。

36　コチアスが最初に用いたのはDL－DOPA、つまり生理活性のあるL－DOPAと活性のないD－DOPAとの混合薬である。一九六六年、六七年当時は、この二つの物質を分離するのは容易ではなく、たいへんな費用がかかった。

第2部　目覚め

症例1　フランシス・D

フランシス・Dは一九〇四年にニューヨークで生まれた。彼女は四人兄妹の末っ子で、一番優秀だった。高校でも成績はトップクラスだったが、一五歳のときに非常にまれな運動亢進を伴う嗜眠性脳炎を患い、人生が途中で断ち切られてしまった。激しい急性症状に見舞われた半年の間、彼女は強度の不眠症（朝の四時まではっきり目が覚めたままで、最長でもようやく二、三時間眠れるだけだった）、著しい落ち着きのなさ（起きている間はそわそわし続け、気が散りやすく運動過剰で、就眠中も終始寝返りをうった）、そして衝動（突然、なんの意味もなく動きたいという思いに駆られるが、たいていは意志によって抑えこむことができた）に悩まされた。それ以前のフランシスの人格は統合されていて、家庭も円満であったことは明らかだったにもかかわらず、彼女の激しい症状は「神経症」によるものだと考えられた。

一九一九年の終わりまでには、落ち着きのなさと睡眠障害がかなり緩和されたので、フランシスは高校に戻り、卒業することができた。だがその後二年間は、これらの症状がわずかながら続き、生活に影響を与えた。急性症状から回復してすぐに「息切れ発作」が起こるようになった。初めの頃、発作は一週間に二、三回、まったく前触れもなく始まり、数時間は続いた。その後は回数も減って時間も短くなり、症状自体も軽くなって、明らかに定期的（たいていは金曜日に起こった）あるいは情況的（とくに彼女が怒りや欲求不満を抱えたときに起こる傾向があった）になった。こうした呼吸発作（明らかに呼吸発作だが、当時は「神経症」とみなされていた）は減り続け、一九二四年以降はまったく起きなくなった。私が初めてフランシスを診察したときには、彼女はこの発作について自分から言及することはなかった。もっと後になって、L‐DOPAを投与する前に詳しく尋ねたとき初めて、半世紀も前の発作について思い出した程度だったのである。

最後の呼吸発作の後、最初の眼球回転発作が起こった。この発作は、その後二五年間続いた彼女の唯一の脳炎後遺症の症状である（一九二四年〜一九四九年）。その間、フランシスは法定秘書として多岐にわたって活躍し、社会運動や市民運動の委員として活発に行動した。充実した生活を送り、大勢の友人に囲まれ、人をもてなすことも多かった。観劇や読書を楽しんだり、古い陶磁器の収集もしていた。才能にあふれ、人気があり、エネルギーに満ちて、感情的にもむらのないフランシスには、運動亢進を伴う激しい脳炎を患った者によく起こると言われていたような心身の機能の「悪化」の兆候はまったくなかった。

一九五〇年代の初め、フランシスはより重い症状に見舞われるようになった。とくに、動きや言葉が突然止まってしまうことと、その反対に、歩行や会話、ものを書く動作のスピードが速まるという二つの傾向があった。一九六九年に私が初めて彼女の症状について尋ねたりますとき、フランシスはこう答えた。「先生の目でご覧になれるような平凡な症状はいろいろあります。でも、一番大変なのは、なにかを始めたり終わらせたりできないことなんです。無理やりじっとさせられているか、無理やりスピードを速めさせられるかのどちらかなんですよ。その中間の状態は、もう存在しないみたいです」この言葉が、パーキンソン症候群の矛盾した症状を見事にまとめている。これまで「平凡な」症状（つまり筋固縮や振戦など。それらは一九六三年になってようやく現われた）がなかったために、そう診断されることはなく、代わりにさまざまな診断（「カタトニー」や「ヒステリー」）が下されてきた。フランシスがパーキンソン症候群と診断されたのは、ようやく一九六四年になってからのことだった。

彼女が起こした、眼球回転発作という基本的な症状に話を戻そう。それは重い発作で、一カ月に何度も起こるうえに、一度始まると一五時間も続くことがあった。この発作が起こり始めてから数カ月のうちに、規則正しく「時計のように正確に」五日おきに起きるようになったので、フランシスは何カ月も先の予定を立てることができるようになった。というのも、五日という発作の間隔は滅多に狂わなかったからだ。まれに狂うのは、彼女がなにかをひどく不快に感じたり悩みを抱くといった情況的な理由によるものだった。発作がなんの前触れもなく始まると、彼女の眼球は最初の何分間かは下向き、あるいは左右のどちらかに向いて固定され、それから突然上向きになり、発作中はそのまま固定される。フランシスは、たとえ発作の間に怒ったりおびえたりしていなくても、自分の顔が「怒りや恐怖に凍りついた表情」をしていると言った。発作中はほとんど体を動かすことができず、声も異常なほどか細くなる。そして、思考が「固まって」しまうように感じるという。「抵抗する感じ」があり、発作中は動作、言葉、思考に抵抗する力の存在を感じている。また、発作中も意識は常にはっきりしていて、眠ることができない。発作が終わりに近づくとあくびが出るようになり、とても眠くなる。ようやく発作が終わると、急に通常の動作、言葉、思考が戻る（通常の意識がこのように突然回復する状態について、クロスワード・パズルに凝っているフランシスは「改悛 resipiscence」という難しい言葉を当てた）。こうした典型的な眼球回転発作に加えて、一九五五年以降、フランシスは数多くのさまざまな発作を起こすようになった。眼球が強制的に動かされることは滅多になくなり、それに代わって石のように固まった凝視が見られるようになった。こうした凝視発作の中には、恐ろしいほど激しいものもあり、その間フランシスは動くことも話すこともできず、長いときには三日間も絶え間なく凝視し続けるのだった。一九六〇年代には、そうした発作に襲われた彼女を近所の人が見つけ、何度か地域の病院に運び込んだ。そして「周期的なカタトニー」の症例として病院のスタッフ・ミーティングの場に引っぱり出されたこともあった。一九六二年以降は短い凝視発作も起きるようになった。この発作は数分間続くだけだが、その間彼女はいっさいの体の動きを止められ「恍惚状態になった」という。他にも、不定期に起こって一五分から三〇分続くのぼせや発汗の発作があった（フランシスは一九四〇年代の半ばに閉経している）。一九六五年以降、凝視発作と眼球回転発作の症状は軽くなるとともに回数も減り、一九六九年にマウント・カーメル病院に入院したときのフランシスは、一年以上もどちらの発作も起こしていなかった。そして同年の六月にL‐DOPAを投与されるまで、これらの発作とは無縁だった。

しかし、すでに触れたように、一九六三年に現われた筋固縮と振戦はフランシスにとって最も重い障害となった。また彼女が最終的に慢性疾患の病院に入院せざるを得なくなったことの理由は三つあった。頸部と胴体の進行性屈曲ジストニー、前方にも後方にも制御不能の強制的な加速歩行、そして制御できないほどの「凍りつき」。ときには何時間もずっと、不自然な姿勢のまま身体が硬くなる。また比較的新しく現われ、感染源も見当たらなかった症状として、排尿回数の増大と尿意の「衝動」があった。ときには、これらが排尿の「妨害《ブロック》」や「ためらい」と同時に現われるという耐えがたい状態になることもあった。

一九六九年の一月にマウント・カーメル病院に入院したとき、フランシスは松葉杖を使えば自由に歩き回ることができ、短い距離なら杖なしで歩けた。だが、同年の六月には、自力で歩くことは事実上不可能になっていた。入院時にすでに曲がっていた姿勢は、六カ月の間にほとんど二つに折れ曲がったようになってしまった。ベッドから椅子へ移ることも、ベッドの上で寝返りをうつことも、食べ物を切り分けることもできなくなった。病状が急速に悪化していたことからも、既存の抗パーキンソン薬が効かなかったことからも、L-DOPAはフランシスにとって極めて重要な時期に登場したといえるだろう。彼女の状態は坂道をころげ落ちるように悪化し始める一歩手前のところにきていたのだった。

L-DOPA投与前

フランシスは小柄な、身体の曲がった女性で、立ち上がると顔が地面を向いてしまうほど脊柱後彎が重かった。短時間なら頭を上げていることができたが、数秒もしないうちに、顎が胸骨にくっつきそうなほどの強度な前弓緊張の位置に戻ってしまう。この習慣的な姿勢は、頸部の筋肉の固縮のためではなかった。というのも、筋固縮は頸部では少し進んでいただけで、眼球回転発作のときには、彼女の頭は同じように極端な角度でむしろ後方にそり返るからだった。

顔の筋肉の固縮はかなり進んでいて、仮面のような顔の中で、フランシスの敏捷さや感情、ユーモアが現われるのは、唯一変則的に動く瞳だけだった。自発的なまばたきはまれにしか見られなかった。声ははっきりしていて聞き取りやすかったが、大きさやトーンが単調で、「個性的な」抑揚に欠け、発声不全を思わせるささやき以上に声が大きくなるのは、いつもほんの数秒間だけだった。また、突然早口になることがときどきあった。そんなときには、言葉がどんどん速まり、ついには文の終わりで次の言葉と「衝突」してしまったりもした。

それ以外の随意運動、例えば会話などは、無動と運動亢進という相反する様相を呈し、その二つが交互に、あるいは同時に起こるという矛盾を抱えていた。手はほとんど無動であり、弱々しくわずかに動く程度で、震えながら同じ動きを繰り返す。一度字を書き始めれば、大きく自然な筆跡で素早く書くことができる。だが、興奮しすぎると動きが制御できなくなり、文字がどんどん大きくなって、ついには紙全体にごちゃごちゃに書き散らして終わってしまう。あるいは文字が小さくなると同時に書くスピードも遅くなり、最後には動かない点になって終わってしまうのである。椅子から立ち上がることは容易だが、立ち上がると数分間は「凍りついて」しまい、足がすくんで最初の一歩が踏み出せない傾向があった。そんなときのフランシスは、身体を二つ折りにしてカタレプシーのように姿勢を固め、まるで途中で止まった映画フィルムのようだった。最初の一歩さえ踏み出してしまえば——背中を少し押されたり、医者に促されたり、床の上の棒や紙などといった、またぐことを必要とする物が目に映ると歩行を始められる——フランシスは小さな歩幅でよろめきながら、早足で進むのだ。六カ月前に入院した頃、まだずっと楽に歩けた頃には、加速歩行が深刻な問題であり、いつも最後には（言葉が衝突したり文字を書くスピードが速まるように）収拾がつかなくなってしまっていた。それとは対照的に、階段を上るときの足取りは安定して着実であり、一段ごとに次の一歩を踏み出すことができた。だが、上りきってしまうと、フランシスはまた「凍りつき」、それ以上足を進めることができなくなる。彼女がよく言っていたように「世界が階段だけでできてさえいれば」彼女は歩き回るのになんの苦労もいらなかっただろう[37]。症状が深刻なときは、あらゆる方向への突進（前方突進、側方突進、後方突進）が現われる。それまでと違う動きをしようとしたときに、長く激しく凍りつく傾向もあった。このことは歩行において明確で、身体の向きを変えようとするとそうなった。だが、たまに、彼女が視線をある場所から他の場所に移したとき、あるいは思考が一つのことから他のことに移ったときに凍りつくこともあった。

　筋固縮や振戦は症状としてはとくに現われなかった。右手に、ごくまれに粗い（羽ばたき）振戦が現われるが、それは肉体的あるいは精神的な緊張への反応である。最も特徴的なことは、彼女が凍りついた状態から自由になろうと空しい努力をすると現われることだった。左腕には軽い、両脚には重い（半身麻痺性の）緊張過度があった。また、身体の左側に反射亢進や痙縮がみられた。症状としては、数多くの不随意運動や運動亢進があった。口の周辺の筋肉が皺《しわ》を寄せるように動き、ときどき唇をすぼめたりとがらせたりする。歯ぎしりをしたり、咀嚼《そしゃく》の動きをすることもある。頭部は静止していることがなく、不規則な角度で頭を上げたり下げたりする。口や頭部のこうした動きは、フランシスがなにかに神経を集中しているときに、それに連動するかのように大きくなった。およそ一時間に五、六回、突然重いチックに似た動きで息を吸いこむ。もともとの落ち着きのなさとアカシジア症状の名残りは、絶え間なく動き続けている右手に現われていた。これは局部的な落ち着きのなさであり、両手がふさがることによってようやく止まる。

フランシスは自分に起きているあらゆることについて過剰ともいえるほど敏感で、観察を続けていたが、病的に覚醒しているのでも不眠症でもなかった。高い知性を備えていて、その会話は機知に富み、的を射ていて、発作のとき以外は、思考には常同症（意味のない動作や言語を反復的に操り返すこと）やしつこさは現われなかった。どんな行動をしていても正確で規則正しく、几帳面で入念であり、なにかに対する激しい欲求や病的恐怖といった強迫症状を見せることもなかった。

フランシスは入院してからも、健全な自尊心、いろいろなものに対する興味、周囲への関心を抱き続け、身体の自由がない重い障害を負った脳炎後遺症の患者たちを収容する大きな病室に、安定、ユーモア、そして思いやりを生み出す中心的な存在だった。

一九六九年の六月二五日に、私たちは彼女へのL‐DOPAの投与を始めた。

L‐DOPA投与後の経過

六月三〇日。治療を始めてからまだ五日しか経っておらず、フランシスに投与するL－DOPAは一日に五〇〇ミリグラムに過ぎないが、彼女には全般的な落ち着きのなさ、右手のせわしない動き、咀嚼するような動きがみられた。口の周囲の筋肉の動きがよりはっきりし、今では顔の強制的なゆがみやチックをみせるようになっている。すでに、全体としての動きが明らかに増え、絶え間なく、休むことなく、なにかをしているようになった——編物（L－DOPAの投与以前は編むスピードが遅く、動作も円滑ではなかった）や、服の洗濯、手紙書きなど。どこかしら、なにかに突き動かされ、動かずにはいられないようにもみえる。また、このようなL－DOPA投与の初期段階で、すでに「呼吸が難しい」と訴え、呼吸の力やリズムに乱れはないものの、呼吸が一分間に四〇回にまで増えた。

七月六日。投与開始から一一日目。投与量は一日に二〇〇〇ミリグラム。望ましい効果とそうでない効果が入り交じって現われている。望ましい効果としては、一般的に健康状態が良くなり、エネルギーに満ちあふれるようになったこと。声は以前よりずっと力強く、凍りつき現象の回数が減り、姿勢の屈曲も軽くなって、以前より大きな歩幅でより安定して歩くことができる。望ましくない効果は、以前は穏やかだった噛むような動きが激しくなり、休みなく噛み続けるので、歯茎が腫れていること。また、右手のせわしない動きが増し、今では人さし指がチックに似た伸ばしたり曲げたりする動作をみせている。最も深刻なのは、通常であれば自然に行なわれる呼吸運動ができなくなったことである。呼吸は速くて浅く、不定期であり、一分間に二、三回は突然息を激しく吸いこむ。その後突然、完全に意識的でありながらも制御不能の、呼吸したいという激しい「欲求」が起きる。フランシスはこう言っている。「もう無意識には呼吸できません。呼吸するたびにそのことを考えなければならないし、無理やり息を吸い込まなければならないこともしょっちゅうなんです」

これらの不都合な効果が現われたことで、この日から薬の投与量が減らされた。その後の一〇日間、一日一五〇〇ミリグラムの薬の望ましい効果がだんだん現われてきて、落ち着きのなさや筋肉の咀嚼運動は目立たなくなり、なにかをしなければならないという心理的プレッシャーも弱まった。しかし、頻呼吸は一日ごとに顕著になっていって、七月一〇日頃には明らかな呼吸発作[38]を起こした。この発作はなんの前触れもなく始まる。突然、フランシスは空気を吸い込もうとあえぎ、続いて強制的に一〇秒から一五秒ほど呼吸が停止する。その後激しく息を吐き、一〇秒から一五秒の呼吸停止がある。この初期段階の比較的軽い発作では、関連した症状や頻脈、血圧上昇、発汗、震え、不安などの自律神経障害を伴うことはなかった。呼吸の不自然な乱れは、強い意志によって一、二分間は抑えることができるが、また圧倒的な力で繰り返されるのである。発作は一時間から三時間ほど続き、症状が収まり出してから五分間ほどかけて完全に収まり、ようやく普段の自律的な規則正しい呼吸が戻る。こうした発作が起こるタイミングは興味深いところである。というのも、L‐DOPAが投与される時間とは関係がなさそうだったからだ。呼吸発作が始まって最初の五日間、発作はいつも夕方に起き、他の時間帯に現われることはなかった。七月一五日、発作が初めて午後の一時（L‐DOPAが投与されてから一時間後）に起こった。七月一六日には初めて早朝に、その日の最初の投与の前に起きた。その後、発作は毎日二、三回起こるようになったが、夕方の発作がいつも一番長くて重かった。

七月一六日。発作がひどく重いことが見て取れた。激しく長いあえぎ（溺《おぼ》れかかった人が水面に上がってきて、肺いっぱいに空気を吸い込んでいるような必死の形相と呼吸音）の後、強制的な呼吸停止が五〇秒間続いた。この間、フランシスは閉じた声門から息を吐き出そうともがいたため顔が鬱血し、紫色になってしまった。ようやく、すさまじい勢いで息が吐き出され、銃声のような音をたてた。意志によるいかなる制御も不可能になったこのときの状態を、フランシスはこう語る。「春の激流をコントロールできないのと同じで、この発作をコントロールすることなんてできません。ただ一緒に流されながら、嵐が収まるのを待つだけで精一杯です」発作中は、話をすることはもちろん不可能で、体じゅうの筋固縮が増す。脈拍数は一二〇に、血圧は普段の一三〇／七五から一七〇／一〇〇に上がる。静脈注射で二〇ミリグラムのベナドリルを投与しても、発作の勢いを止めることはできなかった。それは恐ろしい体験にちがいなかった。ところが、顔に恐怖の表情を浮かべていたにもかかわらず、フランシスは、発作の間に思考が変質したわけでも特別な不安を感じたわけでもなかったと語った。私はL‐DOPAが高齢の患者にこのように激しい発作を引き起こす可能性をもつことを憂慮し、この時点で投与を止めようとした。しかし、フランシス自身はこの薬の良い効果と、呼吸発作が収まるだろうとの希望的観測から、続けたがった。そこで、毎日の投与量を一〇〇〇ミリグラムに減らすことにした。

L‐DOPAの投与量はごく少量なのに、フランシスの呼吸発作は収まらず、さまざまな状態で一日に二回、たいていは三回起こった。二、三日のうちに、発作は午前九時、正午、午後七時三〇分、というように決まった時間に起こるようになった。この時間は、L‐DO

PAを投与する時間が偶然に、あるいは計画的に変わっても同じだった。また、七月二一日までには、私たちは彼女の呼吸発作にはなにかの要因があるのではないかと考え始めた。というのは、この日の午後五時（通常なら発作が起こらない時間）に、言語療法士がフランシスに話しかけ、最近なにかの発作を起こすかどうか尋ねたとき、次のようなことが起こったからだった。答えを口にする前にはもう、フランシスは激しくあえぎ始め、予想もしていなかった発作に襲われた。まるで、発作自体が質問への答えのようだった。

そのときまでに、治療上のジレンマははっきりしていた。L-DOPAによって多大な効果が得られることは疑いがない。フランシスはここ二〇年間なかったほど良くものを見ること、感じること、動き回ることができた。だが同時に、興奮しやすくなり、奇妙な行動をみせた。とくに、それまで四五年間彼女の中で眠っていた特異体質的といえる呼吸器の感度（あるいは過敏な性質）が復活したり消滅したりしているようだった。治療を始めた六月にさえ、早くもいくつもの軽い「副作用」（この表現にいったい意味があるのか、私にはますますわからなくなってきた）が現われた。そのことは、他にもまだ眠った状態の副作用の可能性（または恐れ）があることを示唆していた。幸せな中間状態、ちょうどいい状態をもたらしてくれる投与量をみつけ、フランシスが頻呼吸の発作やその他の「副作用」を患うことなく良い状態でいられることは、はたして可能だろうか。

七月一九日。L-DOPAの投与量はさらに減らされ、一日に九〇〇ミリグラムが与えられた。薬を減量したこの日、フランシスはほぼ三年ぶりに眼球回転発作を起こした。私たちは非常に心配した。他の脳炎後遺症の患者にも、L-DOPAを投与すると呼吸発作を起こし、投与量を減らせば眼球回転発作を起こす患者がいることは、すでに観察済みだったからである。フランシスもまた、二つの相反する選択の間をぬって進んでいかなければならないのではないかと、私たちは不安になったのだ。

他の患者についての経験から、適正な量のL‐DOPAを投与することで「バランスをとる」あるいは「滴定する」ことができると考えてはいたが、この時点でのフランシスの症状は、彼女が一定の「バランスをとる」ことがもはや不可能なことを示唆していた。眼球回転発作は重く、すぐに第二、第三の眼球回転発作が続く。L‐DOPAの投与量を一日に九五〇ミリグラムにまで増やすと、眼球回転発作は収まるが、その代わり呼吸発作がぶり返した。一日に九二五ミリグラムに減らすと（この時点で私たちは、ごく微量の増減に対応するため、L‐DOPAを自分たちでカプセルに詰めていた）、反対の現象が起こるのだった。一日に九三七・五ミリグラムのときには、呼吸発作と眼球回転発作の両方が交互あるいは同時に起こった。

このときには一日に何回か現われるようになっていたフランシスの発作は、全般的な心身状態、そのときの気分や境遇だけでなく、ある一定の心理的バランスと密接に関係していることがわかった。それが片頭痛やヒステリー症にも似た機能的症状を誘発するのだ。もし前夜の眠りが浅くて疲れていれば、発作が起こる可能性はいつもより大きい。痛みがあるときも（当時、彼女は巻き爪に悩まされていた）、発作は起こりやすくなる。興奮すると、その原因が怒りであれ愉快なものであれ、発作は非常に起こりやすくなる。欲求不満が高まると、発作が起こった。そして看護スタッフの注意を引きたいときにも、発作は起こった。私はそうした発作の原因には気づいていたものの、その「引き金」の最たるものが私自身であることには、なかなか気づかなかったのである。私が彼女の病室に入るやいなや、あるいは彼女が私の姿を目にするやいなや発作が起こるところは実際に目にしていても、なにがその原因なのかには気づかなかった。一部始終を見ていた看護師が笑い出し、「サックス先生、あなたがフランシスの発作の原因なんですよ！」と言ったときに初めて、私はようやく真実を知ったのだった。フランシスの発作の原因なんですよ！」と言ったときに初めて、私はようやく真実を知ったのだった。フランシスに向かってそれは本当かと尋ねると、彼女は憤然と否定したが、無言の同意のように頰を真っ赤に染めた。それ以外にも、フランシスが話してくれなければ決して知り得なかった心理的な原因がもう一つある。「発作を起こすことを考えただけで、起こってしまうんですよ。起こらないな、と思ったとたんに起こるし。そして、発作のことを考えないように、と思った瞬間にやっぱり起こるんです。もう強迫観念になってしまったんでしょうか？」

七月の最後の週には、フランシスの良い状態は、こうした発作ばかりでなく、他の数多くの症状やその前触れによってもおびやかされていた。それらは毎日、それどころか毎時間のように、数と種類を増していった。どんなに薬の投与量を細かく変えても、投与の時間を変えても、こうした症状の病的なほとばしりを止めることはできず、緩和することすらほとんどできなかった。呼吸発作は最悪の状態になり、見ていて恐ろしくなるほどだった。呼吸停止の時間はほぼ一分間も続くようになった。呼気音には、喘鳴と嘔吐するような音とうーっという発声とが複雑に混じりあっていた。そして四〇回から五〇回もひっきりなしに続く犬のようなあえぎによって、呼吸のリズムが乱される。フランシスは初めて発作中に恐怖を感じるようになった。身体に満ちてくるのは「ただの恐怖」ではなく「なにか特別で不思議な恐ろしさ」であり、それはこれまでに一度も経験したことのない類の恐ろしさだという。私はL‐DOPAをやめることを何度も勧めたが、彼女は反対した。一度などは、L‐DOPAをやめることは「死刑宣告と同じです」とまで言った。このように、そしてその他の言動からも、フランシスがそれまでの理性的な人ではなくなっている（少なくとも、常に理性的であるとはいえない）ことは明らかで、彼女は激情、頑迷、頑固、強迫観念で満たされた状態に向かっていた。

七月二三日。新たな症状が現われた。フランシスはちょうど手を洗ったところで（今や、彼女は一日に三〇回以上も手を「洗わなければならなかった」）、夕食をとりに食堂へ行こうとしていた。そのとき、突然床から足を上げられないことに気づいたのだ。足を上げようとすればするほど、両足が床に「勝手にくっついて」しまうのだ。一〇分ほどすると、足は突然、そしてごく自然に床から「解放された」。フランシスはこのまったく新しい症状を怪しみ、うんざりするとともに、面白くも感じた。「まるで足が私に叛乱を起こしたようでした。足に意志があるみたいにね。だって、私はその場に糊でくっつけられたようになってしまったんですよ。ちょうど、蠅取り紙にくっついてしまった蠅になったような気がしました」その夜、もっと遅くなってから、彼女は考えこむような口調でこう付け加えた。「『その場に釘付けになる』って表現は読んで知っていましたけど、どういうことなのかはわからなかったんです、今日まではね」

それから数日の間に、他の衝動的な動作や、その反対に動作が釘付けになる症状が現われた。たいていは突然、いかなる前触れもなく始まる。あるときは、フランシスの手はティーカップを口に運んだところでぴたりと止まり、そのまま下ろせなくなった。砂糖壺に手を伸ばすと、手が「くっついて」しまう。クロスワード・パズルをしていると、一つの言葉を見つめてしまい、視線も考えもそこから移せなくなる。そして（彼女ばかりか、周囲の人をも）ひどく不安な気持ちにさせるのは、ときどき誰かの目をじっと「見つめずにはいられない」ことだった。彼女はしょうがないわねというように「これが起こるたびに、眼球回転発作は止まるんですけどね」と言った。物を噛む傾向はますます強まり、彼女は犬のように音をたてて食べ物をむしゃむしゃと噛み続け、食べ物がないときには唇を噛み、歯ぎしりした。フランシスのように上品な高齢の婦人がそのような行動をするのは異様なことだった。彼女自身もそれについて意識していて、あるとき私に訴えた。「私は穏やかな性格なんですよ。ちゃんとした独身女性でいられたのに。今の私ときたら！　まるで飢えた獣《けもの》みたいな食べ方をして、止めようとしてもどうすることもできないんです！」たしかに、七月の下旬、フランシスは奇妙でほとんど人間以下の衝動に「憑《つ》かれ」、乗っ取られてしまっていた。彼女自身、口には出さなかったが、その暗い思いは日記に記されている。

そんなふうではあっても、調子の良い日も、少なくとも一日はあった。七月二八日、皆が待ち望み、実際おおいに楽しんだ郊外への遠足があった。その日一日じゅう、フランシスは呼吸の異常も眼球回転発作も、その他の多種多様な症状のかけらもみせなかった。遠足から帰ってきたあと、彼女は嬉々としてこう言った。「なんて完璧な一日だったんでしょう！　今日のようにほんとうに穏やかに過ごせたわ。今日のことは決して忘れませんよ！　今日のような日に生きていられるなんて、嬉しいことです。自分が本当に生きている、これまでの二〇年間のいつよりも、生きていると感じるんです。これがL‐DOPAのおかげなら、まったくすばらしい薬ですね！」

フランシスの生涯で最も激しく長い発作が起こったのは、その翌日だった。六〇時間の間、発作が文字通り絶え間なく彼女を襲ったのである。それに加えて、「いつもの」痙攣や衝動的な動きばかりか、これまでに一度も起こらなかった症状が数多く現われた。四肢や胴体が何度も不自然な姿勢で「硬直」し、自由になるための能動的あるいは受動的な動きをどちらも許さなかった。この完全な抑制に対して、激しい、狂おしいほどの動きへの欲求があるために、フランシスはまったく動けない状態のまま、自分自身との猛烈な闘いの中に封じ込められてしまった。眠ることを考えただけでも耐えられず、椅子に座らされていない限り、ひっきりなしに叫び続けた。ときどき「硬直」から突然解放されても、数歩動いただけで、また「硬直」してしまう。その様子は、まるで見えない壁にぶつかったかのようだった。話すことはほとんどできなかったが、自制できなくなった今、言葉や文章を繰り返す同語反復症が初めて現われた。通常は低くて柔らかな声が、甲高く突き刺すような叫び声になった。不自然な姿勢で硬直してしまうと、彼女は叫ぶ。「私の腕、腕、腕、腕、お願い腕を動かして、腕を動かして、腕を動かして……」興奮が波のように押し寄せ、どんどん高まって、とどまるところを知らない絶頂へと向かっているようだった。そして、その波とともに、怒りと恐怖、恥ずかしさに襲われ、彼女は繰り返し叫ぶ。「ああ、ああ！……やめて、私じゃない、私じゃない……これは私じゃない、私じゃない、全然私じゃない」

このような興奮のクレシェンドは、バルビツール剤の大量注射にだけ反応した。その結果、彼女は疲れきってほんの数分間の眠りに落ちるが、目覚めとともにすべての症状がよみがえるのだった。L‐DOPAの投与は、当然ながら、この怪物のような発作が始まったのと同時に中止していた。

とうとう七月三一日に、フランシスは自然に眠りに落ち、ほとんど昏睡状態のように眠り続けた。八月二日と三日には発作はまったく起こらなかったが、彼女の状態は重いパーキンソン症候群のもので（L‐DOPAの投与以前よりもずっと重かった）、気分もかわいそうなほど落ち込んでしまった。それでも、かつての勇気とユーモアの一端をかいま見せてくれた。「あの薬の正しい名前は」と彼女はささやいた（今では、声がほとんど出なくなっていた）。「L《エル》‐DOPAじゃなくて、HELL《ヘル》‐DOPAだわね！」

一九六九年〜七二年

一九六九年の八月いっぱい、フランシスはひどく気が滅入っていた。「ときどき、呆然としているように見えます」と言語療法士のミス・コールがマウント・カーメル病院を離れていた私に書き送ってきた。「まるで前線から戻ってショック状態にある兵士のようです」一〇日間ほど続いたショック状態にも似た期間は、パーキンソン症状があまりにも悪化したので、看護スタッフの助けなしには基本的な日常生活もできないほどだった。八月中はパーキンソン症状は軽くなっていたが（それでも、L‐DOPAの投与以前の状態よりははるかに重かった）、見ていて痛々しくなるほど深く気分を滅入らせていた。食欲はほとんどなく（「なんに対する意欲もないようだ。生きる意欲も失っている。以前はかがり火のように活発だったが、今ではまるで消えそうなロウソクだ。信じがたいほどの変わりよう」とミス・コールは記録している）、体重は二〇ポンドも減ってしまった。一カ月間の留守の後で私が九月にニューヨークに戻ったとき、青白く、縮んで、どこかくぼんでしまったようなフランシスの姿を見て、一瞬彼女だと気づかなかったほどだった。[39]

その夏以前は、フランシスは五〇年間も病気を患ってきたにもかかわらず、活発に過ごし、六五歳という年齢よりも若々しく見えていた。ところが今では、これまでで初めて見るほど疲れ果て、パーキンソン症候群的であるだけでなく、私が留守にしていた一カ月の間に五〇年も経ってしまったかのような老けこみようで、まるでシャングリラから逃げ帰ってきた人のようだった。

私がニューヨークに戻ってから数か月間にわたって、フランシスは八月に自分自身に起こったことを詳しく話してくれた。率直さ、勇気、そして洞察力により、彼女がどのようにして、そしてなぜ、そのように感じたのか、説得力のある分析をしてくれた。そして彼女の状態は（私が信じるところでは）他のパーキンソン症候群の患者が経験する「L－DOPA後」の症状（もちろん彼女の場合、他の患者が起こすものや起こすと予想されるものよりもはるかに深刻だが）と同じ基本的な性質と決定要因を持つことから、私はここで彼女の「病歴説明」を中断して、この状態についての彼女の分析に注目してみようと思う。

なによりもまず彼女が強調したのは、薬が突然投与されなくなったことによる激しい「落ちこみ」だった。「私はまっすぐ垂直に離陸して、L‐DOPAに乗ってどんどん高く、信じられないくらいの高さまで昇りました。上空何百万マイルもの、この世のてっぺんにいるような気分だったんです……。そうしていると、私を押し上げていた力がなくなってしまい、墜落しました。真っ逆さまに地面に落ちただけではなく、地の底に向かって突き刺さり、今度は地中何百万マイルまで潜っていったんです」

次に彼女は、似たような体験をした他の患者と同様に、L‐DOPAが「おかしくなり始めた」ときの驚愕、疑念、不安、怒り、そして失望感について話してくれた。L‐DOPAが多くの「副作用」を引き起こし始めたとき、私たち担当医師はあらゆる手を尽くし、投与量の増減などの努力をしたが、それを防ぐことができなかった。そしてとうとうL‐DOPAの投与を中止したとき、彼女にはそれが最後通告のように思えて、全ての希望を失ってしまったのだった。まるで、こう言われたような気持ちがしたという。「この患者にチャンスを与えたのに、無駄だった。魔法の薬が効かないのなら、私たちも手をひいて、彼女自身の運命にゆだねよう」

L‐DOPA「現象」の三つ目については、フランシスは繰り返しほのめかしていた（私は彼女の日記の詳しい記述も読ませてもらった）。それはある感情の急激な、許しがたいほどの悪化であり、病気にかかって以来、間隔を空けながらずっと繰り返されてきたものである。それはL‐DOPAの投与を中止する数日前から中止直後にかけての期間に頂点に達した。その感情とは、「こんなことが私に起こるはずがない[40]」という驚き、怒り、恐怖であり、それに対してなにもできないという無力感への憤激だった。だが、心の奥底では、もっと恐ろしい感情が静かに渦巻いていた。L-DOPAの影響下で彼女をとらえた「なにか」――とくに噛んだりかぶりついたりする発作[41]、特定のものへの激しい欲求、特定の考えやイメージへの固執――は、単なる「純粋に肉体的な行動」として、あるいは本当の彼女自身にとってのまったく「異質なもの」として終わらせることのできないものだったのだ。それらは反対に、心の奥深くに古くから存在するなにかの「解放」「暴露」「解明」「告白」のように感じられたという。その怪物は無意識やそのもっと下の想像もできないような深さに、有史以前、おそらく人類誕生以前から存在していたもので、その姿はまったく見慣れないものでありながら、ある種の夢のように奇妙な親しみを抱かせる存在だったという[42]。そして彼女はこのように突然暴露された自分自身の一部を冷静に見つめることができなかった。それはセイレーンのような声で彼女を捕えて離さず、彼女を惹きつけ、喜ばせ、怯えさせ、罪と罰の意識で満たし、悪夢のような力で憔悴《しょうすい》させむしばんでいったのだった。

こうした感情や反応と密接に結びついているのが、私に対する彼女の感情だった。彼女にとっての私は、すばらしくもあり恐ろしくもある効果をもつ薬を奨める、本性の見えない存在だった。片手には彼女をよみがえらせ命を与える薬を、別の手には恐怖を生み命を破壊する薬を持つ、ヤヌスのような二面性をもった医者であったのだ。当初の私は神聖な薬で彼女の命を救う救世主に見えた。ところがその後、健康や命を奪う、あるいは死よりもひどいなにかを押し付ける悪魔となった。最初の「良い医者」の顔のときは、彼女は当然のごとく私を愛した。二つ目の「邪悪な医者」の顔のとき、彼女はもちろん私を憎み、恐れた。それでも、フランシスはその感情を表に出すことは決してせず、自分の内側に閉じ込めたのだった。

憎しみや恐れはとぐろを巻いて膨れ上り、どす黒い罪の意識や憂鬱となっていった。L－DOPAの持つ驚くほどの効果によって、それを与えた私が彼女の命と健康状態に多大な影響力を持つように思えてしまったのだ。こうした神聖かつ悪魔的な力を与えられた私は、フランシスの目には、絶対的な存在、絶対的な矛盾、そして権力として映った。それは親や国家、神と見まごうほどの権力だった。こうして、フランシスは次々に移り変わる感情の迷宮に閉じ込められて苦しむことになったのである。そこはいかなる出口も、出口と思えるようなものすら存在しない迷宮だった。

彼女の怒りが頂点に達した八月三日に私が姿を消したことで、フランシスは安堵を得るとともに耐えられないほどの喪失感に襲われたという。なにしろ、彼女を迷宮に押し込めた張本人は、他でもない私だったのだから。それでも、そこから救い出す糸は私以外になかったのではないだろうか。

これが、私が九月に病院に戻ったときにフランシスが置かれていた状況である。[43] 私は彼女を見たとたん、その内面になにが起こっているのかを断片的に感じ取りはした。だが、私や彼女が、これまで書いてきたような明快な分析ができるようになったのは、それから何カ月も、何年も後のことだったのだ。

一九七二年夏

こうした出来事から三年が経った。フランシスはまだ健在で、生活（のようなもの）を営んでいる。一九六九年の夏に起こったような劇的な回復は過去のものになった。あのときのような暴力的な変化は二度と繰り返されず、振り返ってみれば、夢のように非現実的な郷愁を覚える。それは想像もつかない歴史上の出来事のようだった。私への相反する感情にもかからわず、フランシスは戻ってきた私を喜んで迎え、もう一度L‐DOPAを投与してほしいと穏やかに頼んだ。しつこさや頑固さは消えていた。L‐DOPAなしで過ごした暗い一カ月間は、彼女にとっての深い内省の期間でもあり、その内面に非常に複雑な変化が起こったようだった。後になって気づいたことだが、彼女にとってその期間はある種の煉獄であり、細かく分かれた多様な衝動と闘っていたのだった。そのために、自分に関して新たに得たあらゆる知識（そしてL‐DOPAへの反応の傾向）や精神と性格の力を駆使し、結果としてこれまでになかったほどの深くて力強い精神の統合と安定を得ることができた。彼女はいわば、くぐり抜けてきた試練によって（患者の多くのように）精神を破壊させるどころか、逆に鍛えたのである。フランシスはすばらしい人だ。半世紀もの間、自分のために自分と闘い続け、（病気に打ち勝つ望みは低かったにもかかわらず）六五歳でマウント・カーメル病院に来るまで、病院に入ることなく自分の生活を守り続けていたのだ。彼女の病気や病理的な潜在性についてはすでに述べた通りである。彼女がなぜ心身の健康を保ち続けてこられたかは、一九六九年の夏とその後の日々を通して初めて明らかになった。

フランシスに関するその後の話は、ずっと単純だ。一九六九年の九月、私はL‐DOPAの投与を再開した。それ以来、だいたい継続して投与している。フランシスの場合（そしてその他の何人かの患者も）、アマンタジン（「シンメトレル」）を併用すると、L‐DOPA

への反応が向上することが分かった。ただし、こうした望ましい効果は数週間で暗転することがある。そこで断続的にL‐DOPAにアマンタジンを加えて投与することにした。医学論文等を参考にして、異常な興奮や動きを減らすためにフェノチアジン、ブチロフェノン、その他の抗精神病薬《メージャー・トランキライザー》を使ってみたが、フランシス（そしてその他の患者全員）の場合にはこれらの薬がL‐DOPAのあらゆる効果を減らすか、あるいは反対に激化させるだけだということがわかった。L‐DOPAの効果を熱狂的に受け入れた多くの医師はその「望ましい効果」と「副作用」を分けて認識したが、こうした抗精神病薬は、二つを区別することがなかったからである。抗不安薬《マイナー・トランキライザー》や抗ヒスタミン薬などは、フランシスにはほとんど効果がなかったが、バルビツール酸からつくられた鎮静剤、とくにアモバルビタールナトリウムを注射すると、さまざまな重い発作に対して効果があることがわかった。

フランシスのL‐DOPA（あるいはL‐DOPAとアマンタジンの混合薬）への反応は、一九六九年の夏に比べて、あらゆる意味でより穏やかである。彼女はあのときほど劇的な回復も悪化もみせていない。パーキンソン症状は常に現われているが、L‐DOPAの投与以前と比較しても、それほど重くはない。ただし、数週間に一度、アマンタジンとL‐DOPAの混合薬の効果が薄れると、パーキンソン症候群が（そして他の症状も）悪化して体の機能がひどく奪われ、アマンタジンを処方しない一週間ほどは「後退症状」（一九六九年八月に起こったものと同じだが、症状はそのときよりも軽い）が起こる。この好転―激化―後退のサイクルは一年間に一〇回ほど繰り返された。フランシスはこうした病状の変化を嫌ったが、次第に受け入れていった。この点では、彼女に選択肢は残っていなかったのだ。というのは、もしL‐DOPAの投与を完全にやめてしまえば、「L‐DOPA以前」の状態よりもさらに悪い状態に陥ってしまうからだった。つまり、彼女が置かれた立場は次のようなものだった。(44)――L‐DOPAを必要とするが、まったく無制限に寛容というわけにはいかない。

フランシスの発作は軽くなり、回数も減っていった。今では、一週間に一、二回起こる程度だ。だが、それよりも重要なことは、発作の性質がはっきりと変化したことだろう。一九六九年の夏には(一九一九年の夏と同様に)、発作は初めは純粋に呼吸性のものであり、その後になって、ここまで書いてきた数限りない他の症状を引き起こしたのである。ところが、一九六九年の秋に再発したのは、呼吸発作以外の症状だけだった。呼吸障害は不思議なことに消え去り、その後二度と現われることはなかった。「新しい」発作は、通常はきわめて重い同語反復症で、同じ言葉や文章がときには何百回も絶え間なく繰り返される。それとともに激しい興奮状態、さまざまな衝動、強迫的欲求、重いパーキンソン症状、そして動作の「妨害」あるいは「禁止」など、さまざまな発作が現われる。ここで「通常」「など」「さまざま」などと強調しているのは、一つ一つの症状はまぎれもない発作であるが、まったく同じ発作は二つとしてないからである。さらに、それぞれの発作の性質や経過は、周囲からの暗示や環境によって大きく変わる。たとえば、怒りや恐れなどといった激しい感情も、もしフランシスがその時に楽しい映画やテレビ番組を見ていれば、陽気な大はしゃぎといったものになるのである。いわば彼女の動きに対する「妨害」が片方の足を解き放ってもう片方の足に移るように。今のところ、彼女の発作の最高の治療薬は音楽で、その効果のすばらしさは信じられないほどだ。ある瞬間、フランシスは押さえつけられ、身体を曲げて凍りついている、あるいは、人間爆弾ででもあるかのように痙攣したりチックを起こしたり、あるいは早口で話し続けている。ところがラジオかレコードプレーヤーから音楽が流れ出すと同時に、あらゆる抑圧的—爆発的な現象が姿を消し、その代わりに、彼女はゆったりと動き始めるのだ。不随意運動から突然解放されたフランシスは微笑みながら音楽を「指揮」したり、立ち上がって音楽にあわせて踊り出したりする。ただし、この音楽はなめらか《レガート》な音楽でなければならない。弾ける《スタッカート》ような音楽（とくに打楽器）はときにひどい効果を与えることがあるからだ。そんなとき、フランシスは機械仕掛けの人形かマリオネットのように、ビートにあわせて跳び上がったり痙攣のような動きをすることになってしまう[45]。

一九七〇年の終わりには、フランシスには、Ｌ‐ＤＯＰＡ、アマンタジン、ＤＯＰＡ—デカルボキシラーゼ、アポモルヒネ（すべての薬がさまざまな量に分けられた）を単独で、あるいは抗コリン剤、抗アドレナリン剤、抗ヒスタミン剤などのありとあらゆる補助剤か遮断剤と混合して投与されていた。それらをすべて試し、彼女は心底うんざりしてしまった。

「もうたくさんです！　薬局ごと飲まされたみたいですよ。良くなったり悪くなったり、横道にそれたり、裏表になったり、どんな症状にだってなりました。それに、あっちに押されたり、こっちに引っぱられたり、ぎゅっと絞られたり、折り曲げられたり。どんどんスピードが速くなったと思えば遅くなったり、あんまり速すぎて一つところに止まってしまったり。それから開かれたり、閉じられたり、まるで人間アコーディオンみたいですよ……」そこまで言うと、フランシスはひと息ついた。彼女の言葉を聞きながら、私は脳炎後遺症という不思議の国にいるパーキンソン症候群の「アリス」を思い浮かべずにはいられなかった。

このころにはフランシスは、Ｌ‐ＤＯＰＡが必要ではあっても、自分への効果には限界があり、劇的な効果を期待することはできず、それ以上の変化はないだろうということを理解していた。つまり、彼女にはそれ以外の選択肢はなかったのだ。彼女のこの境地は、彼女がもはやＬ‐ＤＯＰＡを盲目的に信頼しなくなったこと、そして一年以上にわたって彼女を捕えていた熱狂的な希望を捨て去ったことを意味している。こうして、なにも否定せず、偽らず、期待しなくなった（とはいえ、日記の中では彼女はまだときどき、なにかが起こるのではないかと半分真剣に、半分冗談に書いていたが）。ここに来てフランシスは幻想に背を向け、現実に向き合うようになったのである。彼女はこの転機を経て、一年以上も囚われていた精神の迷宮から解放された。このときを境に、他者との関係は以前よりもずっと単純で健全なものに変わった。Ｌ‐ＤＯＰＡへの態度は冷静でユーモアを交えたものになり、それは自分の症状や障害に対しても同じだった。フランシスはもはやＬ‐ＤＯＰＡによってすばらしい効果を上げている患者を羨《うらや》むこともなくなり、Ｌ‐ＤＯＰＡのために症状を悪化させた患者を見てもむやみに恐れなくなった。そしてなによりも、私のことを薬によって彼女の運命を左右する救世主あるいは破壊者であるとみなすことをやめた。否定、感情投影、同一視、感情転移、さまざまな態度や自分の気持ちの偽りなどといったＬ‐ＤＯＰＡ「現象」は、皮がむけるようにはがれ落ち、その下にあった「かつてのフランシス」あるいは本当の彼女が現われたのである。

一九七〇年の後半、フランシスは自らのパーキンソン症候群について、他者との関係について、そして完全介護施設(46)の中で人間らしく生きるためにはどんなことをしたらいいかを考えるようになった。おそらくこれらの問題は、L‐DOPAが当初思われたような完全な薬であり続けていれば顧《かえり》みられなかっただろう。だが、フランシスにとってはそうではなかった。今では、L‐DOPAのかつての神々しさは取り払われていた。それは最も効果があり、欠かすことのできない補助薬ではあるが、もはや唯一の救いではない。フランシスは彼女自身や私、そして病院から得られるものなど、現在の自分に残された状態を最大に活かそうとしていた(47)。

その方法として、フランシスは気紛れなL‐DOPAに自分を合わせ、パーキンソン症候群、カタトニー、衝動などの過敏な現象を変えようとした。だが、問題はそれだけではなかった。彼女自身が原因になっている問題の他にも、彼女の力が直接及ばない問題もある。それは基本的には完全介護施設で暮らすことの問題なのである。

そうした問題は、フランシスの日記に繰り返し現われる、パスカル風のさまざまな表現の中に見いだすことができる。それは孤独感であり、施設の中に拘束されているような気持ちになることだ。空虚な思いや自分がつまらない存在だという気持ち。そして、社会から施設に閉じ込められ、社会と切り離されているという気持ち……。患者は自分の人間性をおとしめるような数知れない規則に従わされ、子供か囚人並みの扱いしか受けられず、機械の中に入り込んで押しつぶされそうになっている。彼らは終わりのない欲求不満や失望感、やるせなさを抱えているのだ。

こうした非人間的な施設の性質は、マウント・カーメル病院が開設されたときからある程度は存在していたが、一九六九年の九月[48]に突然ひどさを増した。この暗い変化によって、患者たちの病状がいかに大きな影響を受けたかは、どの患者からもはっきり見て取れた。単に機嫌や態度からだけでなく、発作、チック、衝動、カタレプシー、パーキンソン症状などによって、そしてもちろん、L-DOPAへの反応[49]によって。

フランシス自身がこの環境の変化から大きく影響を受けたことは疑いようもない。だが、彼女のL-DOPAの経過が、薬の効果そのものや彼女の反応、そしてますます悪化していく彼女の生活環境によってどれほど左右されたかは、私にははっきりと判断できない。私にできることは、ここにできるかぎり全体像を記し、判断を読者に任せることである。

間違いなくはっきりしていることが三つある。第一に、フランシスが自分の感情をきちんと伝えられたり、周囲の状況を変えることができたりしたときには、あらゆる病的な症状が軽減したこと。第二に、フランシスが一口病院から外出したときには（このような外出は、のんびりしていた一九六八年を境にどんどん少なくなっていった）にはかならず、すべての症状や兆候が軽減したこと。最後に、フランシスが同じ病棟の他の二人の患者と密接な関係を築き上げたとき（一九七一年の始め）以来、彼女はあらゆる面で目に見えて良くなっていることである。

ようやくここで、現在つまり一九七二年の夏に話を進めよう。フランシスは相変わらず少量のL-DOPAとアマンタジンを間隔をおいて投与されている。一年のうちの九カ月間、彼女は活発で、身の回りの基本的なことは自分でできる。残りの三カ月間は、病状の悪化と後退症状が現われる。一カ月に二回ほど軽い発作が起こるが、もう彼女も他の人々もそれに煩わされることはない。フランシスはよく読書し、編物の腕前はプロ並みで、私などにはとても追いつけないほどのスピードでクロスワード・パズルを解く。友人たちと話しているときが最も彼女らしい。癇癪《かんしゃく》や頑固さ、他者への依存、なにかへの執着などは、今ではすっかりみられなくなった。彼女は今では陽気で（自分の中に引きこもった暗い気分で日記を書いているときは例外だが）周囲の人々から好かれている。彼女をよく目にするのは窓辺だ。七〇歳に近い穏やかな老女で、どこか身体が曲がったまま固まったところがあり、素早く編物をしながら、ベックスレーの街をうなりを上げて通り過ぎていく車を眺めている。

彼女は、L－DOPAの効果が最もよく現われてその状態を良好に保っている患者の一人であるとはいえない。だが彼女は、ほぼ生涯全体にわたって続いてきた、性格を歪めてしまうような病気の力や脳への強い刺激に耐え、ほとんどの患者が最期の日まで過ごす慢性疾患患者向けの病院での幽閉生活にも耐え抜いてきた。現実に深く根差すことによって、彼女は病気、極度の興奮状態、孤独、そして入院生活に打ち勝ち、これまでも一貫してそうあってきたように、完全な人間性を保っているのである。

註

37　付録5「パーキンソン症候群の空間と時間」参照。

38　呼吸発作は、数多くの重要な研究が残されている（Turner and Critchley, 1925, 1928およびJelliffe, 1927）。脳炎の急性期には一般的な症状であったが、一九二九年以降はほとんど見られなくなった。私が初めてこの発作を目にしたのはフランシスが最初の発作を起こしたときだったが、実際にこの目で見ると驚愕してしまった。

これは喘息だろうか、それとも激しい心臓発作だろうか、あるいは癲癇発作のようなものだろうか？　ヒステリー性の呼吸亢進、もしくはアシドーシス性呼吸かもしれない……。可能性はいくつもあったが、一つとして妥当なものはなかった。フランシス自身が「これは一九一九年頃にちょくちょく起こしていたものと同じです」と言ったときに初めて、それが「化石のように埋もれていた」症状の再発であることに気づいたのだった。一九六九年の末には、脳炎後遺症患者の大多数がなんらかの呼吸障害を起こすようになっていた (Sacks et al., 1970a)。このように特徴としては発作的で元来は生理学的な不思議な障害は、しばしば情動的な欲求や背景に関係があり、ジェリフェが指摘したように、「呼吸器系統」の特異体質になるのである。

フランシスの呼吸発作は『目覚め』のドキュメンタリーでも見ることができ、また映画『レナードの朝』ではロバート・デ・ニーロがすばらしい演技でこの発作を見せてくれる。

39
私がマウント・カーメル病院に戻ったとき、病棟は混乱の極みにあった。フランシスのみならず、誰もが問題を抱えていたのである。八月に私がロンドンへ向けて出発したときには、病棟には落ち着きと健康的な雰囲気が漂っていたが、九月に戻った時は恐ろしい状況が広がっていたのである。激しい震えと重いパーキンソン症状を見せる患者や、カタトニーで銅像のように動かない状態に戻ってしまった患者もいた。多くがチックを起こしていたし、数人は言語常同症を起こし、十数人に眼球回転発作が再発していた。この様子を見て、私はまず、薬局でなにかひどい混乱が起きて、全ての患者に間違った量を投与しているのではないかと思った。次に（グラフを見て、投与量が正しいことがわかると）患者たちが全員インフルエンザにかかり、高熱を出しているのではないか（その場合にはこうした患者が極端な症状を起こすことを知っていた）と考えた。だが、そのどちらでもなかった。

　では、私が病院を留守にしていた短期間に、いったいなにが起こったのだろうか？　数日が過ぎると、新しい院長が到着してから病院の方針に大きな、恐ろしいほどの変化が起きたことがわかってきた。患者のコミュニティ活動は突然解散させられ、面会時間は大幅に短縮され、外出許可は前触れもなく取り消され、それに対する患者の抗議は完全に無視されたのだった。その結果、彼らが受けた悲しみや衝撃、そして見返りのない怒りは生理的な反応の形――パーキンソン症状や発作やチック――に「転換」されたのである。

　この年の秋も深まった頃に、患者のコミュニティ活動や見舞い客の訪問が再開され、外出許可が再び得られるようになると、患者たちの症状は劇的な改善をみせた。そして（いわゆる）L‐DOPAの「副作用」も大部分が急激に弱まったり消失したりしたものの、患者の間に不安感がはっきりと残っていたのはごく自然なことだった。

40 「自分自身」という感覚が病気やさまざまな状況によってグロテスクに歪められてしまった患者は皆、こうした感情につきまとわれているように思う。なぜなら、彼

41 らの自己認識は強大で説明のつかない攻撃にさらされているからである。

咀嚼するような発作、歯ぎしり、異常なほど繰り返される口の異常な動きは、L-DOPAによって引き起こされる「副作用」の中で最も頻繁に見られるものである。こうした動きは患者自身の意志とは無関係に起こり、その激しさのために歯茎、舌、歯などはかなりの損傷を被る（Sacks et al., 1970a）。こうした局部的なダメージの他にも、引っ掻いたり、なめたり、くすぐったりという衝動的な動きは、悦びと痛みが混じり合った強い感覚を生み、患者はさらに複雑な苦痛性愛、サド・マゾ的な性向に傾くようになる。こうした悪循環は、トゥレット症候群の患者やレッシュ－ナイハン症候群の小児患者が自分の体を傷つける様子に類似したところがある。

　フランシスに見られた症状は、L-DOPAへの反応が頂点に達した脳炎後遺症
42 の患者の多くにおいて、より深刻でグロテスクな形をとって現われることがあった。まるで奇妙で恐ろしい生命体が猛烈な勢いで成長しているようで、不随意運動や興奮状態だけでなく、チックや奇妙な癖、奇怪な動きなど、複雑かつ予測不可能で衝動的になっていく症状が、新しく生まれては爆発的に進んでいった。さらには、あらゆる言動が、きわめて原初的で動物的なものにすらなってしまうのである。ずっと以前の急性脳炎の流行時に、ジェリフェは多くの患者の特徴的な症状として、「ぶんぶんいう音」をあげた。そして現在、つまり一九六九年の夏に病院を訪れる人は、そのような音――ぶんぶんいう音、ジャングルで聞こえるような物音、想像もできないような獣がたてる音――を耳にする。訪問者は衝撃の表情を浮かべて声

を上げる。「おやまあ！　今のはいったいなんですか？　ここには動物でもいるんですか？　それとも昆虫の飼育ですか？　上のほうに動物園でもあるんでしょうか？」その頃私たちの病院を訪問したパードン・マーティン博士はこう言った。「信じがたいことです。こんな状態の患者を見るのは、嗜眠性脳炎が流行した時以来初めてですよ」私自身、こうした患者を目にするのは初めてのことだった。そしてこの時に、彼らのような患者や重症のトゥレット症候群患者だけが、こうした発作的で激烈な言動をすることを悟ったのである。

見ていて薄気味悪く思うほどのこうした言動は、精神病患者や動物のレベルにまで退行した患者が見せる単なる物まねとはまったく異なる。ここで見られるのは、人格の奥深いところから現われ出た遠い昔の本能であり、人は誰しもそうした系統発生的な深みを有している。私たちにそうした名残りがあることを驚いてはいけない。ダーウィンは「隔世遺伝」についての著名な章で次のように述べている。

高等な動物の受精胚は……おそらく自然界で最も見事なものであろう。……しかし隔世遺伝の原理から見れば……さらにいっそうすばらしいものである。なぜなら、胚に起こる目に見える変化の他に、私たちの目には見えない形質で満ちているはずだからである。その形質は両方の性がもち、しかも現在から遡ること何百、何千世代も前の雄や雌の先祖から伝えられてきたものなのだ。そしてこれらの形質は、目には見えないインクで書かれているかのように、既知あるいは未知の条件によって編成が乱されたときにはすぐにでも進化できる形で待機しているのである。

こうした条件の中で、おそらくは最も明らかな例となりそうなのが、特定の脳炎後遺症患者に現われうる症状であろう。彼らからは、興奮性の病変が視床、視床下部、嗅脳、そして脳幹上部に数多く見つかるだろう。そこには普段は隠された言動を刺激もしくは解放するものが存在するに違いなく、これにより患者は生物学的に何億年も退行してしまうのである。これも「目覚め」の二つめの形であり、生物学的にも重要な特徴である。

43　フランシスだけでなく、その夏L-DOPAに「挑戦した」二〇人から三〇人の患者たちは、多かれ少なかれ皆そうした状況にあった。

44　その両方において、フランシスは比較的幸運な患者であった。なぜなら、L-DOPAへの依存と不寛容がともに中程度だったからである。他の患者の中には——症例のいくつかは、本書の後の方で述べる——L-DOPAへの依存と不寛容が圧倒的で、いかなる妥協も満足な状況も見いだすことができない者もいた。フランシスの場合、「L-DOPA投与後」の病状の継続期間を測定できるほどに投与が長く停止されていたことはなかった。だが、(後に記す)他の患者の場合は、L-DOPAが深刻な反応や言動の障害を引き起こしたことは明らかで、それらが消失するまでに一年以上もかかったのである。

45

音楽が持つこうした力は、それが鳴り続いている間は、患者の人格を統合し、癒し、パーキンソン症状から解放して自由な動きを可能にする（「あなたは音楽／音楽が続いている間は」——T・S・エリオット）。それは本質的な力であり、あらゆる患者に備わる力でもある。それを見事に示しただけでなく、深い洞察力で語ってくれたのが、かつて音楽の教師をしていたエディス・Tである。パーキンソン症候群にかかった彼女は、発症と同時に「優雅さ」を失ったと言う。体が「ロボットや人形みたいに、木や機械でできているように」なってしまったからだ。以前の「自然な」動きや「音楽のような」動きは消えてしまい、彼女は「音楽ではなくなった」のだ。「でも、幸運なことに、病気自身に治る力があったんです」私が驚くと、彼女は続けた。「音楽ですよ。わたしは音楽でなくなったわけですから、また音楽になればいいんです」エディスはしばしば「凍りついて」しまい、動くための力も衝動も思考も奪われて、体をわずかに揺らすことさえできなくなる。そんなとき、彼女は自分が「氷の額縁に入れられた写真」になった気持ちになる。それは視覚的な平面でしかなく、物質でも生命でもない。この生命のない世界、時間のない非現実的な世界で、彼女は動きも救いもない状態であり続ける——音楽がやって来るまで。「それはいろいろな歌、ずっと前から知っている曲、覚えやすい曲、リズミカルな曲、踊りたくなるような曲なんです」

このように、心の中に音楽が湧き出ると、体を動かす力、行動する力が唐突に戻るのである。彼女は自分が物質であること、人格を持っていること、現実の世界に生きていることを思い出し、それまで閉じこめられていた平面的で凍りついた「額縁から外に踊り出し」、自由に滑らかに動くことができる。「まるで、突然思い出したかのようにね。自分のこと、自分の中にある生き生きした音楽のことを」だが、始まりと同じように突然、内なる音楽は消えてしまい、それとともに体の動きや現実感もなくなる。そして彼女は一瞬にしてパーキンソン症状の深みに落ち込んでしまうのだ。

音楽の力に類似し、同じくらい驚くべきことといえば、誰かが触れることの力である。彼女の内なる音楽が生まれず、廊下でまったく動けなくなってしまったとき、彼女を救うのはごく単純な人間的な接触だ。ただ手を取ったり、ほんの軽く触れたりするだけで、彼女を「目覚め」させることができる。ただ一緒に歩きさえすれば、エディスは完璧に歩くことができるのだ。しかも、物まねや常同症的な歩き方ではなく、彼女自身の歩き方で。ところが、付き添っていた人が立ち止まったとたん、彼女もまた止まってしまうのである。

こうした現象は、パーキンソン症候群の患者においてごく普通に見られ、通常は接触に対する反射として片付けられてしまう。だがエディスの理解と経験はもっと実存主義的なもので、「神聖な」ものですらある。「わたしは独りではなにもできないんですよ。音楽や誰かが助けてくれればなんでもできるんですけど。自分で何かを始めることはできませんが、一度動き出せばできるようになるんです。サックス先生のような『普通の人たち』は『始める』ことができますから、一緒のときにはそれを分けてもらえます。でも、先生がいなくなった瞬間に、わたしにはまたなにもなくなってしまうんです」

カントは音楽のことを「人をせかす芸術」と呼んだが、エディスにとって、それは文字通り正しいのである。彼女自身が持つ速さ、生きて動いているというアイデンティティと意志は、音楽によって呼び覚まされるからだ。音楽がないほとんどの時間、それらは文字通り眠っている。その「目覚め」は生理的、実存主義的な「目覚め」である。それは音楽や人々を通して、あるいは脳の中の「始め！」と命ずる部分の化学物質の量を修正することによって起こる。

こうした患者を目覚めさせるために音楽はどのような働きをするのか、そしてその瞬間になにが起こっているのか、といった質問をよく受ける。そこには音楽的な弾みがあるにちがいないが、それはメロディーの中に「埋もれて」いなければならない。荒々しく高圧的なリズムはメロディーに埋もれることがないために、患者の動きは病的な痙攣のようなものになってしまう。それは患者を解放するどころか無理やり動かすので、反音楽的な効果しか生まないのである。聞き取ることのできないほど小さな歌声（フランシスはそれを「スラッシュ」と呼んだ）では、充分なメロディーや力を欠くために、彼女の心の動きと体の動きのどちらをも目覚めさせることはない。音楽の病理に関するニーチェの定義を思い出してみよう。ニーチェは最初に、そして最も重要なこととして、「リズムという感性の変性」について述べている。「変性した」音楽は人を病気にし、無理強いするが、「健康な」音楽は人を癒し、解放するというのだ。これはまさにフランシスに起こったことと同じである。彼女は「がんがん打つ音」や「スラッシュ」には耐えられず、しっかりした「形のある」音楽を必要とするのだ。

　では、しっかりして「形がある」音楽ならなんでもフランシスを解放することができるのだろうか？　そういう訳にはいかない。フランシスを解放する唯一の音楽は、彼女が楽しむことのできる音楽である。つまり彼女の「魂」を揺さぶる音楽だけが、彼女の体をも動かすことができるのだ。彼女は感動する音楽によってのみ解放される。それは同時に心と体の「動き」であり、本質的に自律的なものである（そこが受動的な痙攣などとの違いである）。

46　この言葉は、そしてそこに含まれる多くの概念は、ゴフマンの『収容施設』というすばらしい本から得たものである。

47　フランシスの「方法」について簡単に述べておく。長い間脳炎後遺症を患っていた彼女は、自分の習慣や症状についてつぶさに観察し、症状を軽減したり克服したり避けたりするための見事な方法を数多く編み出した。例えば、歩行中に凍りついたとき、彼女はいくつもの方法で自分を「解凍」することができる。丸めた紙をいくつか握っていて、その一つを床に落す。すると、その小さな白い紙のボールのおかげですぐさま足を踏み出すよう「促される」か「命令される」かし、凍りつきから解放されて通常の歩行パターンをとり戻すことができるのだ。時計の針が刻む定期的な音や、床に書かれた平行線やマークなども、同様に彼女の歩調を整えるのに役立ち、唐突な加速歩行などが起こらないようにする。読書や会話のときも、フランシスは特定の言葉にストレスを置くことによって、言葉の加速やどもり、つかえたり凍りついたりするのを防ぐようになった。それ以外にも、数えきれないほどの方法を講じて、フランシスは——独りで、それに私や他の患者、そして彼女の方法にますます関心を強める看護師、理学療法士、言語療法士などとともに——自分自身や相互の手助けから生まれる限りない可能性を探るという楽しく生産的な時間を過ごしたのである。こうした方法は、脳炎後遺症やパーキンソン症候群を患うあらゆる有能な患者が発見し、もしくは考案したものであり、私は医学論文からよりもはるかに多くのことを彼らから学んだ。

エド・Wは「通常の」パーキンソン病患者であり、非常に優れた若者である。彼はよく椅子に座ったまま「凍りつき」、「麻痺」して立ち上がることができなくなる。ただし、それはあくまでも「直接」立ち上がれないという意味でのことだ。そこで彼は「間接的に」立ち上がる方法を見つけた。まず、眼球をわずかに動かす（それ以外の動きはできない）。次に、首を決まったやり方で動かす。それから、体をごくわずかに片側に傾ける。彼は非常に複雑な一連の動きを行なうが、そのほとんどは毎回即興で行なったり考え出したりしなければならない。それを続けていると、ある瞬間に突然、ほとんど爆発的な勢いで立ち上がることができる。この一連の長い動きなくしては、こうした瞬間に到達することはないのだ。そしてそこに到達した途端、エドは自分が立ち上がり方を知っていることに気づく。

立ち上がると同時に、エドはそれまでの動きを忘れてしまう。どんな方法で立ち上がったらよいのかという知識はそのときにのみ意識の上に現われ、立ら上がるという動きの中にのみ存在するのである。だが、それは次の知識、例えば歩き方、踊り方、跳び上がり方などの知識へと引き継がれていく。こうした動きの知識について、私たちははっきりとは知らなかった。それは言語や文法のように、ぼんやりとした知識なのだ。パーキンソン症候群に特徴的な症状と考えられるのは、そうしたぼんやりとした知識へのアクセスや、自己の内部に備わったプログラムが失われてしまうことであり、このアクセスはときには「トリック」によってのみとり戻すことができるのである。

パーキンソン症状の多くのもの、とくに「凍りつき」は、パーキンソン症候群の「世界」、もっと適切な言葉を使えば、空虚、真空状態あるいは非世界にはまり込んでしまうことによってひき起こされる（「私は空っぽの空間で凍りついてしまいます」とリリアン・Tは『目覚め』のドキュメンタリーで話している）。そのとき患者の注意は、注意を向けるべき適切な対象を欠いたまま張りついてしまうか、麻痺あるいは恍惚状態となってしまう。その状態は、彼らの注意を現実に戻すことで「治療」できる。ときには、誰かが「ほら！　あれを見て！」と声をかけるだけで、なにかに張りついた注意をそらすことができ、患者をその麻痺状態、パーキンソン症候群の空っぽな世界から現実の世界へと連れ戻すことができるのだ。また、患者本人の努力でそれが可能になることもある。つまり注意がなにかに張りつくことで皮質下中枢が空っぽにならないように、自らの工夫と大脳皮質を駆使するのだ。そのために必要なのは意識と意志であり（通常は無意識のうちに「自然」に行なわれる行為も、パーキンソン症候群患者の場合は意志の介入がなければできない）、注意をとくに現実的な対象物や感覚、イメージに向けることが重要となる。このことは映画『アイヴァン』で見事に示され、アイヴァン・ヴォーンの本でも描写されている。アイヴァンは数マイル走ることができる――もし走り出すことができれば。彼は最初の一歩目に集中する代わりに（集中するとますます凍りついてしまう）、なにか他のことに意識を分散させる。それは木の葉でもなんでも、知覚できる物質でありさえすればいい。木の葉に触れたとたん、魔法のように「解放」される。また、彼は自分の意志だけでは朝ベッドの上に起き上がることができない。そこで、ベッドの脇の壁に掛けられている木の絵を見つめ、木に登る自分を想像する。絵に描かれた枝を登るように体を起こしていくと、ベッドの上に起き上がることができるのだ。

48　病院の環境が急速に悪化したこの時期、フランシスはときどきこう言うことがあった。「いったいなんだって、この場所がサナトリウムなんて呼ばれるのかしら？　私に言わせれば、ここは死の館《タナトリウム》ですよ！」

49　本書は大体において伝記のような形で書かれ、L-DOPAを投与された患者たちについて個人ごとの反応を紹介している。それでも、これらの患者たちは孤立していたわけではない。彼らは脳炎後遺症患者の大きなコミュニティの一員であり、他の患者たちの反応にとても敏感で、ときには強く影響された。

この敏感さと相互の影響は、二つの方向性を持っていた。初期、つまり一九六九年の春から夏にかけて、患者たちの間には喜びが広がっていった。この時期の「目覚め」は、一つではなく五〇もの「目覚め」であり、五〇人もの患者が、それまでの何十年間も病気のために閉じ込められていた孤独から現われ出たのである。まるで奇蹟のように現実の世界に戻ると、自分は生きていて、しかも周りには五〇人のリップ・ヴァン・ウィンクルや眠れる森の美女たちがいたのだ。

彼らの間にはあっという間に連帯感が生まれた。同じトンネルあるいは地下牢で暮らした皆が、今や明るい陽光の下にいた。突然解放された彼らはともに踊り、語りあった。ドキュメンタリー番組『目覚め』の中で最も感動的な場面は、目覚めたばかりの患者たちが踊り、ともに生き生きと人生を楽しんでいるところである。彼らは互いを人間として発見し、喜びあった――それまでは同じ病棟にいる物言わぬ彫像でしかなかったのだが。彼らはそれぞれの記憶、悲劇、困惑、新たな希望などを交換した。日ごとに向上していく体調や活力を喜びあい、新しい人生を始めるに当たって励ましあった。つまり、その夏彼らは個としてではなく、共同体としての健康と奇妙な興奮、希望の高まりを共有していたのである。それはアーロン・Eの退院によって最高潮に達した。「きっと、私たちみんなが病気のことなんてすっかり忘れてしまう日が来ますよ！」

だが九月になると、ありとあらゆる試練が現われた。そのいくつかはL－DOP

Aの悪性の「副作用」と、刺激に対して不安定な彼らの神経系によるものであり、またその時期に起こった病院の環境悪化も原因の一つであった（註39）。そしていくつかは間違いなく患者自身の引きこもりからくるものだった。同時にはっきりしていたのは、病棟という閉ざされた環境で、失望や「副作用」が患者から患者へと広がっていったことである。夏には誰もが互いに励ましあい、楽天的な予想や希望に次々に感染していくようだった。ところが秋になると、一人の病状が悪化するのを見て他の患者はおびえ、一人の失望が他の患者の失望につながるようになってしまった。今度は恐怖と絶望が感染症のように病棟を覆っていったのである。こうした患者たちは、精神的にだけでなく肉体的にも、他のどんな患者よりも感じやすい。ジェリフェはよく、「肉体の追従」について語っている（こうした、ほとんど睡眠状態のような無感動、そして模擬の傾向には、生物学的な要因ばかりでなく心理学的な要因も関係している。これは間脳におけるあらゆる症候群に当てはまることである）。

病状の変化への恐れ、そしてチックへの恐れは、実際の変化やチックにおいて一定の役割を果たしているように思われる。なぜなら患者が臨界点を超え、不安定さが加速していくにつれて、心理的な影響が大きく作用するようになるからである。幸福、自由、良好な人間関係によって病状は安定し、反対にストレス、孤独、退屈によって不安定になる。それらの心理的要素がL－DOPAと同じくらい強力になったため、病棟の雰囲気や患者たちの気分がなによりも大切になった。なぜなら、そこにいるのは五〇人の孤立した患者ではなく、一つの生命体のようなコミュニティだったからである。

症例2　マグダ・B

マグダは一九〇〇年にオーストリアに生まれ、子供の頃に家族とともに米国に移り住んだ。子供時代はとくに重い病気を患ったこともなく、高校時代には学業と運動の両方で模範的な成績をあげた。秘書として仕事をしていた一九一八年から一九年にかけて、彼女は重い嗜眠―眼筋麻痺型の嗜眠性脳炎にかかった。数カ月後には回復したものの、一九二三年頃からパーキンソン症候群と他の後遺症が現われた。

その後の四五年間の病気の経過は、病院のわずかな記録からしかわからない。というのも、マグダは長い間ほとんど話をすることができなかったからだ。急性脳炎から回復した後も続いた眼筋麻痺に加えて、マグダの問題は重い無動と無感情、そしてさまざまな自立神経失調（ひどい唾液分泌過多、発汗、再発性胃《い》潰瘍《かいよう》）だった。眼球回転発作やその他の発作は起こったことがない。ときたま「羽ばたき振戦」を起こしたが、筋固縮、緊張異常、静止時の（「丸薬を丸めるような」）振戦はほとんどなかった。

一九六四年の記録には、「当然怒りや欲求不満が起きていい場合でも、奇妙なことにそうした感情がみられない」との記述がある。続いて一九六六年には、併発した病気が重い状態のときも、不安や恐れといった感情を見せなかったと記録されている。一九六八年には、精神が錯乱して狂暴になった隣のベッドの患者から、言葉の暴力と肉体的な虐待を繰り返し受けた（隣の患者はマグダを侮辱したりののしったりするうえに、ときどき彼女を殴ったりもした）。ところが、このような許しがたい行為に対して、マグダは肉体的な反応も感情的な反応も見せなかった。ここに詳しく記すまでもない数々の記録から、彼女が異常なほど受動的で、ほとんど神経を昂ぶらせたことがない様子がわかる。その一方で、鬱状態になったり偏執的な傾向があったとも記録されておらず、突拍子もない考えや行動を取った証拠もなかった。つまり、マグダは親しみやすく、手助けされると感謝の気持ちを持つ女性で、おとなしくて温和な性格だが、おそらくは感情を表に出すことができなかったのだろう。

Ｌ－ＤＯＰＡ投与前

私が初めてマグダに会ったとき、彼女は身じろぎもせずに車椅子に腰掛けていた。このとき、彼女は極度の無動に陥っていて、一日のほとんどを椅子に座ったまま瞬きもしなければ顔の表情を変えることもなく、体のどこかを動かす様子も見せずに過ごしていた。頭を下げた姿勢が習慣になっていたが、短い間なら姿勢を変えることができた。頸部の筋固縮はほとんど、あるいはまったくなかったが、中枢性の眼筋麻痺が両眼にあって、左右交互の外斜視を起こした。またさかんに発汗し、肌は脂漏性で脂っぽく、流涎、流涙が少し多かった。不随意的に突発する眼瞼《がんけん》のクローヌスあるいは閉鎖がときどき起こったが、まばたきはまったく起こらなかった。マグダは本質的に無声症であり、たいへんな苦労をしてかすかに「ああ！」という音は出せても、相手に聞こえるような言葉を発することはできなかった。彼女は一〇年以上も言葉を話したことがなく、それ以前の少なくとも一五年間は発声不全があった。

マグダの表情は仮面のように固まっていた。私が行なった最初の診療のときには、一度も表情を変えることなく、やっとのことで口を開き、舌を唇の外側まで突き出したり、口の中で左右の端から端まで動かしたりする程度だった。物を嚙んだり飲み込んだりする力は弱々しく、少量の食事をとるのに一時間以上もかかっていた。ただし、延髄麻痺あるいは偽延髄性の麻痺の兆候はなかった。

すべての随意性運動は極端に遅くて弱々しく、支えとなるべき筋組織の働きがほとんどないために、動作の途中で止まってしまうという特徴があった。人の手によって椅子から立ち上がらされると（マグダは立ち上がる動作を始めることができなかった）彼女はそのまま彫像のように静止するが、姿勢を保つことができずあっという間に後方に倒れてしまう。歩行となると、できないだけでなく、歩くということを思い浮かべることさえできないようだった。立っていても座っていても、目を閉じたとたんに、しおれた花のように前方に倒れ込んでしまった。

このように、マグダの障害は重く、話すこともできなければ、自分の意志で動き始めることもほとんどできず、完全な介護が必要であった。動作に障害があるばかりでなく、驚くほど無感情で、感情表現ができず、一日の大部分はうとうとして過ごしていた。既存の抗パーキンソン症候群薬の効果はほとんどなく、手術も検討されたことがなかった。彼女の病気は、長い間「望み薄」の脳炎後遺症とみなされ、リハビリテーションの可能性はまったくないと考えられていた。私たちは六月二五日にL-DOPAの投与を始めた。

L-DOPA投与後の経過

七月二日。一日に二〇〇〇ミリグラムのL-DOPAを投与し始めて一週間たったところで、マグダは話し始めた。そのようなはっきり聞きとれる声を出すのは、長い間で初めてだった。ただし二つ三つの短い文章を話すと、声の力がなくなってしまう。初めて聞く彼女の声は音調が低くてほとんど抑揚がなかった。

七月八日。L-DOPAの投与量を一日三〇〇〇ミリグラムに増やすと、吐き気と不眠症が起こり、瞳孔が広がったが、頻脈や血圧変動もアカシジアもなかった。わずかに不随意運動がみられるようになり、椅子の上で姿勢を変えたり、ベッドの中で寝返りをうったりできるようになった。以前よりもずっとしゃんとして、日中うとうとしたり「ぼんやりしている」ことはなくなった。声にはさらに力が入るようになり、抑揚を付けて話すことができるようになった。ここにきて、彼女の言葉には強いウィーンなまりがあることがわかった。数日前には、多くのパーキンソン症候群の患者の話し方と同様に、ひどく単調だったのだ。

マグダは右手で鉛筆を持ち、日記に最初の文字を書き込んだ。まず自分の名前、それに続けてこう書いた。「最後に字を書いてから二〇年ぶり。自分の名前をどう書くのかさえほとんど忘れていた」

彼女は感情表現もできるようになってきた。眠れないことや吐き気がすることへの不安を表わし、L－DOPAの投与量を減らしてほしいが、もちろん中止してほしくはないのだと訴えた。そこで私は投与量を一日に二〇〇〇ミリグラムに減らした。

それによって吐き気と不眠症、瞳孔の極端な拡大は収まったが、同時に声と動作もある程度弱まってしまった。そこで、一週間後の七月一五日に、投与量を増やして一日に三〇〇〇ミリグラムとした。望ましくない効果はなにも出なかったので、その後はこの量に落ち着いた。この投与量で、マグダの症状は安定して好転し続けた。七月の終わりには、彼女は立ち上がって支えなしで三〇秒も立っていられるようになり、平行棒の間を二〇歩も歩けるようになった。椅子やベッドで自分に合うように姿勢を変えることもできた。食事も一人でできた。胴体と首の屈曲が毎週軽減していくのが観察でき、八月中旬には姿勢が驚くほどよくなった。

以前は自分の周囲に無関心で注意を向けることも反応することもなかったマグダだが、今では一週間ごとに身の周りで起こっていることに関心を強め、興味を持つようになっていった。

運動能力の向上と同じく劇的で、とても心を動かされたことは、これほど長い年月自分の中に閉じこもっていた彼女が感情表現を回復したことである。声にますます力が入るようになると、マグダはどんどんおしゃべりになっていった。それとともに、病気によってほとんど覆い隠されていた知性、茶目っ気、ユーモアが現われたのである。彼女がとくに好んだ話題は、ウィーンで過ごした少女時代のこと、両親や家族のこと、学校のこと、家から遠くない田舎へ行ったり遠足に出かけたりしたことなどで、話しながら楽しい思い出に笑い声を上げることや、郷愁のあまり涙を流すこともしょっちゅうだった。そんな普通の感情表現を、彼女は二〇年以上も見せることがなかったのだ。少しずつ、マグダは人間らしくなっていき、L-DOPAを投与される前はどれほど非人間的な気持ちでいたかを話してくれた。病気が発症して間もない頃は、無力な怒りや憂鬱な気持ちを募らせたが、その後、あらゆる感情や興味がなくなっていったのだという。「気分というものがなくなってね。周りのことはなに一つ気にならなくなったのよ。なにに対しても感情が動かなくなって、両親が死んだときだってそうだったわ。幸せや不幸せがどういうものか忘れていたのね。それが良かったか悪かったか？　どっちでもなかったわ。だって、なにもなかったんですもの[50]」

一九六九年〜七一年

マグダのL-DOPAの経緯は、だいたいのところ、私が診療したどの患者よりもスムーズで満足のいくものだった[51]。この薬を投与してきた二年間にわたって、彼女の活動、健康、そして生活の充実ぶりには目を見張らされた。ただし、二年目の終わり頃から、エネルギーや運動能力が少々落ちこむことはあった。そして時には突然過度に病的な行動を見せることもあった。そうした行動について、それが起こった状況とともに説明してみようと思う。

こうした突発的な行動は、彼女が良くなり、いわば現実の世界へ戻ってきたことを知ってやって来た娘たちやその夫たち、孫たち、そして数多くの親戚たちへの喜びと、彼らとの間に再び感情的なつながりが生まれたことと関係していた。彼女は全員の誕生日や記念日を覚えていて、その日には必ず手紙を出した。彼らとつきあい、ドライブに出かけたり、レストランや劇場に連れていってもらったりすること、そしてなによりも彼らの家を訪問することを楽しみにしていたが、そうしてもらうことを要求したりしつこくねだったりは決してしなかった。ユダヤ教の聖職者《ラビ》や病院に入院している他のユダヤ教徒たちとの交流を再開し、宗教的な集いにはすべて参加し、安息日《サバス》のろうそくを灯すことをなによりも大切にしていた。つまり、立派な家族と強い人格を持つきちんとしたウィーン婦人であった病気以前の自分を再び身につけたのである。さらに驚くべきことは、二〇代半ばから六〇代の後半へと、まるで真空を駆け抜けたかのように移行してしまったにもかかわらず、ごく自然にその年代にふさわしい振るまいや「おばあちゃんらしさ」が備わっていたことである。[52]

　何十年にも及ぶ病気にもかかわらず、マグダの人柄は冷たさや敵意を感じさせることがなかったが、それは彼女が感情を失っていたことと無関係ではなかった。娘の一人はこう言っている。「以前はよく、母はなにも感じてはいないんだと思ったものです、なんでも知っているし、覚えているようではありますけれど。母の様子を見ていつも本当に悲しく思いましたが、怒りはあまり感じませんでした。だって、幽霊に向かって責任をなすりつけたり怒ったりすることはできないでしょう？」

　マグダはＬ－ＤＯＰＡを投与されている間、短い精神病的反応を二回起こしている。その一つ目は、家族と一緒に見舞いに来ない彼女の夫に対するものだった。「あの人はどこ？」マグダは娘たちに尋ねる。「どうして私に会いに来てくれないの？」娘たちは、父親は病気だとか、体調がすぐれないだとか、ちょっと出かけているだとか、旅行に行っているなどと、のらりくらりとはぐらかす。実は、マグダの夫は五年ほど前に亡くなっていたのだ。こうした多くのくい違いによってマグダの気持ちは昂ぶり、短時間の妄想がひき起こされる。その間、廊下で夫の声が聞こえたり、新聞に夫の名前が書かれているのを見たり、夫が数知れない「浮気」をしているのが「わかったりする」のだ。このような彼女の状態を見て、私は娘たちに真実を伝えてくれるように頼んだ。真実を知らされると、マグダはこう応えた。「まあ、あんたたちも馬鹿ねえ。どうして教えてくれなかったの？」その後、マグダは夫の死を悼《いた》み、幻想はぴたりとやんだ。

彼女のもう一つの精神病的反応は、急速に悪化する視力に関係していた。L－DOPAの投与以前は、彼女は視力が落ちていくのをたいして気にもせずに「受け入れて」いた。だが、とくに薬の投与を始めて二年目には、子供たちの顔や世の中のすべてのものが急速にぼんやりとして見えなくなっていくことに耐えられなくなった。マグダは「進行性の老人性黄斑変性のため、回復は不可能」だと診断されても受け入れなかった。診断を下したのが、そのとき初めて会った専門家で、彼のそっけない態度からは同情のかけらも感じられなかったことから、なおさらだった。その後の何週間か、彼女は視力を元どおりにしてほしいと私たちに訴え続けた。そして再びはっきり見えるようになった夢や幻覚を見たりもした。このつらい期間、マグダは奇妙な「触りチック」を起こした。手すりや家具、そしてなによりも廊下を通るいろいろな人を触り続けるのである。一度、このことで彼女に質問すると、彼女は「私のことを悪く言わないで！」と叫んだ。「ほとんどなにも見えないのよ。人や物を触って、触り続けることで、自分をつなぎ留めようとしているのよ」マグダは進行する視力低下に慣れ、ブライユ点字法（彼女自身がそれを習うと言って聞かなかった）を習い始めると、怒りは小さくなっていき、夢や要求、幻覚も消えた。そして、衝動的になにかに触れる動作はだんだん減り、なにかについてしつこく食い下がることもほとんどなくなった(53)。このような精神病の症状が出ても、L‐DOPAの投与量を変えなかったことを強調しておきたい。なぜなら、こうした症状は明らかに変更可能な現実を反映したものだったからである。

一九七一年の七月、マグダは健康状態も全般に良く、それまで「虫の知らせ」を受けたこともなかったが、ある日突然、自分は死ぬと感じた。それがあまりにもはっきりした前兆だったので、彼女は娘たちに電話をかけた。「今日会いに来てちょうだい。明日はないんだから……。そうじゃなくて、気分はとてもいいのよ……。悪いことはなにもないの。でも、今夜眠ったら死ぬことがわかっているのよ」

彼女の口調は落ち着いていて事務的であり、興奮したところは微塵《みじん》もなかった。その確信の強さに私たちの方が心配になり、血球数を測定したり、心電図を検査したりしたが、すべてまったく正常だった。その日の夕方、マグダは病棟を回って、笑うことを許さないような威厳をもって皆と握手し、「さようなら」と言った。

マグダはベッドに入り、その夜のうちに亡くなった。

註50　神が我々をお見捨てになるとき、悪魔もまた離れていくのである。

——サー・トーマス・ブラウン

51　興味深いことに、L‐DOPΛを投与した二年間にわたって圧倒的に良好な反応を見せ続けていた二人の患者（マグダ・Bとネイサン・G）は、大方の予想を裏切って、軽症のパーキンソン病患者ではなく、私が見た中では最も重症の脳炎後遺症患者だった。

52　病気によってひき起こされた大幅な時間のずれや、時間の「喪失」に対して、マグダがとくに深刻な問題もなく対応できたのは、非常に興味深くまた重要なことだ。彼女と正反対なのが、この後に紹介する患者（ローズ・R）である。ローズは四三年間の眠りから「目覚めた」が、「理解することも我慢することもできない」「不寛容で解決不能な時代錯誤」に直面し、それに順応することができなかった。このような違いが生まれたのはなぜだろうか。私の考えでは、それは患者自身が障害に対して抱く「否定的」な性質と「肯定的」な性質の絶対的な違い（プロローグで検証した）を反映している。マグダはたしかに無動、無存在、空虚な状態の中に閉じ込められてはいたが、おそらくローズほどに欲求不満に苦しめられてはいなかったのだろう。マグダは生命の海の上で静かに眠っていただけだった。だから、存在と活力が再び与えられたとき、彼女はそれを純粋な贈り物として、感謝と喜びとともに受け取ることができた。そして「目覚め」の前におかれていた状態についても、静かな無関心とともに受け入れていたのである（もしL‐DOPAの効果がなくなって、再び無動と無存在の中に戻ったとしても、彼女のその性質に変化はなかったに違いない）。それでも、ひとたび人生と希望の世界に戻ったマグダは、それを再び失うことはなかっただろう。

53 私はこのチックが完全に「心因性」もしくは状況の産物であると主張しているわけではない。マグダとは違う病状の脳炎後遺症患者も、衝動的な「触りチック」を起こした。マグダのチックは軽症で潜在する傾向があるが、彼女が興奮すると引き出され、そのときの状況に応じてさまざまな形を取る。したがって、それはマグダの感情を反映した表現であるとみなしてよいだろう。

症例3　ローズ・R

ローズは一九〇五年にニューヨーク市で、裕福で才能に恵まれた大家族の末娘として生まれた。幼少時代や学校時代に重い病気を患ったことはなく、幼い頃から楽しいことやゲームや冗談が大好きだった。陽気で才能があり、さまざまなことに興味を持って趣味も多かった彼女は、家族の深い愛情に支えられ、自分がどんな人間であるのか深く自覚していた。こうしてローズは深い精神的な問題を抱えることなく成長したのである。

高校を卒業すると、ローズは社交と旅行に明け暮れるようになった。新しいもの好きで、空を飛んでいるかのように重圧を知らない彼女には、なによりも飛行機がぴったりだった。ピッツバーグ、デンバー、ニューオーリンズ、シカゴへそれぞれ一度、そして新聞王ハーストの邸宅とハリウッドを訪ねるためにカリフォルニアへ二度（当時としてはたいへんなことだった）も飛んだ。数え切れないほどのパーティやショーにでかけ、お祭騒ぎをしては酔っぱらって夜遅く帰宅した。パーティと空の旅の合間をぬって、ニューヨークのどこにでもある橋や水辺のスケッチをした。一九二二年から一九二六年にかけて、ローズは活力に満ち満ちた生活を送り、普通の人が一生かかってもできないほどいろいろなことをこの数年間でしてしまった。そう表現することは間違ってはいないであろう。というのも、二一歳のときに彼女はなんの前触れもなく激烈な嗜眠性脳炎を発症し、大流行が終息する前の最後の患者の一人となったからである。一九二六年は、ローズが本当に人生を生きた最後の年だった。

ローズが眠り病にかかった夜、そしてその後の日々のことは、彼女自身や親戚が詳しく語ってくれた。急性症状は、グロテスクで恐ろしく、彼女の未来を予告するような悪夢によって始まった（そのようなケースは他にもある。マリア・Gと比較）。ローズは一つの主題にそった一連の夢を見た。近寄ることもできない城に閉じ込められているが、その城はローズ自身の形をしているというものだ。彼女が見たのは魔法の夢、自分が生きて感覚を持ち続けながら石像になってしまう夢、世界が止まってしまった夢、あまりにも深い眠りに落ち、誰も彼女を起こすことができない夢、死ではない死の夢だった。翌朝、家族はなかなか彼女を起こすことができなかった。ようやく彼女が目覚めたとき、家族は驚愕した。「ローズ！目を覚まして！　いったいどうしたというの？　顔が……格好が。あんまり静かでおかしいわ」ローズは返事をすることができなかった。クローゼットの鏡に視線を向けると、昨夜の夢が現実になっていたからだった。地元の医者はそっけない診断を下した。「カタトニー。蠟屈症ですよ。これまでの生活を考えてみてください。きっと遊び人のだれかにふられでもしたんでしょう。安静にして、食事を与えてください。一週間もすれば良くなるでしょう」

だが、それから一週間たっても、一年たっても、四三年たっても、ローズが回復することはなかった。短いセンテンスで話したり突然体を動かすことはあっても、すぐに凍りついてしまう。首や目がだんだん深くくぼみ、眼球回転発作がほとんど連続して起こった。それが止まるのは眠っているとき、食事のとき、そしてたまに「解放される」ときだけだ。意識ははっきりしていて、周囲でなにが起こっているかはわかっているようだった。彼女は大勢いる家族への愛情を持ち続け、家族の方も同じだった。ローズはいつも、なにか想像もできないことで頭が一杯の様子だった。苦しみの様子を見せることはほとんどなく、ただなにかに神経を集中させていた。姉妹の一人はこう言った。「ローズはなにかを一生懸命思い出そうとしているみたいです。さもなければ、一生懸命忘れようとしているみたい。それが何であれ、全神経を集中させなければならないようです」ローズが自宅で過ごした何年もの間、そしてその後の病院での日々、彼女の家族は、彼女の心がなんに集中しているのか、愛する「末っ子」になにが起こっているのかを知ろうと懸命に努めてきた。彼らに――そして、ずっと後には私にも――ローズはなんでも率直に話してくれたが、彼女の言葉はどれも格言のようにあいまいで、しかも同時におそろしいほど明確だった。[54]

症状がそれだけで、他に問題がない間は、ローズの家族は彼女を家で看護することができた。看護は負担ではなかったし、家族は彼女を愛していたからだ。ローズはただ、心ここにあらず（どこにもなかった）の状態だった。だが、恍惚状態が始まって四年後には体の左側に筋固縮が現われ、歩行中にバランスを崩すようになり、パーキンソン症候群の他の兆候も現われた。これらの症状はだんだん重くなっていき、最終的には完全介護が必要になった。兄や姉たちが家を離れ、両親は年老いていくなかで、彼女を家においておくことがしだいに難しくなっていった。とうとう一九三五年に、彼女はマウント・カーメル病院に入院した。

三〇歳を過ぎてからの彼女の状態にはほとんど変化がなく、一九六六年に私が初めて診察したときの所見は、三〇年前の入院時の記録と同じだった。同じ病棟に古くからいて彼女のことを入院時から知っている看護師などはこう言った。「信じられないことですが、ここ三〇年来、あの人は全然年をとらないんですよ。他のみんなはどんどん老けていくっていうのに、ロージーだけはちっとも変わらないんですからね」それは本当だった。ローズは六一歳だが、それより三〇歳は若く見えた。髪は真っ黒でつやがあり、顔には皺がまったくない。恍惚状態という魔法にかかって、なに一つ変わることがないかのようだった。

　彼女は車椅子にまっすぐに腰掛け、ぴくりとも動かずに何時間もじっとしている。不随意的なまばたきもなく、視線をまっすぐ前方に向けてはいるものの、周囲のことにはまったく無関心で、なにかに神経を集中しているようにみえる。別な方向を見るようにと声をかけられればそちらに視線を向けることはできるが、視線を定めることはまるでできなかった。スムーズに焦点を合わせることができず、かなりの努力をしてようやく、眼を唐突に大きく動かした。顔は仮面のようで、表情がまったくない。舌を唇より前方に突き出すことはできず、私たちが頼んで初めて、非常にゆっくりとわずかに動く程度だった。声はほとんど聞き取れないほど小さいが、ある程度努力すればかなりうまくささやくことができた。よだれは多く、一時間もたたないうちに布のよだれ掛けがずぶ濡れになってしまう。身体中の皮膚が脂漏性で、常に発汗していた。全体としては無動《アキネジア》のなかにあるが、筋固縮とジストニーは、身体の片側に驚くほど片寄っていた。体幹部に重い固縮があり、首や胴体の筋肉を動かすことはまったくできない。同じように重い固縮が左の腕にも見られ、左手には非常に重いジストニー性の痙攣が起きている。腕の随意的な動きはまったくなかった。右腕の硬直はずっと軽いが、それでも重いアキネジアがみられ、あらゆる運動は最小限に抑えられていて、二、三回繰り返すと止まってしまう。両脚ともに緊張過度で、とくに左脚の症状が重かった。左足はジストニーによって内側に曲がっている。ローズは独りで立ち上がることはできないが、人の手を借りて立ち上がってしまえば、バランスを保ち、小刻みな歩幅で不安定ながらも数歩進むことはできる。ただ、後方に倒れたり突進したりすることが多かった。

眼球回転発作はほとんどいつも起きていたが、発作の程度は軽度から重度までさまざまだった。症状が重くなると、パーキンソン症候群の「背景症状」が強くなり、右腕に断続的な粗い振戦が現われる。そして頭、唇、舌の振戦が顕著になり、頰筋《きょうきん》や皺眉筋《しゅうびきん》がリズミカルな動きをする。そんなとき、呼吸はどこか荒くなり、喉が豚のブーブーという鳴き声を思わせるような音をたてるのだった。重い発作のときには必ず頻脈と血圧上昇が見られた。そして首が激しく、ときには苦しいほどの角度で後方にそってしまう。視線はたいていまっすぐ前方に向けられていて、自発的に眼球を動かすことはできない。発作が最も重いときには眼球は上向きになり、天井を向いたまま固定されてしまうのだ。

話したり動いたりする能力は、最も調子が良いときでも最小限しか発揮できず、重い発作中は、ほとんどないに等しかった。しかし、力をふり絞って声を出すこともあり、そんなときは同語反復症気味で、「いつもの」低いささやき声とはまったく異なる奇妙に中高い声でこう叫ぶ。「先生、先生、先生、先生……助けて、助けて、助けて、たすけ、たすけ、たすけ……すごく痛い、怖い、怖い、怖い、怖い……死ぬんです、わかる、わかる、わかる……」周りに誰もいないときには、そっとすすり泣く。そんな彼女は、まるで罠にかかった小動物のようだった。発作のときの痛みがどのようなものだったのかは、のちにローズが話せるようになって初めて明らかになった。痛みの中には急な角度で後方にそり返ることによる局部的なものもあったが、たいていはどこか一カ所に留まることなく身体全体に広がり、突然始まって突然終わった。このような発作には常に恐怖感がつきまとい、最も重いときには、まるで死が近づいているかのような苦悶をみせた。発作がとくに激しいときには、ローズの顔は紅潮し、目は血走って飛び出し、何百回もこう繰り返す。「殺される、殺される、殺される……」[55]

一九六六年から一九六九年にかけて、ローズのこうした状態にはほとんど変化がなく、L-DOPAが使えるようになったとき、私はこの薬を彼女に投与すべきかどうか迷った。たしかに彼女の障害は重く、四〇年以上もの間、独りではなにもできない状態だった。だが、なによりも私を迷わせていたのは、彼女の症状の奇妙さであり、L-DOPAに対してどう反応するか予測がつかないことだった。彼女ほど長く世の中からかけ離れ、誰も入りこめない自分の世界の中に引きこもっている患者は他にいなかった。

私は、ジェイムズ・ジョイスが精神を病んだ自分の娘について記した文章について何度も考えてみた。「……彼女の治癒を強く望んではいるものの、彼女がその千里眼のようなまばゆい白昼夢からついに視線を転じてあのタクシー・ドライバーの老いた顔、つまり世の中というものを目にするとき、いったいなにが起こるのだろうかと自問せざるを得ない……」

L-DOPA投与後の経過

迷いはあったが、一九六九年六月一八日に、彼女へのL－DOPAの投与を開始した。

六月二五日。投与量を一日に一五〇〇ミリグラムに増やしただけで、もう最初の反応が現われた。これまでで初めて、まるまる一日間も眼球回転発作が起こらず、以前はただ一点を見つめたままで動くことのなかった瞳に輝きや動きがみられ、周囲に注意を向けるようになった。

七月一日。この日まで、症状が確実に好転している。ローズは誰の助けもなしに通路を歩き、左腕や他の部分にみられた固縮が明らかに減少し、普通の声量で話ができるようになった。気分は陽気だし、ここ三日間眼球回転発作は起こっていない。このように良好な反応が見られ、薬の悪影響がまったく現われていないことから、L－DOPAの投与量を一日に四〇〇〇ミリグラムまで増やすことにする。

七月六日。一日に四〇〇〇ミリグラムのL－DOPAを処方されているローズの状態は日に日に良くなっている。昼食時間に見かけたとき、彼女はあらゆることを喜んでいた。「サックス先生！　今日は新しい建物まで歩いて往復したんですよ（距離は六〇〇ヤードほどある）。すばらしいわ！　夢みたいよ！」ローズはそう叫んだ。もう八日間も眼球回転発作がなく、アカシジアや過度の興奮もみせていない。彼女の状態の良化を見て、私も嬉しくなった。だが、同時になんとなく悪い予感がしなくもなかった。

七月七日。この日、L－DOPAへの最初の不安定で突発的な反応が起こった。早朝の投与から三時間半後にローズを診察した私は、彼女がひどく「落ちこんでいる」のを見て驚いた。発声不全で、なぜか気分を滅入らせているうえに、筋固縮とアキネジアがみられ、瞳孔はひどく小さく、多量のよだれを垂らしていたのだ。だが、ふたたび薬を投与して一五分たつと、彼女はまた「元気」になった。発声や歩行がしっかりし、朗《ほが》らかで微笑みを浮かべ、饒舌《じょうぜつ》で、目の動きは敏捷できらきらし、瞳孔はやや開き気味だった。そしてときどき走り出しそうになる衝動をうまく抑えていたが、私はさらに不安を感じた。

七月八日。眠れない夜を過ごした翌日(「ちっとも眠くならなかったんです。頭の中に、次から次に考えが浮かんできて」)、ローズは極度に活発で、陽気で愛想が良かった。生き生きとして、あちこちを忙しげに飛び歩き、自分の動きのことばかり考えている。「サックス先生、今日は気分がすごく良いんですよ。空を飛びたくなっちゃうわ。大好きです、サックス先生。先生が大好き。だって、先生はこの世で一番優しいお医者さんなんですもの……。私がいつも旅行が好きだったことはご存じでしょう。ピッツバーグやシカゴ、マイアミ、それにカリフォルニアへ飛行機で行ったものよ……」彼女は息もつかずにまくしたてた。肌は暖かくて紅潮し、瞳孔がまた大きく開き、視線は一カ所に留まることなくあちらこちらへさまよっている。疲れを知らず、限りないエネルギーに満ちているようだったが、私はそんな彼女の表面下に疲れがあるのを感じた。この日は、これまでになかった症状も現われた。突然、右手を素早く顎《あご》のところに持っていく動作が、一時間に二、三回起こったのである。そのことを尋ねると、ローズはこう応えた。「こんなことは初めてですよ、変ね。今まで一度もなかったことなのに。いったいどうしてかしら。急に衝動が起こるんです、くしゃみをしたり、どこかを掻きたくなるときみたいにね」アカシジアが現われたり感情が過度に興奮するのではないかと心配した私は、L－DOPAの投与量を一日に三〇〇〇ミリグラムに減らすことにした。

七月九日。この日、ローズのエネルギーと興奮は相変わらずだったが、高揚していた気分に不安がとって代わった。彼女はいらいらしてささいなことで感情を昂ぶらせ、我を通そうとした。昼頃には苛立ちがさらに募り、自分のクローゼットから洋服が七着も、おまけに財布も盗まれたと主張した。何週間も前から計画されていたのは間違いないと言い張って、他の患者に疑いの目を向けた。その日も遅くなってから、ローズは盗まれたと思っていた洋服がクローゼットの中のいつもの場所にあるのを見つけた。そのとたん、それまでの偏執的な思い込みが消えた。「あらまあ！　きっとみんな私の想像だったんだわ！　自分のことくらいちゃんと面倒を見なくちゃね」

七月一四日。九日に見せた興奮や機嫌の移り変わりに続いて、ローズからは前日までの切迫感が失せ、あまり活発ではなくなっている。昨夜はよく眠り、チックのような右手の「なでる」動きも消えた。ところが、二週間姿を消していた眼球回転発作が再び現われ、二度の重い発作が起きた。症状もいつもよりけるかに重く、視線をその対象からわずかに動かすことさえできなかった。一度などは、他の患者の一人から視線をそらすことができず、病棟の中を動き回るこの患者を目で追い続けた。ローズによれば、まるで視線がこの患者に「引きずられる」ようだったという。「信じられなかったわ。目が魔法にかけられたか、それとも蛇に見つめられた兎みたいだったんですもの」その「魔法」にかけられていた間、あるいは蛇に見つめられた小動物のようになっている間、ローズは「思考が止まっていた」ような気分で、自分が見つめている対象のことしか考えられなかったという。その代わりに、もし注意がそれれば、思考の質が突然変化し、蛇に見つめられたように動けない状態も終わる。すると、今度は頭の中を「思考の激流」が襲うのだ。その思考は「彼女自身の」思考でも、彼女が考えたいと思っていたことでもなく、「勝手に」現われる「変てこな考え」なのだという。頭の中に侵入してくるこうした思考がどういう性質のものなのか、彼女は説明できないのかあるいはその意志がないのか、説明してくれることはなかった。だが、彼女はその一連の出来事にひどく怯えていた。「この発作は、これまでのものとは違うの。もっとひどいわ。完全にいかれちゃってるのよ！」(56)

七月二五日。これまでの一〇日間は驚きの連続で、私がこれまで考えもしなかった現象が起こった。ローズの気分はうきうきと高揚していたばかりか、ひどく淫《みだ》らでもあった。他の人々と接する態度は申し分ないが、歌を歌ったり冗談を言いたいという抑えられない衝動に駆られ、病院のポータブル・テープレコーダーを最大限に活用した。彼女はここ数日間で、びっくりするほど淫らな歌や一九二〇年代の「軽い」歌ばかりを数え切れないほど吹き込んだ。ついでに「今の」有名人についてのゴシップや冗談なども。ただ、それらは一九二〇年代半ばに有名だった人々のものだった。ニューヨーク図書館の古新聞のファイルを探し回ってようやく、私たちはローズが語る小話が一九二六年のものであることを突きとめた。その年は、彼女が病気にかかる前に送っていた本当の人生の、最後の年だったのである。そんなに昔のことを話しているのに、彼女の記憶は信じられないほどはっきりしていた。ローズはテープレコーダーを借りて一人になりたがった。一人きりで部屋に閉じこもり、他の人を見ても、まるでその姿が目に入らないかのようだった。彼女の頭は一九二〇年代の記憶でいっぱいになり、懸命にそれ以降の出来事に気づかないようにしていた。こうした症状を「強迫的な回想」あるいは「自制の効かない追憶」[57]と呼ぶのであろう。彼女にとって「過去」は現在として感じられ、決して「過去」ではないようだ。ローズははたして一度たりとも「過去」から足を踏み出すことがなかったのだろうか？　四三年後の今も、彼女はまだ一九二六年に「いる」のだろうか？　一九二六年が彼女の「現在」なのだろうか[58]？

　七月二八日。今朝ローズは私を探していた。ほとんど二週間ぶりのことだ。彼女の顔からは生き生きとした表情が消えてなくなり、不安そうで陰があり、少し驚いているようだった。「どんなことも長続きはしないのね。なにか恐ろしいことが起こるような気がするの。それがなにかはわからないけど、本当に恐ろしいことがね」彼女はそう言った。私はそれについてもっと聞きたかったが、ローズは頭を横に振るばかりだった。「ただそう感じるのよ。それ以上は言えないわ……」

　八月一日。そんな予言をした数時間後、ありとあらゆる障害が現われた。ローズは突然チックを起こし、まるでなにかに押し戻されるかのように、動くことができなくなった。これまでにみせていたスムーズな動きは乱れ、せき止められ、ばらばらになってしまった。歩行と会話にも重い障害が現われた。衝動に駆られて前方に五、六歩走り出したかと思うと、なんの前触れもなく突然止められ、凍りついてしまう。興奮や欲求不満はますます高まり、それに伴って動くことが一層難しくなる。だが興奮あるいは走り出そうとする衝動を抑えることができさえすれば、凍りついたりせき止められたりせずに廊下を歩くことができる。話す動作にも同様の問題が現われているので、低い声でなんとか話すだけだった。声を上げてもっと速く話そうとすると、どもって止まってしまうのだ。私には、ローズの「運動空間」が限られてしまったために、もしそれ以上のスピードや力を出そうとすると、自分の内側に閉じ込められてしまうのではないかと思えた。L‐DOPAの投与量を一日三グラムに減らすと、危険な動作の加速や妨害も減ったが、非常に激しい眼球回転発作が起きた。それは、L‐DOPAの投与を始めてから最も重いものだった。また、なによりも、二八日以降再び現われるようになっていた「なでる」ようなチック症状が、時間を追うごとにますます重く複雑になっていったのだ。最初は顎をふわりとなでるような動きだったものが、今では人さし指で絶え間なく小さな円を描くように肌をこすり続けるようになり、血が出ていた。ローズにはこの動きを直接止めることはできないが、その手をポケットの奥までつっこんで力いっぱい裏地を握りしめることで紛らわせることはできた。だが、裏地をつかむことを忘れた瞬間に、手はポケットから飛び出してまた顎を掻き始めるのだった。

一九六九年八月

八月の最初の週[59]になっても、ローズは相変わらず毎日ひどく重い眼球回転発作を起こしていた。発作の間、身体の硬直と後方屈曲の度合は増し、彼女は怒ってすすり泣き、同時に汗をびっしょりかいた。右手のチック症状は誰の目にも見えないほど速くなり、一分間に三〇〇回近くを記録（フィルムをスローモーションにして計った推定値）した。八月六日になると、非常にはっきりした同語反復症が現われ、同じ文章やいくつかの言葉を何度も繰り返した。

「私は傷のついたレコードみたいにぐるぐる回っているわ」八月の第二週、チック症状はますます複雑になり、新たに現われた抗チック的な動きや儀式のようにきまりきった動きと混じりあった。ローズは誰かの手を握りしめ、その手を離して近くにいるなにかに触れ、それから手をポケットに入れて、ポケットから出し、顎を五回なで回し、ポケットを三回たたいてその手をポケットに戻し、顎を五回なで、誰かの手を握りしめ……そしてこの同じ動作を何度も何度も繰り返すのだった。

八月一五日は、障害と苦しみに満ちた一カ月の中でたった一度の休息日となった。この日の夕方、まったく予期しなかったことだが、発作、異様な動作、そしてチックはぴたりと止み、スムーズな歌声や体の動きと一緒に元の陽気な淫らさが戻った。そしてローズは一時間もの間、まったく痙攣しない右手でピアノの鍵盤をたたきながら、『アラビアのシーク』の曲に合わせて排泄に関する言葉を並べた戯《ざ》れ歌をいくつも歌った。

この週の後半、動作と音声の妨害は圧倒的になった。彼女は突然ミス・コールを呼ぶ。「マーギー、わたし……、マーギー、お願い……、マーギー！……」必死になにかを言おうとしているが、その一つ目か二つ目の言葉から先にはどうしても進めない。同様に、なにかを書こうとしても、何語か書くと、手（そして思考）が唐突に止まってしまうのだ。なにをしたいのかをゆっくり、そっと言葉にするように言われると、彼女の顔から表情が消え、目はじれったいような動きをする。おそらく、彼女はもやがかかったようになってしまった思考の中を懸命に手探りしているのだろう。この時期、ローズは歩くことがまったくできなかった。足を床から持ち上げることができないところへ、動きたいという衝動に駆られるために、顔から床に転がってしまうのだ。八月の最後の一〇日間というもの、ローズのあらゆる動作は完全に妨害されてしまっていた。彼女のすべては極度の緊張を示していたが、それを動作に変えることがまったくできないのだ。この時期のローズの顔は歪められて、恐怖と苦悩の表情となっていた。一カ月前に彼女が感じた前兆が完全な姿となって現われたのである。なにか恐ろしいことが実際に起こり、起こってみるとそれは本当に恐ろしいことだった。

一九六九年〜七二年

一九六九年の夏以降、L‐DOPAに対するローズの反応は、最初の劇的な反応に比べればないも同然だった。L‐DOPAの投与を合計五回行ない、その度に投与量をだんだん増やして一日三〇〇〇ミリグラムにまでした。毎回、L‐DOPAは彼女の固縮、眼球回転発作、恍惚状態をいくらか軽くしたが、回を重ねるごとに効果が小さくなっていった。一九六九年の七月に起こったような動作と気分の驚くような回復は二度と起こらず、とくに一九二六年当時の記憶がよみがえることはなかった。L‐DOPAを数週間投与し続けると、その効果よりも弊害のほうが強まり、彼女は強い「妨害《ブロック》」発作やチック症状のような動きに満ちた状態に逆戻りしてしまう。チックは、状況によってさまざまな形をとって現われた。L‐DOPAを投与していたある時期には、発作と同時に始まる同語反復症のために、「かわい《ハニー》い人《バンチ》！」という言葉を一分間に二〇回から三〇回も、一日じゅう繰り返していた。

　病的状態が非常に重く奇妙ではあっても、外部から刺激を受ければ、ローズはきまって何秒間あるいは何分間かは「目覚める」ことができた。しかし、自分にそのような刺激を与えたり、自ら動作を始めることはもちろん不可能だった(60)。同じ病棟にいる患者で飲水癖のあるマーガレットが水飲み場で一時間に二〇回以上水を飲むと、ローズは叫び声を上げる。「水飲み場から離れなさいよ、マーガレット！　さもないとぶちのめすわよ！」あるいは、こうだ。「その飲み口を吸うのはやめなさいよ、マーガレット。あんたが本当に吸いたいものがなんなのか、みんな知っているんだから！」私が院内放送で呼び出されるのを聞くと、ローズは大声を上げる。「サックス先生！　サックス先生！　みんなが先生を捕まえようとしているわ！」彼女は、私が呼び出しに答えるまでそうやって叫び続けるのだった。

　ローズの状態が最も良いのは、訪問客があるときだった。国じゅうに散らばっているローズの家族は、彼女に会うためにしょっちゅう飛行機でやってくる。そんなとき、彼女はうきうきして、それまで仮面のようだった顔には笑顔が弾《はじ》ける。彼女は家族のゴシップが大好きだが、政治的なことや現在の「ニュース」にはまったく興味を持たない。ゴシップの最中には、きわめて知的な会話をすることができ、とくに冗談や少々卑猥なことをはのめかしたりする。このようなローズを見るにつけ、彼女の「正常」な、魅力的で生き生きとした人間性が、このわけのわからない病気によって封じ込められ、動きを止められてしまっているのだと考えずにはいられないのである。

　私は何度も、ローズが一九六九年の七月にみせた奇妙な「郷愁」のことや、世の中をどう見ているのかを尋ねた。すると彼女はたいてい苦しそうにし、動作が「妨害」されるが、ごくまれに返事をしてくれることがあった。そのおかげで、私は彼女の驚くべき内面について知ることができた。彼女は「回想」している間も、自分が生きているのが一九六九年であり、自分が六四歳であることははっきりわかっていたというのだ。それでも、現在が一九二六年で、自分が二一歳なのだとも感じるという。それに、二一歳以上であることがどういうことなのか、彼女には想像することすらできなかった。なぜなら、それを体験していないのだから。だが、たいていは、彼女の頭の中は「なにもない、なにもなくて、まったくの空っぽ」だったという。まるで、彼女が感じ、経験した（自分がたしかに存在するという根拠をもつ）年齢と、実際の年齢との間にある五〇年近くもの差を否定し、不寛容でどうしようもない時の経過をむりやりくい止めようとしているように。今になってみれば、まるでＬ‐ＤＯＰＡが彼女を数日間だけ「妨害《ブロック》から解放」して、彼女には理解することも耐えることもできない時間差を突きつけたようだった。その後彼女は自分を「再び妨害」することにより、Ｌ‐ＤＯＰＡによるそうした反応が二度と起こらないようにしたとも思えるのだ。彼女は今でも、実際の年齢よりはるかに若く見える。たしかに、本質的には、彼女は現実の年齢よりもずっと若いのだろう。だが、彼女は眠れる森の美女であり、「目覚め」ることに耐えられず、二度と目覚めることはないのである。

註54　ローズに、今どんなことを考えているのかと尋ねると、彼女の答えはいつも同じだった。

「なんでもないこと。とくになんでもないことです」

「でも、どうやってなんでもないことについて考えられるんですか？」

「簡単よ。やり方さえ知っていれば」

「どんなやり方ですか？」

「一つは、同じことを何度も繰り返し考える方法。例えば、2＝2＝2とか、私は私、私は私、私は私、とか。姿勢だってそうよ。私の姿勢はいつまでも堂々巡りをしているの。することや考えることが、どんどん深まっていって……そうすると、地図ができるのよ」

「地図？　それはなんですか？」

「私がすることはなんでも、それ自体が地図なの。することが地図の一部分なのよ。あらゆる部分が、それ自体の中に戻っていく……。なにかについて考えると、その中になにかが見える、地平線に点が見えるようにね。そしてその点がどんどん近づいてきて、それがいったい何なのかわかるの。その前に考えていたことと同じ考えなのよ。それから別の点が見えて、また別の点、別の点……と続いていくわ。そうじゃなければ、地図について考えるわね。それから、その地図の地図について。その地図の地図の地図について。大きさはだんだん小さくなっていっても、どれもがそれぞれ完璧な地図なのよ。世界の中の世界の中の世界……。一度考え始めると、もう止まらない。まるで鏡の中にいるか、木霊《こだま》に捕まってしまったように。そうでなければ、決して止まらないメリーゴーラウンドに乗ってしまったか……」

ときどき、それがヴェルディのアリアの七つの音となって、決して終わらないことがある、とローズは言った。「タン―ティ・タン―ティ・タン」と、何時間も何日間も心の中で歩き回らされた。またあるときは、線が交錯する三次元のトンネルを「旅し」、出口は猛烈なスピードで近づいてくるのに、決して外に出ることができなかった。

「なんでもないことについて、他のやり方で考えることはありますか？」

「もちろん！　点や地図は肯定的なやり方なの。否定的に考えることもありますよ」

「それはどんなやり方なんですか？」

「言葉にはできないわね。だって、考える端からなくなってしまうんですもの。なにかについて考えていると、突然ぱっと消えてしまうの、絵が額縁から飛び出してしまうようにね。心の中でなにかを思い描こうとしても、描いたとたんに消えてしまう。なにかについて考えても、考えはあっというまに消えてしまう。それから考えることの考えも。それが二、三回続くと、頭が真っ白になるんです。考えは全部なくなるか、消えてしまうの」

55　ジェリフェが記述した症例と比較してみよう。ある女性患者は発作の間中「苦悩」の叫びを上げ続けるが、いったいなにを恐れているのか説明できない。彼女は発作のたびに「悲惨」な感じがするのだと言う（Jelliffe, 1932）。リリアン・Wもよく同じ言葉を使い、複雑な眼球回転発作のことを「すごい」と呼ぶこともあった

(註24)。眼球回転発作は毎週起こったが、彼女はそのたびにこう言うのだった。「今までの中で一番ひどい発作です。今までのも悪かったけど――これは悲惨です」そこで私が「でも、先週もそう言いましたよ」と指摘すると、彼女はこう応じる。「ええ、そうですね。あのときはそう思いましたけど、間違っていました。今が本当に悲惨なんです」四〇年以上も、毎週水曜日に決まって発作を起こしてきたというのに、彼女はいつまでたっても発作に慣れることはなかった。

56 ジェリフェは、視線や注意が一点に固定される眼球回転発作を患う症例の他に、「変わることのない」思考が繰り返される発作についても記述している。ローズはこの時期の発作中の「狂ったような」思考を許そうとしなかった。その沈黙から、これらの思考は、性的なものであれ猛々しいものであれ、彼女にとっては認めがたいものだったのではないかと推測できる。ジェリフェによれば、複数の患者が発作中に「汚いこと」について考えてしまい、一人の男性患者は、普段は「まったく興味のない事」について発作中に考えたことがあるという(Jelliffe, 1932)。ミリアム・Hも、眼球回転発作のたびに妄想じみた性的記憶に浸った。

57 ある別の患者(サム・G)も似た状態にあり、私はそのときも同様の印象を抱いた。ただし、彼については本書の初版では触れていない(一九七六年版の表紙には彼の顔写真を使ったが)。サムはかつてレーシング・カーのドライバーでもあり、車にうるさかった。ドライバーとしての彼は、信じられないほど素早い反応や、「熱病にかかったかのような」突発的な動きに大いに助けられたが、一九三〇年頃にはパーキンソン症状が重くなったために引退を余儀なくされた。そんな彼にとっての「目覚め」には、ローズのものと同様に「郷愁」の性質があった。L‐DOPAによって「解放」された瞬間、サムは車の絵を描き始めた。猛烈な勢いで休むことなく描き続け、描くことに夢中だった。常に充分な量の紙を与えておかないと、壁やテーブルクロス、シーツにまで描いてしまうほどだった。彼が描く車は正確で、不思議な魅力を備えていた。車の絵を描いていないとき、サムは話しをするか文章を書いていた——彼が車を走らせレースをしていた二〇年代の「古き良き時代」について。それも生き生きと、昨日のことのように詳しく。「古き良き時代」について絵に描いたり、語ったり、文章にしたりするとき、彼の心は完全に現在を離れ、あたかもその時代こそが今なのだという様子だった。彼にとっては、現在のこの瞬間よりも、一九三〇年より前の日々の方がはるかに現実味があったのだ。彼もローズのように「意識ははっきりしている」にもかかわらず、過去に生き（あるいは再び生き）ていた。現在が一九六九年であり、自分が年をとって病気で入院していることを知ってはいても、若きレーサーだった二〇年代だと感じている（あるいは信じている）のだった（Sacks and Kohl, 1970a)。

58 一九六九年にL‐DOPAを投与されて実際に「目覚め」たとき、ローズは極度に興奮し活発だったが、ある点においてはひどく風変わりでもあった。彼女はガーシュインやその時代の人々について、まるで彼らがまだ生きているかのように語るのだった。あるいは二〇年代半ばの出来事について、それらがたった今起こったか

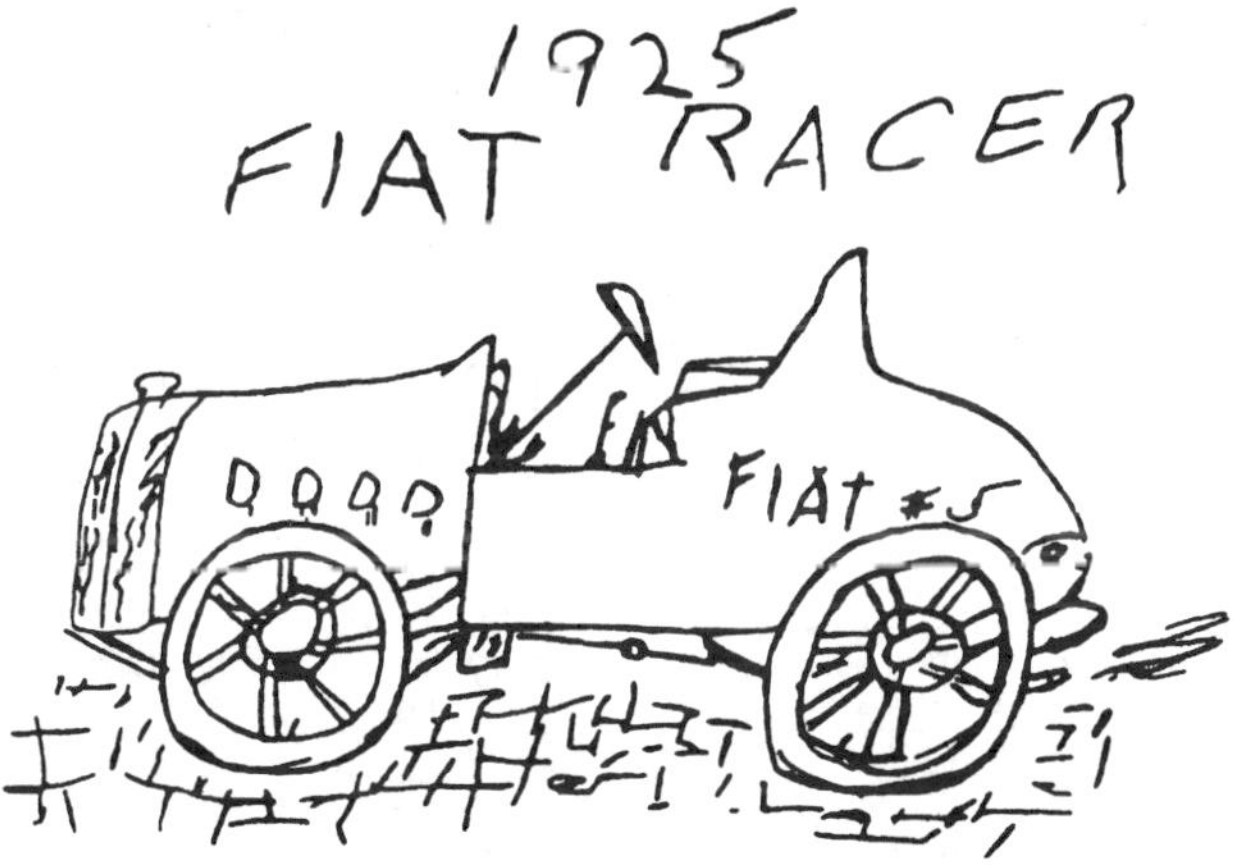
1925
FIAT RACER
FIAT #5

のように。彼女はとうに廃れた身ぶりや言いまわしを使った。まるで「フラッパー（一九二〇年代に奔放な行動や服装をした若い娘）」が突然動き出したかのようだった。それで私たちは、彼女が状況を把握できず、自分がどこにいるかわかっていないのではないかと考えた。だが、私がいろいろと質問すると、彼女は驚くような返事をしたのである。「真珠湾攻撃の日だって知っているし、ケネディ大統領が暗殺された日だって言えますよ。全部頭に入っているわ。でも、その中で本当だと思えることは一つもありません。今が一九六九年だってことも、私が六四歳だってことも知ってはいるけれど、本当はまだ一九二六年で、自分は二一歳なんじゃないかと感じるの。なにしろこの四三年間、私はただの傍観者だったんですもの」（他にも、行動や外見が実際の年齢よりずっと若く見える患者は数多くいた。まるで精神的、肉体的な動きが止まったのと同時に、彼らの人間的な成長も止まってしまったかのようだった）。

　エーデルマンは、意識や記憶（彼はそれらが継続的な「再分類」に依存すると考えていた）がどのように常に「アップデート」され続けるか、また、このアップデート作業が、体の動き、それも滑らかで規則的な動きにいかに依存しているかについて説明している。この作業には大脳の基底核の機能が不可欠であり、エーデルマンはそれらを「継続する器官」と呼んだ。ローズや、基底核の障害のために無動を示したすべての患者に見られた「アップデート作業の欠如」は、この考えと驚くほど一致する。

59　この後の記述は、言語療法士のミス・マージョリー・コールから得た情報によるものである。私自身は、八月いっぱい病院を留守にしていた。

60　付録3「目覚めの脳波的基礎」参照。

症例4　ロバート・O

ロバートは一九〇五年にロシアで生まれ、まだ赤ん坊の頃に米国に移住した。健康面にはなんの問題もなく、一五歳で高校を卒業したほど優秀だった。ところが、一七歳のときに罹《かか》ったインフルエンザから、嗜眠型の嗜眠性脳炎を発症した。昏睡に陥るほどではなかったが、非常に眠い状態が六カ月間続いた。この急性の病気から回復した後で、ロバートは自分の眠りの状態や気分、機嫌などが以前とは違っていることに気づいた。

一九二二年から一九三〇年にかけての最も大きな問題は、眠りのリズムが反対になってしまったことだった。日中、ロバートはとても眠く、身体の動きが鈍い。ところが夜になると落ち着きがなくなり、眠れないのだ。それに加えて、突然何度もたて続けに出るあくび、眠りたいという突然の欲求に駆られる睡眠発作、夢遊症、寝言、睡眠麻痺、悪夢といった症状があった。

脳炎を患うまでは安定して穏やかだったロバートの気性は、その後かなりのむらをみせるようになり、突然気を滅入らせることがあっただけでなく、躁状態になることもあった。そして、この気分のむらは、そのときの生活や自分の感情とはまったく無関係に「突然起こる」のだった。また、短時間の落ち着きのなさや衝動、「動き回らねば、なにかをしなければ」と感じることもあったが、それもまた、そのときの生活とはなんら関係のない感情なのだ。こうした初期の頃、ロバートは自分の心に「なにかが起こった」ことに気づいていた。まだ記憶力、読書の趣味、豊富な語彙、明敏な頭脳、機知を失ってはいなかったが、長いことなにかに集中していられなくなった。「なぜなら考えが矢のように心に突きさささるから。それも自分の考えじゃないんだ。そうでなければ、それまで考えていたことが突然消えてなくなってしまう。ときには話している真っ最中にふっと……。ただ消えてしまって、その後は空っぽだ。絵の入っていない額縁のようなものさ」ロバートはそんな突飛な考えを眠り病のせいにしてしまうことで納得していたが、自分の思考がいろいろなことに「影響」されて「弄《もてあそ》ばれている」と確信することもあった。

一九二六年頃、両腕の筋肉が引きつったり震えたりするようになり、歩行中に左腕を振らなくなった。一九二八年にペンシルヴァニア病院で検査を受けたときの記録が残っている。「指と舌に細かい振戦……上腕の筋肉に繊維性の痙攣……仮面様顔貌……両眼とも瞬きが絶えない」ロバートは四年間この病院に外来患者として通院した。その間、精神的にはっきりしているようにみえたが、気分を滅入らせる期間があったことや、たまに多幸症になったことが観察されている。

こうした症状はあったものの、ロバートは一九三六年までセールスマンとして働くことができ、その後小規模の障害者用施設に入っていたときも自分の身の回りのことは自分でできた。マウント・カーメル病院には一九五六年に入院した。入院の数年前から、ロバートは引きこもりがちで孤独な生活を送るようになり、話し方や考え方にも風変わりなところが現われ、日常の動作を常同症のように繰り返し、信心深くなった。

マウント・カーメル病院に入院したとき、ロバートは独りで歩くことができたが、胴体に軽い屈曲がみられた。左の腕と脚に断続的に粗い振戦がみられ、四肢すべてに歯車現象があり、顔は仮面のようで、上を向くことができなかった。ロバートははっきりと、だが気持ちの良い態度で、自分の気分は空気中の陽子と中性子の交互作用によって支配されており、神経病の原因は一九三〇年に行なわれた脊髄穿《せん》刺手術にあると語った。

一九六〇年代の初め、二つの新しい症状が現われた。他の患者たちはそれらを「引きつり顔」と「一人おしゃべり」と呼んだ。顔を引きつらせ、舌を突き出して無理に吐こうとしているようで、眼を固く閉じた苦しそうな表情は、他のどんな表情とも違い、まるで本当に気分が悪いようにみえた。「一人おしゃべり」の方は、本当にしゃべっているわけではないが、息を吐く度に出るつぶやくような音だった。まるで遠くの製材所から聞こえてくる音か蜂が飛んでいる音、あるいは食事の後にライオンが喉を鳴らす音のようで、耳に心地よく響くのだった。興味深いことに、ロバートは少なくとも三〇年以上はそのような表情をしたり音をたてたりする「衝動」に駆られ続けてきたが、一九六〇年まではそれをうまく抑えていたのだという。疲れていたり興奮したり欲求不満だったり病気のときには、こうした症状が激しくなった。また、周囲から注目されると症状は激しくなり、悪循環に陥ってしまうのである。

一九六〇年代には、筋固縮とジストニーの症状、そして加速歩行がだんだん激しくなっていった。一九六六年から一九六八年にかけて（つまりL-DOPAの投与以前）、私はロバートを何度か診察し、彼のことをよく知るようになった。ロバートは風変わりで魅力的な、昔話に出てくる小鬼《ノーム》のような男だった。話していると、言葉の端々にびっくりするようなひねりが効いていて、それがとても面白いこともあれば、話の中身とは無関係のこともあった。「思考障害」や独創的でときには相手を驚かせるような考え方、そして嘲笑的なユーモアが混じり合って——才能豊かな多くの統合失調症患者のように——彼の思考や会話には、どこかしらゴーゴリの作品の登場人物を思わせる雰囲気があった。ロバートの話は、感情に左右されるということがまったくなく、入院以来の三年間で、いかなる意味でも「彼らしくない」様子を私に見せたことは一度としてなかった。腹を立てたり、好戦的だったり、不安になったり、なにかを要求したりすることはまったくないようだったが、だからといってマグダ・Bのように無感情なわけでもなかった。どちらかといえばロバートの感情は、想像を絶する複雑さのために、そして明らかに自己防衛のために、ばらばらになったり、ずれたり、散漫になったりしてきた印象があった。彼はとても自己愛の強い男で、世の中のことにはあまり関心がなかった。

ロバートの話すスピードは速く、声は低くて弱々しかった。その話し方は、まるで話さなくてはならない秘密があるのに時間に追われているかのようだった。胴体には極度の筋固縮があり、重い屈曲ジストニーのために胴体が脚に対して鋭角になっていたほどだった。自分の意志で身体をまっすぐに伸ばすことは難しかった。というのも、身体をまっすぐにしようと努力すること自体が、ジストニーをますます強くしてしまうからだ。だが、ベッドに横になって眠っているときは、身体はまっすぐ伸びていた。四肢にはジストニー性ではない鉛管様の固縮があり、たまに「羽ばたき振戦」が現われた。簡単に立ち上がってやや早足で歩くが、立ち止まることはできない。ゆっくり歩くこともできず、前方突進や後方突進を起こしがちである。顔の引きつりやハミングに加えて、耳や眉毛、広頸筋、顎にさまざまな細かい動きがみられた。顔を引きつらせているときや、まれに起こるまぶたのクローヌス性痙攣発作を除けば、まばたきが少なく、爬虫類のような凝視をみせた。それでも、ロバートはマウント・カーメル病院で最も活発で自立した患者の一人であり、あらゆる意味で自分の面倒を見ることができ、近所を散歩することもできた。そして鳩に餌をやったり、子供たちにキャンディーを配ったり、病院から少し行ったところにいる浮浪者たちと何時間もおしゃべりしたり、というようないくつかの社会的活動をしたりもしていた。

ヒヨスチンや他の抗コリン薬は、ロバートの筋固縮に対してわずかながら効果があった。手術はまったく検討されなかった。彼が今のままでも充分動き回れることと、L‐DOPAの投与によって状況が悪化しそうな傾向があることを考慮して、私は初めL‐DOPAの投与を躊躇していた。だが、ロバートから後方屈曲が「耐えがたい」と訴えられると、それを改善するためにL‐DOPAの投与を試みる価値はあると判断した。

L‐DOPA投与後の経過

L‐DOPAの投与は五月七日に始まった。最初の一〇日間は毎日少しずつ投与量を増やし、一日四〇〇〇ミリグラムにまで上げたが、効果も弊害もみられなかった。

五月一九日（投与量は一日四〇〇〇ミリグラムだった）に初めて、望ましくない効果がわずかに現われた。それまでは散発的だった顔の引きつりが、頻繁に現われるようになり、しかも非常に激しくなったのだ。ロバートの話すスピードはさらに速まり、急にとだえる傾向がみられるようになった。それはロバート自身が詳しく説明してくれた。「言葉がぶつかりあって、互いに横やりが入り、出口をふさいでしまうんだよ」歩く速度も速まり、焦《あせ》っているような早足になった。ロバートはこのことについても思い出すように話した。「急がなければいけないように感じるんだ。まるで悪魔に追いかけられているみたいに」

五月二一日の夕方、私は夜の回診でロバートのところへ行った。彼はもう眠っていて、唇を固く引き結び、腕をしょっちゅう動かし、寝言を言っていた。

体幹の筋固縮と屈曲を減らすため、L‐DOPAの投与量を一日六〇〇ミリグラムにまで増やした。すると、四肢の固縮は減少し、胴体と首の筋肉の固縮の度合も小さくなったが、これらの効果は、強迫的な不随意運動が我慢できないほどひどくなったことで帳消しになってしまった。とくに強迫されるように舌を前方に突き出す動きは、激しくなると同時に絶え間なく起こるようになり、それとともに喉を詰まらせたり無理に吐こうとする動きが起こり、ロバートは話すこともできなくなった。顔を引きつらせる運動もまた絶え間なく起こるようになった。とりわけ強迫的に目を閉じる動きがあまりにもひどいので、なにかを見ることもほとんどできなくなってしまった。こうしたひどい結果から、私はL‐DOPAを続けるべきではないと考え、一週間かけて投与量を減らしていった。六月一〇日には、L‐DOPAは投与されなくなり、ロバートはL‐DOPA投与以前の状態に戻った。

一九六九年〜七二年

L‐DOPAに対する失望や怒り、うまく効果が現われている周りの患者への羨望などを一言も口にしなかったロバートだが、その感情の変化は態度の変化に現われていた。以前ほど外出しなくなり、鳩に餌をやることもやめてしまった。読書量が以前よりも増え、とくにユダヤ教神秘思想《カバラ》の本をよく読むようになった。そして引き出しの中に鍵をかけてしまいこんでいる「ダイアグラム」を引っぱり出しては何時間もかけて細かく手を加えるようになった。だれかの意見に反対することはなかったが、人と交わること自体が少なくなっていった。そしてロバートの思考はますます散漫になり、他者に対してあまり友好的ではなくなった。以前も鋭い機知に満ちていたが、今では辛辣《しんらつ》になって、ときにはひどく意地の悪いことを言うようになった。それでも、楽しいときもあった。とくに晴れた日曜日の朝に、陽子と中性子がおとなしくしているときなどは。そんなとき、ロバートは近所を一ブロックほど散歩し、私のところへぶらりとやって来ることもあった。私のアパートは病院から数ヤードしか離れていなかったのだ。私はココアをふるまい、彼は私の本に目を通す。学者のような物腰で、集中して。そんなときの彼は私と一緒にいることを楽しんでいるようだった。私がなにかを言ったり質問したりしなければの話だが。彼もまた、やわらぐことのない思考の洪水に見舞われさえしなければ静かに過ごした。

だが、ロバートの肉体的な状態は悪化し続け、そのスピードは以前よりずっと速くなったように思えた。一九七〇年の一年間は、それ以前の一〇年間を合わせたよりもはるかに「悪化した」ようだった。体幹筋のジストニーは耐えがたいまでにひどくなり、胴体は脚と平行になるほど前方に曲がってしまった。最も心配なのは、体重が落ち始めたことだった。体重が減少すると、体の維持に必要な筋肉や体力も失ってしまうからだ。カスタードやミルクセーキを二杯、それにエッグノッグを飲ませると、ロバートはがちょうのように食べ物を詰め込まれていると言って嫌がった。そこで、筋肉増強剤を注射した。そして数え切れないほどの検査をして、癌や感染症にかかっていないか調べたが、結果はどれも陰性だった。尿には多量のクレアチニンが含まれていたが、それは臨床状態を反映しているにすぎなかった。目の前で衰弱していくロバートを見ながら、私たちはそれを止めることができなかった。(61)

L‐DOPAへの反応の程度は、同じ患者でさえも非常に変わりやすく、また最初の投与と二度目の投与では違う反応を起こすこともあることがわかっていたので、一九七一年に私たちはもう一度ロバートにL‐DOPAを投与することにした。その反応が「良い」ものだったのか「悪い」ものだったのか判断することはできないが、たしかに違う反応が起こった。二度目に投与したL‐DOPAに対して、前回みせたような耐えがたいほどの顔の引きつりや呼吸障害を起こすことはなく、反応はどちらかといえば初回よりも軽かったといえる。四肢に対する効果が著しく、筋肉がたるんでしまうかと思えたほどだったが、体幹のジストニーは相変わらずで、むしろ悪化したようだった。

初回時は、L‐DOPAがロバートの思考に影響を及ぼすことはほとんどなかったが、二回目には破壊的な影響が現われた。ロバートの思考はどんどん速まり、プレッシャーに苛《さいな》まれ、筋道を立てられなくなって断片的なものになっていった。それ以前もときどき、思考が

「ずれ」て五〇年前のことが突然浮かび上がったりしてはいたが、今回は自制できない思考がものすごい勢いで飛び出してきたのだった。

ロバートの思考と話し方はますます散り散りになり、造語であふれていった。言葉や言葉の切れ端さえもばらばらになり、また寄り集まっては新しい意味を成した。彼がしゃべっているのは、スイスの精神医学者ブロイラーが唱えた「言葉のサラダ」が非常に進んだ形の言葉だった。それはある意味ではすばらしいが、ジェイムズ・ジョイスの『フィネガンズ・ウェイク』をテープに吹き込んで逆さまに再生するようなものであり、ついていけるものではなかった。

もちろん、L‐DOPAの投与はまた中止したが、ロバートの急激な思考障害は相変わらずで、その後も実に一年間にわたって続いたのである。それでも、彼にはばらばらになっていない部分が残っており、いつも覚醒した状態で、周りの人々のことも病棟の日常生活も認識していた。彼の意識はたとえ一瞬たりとも混乱したり、自分や周囲についての正しい認識を失ったりすることはなかった。だから、私たちは、粉々になった理解不能な言葉の裏のどこかに、かつてのロバートがまだ存在していると感じ続けてしまうのだった。

その間も、彼の体重は減り続けた。二年間で七〇ポンドも減って、最後には動く体力も残されていなかった。ロバートは私たちの目の前で痩せ細って死んでしまった。

付記しておく価値があると思われる出来事がある。死の一週間前、ロバートの思考や話し方が突然明瞭になった。このとき彼は、五〇年間にわたって散り散りになり抑えつけられていた感情を「再発見」したのだ。「統合失調症」であることをやめ、単純ではっきりとものを言う人間になった。この最後の日々、私たちは何度か話をしたが、このときの感じは、ロバートの次の言葉で忘れがたいものになった。「意味のない話はよしてくれ。結果ならわかっているんだ。ロバートは骨と皮ばかりになった。もうあの世へ行く準備はできているんだよ」最後の数日間、彼は看護師と冗談を言い合い、聖職者《ラビ》に詩篇を読んでくれるよう頼んだ。亡くなる何時間か前にロバートは言った。「僕は一九二二年に自殺しようとしたことがあるんだ……。でも、死ななくてよかった……。いい人生だったよ、脳炎とかいろんなことがあってね」

註61　進行性の体重減少はパーキンソン症候群の患者に起こる最悪の事態の前触れで、たいていは末期的な症状だということは、広く知られている（パーキンソン自身も指摘している）。中には、栄養摂取量の減少、食事の難しさなどが原因となるケースもある。そのことから思い浮かぶのはカヘキシー（過度の衰弱）で、患者は自分自身の新陳代謝によって消耗してしまう可能性がある。反対に、原因不明の体重増加などを起こす患者もいた。多くのケースでは、突然のカヘキシーあるいはその反対の症状が、L-DOPAの投与とともに現われ、薬の主要な効果を反映しているようだった。だが、ロバートのカヘキシーがL-DOPAによって引き起こされたかどうかは定かではない。

症例5　ヘスター・Y

ヘスターはブルックリンで、移住してきた夫婦の初めての子供として生まれた。成長期にはこれといった病気もせず、もちろん嗜眠性脳炎を思わせるような病気はしていない。

彼女は幼少の頃から知性のきらめきを見せ、きわめて独立心の強い安定した性格の持ち主だった。四〇年後、彼女の弟が、ヘスターの暖かさや勇気、そして素早いユーモアについて懐かしそうに語ってくれた。「ヘスターは、いつもいい仲間でありすばらしい姉でした。好き嫌いがはっきりしていましたが、不公平だったことは一度もありません。子供だから喧嘩ばかりでしたが、強かったですよ。いつだって、どんなことでもうまくきりぬけていました。そして、なんでも笑い飛ばすことができたんです。とくに自分自身のことをね」

高校を卒業すると、ヘスターはごく短い婚約期間を経て一九歳で結婚した。その翌年に息子を、二年後には娘を産んだ。一〇年間家族に囲まれた生活を送った後、三〇歳のときに突然病気を発症した。彼女が家族の支えだったことは明らかで、それまでは彼女の力強い性格が家族にバランスと安定を与えていた。したがって、その彼女が病気になると、家族は根底から揺さぶられたのである。彼女の最初の症状は発作性でひどいものだった。いつもの様子で歩いたり話したりしていると、なんの前触れもなく突然止まってしまう。足を踏み出す動きの途中で、あるいは言葉の途中で。数秒後、言葉や動きが戻るが、その間に中断があったことには彼女は気づいていない様子だった。この時点で、彼女は癲癇《てんかん》、いわゆる「失神」や「小発作の類い」であると考えられていた。それに続く何カ月間か、このような動作や言葉が中断する症状は長引くようになり、ときには何時間も続くことがあった。しばしば、部屋の中でまったく無表情で静止している彼女を誰かが見つけた。こうしたときには、ほんの少し触れるだけでその状態から彼女を引き戻すことができ、たちまち動作や言葉が元どおりになるのだった。[62] この時期、病名は「ヒステリー症」に変更された。

　こうした発作性の動作や言葉の妙な停止症状が二年間続いた後、まぎれもないパーキンソン症状が現われた。それとともにカタトニーあるいは恍惚状態という症状が現われ、あらゆる動きや言葉、思考が止まってしまうのだった。パーキンソン症候群と傾眠状態の急速な進行とともにヘスターは「奇妙」な感じを与えるようになり、話しかけることもしにくくなった。肉体的な困難というよりは、彼女のこうした精神的な変化が家族を不安にさせ、心配させ、怒らせた。彼女の弟は、この変化についてこう話してくれた。「三〇代になって病気にかかってしまうまでのヘスターは、生き生きとしていたんです。その後も感情をなくしたわけではなく、意地悪くなったり冷たくなったりしたわけでもありませんが、彼女の心が私たちからどんどん遠ざかってしまったように思えました。まるで泳いでいる人が波に呑まれるように、病気に呑まれてしまったようでした。私たちの手が届かないところへ連れていかれてしまったんです……」二五歳になったときには、ヘスターはほとんど動くことも話しをすることもできなくなっていて、自分の奥深くに閉じ込められた状態だった。夫や子供たちは手だてのないことに苦しみ、どうしたらいいのかわからないままだった。結局、入院するのがだれにとっても一番いい方法なのだと最終的に決めたのは、ヘスター自身だった。彼女は言った。「私はもうおしまいよ。入院する他に方法はないわ」

　ヘスターは三六歳でマウント・カーメル病院に入院した。彼女の入院が一生続くことを知ると、夫と子供たちは打ちひしがれ、家族の絆は崩壊した。夫は二度見舞いに来たが、病院にいることに耐えられず、それ以来再び訪れることはなかった。そしてついには離婚してしまった。娘は精神を重く病み、地元の州立病院に入院せざるをえなくなった。息子は家を出て、「西部のどこか」へ行ってしまった。こうして、ヘスターの家族は、もはや家族として存在しなくなってしまったのである。

　マウント・カーメル病院でのヘスターの生活は、これという出来事もなく穏やかなものだった。彼女は他の患者や看護師、スタッフから好かれていた。まったくといっていいほど動けない状態ではあったが、そのユーモアや性格が「かいま見えた」からだ。彼女はほとんど動くことも話すこともなかった。一九六六年に初めて診察したとき、私は突然あることに気づいて衝撃を受けた。それは、パーキンソン症候群やカタトニーがここまで激烈に悪化することがあり得るということだった[63]。もちろん彼女からは、死んだような状態や（マグダ・Bのような）無感情、拒否や（ルーシー・Kにみられた）「妨害《ブロック》」、よそよそしさや（レナード・Lやマイロン・Vのような）引きこもりの印象も受けなかった。だが、その無動が半永久的に続きそうな印象を受けた。他人との交流もない彼女は、想像もできないほどの奇妙で深い穴に落ちてしまったようだった。まるで逃げ出すことのできない深みに落ち込んでしまったか、渦巻きの「目」に入って身動きできないでいるかのようだった。この印象は、彼女の緩慢でリズミカルなハミングと、ゆっくりと繰り返される同語反復症的な返事[64]によって一層強まった。病気に強制されてか、自ら進んでか、彼女は無限に続くような動作を行なう。それは楽しそうな、止むことのない円運動だが、その円があまりにも小さいため、あたかも動いていないようにみえてしまう。彼女はいつまでもじっと動かずに、しかもなお永遠に動き続け、限りなく無に等しい存在論的な円を描き続けているのだった。

彼女の状態をわずかに軽くし、パーキンソン症候群の深淵からの浮上を可能にすることが、たった一つだけあった。毎日、午後に行なわれる理学治療の中で、ヘスターは温水プールに入り、能動的、受動的な運動の訓練を一時間続ける。すると、限りない無動の状態から少しだけ目覚め、水の中で右腕を動かしたりペダルをこぐようにわずかに両足を動かしたりできる。だが、三〇分もしないうちに、このわずかな能力も消え去り、彼女は再び恍惚となっているかのような無動状態に戻ってしまうのだ。

無動の他にも、ヘスターの左腕には重いジストニーが、首には屈曲性ジストニーがあり、そのために顎が胸骨にほとんどつきそうになっていた。ものを噛んで飲みこむ動きができないことに加えて、このジストニーのために、食事することが困難になっていた。噛んで飲みこむ動作の無動状態もあまりにも重くなったために、一九六九年五月には流動食に頼るようになり、チューブで栄養を与える必要性も出てきた。食べ物を飲みこめないために栄養失調で死亡することが心配されたので、彼女の生命を維持するために、L-DOPAを投与することになった。五月七日、最初のL-DOPAをオレンジジュースに混ぜて投与した。

L‐DOPA投与後の経緯

最初の一〇日間（五月七日〜一六日）、L‐DOPAの投与量を毎日少しずつ増やして四〇〇〇ミリグラムにまでしたが、ヘスターにはなんの変化もみられなかった。薬を混ぜていたオレンジジュースに含まれる酸によってL‐DOPAの一部あるいは全部が分解されてしまったのではないかと考えた私は、五月一六日金曜日に、オレンジジュースの代わりにりんごジュースを使うよう頼んで病院をあとにした。その翌日ヘスターは、看護スタッフの言葉を借りれば、「爆発」した。肯定的な意味でも否定的な意味でも、いかなる「前触れ」もなかった。五月一七日、朝の投与を受けてから半時間ほどたったとき、ヘスターは突然跳ぶように立ち上がると、びっくり仰天している皆の前で、病棟を端から端まで歩いてしまった。「ねえ、どう思う？」彼女は興奮した大声で尋ねた。「ねえ、どう思う？　どう思う？」驚いた看護スタッフは、そのとき感じたことを数日後に話してくれた。「あんなすごいことを見たのは生まれて初めてですよ。ヘスターはすばらしかった、奇蹟が起こったようでした」

この驚くべき週末中ずっと、ヘスターは興奮して病院中を歩き回り、それまで彼女が話すのを聞いたことがなかった患者たちに話しかけては、新しく得た自由にはしゃぎまわった。噛んだり飲み込んだりする力も突然強くなり、食欲も増した。「もうこんな水っぽいものはいらないわ！」昼食のときに、いつもの薄いスープが出されると、ヘスターは宣言した。

「ステーキをお願いするわ、よく焼いたのをね！」彼女の要求通りのステーキを出すと、ヘスターはとてもおいしそうに食べ、肉を嚙み下す動きにもまったく問題はなかった。何十年も続いた硬直から突然解放された右手で、ヘスターは私が渡しておいたノートに最初の書き込みをした。まさかそのノートを使う日が来るとは、実のところ予想してはいなかったのだが。

五月一九日。先週の金曜日の夕方に、いつものまったく動かないヘスターを目にして病院を出たことを考えると、週末の間に彼女に起きた変化にあらためて驚かざるを得なかった。この時点では、私は脳炎後遺症の患者の何人かが見せたL-DOPAへの劇的な反応に関する経験がまだ乏しかった。そして、それまで私が見てきた激しい反応は、つねにいくらかの準備期間を経て、活動量が増えてから起こっていたのだった。ところが、ヘスターの「目覚め」は、始まってわずか数秒で完了してしまった。(65) 月曜日に彼女の病室に足を踏み入れた私に、見違えるようになったヘスターが大きな声で挨拶してきた。彼女はベッドの端に腰掛け、完全に体のバランスをとって、見開いた目をきらきらと光らせ、朗らかに笑っていた。そして大きな声で楽しそうに、そしてどこか同語反復症的に、週末に起こった出来事を次から次に話した。話し方はとても速く、背中を押されているような感じではあったが、歓喜に満ちていた。「すごい！　すごい！　すごい！」と彼女は繰り返した。「私は生まれ変わった。感じるの、体の中で感じるのよ。まったく新しい私になったんだわ。その感じが強すぎて、どう感じているのかとても口では伝えられないわ。なにもかも変わったの。これから新しい人生が始まるんだわ……」ヘスターがつけ始めた日記にも、同じような感情が記されている。

最初の文章は五月一七日土曜日に書かれたものだ。「とても気分がいい。声は大きく、はっきりしてきている。両手と指がどんどん自由に動くようになってきた。キャンディーの包み紙をはがすことだってできる。これまで何年もできなかったのに」翌日の日記にはこう書かれている。「この日記を読む人は、スペルと文字を大目に見てくれなければ。私がこれまでの何年間も一文字だって書いていないことを思い出してほしい」痛切な思いの言葉が続く。「私は自分の感情をすべてここに書いてしまうつもり。感情というものを持たなくなってあまりにも長い時間が過ぎたせいで、自分の思いに当てはまる言葉を見つけることができない。感情を表わす言葉を探すために辞書が必要だ……」少なくとも、ある一つの感情を表わす言葉だけははっきりしていた。「食事することが『楽しい』。いつまでたっても空腹な気がする。以前は、目の前に置かれたものをただ食べていただけだったが」週末の日記の最後を、ヘスターはこうまとめている。「私は力と生きる意欲でいっぱいだ。いま飲んでいる薬のおかげだろうか、それとも新しい精神のおかげだろうか?」三ページに及ぶ彼女の筆跡は大きく、なめらかで、とても読みやすい。

二〇年以上もの間まったく動くことも感情を表に出すこともできなかった彼女は、いまや水面に浮き上がり、深い水の中から放たれたコルクのように勢いよく空中に跳び出した。そして、長年彼女を捕えて放さなかった鎖を引きちぎったのだ。そんな彼女を見て私が思い浮かべたのは、牢獄から解き放たれた囚人や、学校がひけた子供、冬眠後の春の目覚め、眠りから覚めた眠りの森の美女だった。だが、わずかな予感とともに、突然激昂するカタトニーのこともまた頭に浮かんでいた。

五月一九日にヘスターを診察した私は、首や右腕の硬直がやわらいだのに対して、左腕と両足の状態は以前よりも悪化しているのに気づいた。唾液の量はかなり減り、よだれもなくなった。また、呼吸するたびに聞こえるハミングのような音も聞こえなくなった。彼女の意識は極度に敏感なようで、素早くて頻繁な目の動きに加えて、今では頭を動かすこともできるようになっていた。拍手するよう求めると、L‐DOPAの投与以前は考えられもしないことだったが、ヘスターは勢いよく手をたたいた。だが、動いているのは圧倒的に右手の方だった。拍手するという動作に興奮し、一五回もたたくと、突然拍手と膝を打つ動作を交互に繰り返し、それから拍手と頭の後ろで両手を合わせる動作を交互にする。私は、指示されていない動作が始まったことに不安を覚えた。これらの動作がヘスターの興奮した気持ちから出たのか、それよりももっと不随意的な衝動から出たものなのかわからなかったからだ。

五月二〇日。その前日、チックに似た衝動的な動きが現われた。ヘスターの右手はなにかを猛烈な勢いで投げるような動きで、突然鼻や耳、頬、唇に触れる。なぜそうした動きをするのか尋ねると、彼女はこう答えた。「なんでもないの、なんでもないの。なんの意味もないのよ。ただの癖よ、癖。ほら、ハミングみたいに、癖なのよ」彼女の動きは速すぎて強迫的であり、話し方も通常の二、三倍は速いように思えた。以前の彼女が、映写機にフィルムを詰まらせてスローモーションになった映画のようだとすれば、今の彼女はフィルムを早回ししているようだった。彼女の動きがあまりにも速いので、このときに映したヘスターの映像を見た同僚の一人は、映写機の回転が速すぎると言ってきかなかったほどだ。今では、刺激への反応に要する時間はほとんどなくなって、すべての動きが瞬時にして始まり、過度にった。

強迫的だった。[66] ヘスターは前夜もあまり眠っていないのに、この日の夜はまったく眠れなかった。

五月二一日。病棟に入ると、看護スタッフから、ヘスターが「極度に興奮してヒステリーのようになっている」と伝えられた。病室に入ると、彼女は激昂し、絶えず足を蹴り上げたり組んだりするかと思えば、突然甲高い叫び声を上げたりしていた。やさしく穏やかな声で話しかけたり、手を握ったり、興奮した四肢をそっと押したりすると、その状態は急激に鎮まった。反対に、精神的に追い詰めると、強い欲求不満が生じ、興奮が高まってしまう。もし足を蹴る動きをやめさせようとすれば、耐えられないほど緊張が高まり、腕をたたくという形で発散される。その動きも止められると、今では動かせるようになった頭を左右に揺り動かす。それさえも止められたとき、彼女は叫び声を上げるのだった。

彼女はこの日ほとんど一日じゅう日記を書き続けた。何ページにもわたってものすごい勢いで同語反復症的な言葉、語呂あわせ、擬音語を書き連ねては、次にはそれらをバツで勢いよく消しては書き直す。その文章（そして彼女の考え方）は、先週末のゆったりとして流れるような筆跡からはあまりにも遠く隔たっていた。そして先週末の字体と、L‐DOPAを投与する以前の見るのがつらくなるようなほとんど判読できない字体との違いもまた大きかった。私は初め、ヘスターがこのような感情と運動の高まりに直面しながらもなお字を書けることに驚いたが、彼女は今、書く必要に迫られているのだということに気づいた。書くことで自分の思いを表現して記録し、それによって自分の内面を知り、考えることが彼女にとっては必要だったのである。また、それによって、私と間接的に心の交流をすることにもなった。というのも、彼女は自分の思いを日記に書き出し、それを私に見せてくれはしたが、もっとも深い思いを私に直接ぶつけることはなかったからだ。

この時点で、日記の内容はほとんどが罵《ののし》り、怒り、恐怖で、悲しみや喪失感も混じっていた。何人もの看護師や看護補助者に対しては、入院以来自分を「苦しめ」「いじめた」として長々としつこい非難の言葉が並び、これから行なうという「仕返し」の妄想が続いていた。精神を病んで彼女に敵意を持っていた隣りのベッドの患者が二十年前に彼女にコップの水を浴びせたことを、何度も繰り返し書いている。そして、涙でインクがにじんだページが何ページもあり、それ自体が彼女の悲しみと残酷な現実への意識を表わしている。「今の私ときたら、五五歳で、身体は二つに折れ曲がっている……。足は使いものにならないし……醜い婆さんだ……。以前はあんなに美人だったのに。サックス先生も、今じゃとても信じてくれないでしょうね……。夫も息子も失った……私のせいで二人ともどこかへ行ってしまった……娘は気が狂っている……なにもかも私のせい。きっと、私の行ないに対する罰にちがいない……二〇年間も眠り続けて、眠っている間に年をとってしまったなんて」

彼女が日記に書かず、おそらく今でも抑え込んでいるのは、性的な感情とその代替物だった。数多くの患者が、L－DOPAによってもたらされた興奮が最高潮に達すると性的な感情をあらわにしていた。そして、ヘスターが水面下でそうした感情にとらわれていることは、この時期に彼女がよく見た淫らな悪夢と、この日もっと遅くなってから彼女が見た幻覚の内容に現われていた。私は午後八時頃にヘスターを診てほしいと頼まれた。耳をつんざくような声で絶え間なく叫んでいるというのだ。病室に入った私を見てヘスターはパニックに襲われ、私が持っていた万年筆を注射器と間違えてこう叫び出した。「針だわ、針、針、針……向こうへやってちょうだい、向こうへやって……打たないで、打たないで！」叫び声はどんどん大きくなり、激昂して足や胴体を振り回した。日記にはこう書かれていた。「収容所に入っているのではないと思うけれど？？？？？？」クエスチョン・マークはどんどん大きくなって数を増し、そのページ全体がクエスチョン・マークで覆われてしまっている。次のページには、巨大な大文字でこう書かれていた。「お願い、私は頭がおかしいのではありません、頭がおかしいのではありません」彼女の顔は紅潮し、瞳孔は開いて、脈は異常なほど速かった。叫び声を上げていないときは、ぜいぜいと息を切らせ、舌や唇を猛烈な勢いで突き出していた。

私は看護師たちに、ヘスターに一〇グラムのトラジンを筋肉注射するよう頼んだ。すると、極度の興奮は一五分以内に収まり、疲労感、後悔、すすり泣きがとって代わった。ヘスターの目に現われていた恐怖、疑念、怒りが消え、代わりに愛情と信頼が映し出された。「どうか、二度とこんなふうにさせないでください、サックス先生」ヘスターはささやき声で訴えた。「まるで悪夢、いいえ、それより悪かったわ。もう絶対に起こらないようにしてくださ い、二度と、二度と、二度と……二度と起こらないように」ここにきてヘスターは、L‐DOPAの投与量を減らすという私の考えに賛成した。それまでは、激しい調子で反対していたのだが。その朝にも、彼女はこう言っていたのだ。「量を減らすなんて、死刑宣告と同じです」

五月二二日〜二五日。L‐DOPAの投与量を一日に三〇〇〇ミリグラムから二〇〇〇ミリグラムに、続いて一〇〇〇ミリグラムに減らした。しかしヘスターの極度の興奮は収まらない。とはいえ、二一日にみせたような偏執的な激しい興奮はそれ以来起こっていない。二二日に、ヘスターはかつての隣人との間に決着をつける決心をし、その日の午前中に水の入ったピッチャーを彼女に投げつけた。そして、すっかり良い気分になってくすくす笑いながら戻ってきた。これまで二年間ずっと仕返しすることを考えていたのかと尋ねると、彼女はこう答えた。「まさか、違いますよ。そのときは気にもしなかったわ。L－DOPAを始めるまでは、考えたこともなかったんですよ。L－DOPAを始めたら、頭がどうかしてしまって、そのことを始終考えずにはいられなくなったんです」この時期の彼女は、いつも日記を書いていた。実際には、それ以外のことはほとんどなにもせず、日記を書き終えた瞬間に、興奮とアカシジアの症状が現われる。ところが長年彼女を苦しめた相手に仕返しをしてしまうと、長い悪口や仕返しの幻想などは影をひそめた。二二日と二三日の日記に書かれていたのは、病気についての疑問、家族のこと、悲しみ、罪悪感などばかりだった。そして、すべての責任は「運命」にあり、彼女自身にはないのだという認識が日ごとに増していった。二四日、彼女は私にこう言った。「L－DOPAを中止してください。私にはとても扱いきれないんです。この何日かの間に、いろいろなことがあまりにも速く起こりすぎて……。ちょっと心を静めて、なにもかも考え直したいんです」そう頼まれて、その日、私はL－DOPAを中止した。二五日に見た彼女は再び硬直し、動くことも話すこともできなくなっていた。目からは輝きが消え、頭は胸につきそうだった。意気揚々たる目覚めと「複雑化」、そして引きこもりという全サイクルがわずか一週間の間に起きたことが、私にはとても信じられなかった。

一九六九年〜七二年

これまで書いてきた出来事が起こったのは今から三年四カ月前のことである。三年四カ月の間、ヘスターはL‐DOPAを処方され続け（これから書くような例外の期間もあったが）、それに対して双曲線を描くように移り変わる激しい反応を示した。それでも、彼女はマウント・カーメル病院のほとんどの患者よりも活発で充実した生活を送っている。私がこれまでに知っている全ての患者の中でも、ヘスターがL‐DOPAに対して示す生理的な反応は最も突飛で不安定なものだ。それにも関わらず、彼女は患者の中で一番「冷静」な感情を保つことができ、こうした反応に適応することができる。そして自分らしさを失うことなくやっかいな反応の矛先をそらせ、出し抜き、「管理」する術に長《た》けている。巧みな技術と落ち着きで、ヘスターは生理的な嵐や信じがたい残忍さ、他の患者ならすぐに負けてしまいそうな予知できない問題と闘い続けてきた。他の患者の症例では、症状を箇条書きにする方法は採らないできたが、ここでは冗長になったり散漫になったりすることを避けるために、箇条書きにと思う。

1　L‐DOPAへの過敏さと反応の揺れ　ある程度の期間L‐DOPAを投与された全ての脳炎後遺症（およびパーキンソン症候群）患者と同様に、ヘスターもこの薬に対して過敏になった。現在の投与量は通常で七五〇ミリグラムを超えることはない。L-DOPAへの反応は（初めからそのようではあったが）すべてかゼロ、つまり完璧な反応をみせるか、まったく反応しないかのどちらかしかなくなった。少しずつくしゃみをすることができないように、少しずつ反応していくことは不可能なのだ。当初から非常に素早かった反応は、現在では薬を投与した瞬間にもう始まってしまう。彼女の反応は瞬きするくらいのうちに、極端から極端へと移行する。つまり一つの考えから次の考えに移るように、彼女は一つの状態から次の状態へ一気に移るのである。そのような変化、もっと正確には症状の急変は、もはやL-DOPAを投与する時間に関係づけたり、あらかじめ予想したりすることはできない。一日に三〇回から二〇〇回も症状が逆転するのだった。私たちが「ブランコ乗り」や「ヨーヨー遣い」と呼ぶ患者の中でも、ヘスターの揺れは最も顕著に、急激に、しかも頻繁に起こった。症状があまりにも急に、しかも完全に逆転することから、それは緩やかに起こる病変ではなく、「位相」が急に再構成されるという印象を受けた。しかも、もしL-DOPAの投与を止めれば、彼女はそのまま昏睡状態に陥ってしまうのだった。

2　L-DOPAへの反応の増化

L-DOPAによって「目覚め」てから三日たたないうちに、はっきりしたチックが現われた。それ以来、症状はどんどん増え続け、今では三〇〇種類以上もの異なるチックを見分けることができる。[67] 二、三日に一度は、新しいチックがいわば「発明され」る。ときにはまったく新しい症状、すでに存在している症状が激化したもの、そしてときには二つかそれ以上の既存の症状が混じり合ったか合体したものが現われる。

また、自己防衛的または抗チックとしての症状が現われることもある。明らかに別々に制御された、機能がまったく異なる症状が、同時に二つあるいはもっと多く現われて、ヘスターのあらゆる行動に影響しているのがわかる。これらのチックの一つ一つに特徴的なスタイルやリズム、動きがある。ヘスターが（ルリアの言葉による）「軽快なメロディ」の楽しげなチックを起こしたときには、なにかが狂ってしまった時計店を思わせる。それは数知れない時計が同時にチクタクと時を刻み、それぞれの時間に合わせて独自のチャイムを鳴らしているような感じだ[68]。

3　チックの相互転換（あるいは相の関係）　ヘスターのチックは、いくつかの基本的な相を示す。各相の関係は、一つの型だけが現われたときに良くわかる。例えば、あるチックは突然現われて急速に展開する。また（もともとあったハミングのチックのような）リズミカルなクローヌス型や、トーヌス型あるいはカタトニーの、いわゆる「無動チック」もある。こうした相の変化は一瞬にして起こる。たとえばヘスターの動きは「チックの途中」で唐突に止められる。すなわちチックがカタレプシーのように固定されるのだ。また、彼女の「お気に入り」のトーヌス型のチックは、右腕が不自然に屈曲して右手の指が肩甲骨の間におさまるチックだが、すぐに突発性の様々なチックに「分解」する。

4　精神病への転換はなし　ヘスターは一日に何度も、情動面でも運動面でも極度の興奮状態に陥った。そのときの興奮は、ごく自然で適切と思われるものである。ヘスターの「お気に入り」で最もよく起こるものは愉快な興奮とでもいうもの（くすぐり感と大はしゃぎ）で、冗談を言われたり、くすぐられたり、テレビのコメディ番組を見せられるのが大好きだった。怒りや恐怖などが愉快な興奮に代わって現われることもあったが、回数は少なかった。ヘスターは他の多くの患者（ロランド・P、マーガレット・A、マリア・Gなど）のような異常な執心や貪欲さをみせることはなく、所有欲や悲嘆、誇大妄想、躁の傾向もない。それが神経障害の「度合い」の違いのためなのか、彼女の穏やかな気性のためなのか、強い自己規制のためなのかははっきりとはわからない。だが、重い脳炎後遺症の患者たちの中でヘスターただ一人だけは、その「上層部分」（性格、他者との関係、世界観など）を正常に保ち、その下に存在する激しい衝動や情動にとらわれることはなかった。暴力的な衝動も経験したが、彼女自身は常にその「上」にいたのである。チックが一定の型にはまることがなかったように、ヘスターの感情も神経症的にはならなかった。

5　チックの組織と「レベル」、チックを利用しないということ　ヘスターが起こすチック症状が、パーキンソン症候群の患者に現われる痙攣性筋肉運動や体のもがき、突進症状よりはるかに複雑な形をとることは明らかである。そして、通常のパーキンソン症候群を患いL－DOPAを長く投与されている患者のほとんどに見られるような、気まぐれで「目的のなさそうな」舞踏病的な運動亢進よりも複雑である。ヘスターのチックは、単なる筋肉運動や痙攣というよりは、意図的な動作や行動に見える。例えば、彼女はあえぎ、息を切らせ、鼻をくんくんさせ、指をぱちんと鳴らし、咳払いし、なにかをつかむような動きやひっかくような動き、なにかにさわるような動きなどをする。それらはみな通常の動作の域を出ないが、異常といえる点は、強制的で「不適切な」繰り返しがやまないことである。彼女はまた、不自然に顔をゆがめ、変わった身振りをし、奇妙な「動作」をする。それはいかなる意味でも「正常」とは呼べない動きである。これらの「偽動作」はときに可笑《おか》しく、ときにグロテスクで、見る者に深く矛盾した気持ちを抱かせる。つまり、初めは（不可解ではあっても）はっきりと組織されて目的を持った動きだが、時間がたつにつれて、（舞踏病のように）組織されておらず、目的もないことに気づかされるのだ。つまり動作とその意味は奇妙な幻影にすぎず、それが感覚のパロディとなって見る者を戸惑わせる（リリアン・Wの発作についての註24を参照）。その一方、ヘスターにはチックを利用したり、合理化したり、儀式化したりする様子がまったくないか、あったとしてもごくわずかだった。その意味では、彼女はマイロン・Vやミリアム・Hなどとは正反対である。チックを利用しないことで、彼女はチックの（いわば）「まっただ中」にいながら静かに座り続け、症状には驚くほどわずかな注意しか向けない。それにより、彼女は、マリア・Gのように儀式化されて大げさな見せかけのチックに「囚われの身になる」ことも「乗っ取られる」こともない。ヘスターに現われるのは、「マクロ・チック」（突然現われる非常に激しい動きで、椅子に座っていると身体が地面に放り出されてしまう）ではなく、症状の特殊な「混合」や「分化」そして「ミクロ・チック」（多数の軽いチックで、数多くの症状が一瞬ずつ現われる）である。他の患者たちが激しいマクロ・チックを起こすのとは反対に、ヘスターはミクロ・チックの「スタイル」を好むのだ。(69)

６　チックと行動障害の関係　私はヘスターの肉体的、精神的な状態を表わすのに、「チック」という言葉を広義に使い過ぎてきたかもしれない。Ｌ‐ＤＯＰＡを引き続き投与することにより、行動のパターンはさまざまに「分化」する傾向をますます強めた。それらは互いにはっきり違い、区別することのできる行動様式だった。したがって、奇妙な話し方をしていた一分後には奇妙な方法で息を吸い込み、次に奇妙な息の吐き方をする、といった具合に、まったく異なる側面の行動が次々に現われる。これらは一見すると無意味な「病理的でない」症状の変化だが、そこには明らかな行動上の劇的なまとまりがあることがすぐにわかる。すべてが、それぞれの症状の名残りかあるいはほのめかしである。つまりこれらの症状は互いぬきには存在せず、彼女の完全な自我や行動を間接的に表わしているのだ。ゆえに、異なる症状がまるで「自由な連想」のように次々と連なり、表面的には「偶然性」や不規則性を見ている。だが、その下ではこのような「原始的な」行動でさえも実は互いに関連しあい、その性質を表に現わすこともある。

７　静止状態と運動亢進の状態　これまでに記した障害だけでなく、ヘスターには、運動、言葉、思考が正常に働いているようにみえる期間もある。こうした正常化という「発作」には、実際には、行動障害とどこか似通った、予想不能な性質がある。衝動に駆られたり束縛されたりしていないときは、彼女は驚くほど魅力的で知性にあふれた女性だ。そして過敏になる前の本来の人格がまったく「分裂」していないことにも気づかされる。しかし、こうした正常で滑らかな時期は、突然、なんの前触れもなく断ち切られる。すると動作、言葉、思考がさえぎられて、ヘスターは「一時停止」のかかった映像のように止まってしまうのだ。こうした静止状態が続くのは一瞬のこともあれば一時間にも及ぶこともあり、彼女自身の意志によるいかなる行動によっても破ることはできない（実際には、こうしたときに行動をとることは不可能であり、行動することを考えることさえできないのだが）。この静止状態は自然に終わるが、それ以外にも体への接触や、音などの外的な要因によっても終わる。そしてヘスターはすぐに滑らかな動き、言葉、思考を取り戻すのである。[70] このような状態の継続時間はさまざまであり、発病当初の静止状態とまったく同じである。ヘスターにいろいろと質問するうちに、静止状態では彼女の自分自身や世の中についての認識がひどく「奇妙な」性質を持つことがはっきりした。あらゆるものが研ぎすまされた刃のように、平らに、幾何学的に見え、まるでモザイクかステンドグラスがはめられた窓のようだという。空間と時間の感覚はなくなり、そのときの時刻もわからなくなる。[71] そうした静止状態はまるで回転の遅すぎる映画フィルムを見ているようで、ときには視界がちかちかすることもあるということだった。[72]

「映像ヴィジョン」を体験したヘスターや他の患者は、そんな時に起こる超自然的な（そして不可能に思える）現象について、ときどき話してくれた。「静止状態」が時間的に前後におしやられ、そのために動作の「瞬間」が現われるのが早すぎたり遅すぎたりするのだという。一度、ヘスターの弟が面会にやって来たとき、彼女は一秒につき三コマから四コマの運動ヴィジョンを経験した。コマ送りのスピードがゆっくりであったため、ある一コマと次の一コマとの間にある画像の差をはっきりと見てとることができた。弟がパイプに火をつけるのを見ながら、彼女は次のような一連の事柄を見てびっくり仰天した。初めに、弟がマッチに火をつける。その次には、火のついたマッチを持った手がマッチ箱から何インチか「ジャンプ」している。三コマ目では、パイプの受け皿の上でマッチが燃え上がっている。その後四つ目、五つ目、六つ目のコマが続き、そこでマッチを持った弟の手が火をつけるためにパイプにだんだんと近づいていく「中間状態」が見える。ヘスターは驚くべきことに、パイプに火がつき炎を上げるのを、実際よりも早すぎるタイミングで見たのだった。どういうわけか、見るはずの瞬間よりも早く、いわば「未来」を目にしたのである。[73]

送られるコマ数が臨界点に達すると、彼女の視覚と世界は突然「正常」になり、動作、空間、時間、遠近、曲線、そして連続性もそれぞれの正常な状態に戻る。また、非常に興奮したときには、ヘスターの認識機能は譫妄状態の様相を呈し、さまざまな知覚や幻覚、あるいは幻覚のような模様が一秒間にいくつも、目の回るような勢いで次々と現われる。この状態が続く間、彼女は苦しみ、動けなくなるが、幸運なことに、このような興奮状態はきわめてまれにしか現われない。だが、ひとたびそんな状態になると、時間も空間もばらばらになってしまうのだ。

一九七二年夏

ヘスターはこうした奇妙な状態にすっかり慣れ、そのことについて私や他の患者たちと率直に話し合う。たしかに、もう一人の患者（レナード・L）と違い、彼女にはその状態を探究しようという情熱や能力はない。だが、彼女はこれらの症状がもつ類いまれな、強力で恐ろしい状態を、その見事に安定した心理状態と冷静さ、そしてユーモアを持って受け入れている。彼女はそれらの症状によってひどい目に遭わされたとか、被害者だと感じたことは一度もなく、例えば鼻や自分の名前、ニューヨーク、あるいは世界といったもののように、ただ存在するものとして受け止めている。そんなわけで、彼女はもう二度と、病気が始まったときのように「だんだんいなくなる」ことも「突然いなくなる」こともない。彼女より不安定な患者たち（マリア・Gやマーガレット・Aなど）の精神がL－DOPAの重圧により粉々になったり分裂症的になったりするなかで、ヘスターは完全に「一つにまとまり」、今後もそうあり続けるだろう。

ヘスターの行動に予想より多くの自由をもたらした二つ目の要因は、「副作用」を予防し、避け、利用してしまう彼女のやり方にあった。それはフランシス・Dも用いていた方法である。明敏な二人の女性は、奇妙きてれつな病気を患っているうちに、神経系の反応を制御する方法を身につけたのであろう。それは世の中のどの神経科医にも真似のできないことだ。ここではいったい誰が誰に教えているのか、私にはほとんどわからない。私は非常に多くのことをヘスターから学び、彼女もおそらく私から少しは学んだことだろう。[74]なによりも、ヘスターはいつも病院の内外で活発に過ごしている。ビンゴ・ゲームをしたり、映画を観たり、他の患者を訪ねたりするほかに、作業療法やワークショップではいつも五、六個のプロジェクトを担当し、コンサートや詩の朗読会、哲学の勉強会に行く。そして一番のお気に入りは遠足だ。彼女はマウント・カーメル病院で可能な限りの充実した生活を送っている。

ヘスターの強さを生み出している決定的なものは、他の多くの患者でもそうだが、他者との個人的な関係にあるようだ。彼女の場合、それは一五年以上も会っていなかった息子や娘の「発見」である。一九六九年五月の劇的な日々、彼女は子供たちに会いたいとの思いの丈《たけ》を日記に綴った。そして、病院のソーシャル・ワーカーのねばり強い努力により、とうとう子供たちに会うことができたのである。ヘスターが病気になってから二〇年の間、精神病院への入退院を繰り返していた娘は、今ではひんぱんにマウント・カーメル病院を訪問し、病院の人々からも好かれている。二人の再会は、ヘスターと娘の双方に大きな喜びと精神の安定をもたらした（娘は、母親との再会以来、精神病を患っていない）。同様にヘスターに大きな影響を与えたのは、息子との再会だった。息子は「西部のどこか」で長年いわば精神病的な生活を送った後、ニューヨークで生活の基盤を築いていた。息子や娘と一緒にいるヘスターを見ていると、彼女の強い性格と愛情とを感じずにはいられない。彼女はすばらしい人物であり、母親としてもどっしりとした現実感にあふれている。そんな様子を見ると、彼女が病気になったときに、なぜ子供たちまでもおかしくなってしまったのか、そして母親のもとに戻った今、なぜ彼らが目に見えて癒されているのかを、良く理解することができる。

病気の重さ、長さ、その奇妙さ、L-DOPAへの不自然な反応、そして何十年にもわたって過ごしている陰鬱な病院――数知れない障害にもかかわらず、ヘスターは、四年前には考えることすらできなかった方法で、たしかに目覚め、現実に戻ってきたのである。

註62　こうした行動や思考の奇妙な停止は、L－DOPAの投与を開始した後で再発した。私の心に強く印象づけられた出来事がある。ある日、病院でひどい水漏れがあり、その元をたどっていくと、脳炎後遺症患者がいる五階の浴室だということがわかった。浴室に入ると、そこには腋の下まで水に浸かって立ちつくすヘスターの姿があった。私が肩に触れると、彼女は跳び上がってこう言った。

「あらまあ、いったいなにが起きたんですか？」

「あなたの方がご存じでしょう」と私は応えた。

「お湯を入れ始めたところなんです。二インチくらい溜まっていたわね。その次に、先生が私に触れたので周りを見たら、そこらじゅうが水浸しになっていたんですよ」

さらに話すうちに、なにが起こったのかわかってきた。ヘスターは文字通り一瞬にして「凍りついた」のだった。浴槽に湯を二インチ溜めたところで凍りつき、水漏れが起こるまでの一時間あまりの間ずっとその状態だった。同様の症状が、『目覚め』のドキュメンタリー番組でも見られる。ヘアースタイルを整えていたヘスターの動きが突然止まり……一、二分すると、観客のざわめきが聞こえ始め、映写機が止まってしまったのかと後ろを振り返る人もでてくる。だが、止まったのはヘスターの内なる映写機であり、彼女は二分間も「氷の額縁」に閉じこめられたままだった。

63　最初にヘスターを見たときに私が受けた「深い衝撃」は大げさな表現ではない。

それは今から七年も前のことだが、私が目にした彼女の状態の永続性、無限に続くその性質にはっと気づいたときの驚きは、今でもはっきりと覚えている……。私たちは怒りや感動、望み、喜びなどについて、矛盾を感じることなくきわめて自然に語り、それらが無限であり、心もまた無限であると考える。そういったそれらの認識は抽象的である。ところが、パーキンソン症候群は違うカテゴリーに分類されてはいなかっただろうか？　単に身体の機能が麻痺した機械的な障害、単になにかが過剰だったり欠如していたりする状態ではなかったろうか——本質的に有限で、適当な秤《はかり》で量れるもの、例えば店の売子が量るバターのように具体的なものとして。

それまで私はそう教えられ、読み、考えていた。ところがヘスターを見たとき、突然それまでの考えから引き離され、驚くほど異なる視点から考えざるを得なくなったのである。ヘスターを見たとき、パーキンソン症候群が有限で計量可能な性質を持つというそれまでの考えが、まったくのナンセンスであったことに突如として気づいたのだった。パーキンソン症候群は、有限な一定の数値によって増減を測ることのできるものではなかった。それは性癖であり、そこには上限も下限もなく、定数も存在しない。そもそも数量で考えることなどできはしないのだ。最初のごくわずかな苦痛から、小さい定数が無限に増幅し、どこまでいっても無限の重さになるのである。「最小の部分」がいわばすべての分割不能な性質を（微小な形で）握っているのだ。このような概念から、私たちはパーキンソン症候群には非合理的で計量不能の性質があり、なにかと比較することなどできないと知るのである。だがこうした考えには、私たちを不安にする要素が含まれている。なぜなら、もしパーキンソン症候群が計量不能な性質を持つなら、適切な対応策を講じることは不可能であり、病気に対抗したり、病気を止めたり、（限定された一時的な方法で）「適度なレベル」に抑えたりすることはできないからだ。私は、一九六六年にヘスターを見たときに浮かんだこの重苦しい考えを消し去ってしまおうとした。しかし、L－DOPAの驚くべき効果について初めて読んだとき、そして「適量」の投与量にもかかわらず「副作用」が現われた一九六七年の初めに、こうした考えが復活したのである。

つまり、パーキンソン症状（あるいは偏頭痛、苦悩、エクスタシー）のわずかな苦痛は全体像を予見させ、ごく小さな形でありながらすでに全体としての性質を含んでいる――それが潜在的に無限の大きさを有する症状の始まりなのである。

患者の一人で片頭痛もちの有能な作家に尋ねたことがある。発作はどのようなものか、とくに始まりはどのような感じなのかと。すると、彼はこう答えた。「一つの症状から始まるわけではなくて、すべてが一度に始まるんです。まず、すべてがごく小さな、見慣れた点のように地平線に見えます。それがだんだん近づいてきて、点が大きくなっていく。あるいは、飛行機の窓からはるか遠くの目的地を眺めていると、飛行機が雲を突っ切って降下していくに従って、目的地がはっきり見えてくるようなものです。片頭痛はぼんやり現われるんですよ」そう言ってから、彼はこう付け加えた。「でも、それは片頭痛を認識する基準が変わっただけです――なにもかも最初からそこにあるんです」

付記　初版の註では、パーキンソン症候群の無限の症状を、無限の数値を挙げることで説明しようとしていた。今では、パーキンソン症候群の数えきれないほどの他の側面やL－DOPAの効果、脳の一般的な機能などと同じく、無限の症状についてもわかっている。その説明に必要なモデルや概念は、一九六〇年代にはまだ作り出されていなかった。とくにカオス理論や非線型ダイナミクスなどは（付録6「カオスと目覚め」参照）。

64　……自分自身の言葉に引き付けられて、彼の心は同心円を描きながらゆっくりと回っているのだ。

――ジェイムズ・ジョイス『ダブリン市民』

65　何十年間もほとんど無動の状態だった彼女が突然動き出して「正常」になったことは、見る人すべてにとって信じがたく、実際に信じられなかった。私もスタッフも驚愕し、心に浮かんだのは「……まるで奇蹟だ」という言葉であった。一九六六年に初めてヘスターを見たとき、私は強い衝撃を受け、彼女は肉体的にも精神的にも静止状態に到達してしまったのだと考えた。だがそれも、一九六九年に彼女がなめらかに動いたり話したりするのを目にし、しかも彼女自身の行動パターンが手つかずのまま残っていたのを知ったときのショックに比べれば軽いものだった。それについて考えれば考えるほど私の衝撃は深まり、とうとう私は、パーキンソン症候群が持つ特質、行動、存在、それに時間そのものについて自分がそれまで抱いていた考えをそっくり修正しなければならないことに気づいたのだった……。

なぜなら、もし「正常な」人間が短期間でも「不活発」にされれば、再び活性化するためには、つまり以前の運動パターンをとり戻すためには、たいへんな努力を必要とするからだ。もし脚の骨を折ったり、大腿四頭筋を損傷したりすれば（そしてギプスをはめることにより、脚はますます動かなくなる）、その人は解剖学的には完治しても、機能的な障害を負っていることに気づくのである。そのような経験の後で（もっと適切な言葉を使えば、正常な経験や運動機能が中断された後で）、動かなくなった脚の使い方を「忘れてしまった」ことを知るのだ。そしてもう一度学び直す（あるいは再発見する）必要があることも。そのためには何週間も、何カ月間もかかる。たしかに、どれほどの期間であれ、脚をまったく動かさずにいれば、脚の存在意義は完全に失われてしまう。こうしたことから、ライプニッツの言葉「行動しない者は存在しない者である」が真実であることがわかる。通常の状態でも、運動の中断は存在の中断に結びつくのである。私たちは体の感覚器官と運動器官の間を絶え間なく流れる情報にあまりにも頼りきっている。なぜなら、運動していなければ存在しないからであり、運動と現実は常に一体だからだ。

では、ヘスターについてはどう考えればいいのだろうか。何年もの間完全な無動状態にあり（おそらく）まったく動けなかった彼女は、瞬きするほどのわずかな時間のうちに、立ち上がって歩き出した。無動の状態にあっても、動けなかったわけていないと推測することもできる。だが、いくつかの点からこの説は説得力を欠いている。彼女の静止の完全さは観察からも明らかで、その間に起こっていたことについては彼女自身が語り、静止時の筋肉の動きは筋電図でも見られなかった。そのすべてが、静止時の彼女は完全に不活発だったことを示している。だが、その静止が主観的な時間の感覚を欠いていることも、同様にはっきりしていた。静止している間、ヘスターは「時間の経過」を感じなかった。そんなとき、彼女は（もし逆説的な論理や言葉の意味づけが許されるなら）動きも存在も時間も失ってしまう……。初めは突拍子もないように思われたこうした考えによってのみ、ヘスターが何年間も無動だった後で、正常な運動能力を回復したことの説明ができる。それとは反対に、「存在論的に正常な」人が一定期間その運動パターンを失うか「忘れる」かすると、それを思い出すか学び直すためにはきわめて長い時間が必要になるだろう。ところがヘスターの場合は、存在の流れのスイッチが突然「切られ」たり「入れられ」たりしたので、その間にいかなる運動パターンも失われず、学び直す必要もない。なぜならヘスターにとっては時間は経過していないからである。

66

L‐DOPAを投与される前のヘスターが私が知る最も重症な患者だったとすれば、L‐DOPAを投与された彼女は運動が最も加速された患者であったといえる。私はオリンピックに出場した運動選手を何人か知っているが、反応の速さではヘスターに軍配が上がるにちがいない。時代が違えば、彼女は銃の早撃ちで西部一になれただろう。そのような素早さと敏捷さ、衝動的な動きは、病的な状態においてのみ可能である。それはなによりもトゥレット症候群(複数のチック)や運動亢進症の子供、錯乱状態や運動亢進カタトニーの患者に見られる。そうした状態での運動には(ブルーラーによれば)「……しばしば強大な力が働き、ほとんど常に不必要な筋肉運動を伴う。あらゆる運動に、過剰な力とエネルギーが使われる」。そしてもちろん、さまざまな薬もそれを促進する(H・G・ウェルズは一九世紀末に薬理学的な遅延や加速を題材に「新加速剤」という予言的な興味深い小説を書いた)。

こうした患者は、自分の運動がどれほど加速(あるいは遅延)しているのか気づかないことがある。医学生たちにヘスターとキャッチボールをさせると、彼らはヘスターが投げた球を捕れないばかりか、投げ終わったばかりの掌に返球を当てられてしまうほどだった。「ヘスターがどれほど速いかわかっただろう。見くびってはいけないよ——ちゃんと返球に備えておいた方がいいぞ」と私は言った。だが、学生たちは備えることなどできなかった。というのは、彼らの反応時間は最も速くても八分の一秒近くかかったが、ヘスターは三〇分の一秒もかかっていなかったからだ。そこで、私はヘスターに声をかける。「もっとゆっくり投げなくちゃ！　一〇まで数えて、それから投げ返してくださいね」だが、ボールは少しも遅くなることなく投げ返された。「一〇まで数えてくださいと頼んだでしょう」と言うと、ヘスターは次々に繰り出される言葉がぶつかり合うような口調で応える。「でも、ちゃんと数えたんですよ」加速が非常に強まったこのようなとき、ヘスターの内部で一〇まで(あるいは二〇、三〇まで)数えるのに要する時間は一秒もないが、彼女自身はそれほどまでに速いとは気づいていないのだ（この反対の状態も同様に驚くべきもので、マイロン・Vにはっきりと現われていた。註83参照）。

67　ヘスターのチックは比較的単純なままだったが、他の患者はありとあらゆる種類のチックや自動運動を見せ、単純な反復運動やミオクローヌスのような動きから、非常に深刻なチックまでが現われた。それらとともに強大な内的抑制がかかり、続いて短い休息が与えられる。中には唇を鳴らしたり、キスしたり、息を吸ったり吐いたりするチック、強迫的な鼻鳴らし、あえぎ、なにかを唐突に引っ掻いたり、触れたり、肩をすくめたり、頭を振ったり、顔をしかめたり、眉を寄せたり、なにかを見つめたりするチック、敬礼したり手でなにかを払うような動きをするチック、強迫的に足で蹴ったり、跳び上がったり、足を踏み鳴らしたり、指をパチンと鳴らしたりするチック、複雑な呼吸のチックがある。その他にも、複雑で強迫的な発声があり、患者はうなったり、吠えたり、悲鳴をあげたりする。発声上のチックは、短く不完全な音を発するものから、複雑な言葉を叫ぶものまでさまざまだった。

68　ヘスターのチックを見て（あるいは聞いて）いると、一〇以上の症状が平行して現われるのがわかる。そこに調和や同時性を感じるわけではないが、互いに無関係な数多くのテンポやメロディーが同時に独立して進行する印象を受けるのである。

69　同じようなチックの「スタイル」や「目的」はトゥレット症候群患者にも見られる。わずかな動きで中断することのない「きらめき」チックを起こす人もいれば、激しく行動的な「マクロ・チック」を起こす人もいる。チックを無意味だと考える人もいれば、（おそらくは複雑な）意味があると考える人もいる。神経科医は「単純なチック」対「複雑なチック」という図式で考えるが、そこにあるのは二種類のチックではなく全体としてのチックであることは明らかで、チックには最も低レベルの自動運動から始まって、最も複雑で奇怪な衝動や言動にまで発展する広がりがあるのだ（Sacks, 1982a）。

70 考えうる限り最も小さな刺激――たった一光子あるいは一量子――が、こうした静止状態を解消するのに充分であることから、静止状態は慣性を完全に欠いた状態だと考えられる。さらに、まったくの静止状態から正常でなめらかな動きへと一瞬にして飛躍することからも、それは明らかである。この完全静止という特異な状態は、その唐突に変化する傾向からも、「定常状態」と原子や電子軌道によって引きおこされる量子の「ジャンプ」に似ているようだ。そこから、私たちが扱っているのがこうしたミクロな現象の大型モデルではないかと考えられる。こうした言葉を使うことが許されるなら、そうしたモデルを「マクロ量子状態」と呼びたい。このような慣性を欠いた状態とは完璧な対照（と相補的関係）を成すのが、パーキンソン症候群における肯定的な障害である。後者の場合、強い慣性と変化への抵抗を伴って、空間と領域を激しく飛躍する。それが示すのは宇宙的な現象のミニチュアモデルであることから、このモデルは「ミクロ相対状態」と呼ぶべきであろう。

このような考えに至った私は、二年前にこう書いた。「私たちのデータは古典的な神経学の不適切さを示すばかりでなく、量子―相対性に基盤をもつ神経生物学の新しい形を示している……現代の物理学の概念とともに」(Sacks, 1972)。ここで私はさらに前進しようと思う。もしこうした類似性が許容できるもので、その概念によって成果を挙げることができるとしても、私たちが直面する現象は「正常な」生活からかけ離れ、ある意味では原子や宇宙ほども遠いのだ。だが、そんな考えは私の興味をひかないし、真実でもない。慣れ親しんだ生物学的現象は、人間が示すさまざまな情熱や能力から、昆虫が静止したりジャンプする現象まで、広大であるが、それも同様に相対性理論や量子力学によって分析できるのである。それゆえ相対性理論や量子力学が、物理学者によって「発見」されるはるか以前に、生物学者によって発見されなかったことが不思議でならない。

71 「こうした状態は……視覚的な意味合いでのみ説明されているが、あらゆる思考や言動に影響すると解釈できる。静止画像は、真実で永続性のある展望を見せることはないが、完全に平らな綿密につなぎ合わされた形、あるいはワッフルのように薄い平面の連なりとして見られる。曲線は緩やかでばらばらの段に分けられる。円は多角形として見なされる。そこには宇宙や固さや継続といった感覚はなく、図形となり得ない小平面としての物体の感覚しか存在しない。

72 患者が映像ヴィジョンから覚めつつあるとき、ちかちか動くもの(アリッカー)はだんだん速まっていく。それが一秒に一六コマくらいの頻度――いわゆる「フリッカー融合頻度」――に達すると、通常の安定した視覚を取り戻す。そこには動き、あるいは動くかもしれないという感覚はなく、変化の過程や力、空間の広がりもない。この結晶化した世界には、感情もなければ心のエネルギーを向ける対象も存在しないのだ。いかなる理解や認識もできず、そこにあるがままの状態を変えることはできない。こうした巨大な静止ヴィジョンを見ていた患者は、次に驚くほど小さなヴィジョン、つまりちっぽけな人の幻覚を見ることになる。実はベッドカバーの上のほこりの粒子が患者の視野を端から端まで満たしているのだが、患者にはそれがモザイクのように並んだ鋭く小さな顔に見えるのである。その次に窓格子や電線に目を移すが、もはやそれらを慣れ親しんだ形として見分けることはできない。ようやく感覚中枢が窓格子の一本だけを認めても、それは中心が濃く周辺部がぼやけた無限に広がる同心円を描く光の輪として認識されるのだ……（Sacks, 1972）

73

ヘスターの言葉をそのまま受け取るなら（患者の言葉に耳を傾けなければ、なにも学ぶことはできない）、時間の概念と「瞬間」の本質について画期的な仮説を立てなければならない（あるいは複数の仮説を）。最も単純な仮説は、おそらく「瞬間」を存在論的な出来事だとみなすことであろう（つまり全ての人間の「世界としての瞬間」として）。そして、人は一時的にそのいくつかを「取り入れる」と考えるのだ（鯨が泳ぎながら海老の大群を飲みこみ続けるように）。あるいは、手にいれたときにそれを「貯蔵」する。いずれの場合も内なる映写機に「入れられ」、適切な状況で一つずつ活性化されて「本物」になると考えられる。通常、この一連のプロセスは適切かつ簡単に進められる。だが、一定の状況下では、私たちの存在にかかわる瞬間が間違った順序で入力されてしまう。そこで時間の経過としての「過去」や「将来」の瞬間が間違った場所に置かれるが、本人にとってはこれがきわめて説得力のある（だが不適切な）「現在」となる。エフロンはそれと似通った仮説（神経系の「時間ラベル」が欠如したか間違っている）を立て、より頻繁に見られる超自然的な既視感や未視感などについて示した。こうした感覚は映像ヴィジョンとは無関係だが、神経が極度に張り詰めた状況では起こることがある（マーサ・Nやガーティ・Cのケースのように）。これらの時間錯誤はすべて、本書で描写した奇妙な時間感覚とともに、抽象と現実、時間の経過と個の存在、時間に対する概念と感覚の間の断絶を示している。

74　脳炎後遺症患者の「歩行」を整えたり制御したりする数々の方法については、パードン・マーティンが名著『大脳基底核と姿勢』で描写している。論理的かつ実際的な治療については、A・R・ルリアが、すばらしい著書『人間の衝突の本質』の最終章「行動の制御」で次のように詳しく述べている。「パーキンソン症候群の患者は、健全な大脳皮質によって外部の刺激を利用して、皮質下中枢の自動運動に代わる運動をすることができる。意志の力そのものではうまくいかないことでも、こうした複雑な大脳系が作用するときには可能となる」

症例6　ロランド・P

ロランドは一九一七年にニューヨークで生まれた。その少し前にイタリアから移住してきた音楽好きの家族の末っ子だった。まれに見るほど活発で早熟だった彼は、非常に幼くして言葉と運動能力を身につけた、快活で探求心が強く、愛すべきおしゃべりな子供だった。ところが、二歳半のときに悪性の嗜眠性脳炎を発症したことから、人生が突然断ち切られてしまったのである。まず高熱とインフルエンザの症状が現われ、それから一八カ月の間、眠ったような状態が続いた。

眠り病から目覚めると、ロランドに大きな変化が起きていたことがわかった。彼の顔は仮面のように表情をまったく失い、体を動かすことも話すこともほとんどできなくなっていた。何時間もの間ぴくりとも動かずに椅子に座ったままで、目が突発的な動きをする以外は完全に無動だった。立たされると、両腕を体の脇にぴたりとつけたまま「小さな木製の人形のように」歩く。歩きはじめると通常はそれから走り出し、スピードがどんどん速まって、最後にはなにか障害物にぶつかって銅像のように倒れてしまう。たいていの人は彼の知能に障害があると考えたが、間近で見ていて息子のことを理解している母親だけは、こう言うのだった。「私のロランドは馬鹿じゃありませんよ。昔どおりに、鋭くて賢い子です。ただ、体の中に閉じ込められているだけなんです」

六歳から一〇歳にかけて、ロランドは知的障害児向けの学校で、年齢分けのないクラスに通っていた。この頃には、ほとんど動くことも話すこともできなくなっていたが、少なくとも一人の教師は、内側に閉じ込められてはいるものの、損なわれてはいない知性を感じとった。一九二五年の成績評価にはこう書かれている。「ロランドは愚鈍ではない。あらゆるものを吸収するが、それを外部に向かって出すことができない」測りがたい深遠なブラックホールのようになにもかもを貪欲に吸収するという印象は、その後四〇年にわたってロランドを詳しく観察した人すべてが等しく抱いたものである。彼が愚かでなにものにも注意を向けないと考えるのは、表面的な観察の結果でしかない。しかし通学はますます難しくなっていった。年々、身体のバランスがとれなくなっていき、唾液の分泌が増えていったからだ。学校に通った最後の年には、身体の両側にクッションを置いて支えていなければならなかった。クッションがなければ、銅像のように手も足も出せないまま倒れてしまうからだった。

一一歳から一九歳まで、彼は自宅で過ごし、毎日のようにビクトローラの大きな蓄音器のスピーカーの前に両脇を支えられて座っていた。というのは、（父親の観察によれば）音楽がたった一つの楽しみで、彼を「生き返らせる唯一のもの」だったからだ。彼は生き生きとした音楽から活発さを得て、音楽に合わせてうなずいたり、歌ったり、身体を揺らしたりすることができた。だが、音楽が終わった瞬間に、彼の動きもまた止まり、いつもの無動の状態に戻ってしまうのだった。ロランドは一九三五年にマウント・カーメル病院に入院した。

その後の三〇年以上、彼は病院の裏手にある病棟で過ごし、まったく変わりばえのない日々を過ごした。障害にもかかわらず体格の良い若者に成長したロランドは、一日じゅう銅像のように椅子に座っていた。だが、毎晩七時から九時の間は筋固縮が少しやわらぎ、腕を少し動かしたり、少し話をしたり、いくらかの感情表現をすることができる。そんなとき、彼は好きなオペラの一節を歌ったり、お気に入りの看護師を抱きしめたりするが、たいていは、自分の運命に対する抗議の声を上げるのだった。「ひどい人生だ」と彼は叫ぶ。「死んだほうがましだよ」奇妙なことに、眠りについてしばらくの間は、この活動がそのまま続いた。体を動かす、寝返りをうつ、同じ言葉を繰り返しながらしゃべる、衝動的に歩こうとする、などの動きを示すのだ。真夜中を過ぎると、こうした活動は収まり、それから朝までは銅像のように横たわっている。

ロランドは一九五八年に左側の淡蒼球破壊術を受けた。その結果、身体の右側の筋固縮がいくらかは軽くなったが、全身の運動減少や無動、話すことができない状態は改善されなかった。

一九六六年から一九六九年にかけて、私はロランドを何度か診察し、話をした。この時期の彼は、がっしりした体格で、五〇歳すぎという年齢には見えないほど若々しかった。実際の年齢の半分といってても信じてもらえそうなくらいだった。いつも車椅子に縛りつけられていたが、それは縛っていなければ前のめりになって転げ落ちてしまうからだった。皮膚は脂ぎっていて、常に発汗し、涙とよだれを流していた。

声は聞き取れないほど小さい。だが、突然の意志あるいは興奮によって、数秒間叫ぶように話すことはできた。よだれが気になるか尋ねたところ、彼は大声で答えた。「もちろんだよ！　気になるにきまっているさ！」そう言ったとたん、それ以上は一言も話せなくなってしまった。誰にでもある無意識のまばたきはみられないが、まぶたの筋肉はひんぱんに痙攣し、そのたびに強迫的に閉じられた。顔に触れたり、なんらかの動きがさっと視野に入っただけで痙攣が起こり、まぶたが閉じられる。また口は、意識して閉じないかぎりは開いたままだった。

ロランドは頭を前方に屈曲させて椅子に腰掛け、無意識の運動がほとんどないまま何時間でも同じ姿勢でいる。首と胴体の筋肉に強い筋固縮があり、四肢にもそれほど重くない筋固縮がある（手術前はもっと筋固縮が強かった）。右半身は、今では左側よりも筋固縮は軽くなっている。主要な関節のすべてで歯車現象が起きている。右手はひんやりし、左手は冷たい。両手の皮膚と爪の栄養状態は良くない。四肢には固定した変形部分や振戦はなかった。また、運動減少はとても深刻だった。手を握ったり開いたりするよう指示されても、指をわずかに曲げることしかできず、それを三、四回繰り返すと、まったく動かなくなってしまう。拍手するように言われると、三回から五回拍手した後は動作が速まり、力はなくなって、最後には震える動きになって完全に止まってしまう。急に激しく力を込めれば立ち上がることはできるが、後方に倒れる力に圧倒されて、支えなしでは立っていられない。充分な支えがあれば、小刻みな歩幅で数フィートは歩くことができた。椅子に戻ると、銅像のように硬直して後方にそり返り、わずかな動きも姿勢を直すこともできない。ロランドは字が書けなかったが、簡単な図形をそっくり描き写すように言われると、左手を懸命に使って、たいへんな努力の末に実際より小さな円を描くことはできた。右手は動きがずっと悪いために、そのような図形を描くこと自体考えられなかった。

ロランドは私が知っている中でも最も重い脳炎後遺症患者の一人だった。L－DOPAに反応するであろうことには疑いはなかったが、どのような反応をするか、また自分の反応に対して彼自身がどう反応するかなど、予想のできないことが多かった。なぜなら、彼は三歳になる前に病気にかかって以来一貫して世の中から切り離されていたからである。それでも、一九六九年五月一四日にL－DOPAの投与を始めた。

L－DOPA投与後の経過

五月二〇日。ロランドは普段とは違う「エネルギー」を感じていると言った。そして、両脚を動かしたい衝動に駆られているとも。この衝動は、職員に付き添われて「ダンス」したことによって鎮まった。その翌日、ロランドの運動能力は劇的な変化をみせた。病棟の端から端まで（約八〇フィート）歩き、戻ってくることができたのだ。しかも、その間背中をたった一本の指で支えられていただけだった。

五月二四日までには（L－DOPAの投与量はこの時点で一日三〇〇〇ミリグラムに達していた）さまざまな反応が現われた。以前はほとんど聞き取れないほど小さかった声は、今では一〇フィート離れていてもはっきり聞こえ、特に努力しないでも声量が小さくなることはなかった。よだれは完全に止まっていた。こぶしを握ることもできたし、かなりの力で拍手をすることもできた。また、病棟を歩き回ることもできたが、後方にひっくり返る力が強すぎるので、誰かが身体を支えている必要があった。右腕と右脚の筋固縮がかなり軽くなったことは確かだが、その緊張の度合は私には正常な状態よりもさらに軽いように思えた。それまで動かすことのできなかった首と胴体の筋肉の硬直も軽減した。ただし、腕の筋肉のように、驚くほど柔らかくなるというわけにはいかなかったが。この日、ロランドの顔は紅潮し、目は異常なほど輝いていて、どこか飛び出しているようにみえた。まぶたの痙攣と強迫的に閉じる動きも止まっていた。そして私に向かって、上機嫌でちょっとしたことにも笑い声を上げ、多幸症のようにもみえた。そして私に向かって、病院から一日外出できるほど症状が良くなるだろうかと尋ねた。ロランドは激しい性的な興奮を示していた。性欲の幻想が突発して（あるいは「解放され」て）、病院の外に出たいという気持ちの中には、初めての性体験を持ちたいという欲望も含まれていた。運動能力、気分、そして意識全体の覚醒は、その週末にも高揚し続け、ロランドは大声で要求した。「女が欲しいんだ——おれは何年も女なしで生きてきたんだぞ。一人くらいいいじゃないか！」五月二七日。ロランドは顔をひどく紅潮させ、騒々しく、眠れず、どこか躁病的で手がつけられないほど興奮していた。以前は弱々しく、大きな動きをほとんどみせなかったのが、今では暴力的なほど力強く体全体を動かしていた。常に意識が冴えていて、なににつけてもぴりぴりした。目の動き（以前はめったに動かず、頭が視線とともに動くこともなかった）は、今では常にダーツのように素早く、同時に頭も勢いよく動く。注意は常に四方八方へ向けられ、非常に鋭いが長続きすることはなく、なにかにそらされやすい。予期しない物音に驚いて跳び上がってしまう。そうするうちに、とうとう、アカシジアが始まった。とくに両脚を休みなくばたつかせ、いらいらするとベッドの横のテーブルをたたく。このように過度に神経を昂ぶらせた彼を見て、私はL‐DOPAの投与量を一日に三〇〇〇ミリグラムから二〇〇〇ミリグラムに減らした。五月二九日、彼は注意深い肉食獣じみた表情を浮かべていた。動きは力強いが制御不能で、加速されながらいつまでも続くのだった。アカシジアによる動きが始まってしまうと、ロランド自身がそれを止めることは不可能だった。

肯定的な側面はといえば、幼い頃から読み書きのできないことを悲しみ、恥じていたロランドが、それを習う気になったことだ。そして驚くほど粘り強く努力し、初めのうちは輝かしい上達ぶりをみせた。だが残念なことに、機能障害が次第にそれを難しくしていった。読むスピードが速すぎて内容が理解できないか、文字や単語の一つを見つめたまま止まってしまうかのどちらかになってしまう。書くほうも同様に「静止し」て文字が異常に小さくなり、もっとよく起こるのは、衝動的に腕を突き出すような書き方のために乱れてしまうことだった。そうなってしまうと、彼にはもうどうすることもできないのだ。

ロランドのアカシジアには、以前はこれといった特徴はなかったが、今ではいくつかのはっきりした症状を判別することができる。たとえば右脚が休みなしの「足踏み」をし（興奮して神経質になっている馬を連想させる動き）、強迫的な咀嚼するような動きをする傾向があった。また、性的な覚醒と性欲は一段と強烈になり、視野に女性が入るやいなや、書くのがはばかられるほど煽情的なことを言ったり、強迫的に唇をなめたり鳴らしたりした。鼻孔と瞳孔が広がり、じっと見つめ続けずにはいられなくなる。彼は見つめる対象につかみかかりかねない様子で、その対象が視野から消えない限りあきらめることができなかった。

五月二九日の夕方、たまたま眠っているロランドを見る機会があった。運動量が驚くほど高まり、咀嚼する動き、腕を振り敬礼するような動き、イスラム教徒のあいさつ《サラーム》のように頭をリズミカルに胸の方へ屈曲させる動き、また両脚を蹴る動きなどがひっきりなしに見られ、つぶやいたり話したり歌ったりしていた。そして驚くほどの反響様言語症をみせ、眠っているにもかかわらず、私がする質問をすぐにそっくり繰り返すのだった。こうした動きを撮影し、言葉を録音してから、私はロランドを起こした。彼が目覚めると、それまでの全ての動きはぴたりとやんだ。ロランド自身はぐっすり眠っていたものと考えていて、動いたり話したりした記憶はまったくなかった。もう一度眠ると、また同様の動きが始まり、午前一時頃まで続いてやみ、もう再開することはなかった。実はこの一連の動きは、L‐DOPAの投与前にすでに現われていた症状が増幅したものなのである。それはロランドの日中の動きにもはっきりと現われ、夕方になると運動量が極端に増える。これは、L‐DOPAの投与量や投与時間を変えても同じだった。つまり、毎晩六時から七時になると咀嚼するような動きが始まり、睡眠中も真夜中頃まで続いて止まるのである。

六月一〇日頃、新たな症状が現われた。それは大食、口辺偏執、あるいは貪食衝動と呼べるものだった。食事のときにはいつも、最初の一口を口に入れたとたん、一刻も早く食べ物をつかみ、嚙み、飲み込みたいというどうしようもない衝動に駆られる。そして自分の意志とは無関係に食べ物を口に詰め込み、ものすごい勢いで嚙み下す（飲みこんだ後も、その動きは続く）。皿の上の食べ物をたいらげてしまうと、勢いよく嚙み続けている口の中に指やナプキンを詰めこむのである。

六月の第三週（L‐DOPAの投与量は変わっていない）、さらに懸念すべき性質の症状が現われた。ロランドは不安を感じるようになり、同語反復症のように同じ言葉を執拗に繰り返すようになった。毎日、椅子の上で身体を前後に揺らし、リズミカルに歌い続けて一日のほとんどをすごす。「おれは狂ってる、おれは狂ってる、おれは狂ってる……。このひでえ場所から出てかなきゃ、おれは狂っちまう、狂っちまう、狂っちまう！」別のときには、何時間も休みなく同じ調子で同語反復症的に歌い続ける。日ごとに反復行動と同語反復症は重くなっていった。そして六月二一日には、同じ言葉をいつまでも繰り返し続けるため、会話が不可能になってしまった。この時には感情が高まっていて、狂気と混乱への不安、敵意、そして激しい苛立ちがせめぎ合っていた。患者の一人が窓の外を眺めているのを見ると、彼は叫ぶ。「やつは飛ぶぞ、飛ぶぞ、飛ぶ、飛ぶ、とっ、とっ……」ロランドの様子には、以前はどこか受動的で他者に依存し、卑屈なところがあったが、いまではすっかり変わって、煽情的で攻撃的で、けんか腰だった。もちろん、そうした態度は微笑みや冗談でやわらげられ、周囲から受け入れられるものとなってはいたが。この頃のロランドの性衝動は強烈であり、エロティックな夢や悪夢が繰り返し現われ、強制されたかのように頻繁に自慰行為を行なった。さらに攻撃性と反復行動が混じり合って、ののしりの言葉や汚い言葉を繰り返したり、淫らなリフレインのあるポルノ歌謡を繰り返し歌うのだった[75]。

六月二一日、ロランドは、視線があらゆる動くものに「捕まって」しまい、それから「解放」されるためには目の前に手をかざすしかないのだと訴えた。この特筆すべき現象は、他の人々の目にもはっきりと映った。あるとき、蠅が部屋に入ってきてロランドの視界に入った。そのとたん、彼の視線は蝿に「固定《ロック》」され、蝿がどこへ飛ぼうと、否応《いやおう》なくその後を追い続けた。この症状がさらに強まり、ロランドは自分の視線をとらえたものがなんであろうとそれに注意を集中させなければならなくなった。この現象を、彼は「陶酔」「魔法にかかった状態」あるいは「妖術」と呼んだ。この時期、「つかむ反射」（L‐DOPAの投与前も現われてはいたが、軽くて自覚症状もなかった）も強まり、強迫的に両手でなにかをつかんだり手探りしたりするようになった。おまけにこの両手は、触れたものがなんであれ、それに「くっついて」しまうのだった。

他にも新しい症状が六月中に現われ、頻繁に起こるようになった。呼吸が不安定になり、突然チック症状のように息を吐いたり、ときには鼻を鳴らしながら呼吸したり、しつこく咳を反復したりする。どの症状も、咀嚼の動き、足踏みなどと同様に、夕方になると現われる。それは明らかに彼の生来の身体のリズムに関連しており、L‐DOPAを投与する時間とは無関係だった。

ロランドの感情や身体運動の過度の興奮、そして苦痛に満ちた動作の継続や「刺激への隷属状態」をみて、私はL‐DOPAの投与量を一日一五〇〇ミリグラムに減らした。それでも運動機能促進症候群は弱まることなく続いたため、私たちはL‐DOPAに加えてハロペリドール（一日の投与量は一・五ミリグラム）を投与して効果をみることにした。興奮とアカシジアがまだ続いたので、L‐DOPAの投与量をさらに減らし、一日一〇〇〇ミリグラムにした。そんなごく微量のL‐DOPAもロランドの話し方や動きを活発にするが、それとともに唾液分泌過多も現われる。投与量を増やせば、運動機能が過度に促進される。こうして、七月の中旬には、私たちはかなり正確にL‐DOPAへの反応を予測できるようになった。次に示すのが、その対比である。

一日に一〇〇〇ミリグラム
音声と運動機能の適度な向上
興奮、アカシジア、不眠いずれもなし
多量の流涎
チックも動作の持続もなし

一日に一五〇〇ミリグラム
音声と運動機能の飛躍的向上
興奮、アカシジア、不眠
ごく微量の流涎
強いチックと動作の持続

ハロペリドールの効果はL‐DOPAの効果と全体的に拮抗するため、L‐DOPAを減量したことの影響と区別がつかず、またL‐DOPAが一日一〇〇〇ミリグラムというごく微量でも、依然として発作性でリズミカルな動きを起こすことは明白だった。とくに驚かされたのは、一日に一〇〇〇ミリグラムの投与量でも毎晩現われる「目覚め」である。一分ほどの間に、紅潮し、瞳がぎらぎらと輝き、視線の動きが俊敏になり、声が大きくなり、性欲にあふれた誇大妄想的な興奮をみせ、そして躁病―カタトニー型のアカシジアが起こる。だが、同じように急激に（そしてアカシジアと同様、原因を単純に投与量に帰することはできない）相反する変化が起こり、彼の症状は失語症的なアキネジアにまで収縮してしまう。こうして、七月中旬には、私たちは非常に重い脳炎後遺症パーキンソン症候群の患者の治療において重要な問題に直面していた。過度に不安定な神経システムを持つ患者、あらゆる反応が全てか無かの極端に振れてしまう患者を治療するにあたり、いったいどのようにして最善の妥協点を見いだせばよいのだろうか。

一九六九年～一九七二年

この三年間、ロランドは毎日一〇〇〇ミリグラムのL‐DOPAを続けている。もし一回でも投与をされないと症状がひどく重くなり、まる一日投与されないと感覚麻痺や昏睡状態に陥るのだ。一九六九年の秋には、ロランドは爆発しかねない興奮状態と抑制された力が内に向けられる状態とに引き裂かれ、一つの状態からもう一つへと、ほぼ三〇秒おきにヨーヨーのように揺れ動いた。興奮状態にあるときには話したり動いたりしたがり、あらゆる刺激に対して貪欲になる。その中には読書も含まれていた。三歳のときからパーキンソン症候群を患っていることを考えれば、学習を始めてからの三カ月間で目覚ましい進歩をとげ、新聞の見出しや写真の説明文などを読めるようになった。

一九七〇年の初めから、ロランドのL‐DOPAへの反応はそれほど良好ではなく、パーキンソン症状や「気分が滅入る」期間が、興奮した誇大妄想的な状態を圧倒するようになっていった。そして、興奮状態のとき以外には彼ときちんと交流できなくなってしまった。ごくまれに、「普通の」あるいは中間の状態を示すことがあるが、それは月に一、二回しかなく、しかもほんの数秒から数分間続くだけだった。

さらに深刻なことは、意識混濁や昏睡の状態に陥ることが多くなり、それとともに手を動かしたりチックを起こしたり、わけのわからないことを口走ったり、話しかけられた言葉をそのまま繰り返すようになったことである。こうした状態は、L‐DOPAの増減とは無関係に重くなっていった。私たちは何度か、アマンタジンを投与してみた。というのは、患者によってはこの薬の効果でL‐DOPAへの病的な反応が軽減し、治療効果を（短期間ではあっても）取り戻すことがあるからだった。ところが、ロランドの場合は残念なことに、アマンタジンによって病的な反応と意識混濁が悪化しただけだった。

ロランドの気分と機能が最も良くなるのは、家族がたまの週末や休日に自宅に連れ帰ってくれるときだった。とくに気に入っていたのは、兄の別荘にあるオーディオ設備とプールだった。水の中ではパーキンソン症状がかなり軽減され、地上では決して得られないゆったりとした流れるような動きで泳ぐことができた。自然な動きは、オーディオ設備から流れる音楽によっても促された。とくに、ロランドのお気に入りでいつも聴いている喜劇オペラがかかると、動きがスムーズになる。ロランドは音楽に合わせて歌い、「指揮」し、たまに踊ることもあった。その間、症状はほんのわずかしか現われない。だが、ロランドが好きなのは、ポーチに座って、庭に満ちる自然や周囲のニューヨーク州北部の風景を眺めていることだった。彼は田舎から病院に戻るといつもひどく落ちこみ、同じ思いを口にする。「このひでえ場所から出られて、まったくやれやれと思っていたのに！……おれは生まれたときから方々に閉じ込められてきた……なんてひでえ人生だ……いったいなんだって子供のときに死んじまわなかったんだ？……どう意味があって、どう役に立つってんだ、こんな人生が……よう、先生！　おれはL‐DOPAにはうんざりだ。看護師が棚に鍵をかけてしまってる本当の薬をくれないか……安楽死の薬とかなんとかいう名前のやつだ……生まれたときからおれに要《い》ったのは、そいつなんだよ」

エピローグ

本書の米国での初版で、私はロランド・Pについて、後書きに次のように書いた。「一九七三年の初め、ロランド・Pはやせ衰えて死んだ。フランク・Gや他の患者同様、検死では死因はわからなかった。こうした患者たちは、希望を失い絶望したことで死んだのだ、と私は考えずにはいられない。表に現われた死因（突然の心拍停止でもなんでも）は、本人が求めていた最後のとどめの手段でしかなかったのだ」このあいまいな後書きについて、数多くの質問が寄せられた。そこで、ロランドの人生が描いた最後の下降線をたどることと、その要因と考えられるものについてもっと詳しく説明することが、必要であるとともに適切だろうと考えた次第である。

ロランド・Pの母親は驚くほど理解があり、息子に誠心誠意尽くしていた。幼少時に、知能に問題があるとか狂っていると決めつけられた彼をいつも守ったのがこの母親だった。寄る年波と関節炎にもかかわらず、彼女は毎週日曜日には例外なく面会にやって来た（ロランドが兄の田舎の別荘に招かれたときも同行した）。ところが一九七二年の夏に関節炎が悪化し、息子に会いに来れなくなってしまった。母親が姿をみせなくなると、ロランドはひどく動揺した。二カ月の間嘆き続け、衰弱し、落ち込み、怒り、体重も二〇ポンド減ってしまった。だが、幸運なことに、病院のスタッフの一人である女性の理学療法士のおかげで、彼の喪失感はやわらいだ。この女性は職業的な技術と暖かく愛情深い性格を兼ね備えていたので、一九七二年の九月には、ロランドは彼女と親しくなり、以前は母親にそうしていたように、彼女を頼るようになった。彼女は暖かく賢明な女性で、本物で偽りのない愛を無条件に与える母親の役割を引き受け、誤解を招くような態度を見せることは決してなかった。彼女はロランドのことを気にかけ、週末や夕方にもやって来て一緒に過ごし、彼が必要とする愛情を与えたのだった。その優しさのおかげで、彼の心の傷は癒されたかにみえた。ロランドは落ち着きを取り戻して気持ちも穏やかになり、体重が増え、夜もよく眠れるようになった。

不運なことに、一九七三年の二月の初め、ロランドの愛する理学療法士は（病院のほぼ三分の一のスタッフとともに）解雇されてしまった。当時の政府予算から病院への助成金が削減される決定がなされたためだった。それを聞いたロランドはひどくショックを受け、事実を否定して信じようとしなかった。この時期、彼が繰り返し見た夢は、皆が解雇されても彼の新しい「母親」だけは例外で、なにか特別の配慮によって病院に留まることができたというものだった。ロランドは口元に微笑みを浮かべたままこの甘くて残酷な夢から覚め、それが夢であったことに気づいて怒りの叫びを上げるのだった。だが、こういう夢を見つつも、意識の上では「分別」がありすぎ、過度に「理性的」だった。「こうしたことは起こるもんだ」彼はうなずきながら言った。「気の毒だけど、どうすることもできないのさ……覆水盆に返らず、だよ……あきらめるしかないね。それでも人生は続くんだから……」このとき、彼は意識と理性の世界では喪失を乗り越えて「それでも」生きていく決意をしたようにみえた。だが、もっと深いところでは、二度と乗り越えられない心の傷を負ったのだと考えられる。一度は代理の母によって救われたロランドだが、いまや彼女も失われ、母親のような存在が新たに現われる当てもなかった。ロランドは二歳半で重い病気にかかり、それ以来ずっと誰かに依存して生きてきた。それゆえ、彼は大人の男ではあっても、幼児のように心から頼ることができる相手を必要としていたのだ。スピッツが行なった有名な研究のことを考えると、ロランドが生き続ける可能性は小さいのではないかと考えざるをえなかった[76]。

二月の中旬には、ロランドは悲嘆と落胆、恐怖、怒りが入りくんだ重い精神衰弱をみせた。失った愛情の対象を思い焦がれ、彼女を探し続け（そして他の女性を彼女と「間違え」続けた）、悲しみと心の痛みに繰り返し打ちのめされた。そんなとき、彼は顔色が青白くなり、胸をかきむしって大声で泣き、うめくのだった。悲しみと思慕、そして彼女に恋い焦がれる気持ちと同時に、自分は裏切られたのだという激情にも駆られていた。そんなとき、彼は運命を、病院を、そして彼女を責めた。あるときは彼女のことを、「尻軽なくそ女」となじった。彼は悲嘆と罵倒の苦しみの中に生きていたのだ。

二月の末近くなると、ロランドの様子は再び変わり、会話することもほとんどできない、死体にも似た無感覚の状態になった。深刻なパーキンソン症状が再び現われたが、生理的なパーキンソン症候群の仮面の下には、もっとひどい絶望をかいま見ることができた。ロランドは食欲を失い、食べることをやめてしまった。希望も失望も表わさなくなった。夜は眠ることもなく、よどんだ目を大きく開いたまま横たわっていた。彼が死にかけていること、そして生きる意欲を失っていることは明らかだった。

私の心にひっかかっている出来事がある。三月の初め、「脳の器質的な病気」に非常に敏感な（だが絶望した心に対しては無頓着なようにみえる）ある医療スタッフが、ロランドにさまざまな「検査」をすることにした。その朝、私が病棟にいると、検査器具を載せたワゴンがやってきた。ワゴンには採血用の注射器やチューブが並べられ、それを白衣を着た技術スタッフが押していた。ロランドは初め受動的で無感動に腕を出して採血させようとしたが、突然、私にとっては忘れられない激烈な怒りを爆発させたのだ。彼はワゴンと検査技師を乱暴に突き飛ばした。「放っておいてくれ！　こんなくだらない検査にどういう意味があるってんだ？　てめえには目も耳も付いてないのかよ？　おれが悲しくて死にかけているのがわからないのか？　頼むからおれを静かに死なせてくれ！」それが、ロランドが口にした最後の言葉だった。その四日後、ロランドは眠っている間に、あるいは感覚が麻痺している間に死んだ。

註75　脳炎後遺症患者に現われる運動や食欲といった本能的行動の複雑な障害は、重症のトゥレット症候群患者に見られるものと似通っている。後者では、汚い言葉や激しい執着、性欲の増大、自己破壊的な行為、食欲増加、運動亢進、複数のチックなどが現われる。

76　スピッツがメキシコの孤児院の子供たちを対象に行なった研究は忘れがたいものである。人間的なつながりの欠如がもたらす効果を調べるために、抜群に機械的で「衛生的」な環境で、人間的な眼差《まなざ》しやぬくもりを注ぐことなく子供たちを育てたのである。その結果、子供たちは全員、三歳になる前に死んでしまった。幼児や老人、重病人や精神的に引きこもった人を対象に行なわれた同じような研究からも、人間的なケアを受けられないことは文字通り致命的であり、それによって人は死んでしまう、それも弱い立場にいる人ほど早く死んでしまうということが明らかになった。そういう意味で、死は第一に存在の死であり、生きる意志の死である。肉体的な死が訪れるのはその後のことだ。こうした「悲しみで死ぬ」という主題については、C・M・パーカーの『強奪』の第二章で詳しく検証されている。

症例7　ミリアム・H

ミリアムは一九一四年に、敬虔なユダヤ教徒の家族の二番目の子供としてニューヨークで生まれた。両親は、彼女が生まれてから半年もたたないうちに死んでしまった――それは、彼女の人生を次々と襲う悲劇の最初のものだった。赤ん坊のミリアムは姉と離ればなれにされ、クイーンズにある古い孤児院に送られた。ここで、彼女はディケンズの小説の主人公オリヴァー・ツイストさながら薄い粥《かゆ》と脅しを糧《かて》として育った。早熟な子で、一〇歳頃から本に「埋もれて」過ごした。一一歳のときに橋から突き落とされ、両脚、骨盤、背骨を骨折した。一二歳のとき、激症性の嗜眠性脳炎を発病した。その当時、孤児院には二〇〇人を超える子供がいたが、この病気にかかったのは彼女ただ一人だった。半年間、ミリアムは不活発で、食事やその他の用事で起こされない限り、昼も夜も眠り続けた。その後の二年間というもの、激しい睡眠発作《ナルコレプシー》、睡眠麻痺、昼夜を問わない悪夢、寝言に頻繁に悩まされた。これらの睡眠障害が治ると、今度はパーキンソン症候群が現われた。一六歳のときには、身体の左側に筋固縮が起こり、左手が縮んだ。姿勢が歪み、思考や会話に加速とせっかちな感じが現われた。しかし、彼女の優れた知能は病気で妨げられることはなく、高校に戻って、卒業することができた。そして一八歳のときに障害がさらに重くなったために、マウント・カーメル病院に移された。そんなわけで、彼女は「外の」世界を経験したことがなく、人の話や本からの知識しかもっていなかった。

その後の三七年間、彼女の状態はゆっくりと、しかし確実に悪い方へ向かっていった。半身のパーキンソン症候群の筋固縮とアキネジアに加えて、左脚が痙攣して力が弱まったほか、子供の頃の事故のために右脚が短く奇形になってしまった。だが、こうした数々の困難やますますバランスがとれなくなる身体、著しい加速歩行にもかかわらず、一九六六年までは、松葉杖を使って歩くことができた。加速するような話し方に加え、咀嚼するような筋肉の動きがはっきりとみられた。さらに、苦痛であっただけでなく彼女の自尊心をも傷つけたのは視床下部障害によるさまざまな症状で、極度の多毛症と肥満、背中の瘤《こぶ》、赤血球過多症、にきび、糖尿病、たび重なる消化器の潰瘍に、次第に蝕まれつつあった。この間、ミリアムは自分が不細工でグロテスクだということを痛いほど意識していたので、いっさい他者と交わらず、ますます本の世界に閉じこもるようになっていった。病気にかかってからの数年間は、身体の左側を襲う突発的な痛みに苦しめられた。それとともに苦悩と恐怖が湧き上がったり消えたりし、それは始まると数時間続いた。何年もたってから、彼女にそのことを尋ねると、ディケンズを引用するのが好きな彼女は、彼の小説からたとえをあげて答えた。「先生がいつも訊くのは痛みの位置でしょう。でも、私が言えるのはグラドグラインド大人の言葉だけですよ。『昔はどこかに痛みがあるような気がしていたけれど、本当に痛みがあったのかどうかよくわからないんです』ってね」一九四〇年頃にこうした発作が収まった後も、ミリアムは相変わらず左半身にある痛みにきわめて敏感であり続けた。

一九四五年頃まで、ミリアムは重い鬱状態や激しい怒りに陥りやすかったが、やがてその激しさは収まり、感情に乏しい安定した鬱状態に変わっていった。ミリアムはこの変化について話してくれた。「眠り病にかかった後で気性が荒くなり、自分でコントロールできないほどでしたが、病気でおとなしくなったんですよ」脳炎にかかった後、気が短くなったり衝動的になったりし、欲求不満になると突然大声で叫んだりしたものだが、それも年月が経つうちに収まった。この叫びの発作について、彼女は少々恥ずかしそうに説明した。「まるで私の中でなにかが膨れ上がって、爆発するかのようでした。ときどき、叫んでいるのは自分ではないと感じたんです。叫んでいるのは私ではないなにか、私がコントロールできないなにかだったんです。叫んだ後はひどく落ち込んで、自分が嫌になってしまいます」

たまに爆発する怒りや叫びの発作とは別に、ミリアムの嫌悪や非難の感情は自分自身に向かい、神による罰なのだと思うようになった。「最初の頃は誰もかれも嫌っていました。それで、仕返しをしてやりたいと思っていたんです。なぜかは知らないけれど、私の病気の責任は周りの人にあると思っていたから。その後、それが私の運命だとあきらめてから、それが神の罰だということに気づいたんです」脳炎を患うほどひどいことをしたと思うか、そしてなぜこんな形で罰を受けたと思うかと尋ねると、彼女は答えた。「自分がなにか特別に悪いことをしたとは思いません。私は悪い人間ではないんですよ。でも、私は選ばれたんです――なぜだかは知りませんけど。神の御意志は計り知れませんから」

自らの内に向かう非難、そして鬱状態はますます強まり、眼球回転発作中は耐えがたいほどになる。これらの発作は一九二八年に始まり、毎週水曜日に定期的に起こった。きわめて規則正しいので、私は医学生がこの発作を観察したいと言えば、水曜日に病院に来るようにと伝えていた。ただ、発作が起こる時間帯には多少の融通をきかせることができた。あるときミリアムに、学生たちは水曜日ではなく木曜日に来ることになったと伝えると、彼女は言った。「そうですか。じゃあ木曜日に延ばしましょう」そして、実際にそうなった。八時間から一〇時間も続く発作の間、とくに弓なり緊張を伴っているわけでもないのに、ミリアムは「天井を見つめなくてはならなかった」。車椅子を動かすこともできず、ささやくように話すだけである。発作の間じゅう、彼女は「憂鬱で……寂しくて……人生にあきあきしている」そして彼女は自分のみじめな状態について偏執的に考え続ける。三七年も病院にいて、友人も家族もなく、醜く、自由に動くこともできない、などなど。そして何度も自問する。「なぜ私なの？　私がいったいなにをしたというの？　なぜ私が罰せられるんだろう？　なぜ私の人生が取り上げられてしまったんだろう？　生き続けてどんないいことがあるというんだろう？　自殺してしまえばいいのに」こうした思いはいつまでも続く祈禱のように彼女の内面に繰り返し湧きあがり、発作の間じゅう心から消えることがなかった。それは繰り返し、有無を言わせず、圧倒的で、他の考えを全て心から追い払ってしまう。発作が終わると、ミリアムは「比較的陽気な」気分になる。なぜなら、彼女はまた自分自身を取り戻し、おそらく物事はそこまでひどくないのではないか、と思えるからだった。計算が非常に得意なミリアムは、こうした発作に加え、ときには同時に、数をかぞえる発作に苦しめられることがあった。この発作は夜間に起こることが多く、強迫的に一定の数（たとえば九万五〇〇〇）までかぞえたり、七を一五乗まで計算したりした後、ようやく計算をやめて眠ることができる。とくに、ジェリフェの患者の一人に似て、彼女は眼球回転発作中は強迫的に数をかぞえざるを得なくなり、そんなときには目標の数字に達するまで発作が終わらなかった。もし途中で邪魔が入ると、また一からかぞえ直さなければならない。初めの目標の数字までかぞえると、そのとたんに発作は終わるのだった[77]。

　数多くの神経学的、神経内分泌学的な問題、そして頻繁に気を滅入らされる絶望感にもかかわらず、ミリアムは一九六七年まで障害と勇敢に闘っていた。病棟や礼拝堂《シナゴーグ》での活動に積極的に参加し、病院内で開かれる哲学や他の授業で活発に発言し、本をよく読み、時事ニュースにも関心を向けていた。だが、一九六七年の異常なほど暑い夏の間、脳炎後遺症の患者を次々に襲った異常高熱と暑気あたりを避けるために、彼女への抗パーキンソン薬の投与が中止された。その結果、ミリアムは神経学的にも感情的にも後退してしまった。左腕に重い筋固縮が起こり、彼女は椅子に座ったまま無表情のまま黙りこくっていた。まるでそれまで持っていた生きる意欲をすっかり失ってしまったかのようだった。彼女は一日じゅう椅子に座り、目の前の壁をぼんやりと眺めていた。抗鬱剤を投与しても、その状態はほとんど変わらなかった。それ以前に投与していたソレナシアス薬を再開しても、唾液分泌過多の症状が軽くなっただけだった。彼女の症状は取り返しがつかないほど重く、L‐DOPAが初めて投与された頃には希望のない「引きこもった」患者とみなされていた。

L‐DOPA投与以前

　一九六九年にL‐DOPAの投与を始める直前に検査したとき、ミリアムは肥満体で、頰ひげが濃く、先端肥大を来たし、クッシング症候群に似た症状をみせていた。無表情のまま車椅子に沈みこむようにして座ったきりぴくりともせず、顔は仮面のようで、感情の動きはまったく見て取れなかった。そして、その感情もなければ希望もない外見と内面を象徴していたのが、ほとんど曇ってしまっている眼鏡だった。出っぱった近視の目の上に、明らかに何カ月も拭いていない眼鏡がかかっていた。眼鏡を外すと、両目はぼんやりと前方に向けられていた。重い無動状態の患者においても、目だけは活発に動いていることがあるが、ミリアムの目にはそのような意識的な動きは見られなかった。瞳孔は小さくて、左右の大きさが違っていた（なぜか左の方が大きかった）が、どの方向にも視線を向けることができた。ただし、近くのものに焦点を合わせるために左右の視線を交差させることはできなかった。不随意的なまばたきはなかったが、眉間をたたいたり目の前になにかを近づけたりすると、強迫的にまぶたを閉じた。皮膚は油っぽく、にきびと脂漏性の皮膚炎が広がり、身体の左側を除いてひどく汗をかいていた。

　発声の妨害《ブロック》と加速が交互に現われてはいたが、ミリアムの声は明瞭で聞き取りやすかった。そして一つ一つの節を叫ぶように言い放っては失語症に陥ってしまう。発声の力とリズムが不安定なことに加え、それを補うかのような発声のチック（うなり声をあげる）が起こり、そのために会話を続けることはますます難しくなるのだった。呼吸はほとんど気にならないが、たまに息をむりやり深く吸い込むことがある。唾液分泌過多が進んでいたが、よだれはなかった。舌は突き出すことができず、唇の両端へゆっくりと震わせながら動かすのがやっとだった。そして唇を素早く動かすように指示しても、すぼめるだけだった。注意が散漫になっているときには、なにかを嚙むような動きが断続的に起こり、それは（後になって観察する機会があった）眠った後もしばらく続いていた。ミリアムの筋固縮とアキネジアは身体の左側に驚くほど片寄っていた。左腕の筋固縮は非常に重く、ジストニーによる奇形と手の筋肉の痙縮が見られ、左腕だけ動かすことはほとんどできなかった。それに対して、右腕の筋固縮はわずかに進んでいるだけで、アキネジアが始まるまでは右手を六、七回握ることができた。胴体や首の筋固縮がひどくて体の屈伸運動はほとんどできなかった。身体の左半分では痛覚脱失と疼痛刺激に対する過剰反応とが共存していた。両脚は上部ニューロンタイプの痙縮と脱力を示し、腱反射は病的に亢進していた。また、足の裏は両足とも伸筋していた。ミリアムは椅子から立ち上がることができず、支えられても起立することも歩行することもできなかった。

これほど人好きのしないひどい症状を示す患者が、突如として高い知性のきらめきや機知、魅力を見せるのは驚くべきことだった。たいていいつも、それらは「妨害」されて、極端なほど彼女の奥底に引っこんでいた。だから、ミリアムをよく知らない人は、彼女のことを精神障害者だと思うのだった。

L－DOPA投与後の経過

L－DOPAの投与を始めたのは一九六九年六月一八日だった。投与を始めてから一週間は変化がみられなかった。投与量を少しずつ増やしていっても、吐き気やめまいなど、この薬の投与後最初の数日に起こりがちな症状を訴えることもなかった。次に記すのは、私の日記からの抜粋である。

六月二七日。一日に二〇〇〇ミリグラムの投与量で、ミリアムは意識の明瞭さが増し、陽気になり、周囲に興味を持ちはじめたようにみえる。

七月一日。相変わらず意識がはっきりして陽気。その他にも、ここ数年で初めて、自分の外見に関心を払う。一週間に三回むだ毛を剃ってもらうこと、肌をきれいにしてもらうこと、患者用のだらりとしたガウンではなく、毎日洋服を着せてもらうことなどをスタッフに頼んだ。図書館から小説を借りる手配もした――二年以上もなにかを読もうとしたこともなかったのに。そして日記をつけ始めた。字は始めのうちこそとても小さかったが、日ごとに大きくなっていった。左腕の筋固縮がかなりやわらいできたので、ミリアムは死んだように動かなかったその腕を「しなやかにする」訓練をいくつか始めることにした。左手を自由に開いたり握ったりすることができるようになったが、指を一本ずつ動かすことはまだ無理だ。快方に向かうこうした強い反応がみられ、悪影響もないことから、L‐DOPAの投与量を一日三〇〇〇ミリグラムから四〇〇〇ミリグラムにまで増やすことにする。

七月九日。投与量の増加で、ミリアムの症状はさらに良くなっている。悪性の反応が数多く現われるようになってはいるが、深刻なものはない。リハビリの甲斐もあって左腕が以前より使えるようになり、指を少し動かすことができるようになってきたため、ナイフとフォークを通常のやり方で持ったり、キャンディーやチョコレートの包装紙をはがすこともできるようになった（肥満と糖尿病にもかかわらず、彼女は甘い物に目がない）。

また、要求が以前よりも多くなり、気が短くなった。今では大きな声でものを頼むことができ、要求が満たされないと金切り声を上げる。こうして叫んだ後で自己嫌悪に陥り、すぐに深く悔やんで謝ることがしばしばだ。話し方にはいまだに加速がみられるが、以前より安定して継続性のある話し方になってきた。そして文節や文章の後で止まってしまうこともなくなった。たしかに、ミリアムのような勢いで話せる人には会ったことがない。テレビでニュースを読むアナウンサーをも簡単に打ち負かしてしまうだろう。彼女は一分間に五〇〇語、しかも母音の一つも抜かさずに話すことができるのだ。私が教えている医学生の誰一人として、話し方の速さ、思考や計算の速さで彼女の足元に及ぶ者はいない。例えば、一〇一二から一七の倍数を引く計算を問うと、話すのと同じ速さで引き算をしてしまう。

その一方で、咀嚼するような筋肉の動きは以前よりはっきりするようになり、とくに夕方以降は激しく、就眠後も続くが、それで彼女が苛立ったり不都合を感じることはない。L－DOPAの投与量を増加したことで現われた新しい症状はチックで、稲妻のような速さで右手を顔にもっていく動作が一分間に二〇回くらい起こる。この症状が起こるようになってすぐ、それについて尋ねると、ミリアムは「意味のない動き」だと答えた。そんな動きをしなければならない理由はなく、必要だとも思わないとのことだった。「手の中で緊張が高まっていくんです。しばらくすると我慢できなくなって、動かさずにはいられなくなるんです」だが、チック症状が現われてから三日のうちに、この症状は意志と理由があってのことだと思えるようになった。いまではそれは、ミリアムの眼鏡の位置を直すための動きとなったのだ。実際、彼女の眼鏡はぴったりしていなくて、鼻の上でずれやすかった。「眼鏡を修理しちゃだめね」と、ミリアムは洞察力とユーモアを交えて言った。「さもなきゃ、この手の動きにまた理由を考えてあげなくちゃならないんですもの」チック症の理由ができて、「無意味な力」に理由ができたことが彼女に安心感を与えたことは間違いない。ミリアムは、自分の「意志と無関係な」動作にはいつも理由を与えたがっていた。彼女は、例えばヘスターとは違って、無意味な衝動を我慢することができなかった。

七月二一日。ミリアムは相変わらず満足すべき安定した反応を示している。意識は覚醒しているが不眠症状はなく、陽気だが興奮はせず、左腕の機能はすばらしく向上し、今ではリハビリのおかげで、介添えがあれば数秒間は立っていられるようになった。ただ、両脚の痙攣と力の弱さは相変わらずだ。

八月一日。「これまでの何十年もの間で最高の一カ月でした」七月の出来事をまとめて、ミリアムはこう言った。L-DOPAへの良好な反応の一つは、眼球回転発作が収まったことだ。この発作は四〇年以上にもわたって定期的に彼女を苦しめていたのだった[78]。通常の状態では気性の穏やかな彼女だが、いまでは短気で、脳炎を患った直後の数年間のようだ。

八月を通して、ミリアムは安定した満足のいく改善をみせた。神経的、機能的な改善と同様に驚くべきことは、ミリアムの外見や態度の変化で、それは傍目にも明らかだった。リハビリのおかげで、立ち上がるだけでなく、さらに数歩歩けるようになった。二カ月前には、彼女は動きに乏しく、無感動で、重い症状が固定してしまった気の毒な存在で、でっぷりとした身体はだぶだぶの患者用ガウンに包まれ、見るからに不健康そうだった。今や彼女は小ぎれいに個性のある服装をし、むだ毛の処理をし、メークアップをして、髪にはパーマがかけられている。肥満、先端肥大症、そして少々表情に乏しい顔は、彼女の新しい魅力と知性の陰に隠れ、とくに感心するほど機転が利いて滑らかな会話を聞いているときにはまったく気にならない。みにくいあひるの子は、もうすこしで白鳥になろうとしている。

一九六九年～七二年

L－DOPAの投与を始めてから四カ月目（一九六九年九月～一〇月）になって、ミリアムに呼吸器系の「副作用」が現われた（投与量は一日に四〇〇〇ミリグラムのままだった）。その最初のものはしゃっくりで、毎朝六時三〇分に始まって一時間近くも続いた。つまり、ミリアムが目を覚ましてから少し後、一日の最初のL－DOPAの投与の前に始まるのだった。その三週間後、「神経的な」咳と咳払いが始まり、それはなにかが喉に詰まったか引っ掻いているかのようなチック的な感覚を伴っていた。咳と咳払いが始まると、それと「交代」するかのようにしゃっくりは消えた。一一月の終わり頃、ミリアムは息を飲んだり止めたりするようになり、それと「交代」で咳と咳払いがなくなった。その後、より激しい「呼吸器発作」を起こすようになり、それはフランシス・Dの発作とどこか似通ったものだった。[79]年末に向けてミリアムの発作は耐えられないほどひどくなり、それとともに脈拍と血圧が急上昇するばかりでなく、ひどく興奮し、話すことが困難になり、パーキンソン症状と眼球回転発作が再発した。

それ以外にも、発作が起こると強迫的で偽幻覚的な「回想」や幻想が起こるために、その間じゅうなんともいえない奇妙な表情を浮かべていた。こうして、ミリアムは、一九五二年に「獣のような」エレベーター係から暴行されたことを突然「思い出した」。そしてそれが理由で梅毒にかかったことも。もし周りの人々がこの恐ろしい話を知ったら、病棟の皆が彼女の「尻軽さ」とその結果の病気についてをうわさするだろう、と彼女は（発作の間に）「気づいた」。ミリアムがこうした「回想」についてようやく私に打ち明けたのは、それから二週間たってからのことだった。本当に暴行されたのかと尋ねると、彼女は答えた。「もちろん違いますよ。くだらない考えです。でも、発作の間にはどうしてもそんなことを考えてしまうんです」一二月の終わりには、発作が途切れることなく次々と起こるようになり、L-DOPAを中止せざるをえなくなった。

一カ月がたち、ミリアムは発作から解放されたが、L-DOPAの投与前よりも重いパーキンソン症状をみせるようになった。一九七〇年の二月、彼女は私にこう言った。「またL-DOPAをお願いします。この一カ月間いろいろなことを考えて、あの馬鹿げた性的な幻想は克服しましたから。二〇対一で、もう発作が起こらない方に賭けますよ」そこで私はL-DOPAを再開し、もう一度一日に四〇〇〇ミリグラムに戻した。

今度も薬への反応は良好だったが、最初の投与のときほどではなかった。彼女は良い状態を保っていたが、一九七〇年の夏になると、またさまざまな「副作用」が現われるようになった。だが、ミリアムの予告どおり、今回はしゃっくりや咳やあえぎといった呼吸器発作はなかった。代わりに起こったのは頻発するチックだった。それはなんとも形容しがたい症状で、宙に向けて両腕を交互に「突き出す」、まるで頭の上を飛び回る蚊を捕まえようとするような動作だった。七月には、チック症の回数は一分間に三〇〇回を数え、彼女の腕は光の流れのように上下し、目で追うには速すぎるほどだった（この症状は、ドキュメンタリー版の《目覚め》に収録されている）。このときには、ほかのことがなに一つできなくなったため、ミリアムはL‐DOPAの投与を再び中止するよう要求した。

一九七〇年九月、彼女はこう言った。「三度目の正直です。もう一度L‐DOPAを投与してもらえれば、今度は妙なことはなにも起こらないとお約束しますよ」私は彼女の言うとおりにし、彼女の言葉が正しかったことがわかった。ここ二年間、一日に四〇〇〇ミリグラムのL‐DOPAを投与し続け、反応は目を奪うほどではないにしても良好だ。たまに不快な症状が起こり不機嫌になることはあるが、回数は少ないし重くもない。「眼鏡の位置直し」の動作はこれまでずっと続いており、それによって彼女のチック的な傾向は吸収されるか分解される、あるいは発散されて、神経運動性の興奮が膨れ上るのを防いでいる。「これが私を守ってくれるんです」とミリアムは言う。「だから放っておいてくださいな」

全体的にみて、ミリアムの生活は、彼女の障害の程度や置かれた状況を考慮すれば最高のものだといえよう。可能なときには必ず遠足や映画に出かけるし、ビンゴゲームをするときには仲間の脅威となっている。というのも、彼女の賢さや素早い思考について行ける人は病院には一人もいないからだ。そして彼女はただ一人の姉に暖かい気遣いをみせている。ミリアムは一日の大半を読書や書き物に熱中して過ごす。すばらしいスピードと集中力でむさぼるように本を読むが、読むものは必ず「古くさいもの」（たいていはディケンズ）で、現代文学はけっして読まない。そしていろいろなことを考えているが、それらは胸の内にしまい、もう何冊にもなる日記に書き綴るだけである。結局、あれこれ考えあわせれば、ミリアムはこれまでのところうまくやっているし、彼女が送ってきた人生と比べると驚くほどうまくやっている。勝率は低かったにもかかわらず、ミリアムはつねに人格を失わず、真実と向きあい、それを否定することも狂気に陥ることもなかった。私には測り知れない力で、彼女は病気の深さよりもさらに深い健康を保ち続けたのである。

註77　ミリアムは単に数字の問題（そしてあらゆる種類の「計算」）が得意なだけでなく、ときどき奇妙な衝動に駆られることも明らかになった。歩く時の歩数や本のページごとに書かれた単語の数、本のカバーの「宣伝文句」に「e」という字が出てくる頻度を数えずにはいられなくなることがある。また、窓から外を眺めている間に車のナンバープレートの番号を暗記し、その後その数字をさまざまに組み換えることもある。ある数について二乗や立方根を計算したり、「似たような」数字と比べたりするのだ。完璧な記憶力のおかげで、この作業はきわめて容易に行なわれる。彼女はナンバープレートの番号をすべて覚えているし、ページに書かれた言葉の数もすべて覚えている。図書室にあるすべての本の宣伝文句にかかれた「e」の数も覚えているのだ。

　ときどき、ミリアムは文章をかたっぱしから逆さまに言ったり、書いたり、スペルを言ったりせずにはいられなくなる。ときには、同じ病棟の患者の体の大きさを計算してみる。彼らの顔を図形に「分解」することもある。ここでは、ルリアの著作に登場するなんでも記憶してしまう人のように、鮮明な記憶に助けられているのだ。この方法で人々を「計算」するとき、ミリアムは彼らを人間としてよりは「対象物」として考える。彼女はこうした衝動をくだらないものと考えているが、抵抗することはできず、「不思議なこと」として順応している。それが「くだらないもの」と考えながらも抵抗できないことの彼女なりの説明なのだ。

ミリアムにとって、さまざまな光景や状況を「対称に配置する」（彼女の言葉で）ことはとても大切である。彼女がテーブルクロスの上の物を並べ変えても他の人にとっては明らかに対称には見えないが、彼女だけが知っている「秘密」や不思議な概念に沿えば対称なのだ。だが、実際に物を動かすよりも「精神的」に対称にすることの方が多い。その方がずっと速く、一瞬にして並べ変えることができ、彼女の直観的なイメージによればはるかに現実的なのだ。

数えたり計算せずにはいられない「計算強迫症」は、嗜眠性脳炎の流行の初期に頻繁に報告されている。また、トゥレット症候群の主な症状であるとも考えられている。後になると——少なくともミリアムや、私が担当していた他の脳炎後遺症患者やトゥレット症候群患者では——この計算強迫症は表面的なもので、その下にはより本質的な衝動、秩序と無秩序の関係があることがわかってきた。それは秩序とその破壊、再秩序を必要とすることであり、秩序、その破壊、新しい秩序について思考することである。計算強迫症は数学的な秩序と、それ以外の症状は論理的な秩序と関係があるのかもしれない。また、「対称にすること」は空間的秩序の破壊と関連しているのかもしれない。このように考えれば、初めは支離滅裂な衝動と考えられたもの、すなわち滅茶苦茶な言動や奇妙な癖（その奇妙さはトゥレット症候群や自動運動の特徴でもある）も、普遍的な精神的要求であると見なさなければならない。

私はミリアムの数学的かつ知的な「発作」が脳波に及ぼす興味深い作用を見つけた。ある日、彼女に脳波を記録するための電極を取りつけながら、一〇〇から始めて七の倍数を引き算するよう指示した。こうした行為が脳波に及ぼす影響を確かめるため、こういう指示を出すことはままある（付録3「目覚めの脳波的基礎」参照）。そのとたん、彼女は怒っているかのような激しく集中した表情を浮かべた。同時に、脳波の記録針が大きく振れる音がした。その状態が一〇秒ほど続いた後、ミリアムは顔を上げ、微笑んで言った。

「できました」

「できた？　なにがですか？」

「ちょうどいいところまで。マイナス六〇〇です」

彼女によれば、二までいったときに、自分のしていることが「くだらない」と思えた。なぜなら、一四回も計算したのに、その数字は「無意味」なものだったからだ。「つりあいのとれた」計算回数で「つりあいのとれた」数字を出すことにしか意味がなかったのだ。そこで彼女は七の倍数を引き続け、とうとう「丸くていい感じの数」つまりマイナス六〇〇に到達した。どのように引き算していくのか尋ねると、彼女は答えが「見える」のだと言った。「答えは頭の中の黒板に……はっきりくっきり書かれるんですよ」脳波記録に目をやると、視覚領域に鋭いピークをもつ波が出現していた。それを数えると、ちょうど一〇〇個あった。つまり、計算の一つ一つが脳波の山と連動しているようだった――ひきつけのときに見られるように。つまり、彼女の数学的な衝動は、同様に数学的な「強迫」あるいは「癲癇の発作」や「ひきつけ」なのである（そのように思われた）。この「ひきつけ」は一〇〇回もの計算を伴ったのに、たったの二〇秒しかかからなかった。

78

L‐DOPAのさまざまな効果の中で脳炎後遺症患者から最も歓迎されたのは、重く苦しい眼球回転発作からのしばしの解放であった。私たちの患者の四分の一近くはそうだった（Sacks and Kohl, 1970b）。

79

ミリアムとフランシス・Dはこの時期互いに離れられず、二人一緒でなければ悲しみに暮れるのだった。一日のほとんどの時間は向かいあって座り、交互に発作を起こしながら毎日を過ごしていた。

症例8　ルーシー・K

ルーシー・Kは一九二四年にニューヨークで生まれた。一人っ子だった彼女は、子供時代にはこれといった病気もなく、嗜眠や落ち着きのなさを特徴とする発熱性の病気もわずらっていない。だが、二歳のときに、左目の動きが麻痺し斜視になった。その進行は急激（わずか六週間）であり、それ以前の視線は正常だったにもかかわらず、「先天性斜視」と診断された。母親によれば、幼い頃のルーシーは何事にも興味を持って覚えも速く、とても「良い子」で従順だったが、六歳くらいで「悪い性質」（強情、悪ふざけ、盗み、嘘、かんしゃくなど）が出始めたという。彼女は父親っ子だったが、一一歳のときに父親が死ぬと、その直後にはっきりとしたパーキンソン症状が現われた。

肉体的な異常は歩行にまず現われ、両脚がどんどん硬くこわばるようになっていった。階段を下りるときにはコントロールできないほど加速し、たいていは階段から落ちてしまうのだった。一五歳のときには、顔が「無表情でぴかぴかしていて――人形の顔のよう」になった。運動性の症状と平行して、感情障害も重くなった。学校では勉強に身が入らず口論することが多くなり、一四歳で学校をやめた。それからはずっと家で過ごし、母親に寄生的に頼るようになっていった。彼女はますます引きこもりがちになり、友達や本、趣味に対する興味が薄れ、家から出ることを以前にも増して嫌がり、母親との間にいっそう密接で同時に敵対した感情をもつ関係を作っていったのである。この二人の間には、学校や友人も他の興味や関心ごとも、割って入ることはできなかった。母親が何度も「勧めた」にもかかわらず、ルーシーは一度もデートしたことがない。男性は軽蔑の対象でしかなく、嫌いなうえに恐ろしく、家で母親と一緒に過ごすことで「完璧に幸せ」なのだとルーシーは言うのだった。だが、母親に詳しく尋ねるうちに、この一見幸せそうな家庭は、母親と娘のどちらかが口火を切る激しい口論によって頻繁に波立っていたことがはっきりした。

筋固縮が起こったとき、ルーシーは二〇代の初めだった。最初は身体の左側だけに現われた筋固縮は、その後右側にも広がり、二七歳のときには歩けなくなって車椅子を使わなければならなくなった。ますます重くなる障害にもかかわらず、彼女は自宅から離れず、母親に頼りきって暮らしていた。一方、母親はといえば、一日じゅうかいがいしく娘の世話を焼くのだった。ルーシーは一度神経科のクリニックにかかったことがあり、そこで薬を処方され、通院を続け手術を受けるように勧められた。手術という言葉にショックを受けた母親は薬を投げ捨て、二度と娘をそこへ連れていくことはなかった。

とうとう、一九六四年に完全介護が必要になると、母親はルーシーをマウント・カーメル病院に入院させた。入院時の症状は、重い筋固縮、アキネジア、眼筋麻痺、自律神経失調だったが、声は比較的しっかりしていて聞き取ることもできた。入院後の一カ月間、ルーシーは激しく辛辣な怒りを表わし続けたが、その後突然自分の中に引きこもった。神経系の症状は明らかに悪化し、とくに話すことも食べることも、ベッドの中で動くこともやめてしまった。自発的な機能をすっかり止めてしまったかにみえた。

　入院から六カ月ほどたったころ、ルーシーは彼女に人間的な優しさをみせた男性スタッフに強い愛情を示した。このスタッフが病棟にいた二カ月間、ルーシーは声が出るようになり、食べたりベッドの中で動いたりするようになった。だが、彼が病棟を去ると、彼女の状態は再び急速に悪化し、その後はこのひどく悪化した状態のままだった。

　一九六五年から一九六八年にかけて、ルーシーの症状はほとんど変わらず非人間的ともいえる単調さを示していたが、ときたま乱暴に「解放」されることがあった。彼女の無動は超人的で、その張りつめた激しさはパーキンソン症候群のものとはどこか異なっていた。そして完全に言葉を失った強迫的な様子も、パーキンソン症候群の無言症とはなにか違うのだった。

　ときどき、映画を見ていて恐怖や喜びの感情が湧きあがると、硬直した静けさと無動が突然「破られる」。すると、彼女は大きな金切り声（「イィィィイッ！」）を上げ、子供のように手をたたいたり、両手を突然顔にやったりする。その動きは、驚いた赤ん坊がみせる反射運動のようだった。また、彼女の怒りは周囲の人々から恐れられた。怒りはなんの前触れもなく、突然湧きあがる。そうなると、彼女はおそろしく流暢に、相手を傷つける辛辣な言葉を次々と操り出す。このことから、（見た目には無動で周囲になんの関心も向けていないように見えるのに）彼女がいつも周りを鋭い目でじっと観察していることがわかるのだった。そして人を嘲る才能に恵まれていることも。そんなとき、ルーシーは意地悪な目で相手をにらみつけ、握った拳を振り回し、ときには力のこもったパンチを見舞うこともあった。彼女の怒りに現われるまぎれもない悪意は、それがまったく予期しないときに現われることと相まって、相手の神経に激しく突き刺さった。ただし、こうした恐怖や喜び、笑いや怒りの発作が続くのは一分ほどで、始まりと同じように唐突に消えてしまうのである。そしてルーシーは突然、なんの中間状態もなく、「いつもの」激しく固まった状態に戻るのだった。

ここ数年の彼女の外見は痛ましく、またグロテスクでもあった。彼女はがっしりした体格で、見る者は、なにかに抑えつけられた力強い肉体といった印象を受ける。そして（ほとんどの脳炎後遺症患者のように）実際の年齢よりずっと若く見え、本当は四〇代だが、二〇代と思われてもおかしくないほどだった。そのとんでもない「ベビードール」風の外見をさらに強めているのが、毎日労を惜しまず娘の「支度」をする母親なのである。「支度」ができたルーシーは、ごてごてと刺繍された子供服とも花嫁衣装とも見分けのつかないガウンを身にまとい、ホールに置かれた特大の椅子に固まって身動きもせずに座り続ける。真っ黒な髪は複雑に編まれ、顔はおしろいで真っ白だ（彼女は常に発汗と脂漏症に苦しめられていた）。ジストニーで変形した手（指が手首にくっついて離れない）には指輪がいくつもはめられ、長く伸ばした爪には真紅のマニキュアが塗られている。また、内側に曲がった両足には上品なスリッパを履かされていた。彼女がいったいなにに似ているのか、私にはわからない。道化かゲイシャ、あるいはディケンズの小説に出てくるミス・ハビシャムか、さもなければロボットだろうか。いずれにしても、文字通り完璧なベビードールではあった。彼女は母親の狂気じみた気まぐれを映す生身の人形だったのだ。

実際、ルーシーの外見ばかりでなく症状のほとんども、母親の振るまいと密接に結びついており、それだけを単独で考慮すべきではないことに私は次第に気づくようになった。つまり、ルーシーの無言症の一部は話すことの拒否（妨害、禁止）であり、それは偏執的な母親の態度を反映していたのだ。「しゃべってはだめよ、ルーシー」と、母親は娘に毎日言い聞かせる。「しーっ！　一言だってだめよ。周りの人たちはあなたの敵なんだから。なにをしてもだめ、動くことも、話すことも……。信用できる人はここには一人もいないんですからね」恐ろしい警告の後には、歌うような甘い赤ちゃん言葉が何時間でも続く。「ルーシー、私の赤ちゃん。かわいいちっちゃなお人形さん……。ママみたいにあなたを愛する人は誰もいないのよ……。この世の誰一人だって、ママほどにあなたを愛することはできないわ……。かわいいルーシー。あなたのために、ママは人生を捧げているのよ……」

ルーシーの母親は、毎日欠かさず早朝から病院にやって来て、（看護スタッフたちがその専制的な態度をやめさせようと努力したにもかかわらず）娘に食事を与えることから始まってあらゆる介護を行なう。そして夜遅く、娘がようやく安全に眠ったのを見届けてから病院を後にするのだ。彼女はもっともらしく、自分は娘のために尽くしている、自分はこれまでの二五年間を「犠牲にして」娘の世話をし、「守ってきた」と公言してはばからない。しかし、その態度はまったく矛盾しており、実際には深い愛情と献身と同じくらいの嫌悪、サディズム、破壊主義を伴っていた。これがとくに強く現われるのは、私が医学生たちを連れて病棟を訪れるときだった。私たちを見つけたとたん、ルーシーの母親は娘をつかんで椅子にきちんと座らせ、恐ろしい音をたてて首をまっすぐ据える。それから私たちに手招きして近寄らせ、娘に意地悪な言葉をかけるのだ。「ルーシー、どの学生さんが一番ハンサムだと思う？　そこの人？　あの人にキスしたいんじゃないの？　結婚したいんじゃないの？」するとルーシーの頰を涙が流れ落ち、彼女は怒りにかすれた叫び声を上げるのだった。

一九六九年の初めに、私はルーシーには失うものはなにもないと考え、L‐DOPAを勧めた。というのは、彼女は「強情さ」や拒否、「妨害」や否定的な思考などによって一言もしゃべらないだけでなく、重く苦しいパーキンソン症状を患っていたからである。おそらくカタトニーの硬直の下には、パーキンソン症状による非人間的な重い硬直があるだろうと察せられた。それは身体の左側でとくに重く、あらゆる関節で歯車現象が起こりやすくなっていた。以前から現われていたジストニーの激しい痙攣（「両側性片麻痺性ジストニー」）に加えて、両手と両足が冷たく、青白いうえに萎縮していた。

ルーシーの身体の両側に発作性の「羽ばたき振戦」がみられ、たまに大がかりなミオクローヌスが起こった。とくに重い症状は絶え間ない唾液分泌で、ねばねばしたよだれが絶えず流れていた。そのため、よだれかけをかけるだけでは追いつかず、よだれを拭き続けなければならなかった。それだけでも彼女の自尊心を傷つけるが、毎日四リットル近いよだれを流すことで、脱水症状の危険と隣合わせでもあったのだ。口唇には絶え間ない振戦があり、興奮するとリズミカルに顔をゆがめ（彼女の母親はそれを「犬のうなり」と呼んでいた）歯をむき出しにした。

ルーシーの両眼は交互に外斜視を起こした。そうすると目がひどくやぶにらみになり、まぶたが開いていれば、怒りと恨みで白目が輝いてみえる（一日の大半は、眼瞼挙筋のクローヌス性痙攣によって垂れた眼瞼が眼球を隠すために見えないか、眼球が上転してしまって鞏《きょう》膜《まく》しか見えない)。自由に動くのは眼球だけで、おそろしいほどに感情をむき出しにして動いていたが、それは極端で矛盾した感情で、自分自身どうしていいかわからずにいるといったものだった。攻撃的で否定的な思考状態のときのルーシーは(ほとんどのときはそうみえた)、なにを頼まれても「拒否」する。たとえば、ある方向を見るように指示すると別な方に視線を向け、舌を見せるように言うと顎を震わせるという具合だった。「力を抜いて」と言うと、彼女は痙攣を起こすほど身体をこわばらせるのだった。だが、まれに態度がやわらぎ、従順で柔和な表情をして、検査をするスタッフに素直に、だが不器用に「従う」こともあった。そんなときには、彼女の身体はわずかな指示にも、障害が許すかぎり最大限に「応えた」。そしてパーキンソン症候群による筋固縮さえも「やわらぐ」ようにみえ、いつもは固まっている手足をわずかに動かすことができた。このように、ルーシーのパーキンソン症候群とカタトニー、そして矛盾に満ちた神経症状は互いに離れられない関係を結んでいたのである。

一九六九年の初め、私は彼女にL-DOPAの服用を勧めた。その後も、繰り返し勧めた(当時、私はこの薬の有効性に確信を持つに足る経験はなかったが、この非常に複雑な状況を単純化してとらえていた)。「今のままではルーシーはどうにもなりません。病気を治すことが必要なんです。彼女を救えるのはL-DOPAだけですよ」しかし、彼女の母親は頑固に反対し続け、娘の目の前でこう言った。「ルーシーは今だってうまくやっていますよ。もしL-DOPAを飲んだりしたら、混乱して爆発してしまいます」そして彼女は信心深そうにこう付け加えた。「ルーシーが死ぬことが神の御意志なら、しょうがありません」もちろんルーシーは口をはさむことなく聞いていた。だが、彼女の瞳は苦しみに満ちたあいまいさを映し出していた。それは、どこまでいっても答えの出ない希望と恐れ、「イエスとノー」の拮抗なのだった。

一九六九年〜七二年

一九六九年、私は自分の意見を変えようとしていた。というのは、L-DOPAの投与によって「爆発」する患者たちをこの目で見たからだった。ルーシーにこの薬を勧めることもしなくなり、彼女と母親に会っても薬の話はしなくなった。だが、私の意気込みが薄れるのと反対に、ルーシー自身が意欲的になった。彼女は母親に対していっそう強情で反抗的になり、身体を板のように硬直させた。二人はレスリングのようにもみ合ったが、いつも「勝つ」のはルーシーの激しい筋固縮の方だった。

一九七〇年の終わり頃、母親が私に向かって言った。「私はもうへとへとです。もう娘の相手はできません。ルーシーは私を嫌ってひどい態度なんです……。先生はいったいなんだって、L-DOPAなんかの話をしたんですか？　まるで私とルーシーの間を引き裂く呪いです……。娘にその薬をやってください。それでどうなろうと私の知ったことじゃありません！」

私はごく微量の投与量から始めて、一日に三〇〇〇ミリグラムまで増やしていった。ルーシーは軽い吐き気を訴え、パーキンソン症状とカタトニーはさらに重くなる一方だった。薬への反応はそれだけだったが、私はなにかが引っかかっているという印象を持った。

L-DOPAの投与を始めて四週目、彼女は反応した――それも母親の予想どおり、完全に「爆発」したのである。それはなんの前触れもなく、ある朝突然始まった。いつも落ち着きはらっている担当の看護師が私のオフィスに走りこんできた。「急いで！　今すぐ来てください！　ルーシーが動いてものすごい勢いでしゃべっているんです……。何分か前に、いきなり動き出したんですよ！」ルーシーは上半身を立ててベッドの上に座っていた（それまではまったく不可能なことだった）。顔を紅潮させながら体を動かし、腕を振っていた。私は呆気《あっけ》にとられたが彼女に微笑みかけ、急いで診察した。両腕にも両脚にも筋固縮はまったくみられず、アキネジアは完全に消え、筋肉が痙縮した箇所以外は自由に動かすことができた。

大きくはっきり、たいへん興奮した声でルーシーはしゃべった。「私を見て！　私を見てください！　鳥のように飛べるわ！」看護師全員がベッドを囲んで立ち、おめでとうと言ったりルーシーを抱きしめたりした。そこには母親もいたが、一言も口をきかず、よくわからない表情で顔をゆがめていた。その日の夕方、私は一人でいる彼女のところへ行き（母親は帰り、看護師たちは落ち着きを取り戻していた）、もう一度診察した。そのとき、私が「手を取らせてください」と言うと、彼女はこう応えた。「ええ、ええ、どうぞ取ってください」

ルーシーはその翌日も興奮した状態で、陽気でとても活発だった。夕方の回診のとき、彼女の方から話しかけてきた。「サックス先生！」興奮で、言葉がもつれ気味だった。「私の手を取らせてくださいと言いましたね。さあ、この手はあなたのものです！……私と結婚して、どこかへ連れていってください。こんなひどい場所から……そして約束して、あの女を二度と私に近づけないって！」

私はなんとか彼女を落ち着かせ、私は医者であり、彼女に対してそれ以上の感情は持っていないことを説明した。彼女のことは好きだし、できるかぎりのことをするとも言った。だが、ルーシーは怒りのこもった目で私をじっと見つめた。「わかりました。もうたくさん。あなたなんか大嫌い、あなたなんか、くずで、卑劣で……」彼女はぐったりと後ろに倒れかかり、それ以上は一言も口をきかなかった。

その翌日、ルーシーは一言もしゃべらず、身体はこわばり、よだれを大量に流し、振戦が現われていた。「いったいどうしたんでしょう？」と看護師が尋ねた。「あんなにうまくいっていたのに。こんなに早くL‐DOPAの効果が消えてしまうはずはないのに」病室に入ってきた母親は、満面の笑みを浮かべた。「こうなることはわかっていたんですよ。ルーシーにとってはやりすぎだったんです」

その後三週間、私たちはL‐DOPAの投与を続け、投与量を一日に五〇〇〇ミリグラムまで増やしてもみた。だが、それだけの効果は得られなかった。ルーシーはたしかに爆発した。そして再び内に向かって爆発し、妥協の余地のないパーキンソン症状と筋固縮の中に引きこもってしまったのだ。彼女は薬を与えられ、効果を上げたにもかかわらず、薬を完全にはねつけた。もうたくさんだったのだ。彼女はそれ以上薬を受けつけようとはしなかった。彼女の身体をL‐DOPAで満たすことはできるが、彼女自身が反応しようとしないのだ。彼女の感情と反応について、私はそう推測しているが、彼女の沈黙（「運動の沈黙」を含めて）が徹底的になってしまったため、直接教えてもらうことはできなかった。L-DOPAの投与をやめても、いかなる反応もなかった。

その後の数カ月間、ルーシーのパーキンソン症状は相変わらず重かった。彼女はL-DOPAによってなにが起こったのか、少し納得したようだった。二度と私に話しかけることはなかったが、ときどき微笑みかけてきた。

この頃から、彼女の身体の硬直は以前よりやわらぎ、断固としたところが多少減り、姿勢も以前ほど固くなくなった。嵐のように激しい感情も多少安らいだようにみえた。だが私が見たところ、彼女は以前よりも寂しそうで、いっそう引きこもるようになってしまった。彼女の内側で、なにかが壊れ、もう修復できないようだった。他人をののしったり叫び声を上げることもなくなり、彼女はぼんやりと無反応に映画を見続ける。一日の大半は目を閉じている——ぎゅっと閉じているのではなく、ただ閉じているだけだ。その様子は幽霊か死体のようでもあり、世の中にうんざりし、もうたくさんと感じている人のようでもあった。

ルーシーは一九七二年の七月に突然、静かに死んだ。

症例9　マーガレット・A

マーガレット・Aは一九〇八年にニューヨークで貧しい移民の末娘として生まれた。両親は仕事があったりなかったりという状態を繰り返していた。幼い頃の彼女には知的障害やこれといった感情の揺れ、肉体的な病気の兆候はみられなかった。学校での彼女は少なくとも平均的な生徒で、一五歳で高校を卒業したときには、運動能力に優れ、楽天家で安定した感情の持ち主だった。

一九二五年、一七歳のときに急性の病気にかかり、激しい眠気に襲われたりふさぎ込んだりするようになった。一〇週間の間ほとんど眠り続けたといってよく、昏睡のような眠りから無理やり起こされては食事を与えられていた。病気が治ってから一年間は、過度の眠気と恐怖感を覚え、抑鬱状態が続いた。初め、この病気は「ショック性のもの」（彼女が慕っていた父親が死んだすぐ後に発病したため）と診断されたが、後になって嗜眠性脳炎と訂正された。

眠気と抑鬱状態の一年が過ぎると、彼女の状態は完全に回復し、秘書や会計係として働き、テニスをし、多くの友人に囲まれて過ごすようになった。しかし、一九二八年から二九年にかけて、非常に複雑な脳炎後遺症の最初の症状が現われたのである。

症状としては、両手の激しい振戦、歩行が遅くなったことと姿勢のバランスの崩れ、昼間に眠く夜になると目が冴えること、「すさまじい」食欲（そのために二年間で体重が一〇〇ポンドも増えた）、飽くなき喉の渇きのためになにかを飲まずにはいられない衝動、短期間だけ唐突に気分が明るくなったり落ち込んだりすることなどがあり、それらは日常の生活とはほとんど無関係に起こるようだった。一九三〇年代の初めには、他にも二種類の発作性の症状が起こるようになった。重い眼球回転発作は一〇時間から一二時間続き、水曜日に起こるのが特徴だった。そして頻繁な短い凝視発作（「視線が固定される発作」）は唐突に始まり、彼女を数分間「恍惚のような状態」にしてしまう。過食および眠りのリズムの逆転は、一九三二年から三三年以降だんだん目立たなくなっていった。しかしそれ以外の症状は、その後の四〇年間で少しずつ重くなり続けた。

マーガレットは一九三五年まで事務の仕事を続けることができた。その後は、自宅で母親と一緒に暮らしながら短期の入院を繰り返し、一九五八年にマウント・カーメル病院に入院した。彼女はそれまでの短期間の入院についてはあまり語りたがらなかったが、入院理由がそれぞれ鬱、心気症、自殺願望であることは、受け取った簡単な報告からわかった。鬱の症状は重かったが、その状態は一〇分間くらいしか続かず、その後は気持ちが明るくなって問題を否定することから、治療は難しかった。だが、ショック療法や抗鬱剤を使う必要は一度もなかったという。結局、彼女はいつも、どこかあいまいな「精神病を伴うパーキンソン症候群」あるいは「不規則な統合失調症を伴うパーキンソン症候群」という診断とともに退院したのだった。

マウント・カーメル病院での最初の一〇年間、マーガレットの状態はごくゆっくりとではあるが悪化していった。それでも補助なしで歩くことも（加速歩行の傾向が強く、歩いている間に何度も倒れはしたが）、自分で食事をすることも、独りで着替えることもでき、「良い状態」のときにはタイプを打つこともできた。喉の渇きとなにかを飲みたいという衝動ははっきりと現われ続けた。彼女は一日に一〇パイントから一五パイントもの水を飲み、それに相応して尿は薄かった。そして意識、運動能力、気分にはっきりとしたサイクルと発作的な変化があった。つまり、毎日午後五時から六時半になるととても眠くなり、食事や洗濯の最中であっても突然眠ってしまうことがあった。この眠気とともに、眼瞼クローヌスが増大して制御できず、まぶたが繰り返し強迫的に閉じられる。この眠気は数分間続いて、彼女は必ず短い眠りに落ちる。午後一時過ぎにも、どういうわけかもう少し軽い眠気に襲われる。ときには、こうした眠気が睡眠発作のように突然起こることもある。彼女の運動能力は午後二時から四時半が最高で、いつもは低くて単調な声が、大きく表現力豊かになり、歩行も小刻みなものから、大きな歩幅で両手を大きく振る胴体全体の運動に変わる。反対に運動能力が最低になるのは朝早い時間（午前五時から八時）で、意識ははっきりしていても声はほとんど聞き取れず、足を上げることもできない。午後七時を過ぎたころ、意識の覚醒と運動能力の増加の両方が起こり、就寝時間の午後九時になってもなかなか眠れない。眠っている間に運動量が異常に高まり、とくにベッドの中で寝返りをうったり寝言を言ったり、ときには眠りながら歩いたりする。この運動が午前一時頃に収まると、残りの時間は静かに眠る。朝になっても疲労感はまったくなく、眠っている間にしゃべったりした記憶はまったくない。

彼女の鬱や躁には、典型的な特徴があった。鬱の間、自分は「性悪で不快な」存在であると感じ、自分を嫌うばかりか他の患者からも嫌われていると考える。皆が自分の憂鬱そうな表情や、一日に五〇回も水飲み場で水を飲むことを軽蔑しているに違いない、自分の人生は無価値で惨めで、生きていく意味なんてない、と。そしてなによりも、自分が盲目になると信じておびえていた。盲目への心気症的な不安は繰り返し彼女を襲った。そして「私は盲目になる、わかっている。本当に盲目になってしまう」などと自分に向かって繰り返すのだった。そんなときは、なにを言っても彼女を安心させることはできなかった。

その一方で、躁のときの彼女は、「ひばりのように陽気」で（彼女のお気に入りの表現で何度も口にした）物事にくよくよせず、痛みも感じないし（「身体のどこも痛くないんです。私にはどこも悪いところなんてない、全然ない」）、エネルギーに満ちあふれていて、活発で社交的で、噂話が大好きだ。こうした気分や態度の変化は唐突で激しく、実際に彼女を取り巻く状況の変化とはほとんど無関係である。彼女自身もこう言う。「心配事がなくても落ちこむことがよくあるし、問題だらけのときにひばりのように陽気になったりするんですよ」ただ、ときどき、眼球回転発作が起こっている真っ最中に心気症的な鬱状態になり（そのときには、眼球が上方に向いているために、実際になにも見えない）、それは発作が終わったあとも続く。そしてときには、発作の最中に鬱から躁に変わることもあった。

全体としての肉体と神経の状態（それが一日の時間帯や気分などで大きく変化しがちなことを理解したうえで）という意味では、マーガレットはどちらかといえば痩せ型の女性で、六一歳という実年齢よりもずっと若く見える。皮膚はやや脂が多くて毛深いが、先端肥大症や甲状腺その他の内分泌腺の障害はまったくなかった。唾液分泌はかなり多く、数分に一度は口の周りのよだれを拭かなければならなかった。顔は硬直して仮面のようで、口が開いたままになる傾向（とくに注意を向けていないときや眠っているとき）があった。唇に継続性のある振戦があり、舌が回ったり口の奥へ入り込んだりする状態もみられた。自然なまばたきはごくまれだが、眉間をたたいたり、視野に突然なにかが入ることで、強迫的なまばたき、眼瞼クローヌス、強迫的にまぶたを閉じる動きが誘発されやすい。眠いときには絶え間ない眼瞼クローヌスが起こり、眼瞼が閉じられたり眼球が上方に固定される「ミクロ発作」が何秒か続いたりする。声は単調で抑揚に欠け、低くて声量もない（ときどき聞き取れないほど小さくなる）。また話す速度が速まる傾向（音声加速）があるが、同語反復症はない。瞳孔は小さいが（二ミリメートル）左右の大きさは同じで、刺激に反応する。過度の流涙で目には常に湿り気があり、輻輳《ふくそう》反射が弱いほかは、あらゆる方向に視線を向けることができる。

体幹筋に極度の固縮があり、首を動かすことはほとんどできない。また、四肢に軽度から中程度の筋固縮がみられる。不安を感じたり興奮したり途方に暮れたりすると、両腕に非常に重い「羽ばたき」振戦が現われるが、その他のときには現われない。手を何度も握るように指示すると、二、三回繰り返して止まり、その後動きが速まり、六回から八回自動的に繰り返してからリズムが狂い出し、コントロールできない羽ばたき振戦になる。座っているときも立っているときも胴体が屈曲しやすく、数秒間しかまっすぐ伸ばしていられない。起立する動作はゆっくりで大儀そうであり、屈曲して硬直した両腕をまっすぐ身体の両側に沿わせたまま、小刻みに少しずつ起立する。前方突進、側方突進、そして後方突進は、リラックスしているときに起こりやすい。とくに制御不能の加速歩行の間に何かに注意を向けると、前に倒れ込む傾向があった。だが、たとえ初めは筋固縮が強く、動作が緩慢でも、彼女はトレーニングで自分の身体を「活動させ」たり緩めたりするという驚くべき能力を持っていた（リハビリの前後で運動能力が驚くほど違う）。彼女はまた、運動量が最も少なくなる早朝にも、たまたまくしゃみがでたりすると、数分間は身体を動かすことができる。鬱のときに運動すると、気分も劇的に向上する。L‐DOPAを投与する前、彼女は一年以上も重度の眼球回転発作を起こしていなかった。ソレナシアス薬やそれに似た薬を多量に投与すれば唾液分泌と振戦をある程度抑えることはできたが、屈曲姿勢や動作の緩慢さ、歩調の不安定さ、発声不全、発作、気分の変化にはたいした効果が得られなかった。L‐DOPAの投与は五月七日に開始された。

L‐DOPA投与後の経過

投与量を一日二〇〇〇ミリグラムに増やすまで、これといった効果はみられなかった。五月一二日に二〇〇〇ミリグラムにすると、マーガレットは軽い吐き気とめまいを感じ、頻繁に口を開くようになった。あくびのような動きだが、実際にあくびをするわけではない。口の動きに代わって、ときどき歯ぎしりが起こるようになった。マーガレットは、どちらの動きも自分の意志とは無関係に「勝手に起こる」のだと言った。

五月一五日には（投与量は一日に三〇〇〇ミリグラムにまで増えていた）驚くべき変化が

次々と現われた。マーガレットの表情には敏捷で鋭い動きがみられるようになった。ぼんやりしたり眠りこんだりする時間もなくなった。また、努力せずにまっすぐな姿勢を保っていられるようになり筋固縮は減少した。異常な口の動きの回数も減り、これまでにないほどのエネルギーと良い状態をみせていた。

五月一七日には(投与量は一日に四〇〇〇ミリグラムに増えていた)、さらに筋固縮とアキネジアの減少がみられた。その結果、日常生活のさまざまな動作ができるようになり、以前はかなりの手助けを必要とした衣服の着脱が可能になった。また滞《とどこお》ることなく立ち上がって、腕を振りながら廊下をかなり歩くことができた。顔を動かすことができ、いつも微笑んでいた。一日じゅう目を大きく開いたままで、とても「明るい」様子だった。ただ、L‐DOPAの投与量が増えると、口を開いたり閉じたりする強迫的な動作がまた激しくなった。

五月一九日(投与量は一日に四〇〇〇ミリグラムのまま)。望ましくない反応がいくつか現われた。マーガレットは極端に目が冴え、二晩連続して眠っていなかった。瞳孔は五ミリに拡大していたが、反応は正常だった。両脚に落ち着きがなく、いつも動いている。ベッドに入っているときでさえ、リハビリの練習を繰り返しやらなければと感じる。口の動きも顕著になり、偏執的な不安感を覚えるようになった。つまり、他の患者や看護スタッフが自分を「見張って」いる、自分のことを笑っている、と考えるのだ。こうした神経の過剰な昂ぶり――アカシジア、内的興奮、不眠症――を考慮して、L‐DOPAの投与量は一日三〇〇〇ミリグラムに減らされた。

五月一八日から二五日にかけての間、一日に三〇〇〇ミリグラムのL‐DOPAを投与されて、マーガレットの姿勢、歩行、発声は安定して改善し、筋固縮とアキネジアは実質的に消失し、四〇〇〇ミリグラムのL‐DOPAを投与されたときにみせた過剰な覚醒はまったく現われなかった。

ところが、五月二六日になると、彼女の昂ぶりは新しい形をとって再発し、絶え間ない喉の渇きとすさまじい食欲を覚えるようになった。水飲み場で常に水を飲み続けずにはいられないことと異常な食欲は一九三〇年代の初めの症状を思い出させた。気分は高揚し、「心が自由に宙に舞うすばらしい感じ」だと言った。そして過剰に社交的になり、いつまでもしゃべり続け、階段を上ったり下りたりする理由をつくり（「ちょっとした用事なんです」）、看護師とダンスをしたがった。私に微笑みかけ、自分が私の「一番効果をあげた患者」にちがいないと言った。そうしたさまざまな行動の合間に、楽しくてわくわくした、そしてどこかエロティックな思い出を、日記に一二ページも書き綴った。睡眠時間が再び減り、睡眠薬の効果が切れると、眠っている間じゅう寝返りをうち続けた。この日、新たな症状が現われた。突然気が「滅入り」、弱々しい気持ちと眠気に襲われたのだ。それはL‐DOPAの毎回の投与の後二時間半から三時間のうちに現われた。

その翌日（五月二七日）、彼女はさらに活気に満ち、リハビリの練習を一〇〇回は繰り返さなければと感じた。「嵐のように動き回らなくちゃいけなくて」と彼女は訴えた。「それが怖いんです。じっとしていられないんですもの」この日になって、突然始まるチックに似た動きが現われた。光のように速い動きで、どちらかの耳に触れたり、鼻をかいたりするのだった。

その二日後、L‐DOPAの投与量を一日二〇〇〇ミリグラムにまで減らしたにもかかわらず、アカシジアがいっそう顕著になった。マーガレットは（彼女自身の言葉によれば）「無理やり」両腕や両脚を動かし続け、足をぶらぶらさせ、何かを指でたたき続け、何かをつまみ上げてはすぐに下ろし、（どこもかゆいとは感じないのに）身体を「かき」、目にも止まらぬ速さで鼻や耳に手を伸ばした。こうした唐突に起こるチックのような動きについて、彼女はこう言った。「どうしてこんな動きをするのかわかりません。理由なんてないんです。ただ、突然しなければいけないと感じるんです」五月二九日になると、同語反復症が初めて現われた。たまにしか起こらないが、追いかけられているかのように話し方が速くなる（多弁症）。不眠は引き続き重く、クロラールやバルビツール塩酸といった催眠剤にもほとんど反応しなかった。見る夢は生々しく、頻繁に悪夢を見た[80]。相変わらず興奮した状態だが、気分は不安定で、激しい躁状態から突然不安になったり重い鬱状態に変わることがあった。それまでの衝動的に口を開く動きは、歯を思いきりくいしばる動きに変わった。喉の渇きと空腹は引き続きすさまじく、普段はテーブルマナーを心得ているマーガレットなのに、衝動的に食べ物を引きちぎっては口に詰め込む。一日に飲む水の量は五、六ガロンに増えた。尿崩症の検査を繰り返しても、結果は陰性だった。このことから彼女の水を飲む行為は強迫あるいは躁病によるもののように思われた。

薬の量をさらに減らして一日一五〇〇ミリグラムにすると、マーガレットの状態は一週間ほど比較的安定した。幸福感はあるが高揚はせず、（睡眠薬によってではあるが）眠ることができ、とても活発で社交的でおしゃべりになった。この時期にアカシジアが現われるのは、食事のときのようにじっと座っていることを要求されるときだけだった。こうしたときには、彼女の言葉を借りれば、「筋肉がいらいらして」テーブルの下で足をぶらぶらさせたり蹴ったりしなければならなくなる。

六月の第二週には、加速歩行がより顕著になった。せかされたようなところはあっても歩き方そのものは安定している。ただし、障害物があったり、角を曲がらなければならなくなると、突然加速歩行と姿勢の前屈が現われ、何度も転んでしまう。気分は相変わらず高揚したままだったが、短気さと要求の多さが目立つようになり、要求がその場で満たされないと足をばたばたと踏み鳴らすこともあった。薬を投与して三時間後に突然起こる「気の滅入り」はいっそう深刻になった。強迫的ともいえる活発さをみせていても、二、三分の間にほとんど話もできないほどのアキネジアと強い眠気に陥ってしまう。その状態をみて、より少量のL-DOPAをより短い間隔で投与することにした。

六月一三日（非常に蒸し暑い日）、マーガレットの興奮は躁病の様相を呈してきた。踊ったり歌ったりしたいという制御不能の衝動に駆られ、私が診察している間じゅうそわそわしていた。気分が高揚し、息つく間もなく言葉が繰り出された。「ねえ、サックス先生！」と彼女はあえぎながら叫ぶ。「私は本当に幸せ、本当に本当に幸せなんです。とても気分がいいし、エネルギーでいっぱいなんですもの。わくわくして、まるで血がシャンパンになったみたいです。体の中がぶくぶく、ぶくぶく、ぶくぶくいっているわ。一緒に踊りましょうよ！……だめ？　そう、じゃあ歌ってあげましょう」そう言うと、マーガレットは「ああ、なんてすばらしい朝でしょう、なんてすばらしい日でしょう」と、同語反復症的に繰り返しながら歌った。

躁的な圧迫の他にも、運動や過食などの衝動が現われた。じっと座っていられず、ずっと部屋じゅうを踊ったり跳ね回ったりしていた。足をぶらぶらさせたり組んだり伸ばしたりし、突然げっぷをしたかと思うと服の皺を伸ばし、髪をさわる。それからまたげっぷをし、手をたたき、鼻をさわって、三度目のげっぷをする。ものすごい音をたてても、周りにごめんなさいとも言わない。体がほてって肌がぴかぴかし、瞳孔が拡大して、心拍数が一二〇に跳ね上がっていた。また、彼女は猛烈な勢いで飽くことなく食べ続けた。動物のように食べ物を引き裂き、興奮気味に音をたてて口の中に詰め込む。食べ終わると、制御不能の食欲に駆られて指をしゃぶるのだった。食べ物を口に持っていくときに舌が突き出されるのも観察された。まるで舌が食べ物によっておびき出されるようで、食べることで官能的な喜びにひたっているかのようだった。

こうした興奮がピークに達すると、別のタイプの口の無意識運動や衝動運動が現われる。唇が緊張して突き出たり（作嘴《さくし》）、吸い込むような音をたてたりするが、最も驚かされたのは、受け皿に入れた牛乳をぴちゃぴちゃなめることだった。その間、舌は驚くほど速く正確に動き、意志によって制御されていないことは明らかだった。マーガレットの言葉によれば「まったく無意識で……ただ、自然にそうなるんです」とのことだった（マリア・Gと比較のこと）。

一三日の午後、興奮状態と頻脈は最高潮に達し、マーガレットは叫んだ。「ロケットみたいにエネルギーがぎゅうぎゅうに詰まっているわ。発射する、発射する、発射する……」私たちは彼女を落ち着かせることにした。驚いたことにごく微量（一〇ミリグラム）のトラジンを注射しただけで、彼女は一時間のうちに「落ち着き」、疲労して眠気をもよおし、ほとんどアキネジアのような状態になった。

L－DOPAの量を減らした翌日、マーガレットは不活発で寂しげで、身体がいくぶん硬直し、運動量が減少した。そのうえ、一年以上も起こっていなかった眼球回転発作が数時間続いた。この発作の間、彼女は座ったままぴくりとも動かなかった。後になって、このときのことをこう説明してくれた。「動きたいという衝動がまったく起こりませんでした。それに動けたとも思いませんし……。天井の一カ所を見続けて、それに完全に集中してしまっていました。そのことで頭がいっぱいになって、他のことは考えられませんでした。それに、発作のときはいつものことですが、怖くて怖くてしょうがなかったんです。怖がるようなことはなにもないって、わかってはいたんですけどね」

この発作の後、L－DOPAの投与を二日間中断した。その間、L－DOPAの投与以前にみられた症状が悪化し、重い筋固縮が起こり、マーガレットはほとんど動くことも話すこともできず、深く気分を滅入らせていた。また、再発した舌の「トロンボーン振戦」は非常に重かった。ハロペリドール（ハルドール〇・五ミリグラムを一日二回に分けて）を短期間投与してみたが、かえって症状を悪化させるだけだった。そこで、六月一八日に、一日に七五〇ミリグラムというごく少量のL－DOPAの投与を再開した。

その翌週、言葉と身体を動かす力は満足のいく程度まで回復したが、マーガレットの表情はどこか呆然として乱れていた。だが、人事不省になったわけではない。話をするにはかなりの努力を要し、それでもささやき程度の声にしかならなかった。それは、L-DOPAの投与前の発声不全の症状とはまったく違っていた。彼女は、ささやくことにはなんら問題はないが、「なにかの力、なにかの障害」を感じて大きな声を出すことができないのだとささやき声で伝えた。この期間には、これまでとは違う異常な口の動きも現われた。唇が強迫的に突き出され、舌が口から垂れ、ときどき痙攣する。だが、もっとも気がかりな動きは、その十日前に現われて以来（薬の量の変化や他の症状の出現にもかかわらず）次第に悪化していた加速歩行が、いまや発作的な激しさを伴うようになったことだった。以前は障害物があるときにしか現われなかったのに、今や前触れもなく突然走り出す衝動となり、マーガレットは小刻みにつかえながら前方に突進する。それと同時に顔に怯えた表情が浮かび、叫び声を上げて両腕をチックのように振り回す。こうやって数歩突進したところで、足を上げることができなくなり、顔からまっすぐ前に倒れてしまう。ときには、この発作がさらに激しい形をとることもあり、（彼女の言葉では）「その場に根を張った」まま前方に投げ出される。彼女の歩みを調整し、倒れないようにするために、いつも誰かがつきそっていなければならなくなった。そうすれば、ゆっくり穏やかに歩いている（あるいは歩くように言われている）間はなんの問題も起こらない。しかし急いだとたんに（あるいは後ろから押されたり、手をそれまでより速く引っぱられたとたんに）抵抗が起こり、その場に「根を張った」ようになってしまうことがわかった。この時点では、この現象は会話の障害と同類だと考えられた。会話の場合は、叫ぼうとするとすぐさま抵抗と「妨害」が起きるが、穏やかにささやいている限り、ささやき声はすんなりと「出される」のである。

これらの発作は、性質はどうであれ激しいもので、ときには危険ですらあった。また、ごく微量のL‐DOPAしか投与していないにもかかわらず、機能障害がいくつか（ときには連続して）現われ、しかも永続的になってきた。そこで、残念ではあったが必要に迫られて、L‐DOPAのカプセルを偽薬に代えた。その結果、発声障害と突進の発作はだんだん軽くなり、その四日後に消えた。また筋固縮、動作の緩慢さ、その他の症状も、L‐DOPAの投与前の状態に戻った。そこで、七月の終わりにかけて、ごく微量（一日七五〇ミリグラム）のL‐DOPAを再び投与すると、その三週間後に、今度は発声、歩行、身体のバランスなどに限ってだが、安定した改善をみせ、しかも前回の投与のときのような発作的で有害な作用はみられなかった。

一九六九年～七二年

一九六九年五月に、マーガレットは最良の状態、彼女の「スターダム」に上がったのだった。しかし、その後の三年間は悪化し続けたのである。一九六九年六月には、マーガレットは興奮の極致にあり、自分でたとえた「宇宙ロケット」がばらばらになり始めた。そしてこの三年間というもの、分裂はますます深まっている。その原因をL‐DOPAに帰するなら（つまり、これほど興奮しやすく分裂しやすい人格がとくにL‐DOPAによって形成されたとするなら）、なぜ私たちはL‐DOPAの投与をやめてしまわなかったのだろうか。なぜなら、やめることができなかったからである。マリア・Gやヘスター・Y、その他のそうした患者と同様、マーガレットもL‐DOPAの連用に強く頼るようになっていた。そのため一九七〇年には、一日でも投与を中止すれば、激しいパーキンソン症状や鬱状態が現われるばかりか、あっという間に昏睡状態に陥りかねなかったのである。そういうわけで、L‐DOPAを中止することはできなかった。マーガレット自身、こうしたジレンマを感じていた。「この薬のせいで頭がおかしくなってしまいますけど」と彼女は言う。「やめたら死んでしまいますもの」

たしかにマーガレットは「中間」の状態で落ち着くことがほとんど不可能になり、昏睡か不眠か、パーキンソン症状か興奮か、鬱か躁か、どちらかでしかなくなっていたのである。そして、薬への反応は極端で、全てか無かという反応が、急激に一つの極から次の極へと移る。そして、両極端の反応がほぼ同時に起こってから二、三分たつと、マーガレットは訴える。とても気分がいい、ひどく悪い、全てがちゃんと見える、何一つ見えない、動けない、動くことを止められない、などなど。彼女の意志は常に揺れ動くか、さもなくば麻痺している。恐れるものを欲しがり、欲しいものを恐れる。嫌いなものを愛し、愛するものを嫌う。彼女は深い矛盾に振り回され、選択肢の中からなにか一つを選びとることなどできない。

果てしない興奮と矛盾の間で、マーガレットはいくつものマーガレットに分裂してしまった。水を飲むマーガレット、チックを起こすマーガレット、突進するマーガレット、叫ぶマーガレット、音楽にのるマーガレット、じっと見つめるマーガレット、眠るマーガレット、なにかを望むマーガレット、怯えるマーガレット、愛するマーガレット、嫌悪するマーガレット……。マーガレットたちは、その行動を「所有」しようと争い合う。彼女の本当の興味や行動は消え去り、いつも同じ行動、彼女という挽《ひ》き臼《うす》によってどんどん小さく挽かれていく決まりきった行動がそれにとって代わった。ほとんどいつも、一〇以上のパターンの思考と衝動を「繰り返す」だけだ。しかも、言葉や行動はますます定型化され、それを何度も何度も強迫的に繰り返す。もともとの彼女、活発で明るかったマーガレットは、いくつもの不完全で未発達な分身になり変わってしまった。かつて統合されていた彼女の人格は、「統合失調症」のように崩壊してしまったのだ。

だが、彼女を統合し、崩壊する前の彼女に戻すものもわずかながら残っている。音楽は彼女を落ち着かせ、注意力を取り戻させ、わずかな間だが調和させる。自然もそうだ。庭に座っているときにも彼女は統合されている。だが、なによりも強いのは人間関係だ。それはたった一つしかない人間関係ではあるが、それによって彼女は分裂する前の統合された人格を取り戻すことができる。マーガレットのお気に入りの妹は違う州に住んでいるが、月に一度は姉に会いにやって来る。妹はいつもマーガレットを一日病院から連れ出し、オペラや演劇を観に行ったり、街でおいしい食事をしたりする。こうした外出から帰ってきたマーガレットは顔を輝かせ、感情やウィットを交えてその日の出来事を詳しく話してくれる。そんなときには、彼女の思考や態度には「統合失調症」的なところはまったくみられず、健康そうで意識もしっかりしている。一度、彼女の妹は私にこう言ったことがある。「私にはどうしても理解できません。いったいどうしてマーガレットのことを気が狂っているとか人格が分裂したとか、普通でないとか言うんですか？　私たちは『街で』すばらしい一日を過ごしたんですよ。姉は物や人の何にでも興味を持って、ほんとうに生き生きとして、楽しそうでした……。リラックスしていて、あなた方が大騒ぎする早足だとか水飲みだとかは何一つなかったんですよ……。姉は昔みたいに話したり笑ったりしていました。病気にかかる前の、二〇年代と同じようにね……。このひどい病院に閉じ込められているせいで、頭がおかしくなるんですよ」

註80 夢の変化はしばしばL‐DOPAへの反応の最初に現われるもので、それはパーキンソン病患者においても脳炎後遺症患者においても同じである。典型的な変化としては、夢が生々しいものとなり（多くの患者が、突然色のついたまばゆい夢を見るようになったと語った）、より感情的な性質を増し（エロティックな夢や悪夢になる傾向があった）、一晩中続くようになる。ときにはあまりにも「現実味」がありすぎて強烈なために、目覚めた後もしばらく忘れられないこともあった。一人の敬虔なカトリックの患者は、父親と性関係を結ぶという近親相姦の生々しい夢を見て恐れおののいた。「こんな夢は初めてです！」彼女は憤然として叫んだ。私たちは、それはただの夢であって責任や罪の意識を感じる必要はないのだ、と説明しなければならなかった。そうやって説明されなければ、その夢が原因で彼女は精神病になってしまったのではないか、と私は考えずにはいられない。こうしたいきすぎた夢を見ること——視覚的にも感覚の生々しさでも過激な、そして無意識の精神病的な内容を含む、妄想に近い夢——は発熱時やさまざまな薬（アヘン剤、アンフェタミン、コカイン、幻覚剤）を服用した後や、ある種の片頭痛や癲癇の発作や生理

的な興奮の最中、そしてときには精神病のはじめの頃に見られることがある。

L‐DOPAによって患者が刺激されると、彼らが描く絵のスタイルも――夢想と同様に――激しい変化を見せる。木を描くように指示すると、パーキンソン症候群の患者は通常、発育不良で葉が一枚もついていない冬の木を描く。だが、L‐DOPAによって活性化されると、木にも生命力や想像力、そして葉が現われるのである。患者がL‐DOPAによって興奮しすぎると、木は過度に装飾され、次々に新しい枝や葉、小さなアラベスク模様や渦巻きなどが書き加えられて、ついには元の形がわからないほど巨大なバロック的樹木になってしまう。かつて陶器の絵つけをしていたイルムガード・Hの場合、L‐DOPA投与以前に描いていた絵は、木の周りを子供たちが踊っているといった単純で牧歌的なものだった。ところがL‐DOPAによって活発になると、こうした無邪気な画風は消え、闘牛や闘鶏、剣闘士、ボクサーといった絵がとって代わった。彼女自身はといえば、落ち着いていた。薬によって生まれた攻撃的な性質は、もっぱら絵の中に注がれたのである。もっと後になると、彼女の絵は高度に様式化し、複雑なモティーフが迷路のように入り組んでいった。このような絵も、どちらかといえばトゥレット症候群――元々の行動様式や思考がジャングルのような装飾の中に埋もれてしまう――やアンフェタミンによって起こるいわゆる「スピード効果」に似ている。まず想像力が目覚め、ついで過度に興奮し、それが無限に続くのである。

症例10　マイロン・V

マイロン・Vは一九〇八年にニューヨークで生まれ、一九一八年に重いインフルエンザにかかった。ただ、その時点では脳炎の症状はみられなかった。高校を卒業した彼は、靴修理職人になり、三〇歳のときには自分の店を持ち、結婚して息子が一人いた。

一九四七年、マイロンに最初のパーキンソン症状が現われた。落ち着きがなくなって衝動的になり、チックと反復行動がみられ、じっと見つめたり、「恍惚」状態に陥ったりする時間があるという、間違いようのない脳炎後遺症の症状だった[81]。一九五二年まで靴修理の仕事を続け、その後も自宅で暮らしていたが、障害が重くなったために、一九五五年にマウント・カーメル病院に入院した。その直後、彼は「入院精神症」を発症した。それは非常に強い偏執症で、それとともに、去勢される、侮辱される、見捨てられる、復讐する、怨恨を抱く、無力な自分に激怒するといった類の妄想が現われた[82]。この急性の精神症は、現われて一〇日後に消滅したが、今度はパーキンソン症状とカタトニーがひどく悪化し、ほとんど話すことも動くこともできなくなったのである。L‐DOPAを投与されるまで、この状態が続いていた。

このパーキンソン症候群およびカタトニーの状態が現われると、マイロンはまったく打ち解けなくなり、否定的な思考や引きこもりが目立つようになった。妻はこう言う。「仕事をやめたときに、なにかが起こったんです。それから、家にいるのをやめて入院したときにも。昔は本当に暖かい心の持ち主だったのに……。なによりも仕事が好きでした……。私たちのことも、世の中の全ても嫌うようになってしまいました。きっと自分のことだって嫌っていたんでしょうね」マイロンの冷淡さとむき出しの敵意に家族は深く傷ついた。そしてその結果、入院後すぐに彼を見舞いに訪れることもなくなってしまった。こうして、彼の神経症的な悪循環の環は閉じられたのである。

その後の一四年間、マイロンの状態は基本的に変わらなかったが、脂漏と流涎が非常に重くなった。一九六六年から六九年にかけて、私は彼を頻繁に診察し、その完璧なまでの無動症状に感心したものだった。一五時間もの間、自立的な運動の気配すら見せずに座り続けることもあった[83]。だが、たまにチックや衝動的な動きが起こることがあり、唐突にどちらかの手が「敬礼」するように動いたり、咳払いをしたり、「くっくっと笑う」ような音をたてたりした。それは、ふだんの完全な無動状態と沈黙とは驚くほど対照的だった。話をすることはまったくといっていいほどなかったが、切れ切れに叫ぶような調子で数語口走ることはあった。それだけでも、彼の知性、苦々しい思いや絶望的な気分、周囲の出来事に無関心ながらも注意を向けていることなどは充分に伝わってきた。彼は助けなしには立ち上がることも歩くこともできなかった。L－DOPAを試したいかどうか訪ねると、こんな答えが返ってきた。「どっちでもいいよ……。先生しだいさ」

一九六九年の七月にL－DOPAを投与すると、マイロンは他の重い脳炎後遺症の患者同様、唐突で魔法のような反応を見せた。たった一日のうちに、ほとんど普通の人のような力や運動パターンと会話を取り戻したのだ。また、驚きや喜びといった感情も現われたが、それらはいつもの疑いや冷淡さによって抑圧されていた。最初の反応を見せてから二週間以内に、マイロンの状態は一気に投与前の対極にまで突き進んだ。いまや彼は過度に衝動的で活発で、軽躁病的であり、挑発的であつかましく、淫らでもあった。あらゆる行動が素早く、大胆だった。以前はまれにしか起こらなかったチックが、いまではずっと頻繁になり、一時間に二、三〇〇回も眼鏡の位置を「直し」たり咳払いをするようになった。

その後九カ月間のマイロンの反応は、すべてが極端で不安定で矛盾していた。まったく動けない状態と危険なほど活発で衝動的な状態とが交互に現われたのである。活動過剰なときには、性急さと常軌を逸した行動のために何度も転び、三回も腰骨を折ったほどだ[84]。だが、それだけはでなく、こうした困難な状態のときに、彼は周囲の人々への関心をも強めていったのである。敵愾心《てきがいしん》と引きこもりは減り、妻や息子に対しても愛情らしきものを取り戻した。彼らは一二年間の空白を経て、再びマイロンを見舞いに来るようになっていたのだ。また彼は病棟でもとても役立つ働きをするようになった。手仕事に熟練しているうえに、本人自身がなにか仕事をしたがっていた。

本物の変化が訪れたのは、一九七〇年の五月に私たちが病院の患者用工房に靴型と靴修理ベンチを置いたときのことだった。そこを見せに連れていくと、マイロンはこれっぽっちの疑念も抑圧もない、まぎれもない驚きと喜びをあらわにした。そして、驚くべき速さでかつての技術を取り戻し、仕事への愛と情熱もよみがえったのである。病院の患者の靴を次々に修理し、職人の技と愛情をこめて新しい靴を作った。仕事に戻り、仕事との関係をとり戻すことによって、薬に対する反応は向上し、安定した。最初に見せたような危険なほど衝動的な躁状態や、パーキンソン症候群とカタトニーによる鬱状態は姿を消した。以前よりもずっと愛想よく接しやすくなり、これまで失っていた自尊心をずいぶんとり戻した。一度、マイロンは私に向かってこう言った。「また人間になった気分だよ。自分がこの世の中に存在する理由や場所が見つかったような気がするんだ……。それなしじゃ、生きていられないものなんだよ」

一九七〇年の夏以降、マイロンは驚くほどうまくやっている。重く絶望的だったもともとの状態を考えれば、そしてL‐DOPAに対して最初にみせた極端で不安定な反応を思い起こせば、奇蹟といってもいいほどだ。とはいえ、彼の言葉や運動パターンは、あらゆる意味で「正常」ではない。まだかなり性急でもあるし、凍りついてしまうこともある。だが、そうした問題は制御可能であり、彼は毎日工房で仕事をすることができ、病院を歩き回ってかなり自由に話をすることもできる。そして、妻と一緒に家で週末を過ごすこともある。マウント・カーメル病院にいる脳炎後遺症の患者の中でも、L‐DOPAの投与以前に深刻なパーキンソン症候群とカタトニーを患っていた四〇人ほどの患者の中で、マイロンは最終的には最も良い状態にあるといえる。彼らの中でただ一人、中断することなくL‐DOPAの投与を受け、最初の不安定な反応を克服してこれほどまでに安定するようになったのである。

註81　つまりマイロン・Vが一九一八年に無症状の嗜眠性脳炎を患ってから間違いよう

のない脳炎後遺症の症状が進展するまでに、三〇年近い年月が経っていたことになる。それよりさらに長い「潜伏期間」を経験した患者もいる。ある患者（ハイマン・H）は一九一七年に重い嗜眠性脳炎を患い、それから完全に回復したが、一九六二年に明らかな脳炎後遺症を発症した。

82　マウント・カーメル病院のような慢性疾患患者を対象とする病院に嫌々ながら入院した患者がこのような「入院精神症」を起こすことは珍しいことではない。私自身、そのような患者を数十人は目にしてきた。

83　マイロンがときには一五時間も身じろぎもせずに座り続けると書いたが、それは一〇〇パーセント正しいとは言えない。早朝、霜のついたガラスドアを背に座っているマイロンをよく見かけた。明らかに動かない右手が、膝から数インチのところにあった。昼頃にまた見かけたとき、彼の右手は膝と鼻の真ん中あたりで「凍りついて」いた（フランシス・Mによく見られたように）。その数時間後、彼の手は眼鏡や鼻の上で「凍りついて」いるのだった。私は彼のこうした姿勢について、その時点では、意味のない無動としか認識しなかった。ところがずっと後になって彼がL‐DOPAによって目覚め、活発になったとき、信じがたい真実が明らかになったのである。私は彼の奇妙な「凍りついた」姿勢を思い出し、そのことを尋ねた。

「『凍りついた』姿勢だって？　ただ鼻を拭いていただけだよ」

「でも、そんな無茶な。凍りついていると私が思っていたのは、あなたの手が鼻までいく途中の動きだったというんですか？」

「そうだとも。それ以外の何だっていうんだ？」

「でも、マイロン。右手が動くのに何時間もかかっているんですよ。まさか、六時間もかけて鼻を拭いたというんじゃないでしょうね？」

「変な話だな」マイロンはそう言って考えこんだ。「それに、薄気味悪いよ。俺はごく普通に動いただけで、何秒もかからなかった。それなのに先生は、俺が鼻を拭くのに何時間もかかったなんていうのかい？」

私は何と返事をしたらいいのかわからなかった。彼と同じくらい面食らってしまったからだ。たしかに、変な話だった。だが、私はドアを背に座っているマイロンの写真を数えきれないほど撮っていた。三〇枚のそうした写真をつなぎ合わせて映画フィルムの大きさにして映写機に入れ、毎秒一六カットで映した。すると驚くべきことに、私が「無茶だ」と思いこんでいたことが実際には可能だったことが明らかになった。時間の経過をたどった写真が次々に映し出されると、いくつもの「姿勢」が実際には一連の動きだったことがわかったのだ。たしかに彼は鼻を拭いていたが、その動きは通常のものより一万倍も遅かったのである。動いていると気づかないほど遅いが、彼自身にとってはそうではなかった。対照的に、ヘスターの動作や言葉は、見聞きできないほど速く、高速で撮影したり録音テープを引き伸ばしたりしなければ、十分の一秒しかかからない彼女の加速された動きを追うことはできなかった。

84
一般的に口の動きや口の障害は、L-DOPAによる活発化の二番目に深刻な問題であり、最も深刻なものは転倒や骨折である。一九六九年にL－DOPAを投与したマウント・カーメル病院の（脳炎後遺症とパーキンソン病がだいたい半分ずつの）約八〇人の患者の三分の一以上が、深刻な（ときには複雑な）骨折をした（あちこちにある同様の施設からも同じような報告がある）。

症例11　ガーティ・C

ガーティ・Cは結束の固い家族の末娘として一九〇八年にニューハンプシャーで生まれた。子供の頃はこれといった神経的な問題もなく幸せに過ごし、誰とでも友達になり、学校の成績もよかった。二五歳で結婚するまではタイピストとして働いていた。その後も健康状態は良好で、社交的な生活をしつつ三人の子供を育てた。ところが、三八歳になって間もなく、両手がひどく震えるようになったのである。最初、その症状はニューヨークの厳しい寒さが原因だと診断されたが、その数週間後にはパーキンソン症候群に改められた。続く六年間、彼女の病気は急速に悪化し、振戦、筋固縮、アキネジア、突進、きわめて多量の発汗と唾液分泌、脂漏が現われた。四四歳のときには、ガーティは完全に無動となり、ほとんど話もできなくなっていた。どういうわけか振戦と筋固縮はアトロピン様の薬で抑えることができたが、重いアキネジアと発声障害はこれらの薬に反応しなかった。昼夜の介護を必要とする重い障害を抱える彼女だったが、献身的な家族の努力によって、その後一九六一年までの一〇年間は自宅で暮らすことができた。

一九六六年に私が初めてガーティを診察したとき、身体のあらゆる先端部に過度の緊張と痙縮が起きており、筋組織すべてにきわめて重い固縮が現われていた。たいへんな努力をした末にようやくささやき声を出せる程度だった。それでも、自分に向かって言われることを彼女が完全に理解していることははっきりわかった。彼女は無気力でも無関心でもなければ、（マグダのように）無反応でもなく、内面には動きを封じられ閉じ込められた激しい活発さがあるようだった。彼女の瞳はまるで美しい絵か風景でも眺めているかのように輝き、無気力なのではなくただなにかに夢中なのだという印象を見る側に与えたのである。

一九六九年の六月中旬、私はガーティへのＬ－ＤＯＰＡの投与を開始した。彼女はこの薬に素早く反応し、一日わずか一〇〇ミリグラムの投与で発声とあらゆる動きが回復した。同時に、筋固縮と唾液分泌が驚くほど減少した。[85] 投与量を一日に一五〇〇ミリグラムに増加すると、彼女の声は普通といっていいほどの力とトーンを取り戻し、しっかりした抑揚や語調の変化が聞き取れるようになった。また、力も回復し、自分で食事をしたり本のページをめくったりできるほどになったのである。ただし両手の痙縮が消えないために、こうした動きは困難ではあった。彼女は穏やかで幸せそうで、気分は安定しており、不安を感じたり絶望したりすることはなかった。この穏やかな時期に、ガーティはほぼ二〇年ぶりに自由に話をすることができるようになり、その間自分がどんな状態でいたのかを私に詳しく話してくれた。

彼女の説明によると、それは「大いなる内面の静寂」であり、「黙従」でもあったという。彼女の注意は、最初に意識に入ったものに対して何時間も向けられ続けた。そして彼女は自分の気持ち、感覚、思考などに完全に「浸りきって没頭していた」という。「わたしの心は、自分の心を映す波のないプールのようなものでした」と彼女は言う。そうやって何時間、何日間、何週間でも、子供時代の楽しい光景を思い出していた。日なたで寝転がったり、草の上でまどろんだり、家のそばを流れる川にぷかぷか浮かんだりする子供のときの自分を。静かに集中して考えることによって、彼女はこうした幸せな子供時代の瞬間を永遠に引き伸ばすことができた。また、彼女にはいつも生き生きとした想像力があったので、物事をあざやかに思い描くことができたという。また、パーキンソン症状である無動状態で思考を一つに集中していると、想像はいよいよ鮮明になったという。彼女の時間に対する感覚は最初の二〇年間ですっかり変わった。身の周りで起こっていることや口付を知ってはいても、自分の内側ではなにかが起こっているという感覚はなく、時間そのものが止まってしまい、彼女自身の時間はただの繰り返しにすぎなかった。

Ｌ‐ＤＯＰＡの投与を始めて四週間後、彼女の反応は以前ほど良好でなくなった。そして薬を投与するたびにあえいだり息を飲みこんだりする衝動に駆られるようになり、パーキンソン症状や発声障害が起こった。病的な反応の始まりだと考え、私はＬ‐ＤＯＰＡの投与を何日か中断することにした。すると、重いパーキンソン症状がぶり返し、それに加えてもとなかった気分の落ち込みと嗜眠などの症状が現われた。

七月の終わりにＬ‐ＤＯＰＡを再開しても、六月にみられたようなすばらしい反応が戻ることはなかった。最初のときの反応を再び起こすために、一日〇〇〇ミリグラムのＬ‐ＤＯＰＡに少量のアマンタジン（一〇〇ミリグラムずつ一日に二回）を加えて投与した。この量は、他の多くの患者には有効だったのが、ガーティの反応はひどいものだった。アマンタジンの最初のカプセルを服用してから三時間後に、彼女はひどく興奮し、錯乱した幻覚を起こして叫んだ。「車がこっちに向かって来る！ 私に向かって来る！ 私に向かって来る！」彼女の声は恐怖の叫びになり、いきなり私の腕をつかんだ。このとき彼女に見えていたのはたくさんの顔で、「仮面みたいにくるくる変わり」、彼女に向かって叫んだり、からかったり、にやりと笑ってみせたり、甲高い声を上げたりするのだという。ときどき、彼女はうっとりとした笑顔を見せて「ほら見て、なんてきれいな木なのかしら！ ほんとうにきれい！」と叫び、目には歓喜の涙が浮かんだ。だが、よく起こるのは支離滅裂で恐ろしい幻覚を伴う偏執症の状態で、たくさんの小人の姿が見え声が聞こえる。そんなときには、頭がリズミカルに左右に揺れ、舌が勢い良く飛び出し、叫び声をあげ、チックのような目の動きが起こる。こうした幻覚や動作は、彼女が一人きりだったり部屋が暗かったりするといっそう激しくなった。よく知っている人が一緒にいて話しかけたり、手を握ったりすれば、幻覚や体の動きが収まり、ガーティは数秒か数分の間自分を取り戻すことができた。L－DOPAとアマンタジンの投与はこの状態が現われてすぐに中断されたが、幻覚と体の動きはその後三週間以上も続いたのだった。その間、彼女の興奮を抑えるには鎮静剤か精神安定剤を多量に投与するしかなかった。九月になると幻覚症状は突然消えてなくなったが、ガーティは疲れ果て、不活発になった。ただし、意識ははっきりしていた。彼女の話を聞き観察したところでは、三週間にわたってガーティをとらえて理性を失わせていた異常な状態について、彼女自身はなんら記憶していないことが明らかだった。(86)

一〇月の初め、私たちはガーティへのL－DOPAの投与をもう一度再開し、今度は投与量を一日に二五〇ミリグラムだけにした。すぐにある程度の声と力が戻ったが、唐突にチックのような動きで手を宙に向かって振り回すという新しい症状が出現した。それは蠅や蚊を追い払うような動きだった。こうして一〇日が過ぎると、例の幻覚症状が再び現われた。その再発はチックが消えたのと期を一にしていた。そのことから、私たちはチックが興奮状態をかなり軽減する「避雷針」の役目を果たしていたと推測した。すぐにL-DOPAを中止したが、彼女の興奮は少しも収まらなかった。私たちは彼女のベッドの両脇に柵を取りつけ、さらに看護師を常時つき添わせた。さもなければ、極度の興奮で自分自身を傷つけてしまいかねなかったからだ。ところが、一〇月一〇日の夜、看護師がちょっと部屋を出て行った隙にガーティは恐怖の叫び声を上げて柵をよじ上り、床に落ちて腰骨と骨盤を折ってしまった。

その後の数カ月間、ガーティは肉体的にも精神的にも非常に苦しんだ。まず、骨折によるひどい痛みがあった。また仙骨に床擦れができ、一日に何度も診察して洗浄しなければならなかった。彼女の体重は四〇ポンドも減ってしまった。ジストニーによる筋固縮と痙縮はさらに深刻になり、最後には恐ろしい幻覚に苦しめられるようになった。それはL-DOPAの中止後もまったく軽減することなく五カ月間以上も続いたのである。それでも、一九七〇年の夏には、ガーティは最悪の状況を脱していた。床擦れは治りつつあり、筋固縮とジストニーも一時よりは軽くなった。最も重要なことに、幻覚を伴う極度の興奮状態も起こる回数が減ってきていた。

興奮している時間が短くなりつつあることと意識が鮮明になる時間が増えてきたことから、ガーティは興奮状態の頃を懐かしむようなことを言った。「皆いなくなりつつあります。ちっちゃな人たちや物たち、私と一緒にいてくれたのにね。こうして私はまた元の私になるんていたガーティは不思議な感覚を覚えた。興奮状態がようやく消えたその翌日、ベッドに横たわっていたガーティは不思議な感覚を覚えた。それは薄気味悪い感じ、なにか超自然的なことが起こるような感じから始まった。なにかに無理強いされるように窓の外を見た彼女は、仮面を被った男が非常階段を上ってくるのを見てびっくり仰天した。彼女の階まで上ってきた男は、これ見よがしに棒を振り回してガーティに向けて突きつけたので、彼女は恐ろしくて震えあがった。男は「悪魔みたいににやりと笑って」から非常階段を下りていったが、非常階段も一緒に持ち去った。このことで、ガーティは自分が見ているのは幻覚であり、男ばかりか、非常階段までが幻覚だったことに気づいたという。その翌日ガーティは私にその話をしながら体を震わせたが、その様子や言葉の選び方からは同時に、間違いようのない嬉しさがにじみ出ていた。次の日の夜、例の仮面の男はまた現われ、恐ろしいだけでなく明らかに意味深長なやり方で棒を動かした。三日目になって、ガーティはそのことで私と「決着をつける」ことにした。「私のことを責めないでくださいね。ここ二〇年間何もなかったし、今だってなにかが起こるわけでもないんですから……。欲求不満がたまった私みたいなおばさんが、ちょっといい感じの幻覚を見ることくらい許してくれなくちゃ！」私は、彼女の幻覚は楽しくて制御可能な性質のものであり、彼女の置かれた状況を考えると、その幻覚を見るのはいいことだと答えた。その後、彼女の偏執症的な症状はぴたりと消え、幻覚も親しみやすくなまめかしいだけになった。ガーティはユーモアと機転とコントロールを身につけ、幻覚を見るのは必ず夜の八時以降にし、時間も長くて三〇分から四〇分に留めた。家族の誰かが訪ねてきていて遅くまでいると、彼女はきっぱりと、だが感じよく説明するのだった。「よその町から訪ねてくる男性」がもうすぐにでも着くところで、外で待たせたらきっと気を悪くするでしょうから、と。

ガーティはいまも健在で、彼女の病気の深刻さを考えれば、うまくやっている。瞳には深い幸せを思わせる輝きが戻り、時を忘れて子供時代の思い出に浸る力をとり戻したように思える。L-DOPA前の状態からのたった一つの変化といえば、今では毎晩忠実に訪ねてくる幻覚の男性から、愛と気遣い、そして日には見えない贈り物を受け取っていることである。

註85　ローレンス・ウェシュラーは一九八二年にマウント・カーメル病院を訪問し、ガーティと次のような会話をした。

ウェシュラー「目覚めたときのことを覚えていますか?」
ガーティ「ええ、覚えていますよ」
ウェシュラー「どんな感じでしたか?」
ガーティ「突然、話をしていたんです」
ウェシュラー「最初の言葉は覚えていますか?」
ガーティ「ええ、覚えています」
ウェシュラー「何という言葉でした?」
ガーティ「『うわあ、話しているわ』って言ったんですよ」

86　ガーティはおそらく無意識のうちに時間を記憶していたのではないか、ひどい精神的トラウマなどのために、記憶が意識の外に追いやられていた（偽記憶喪失や記憶停止は、重い精神病などの後では珍しくない）のではないか、と考えることもできる。そうした要素は確かにあるが、私はむしろ、精神病にも潜在的な記憶喪失にも負けなかったガーティが、精神病ではなかったにせよ譫妄に満ちていた三週間の記憶をあえてすべて捨ててしまったのではないかと考える。

症例12　マーサ・N

マーサ・Nは敬虔なカトリックであるアイルランド系の両親の一人娘として、一九〇八年にニューヨークで生まれた。一九一八年に流行したインフルエンザであやうく死にそうになったが、そのときには脳炎症状はまったく現われなかった。高校を卒業後、電話会社に勤めた。彼女はこの時点で「ビューティ・クイーン」に三度も選ばれており、仕事でもプライベートでも充実した生活を送っていた。二一歳のときにパーキンソン症状が現われ、激しい振戦のためにその一年後には仕事をやめなければならなくなった。それと平行して、睡眠中に話したり歩き回ったりするようになった。こうした最初の激しい症状の後、二二年間は病状が軽いままで安定していたので、彼女は自宅で両親と暮らし、散歩をしたり友人を訪ねたり、ゴルフや家事や買い物などを無理なくこなしていた。

一九五一年に両親が死ぬと、マーサの病状は突然悪化した。とくに筋固縮とジストニーが進んで、それから二年以内には歩くことも立っていることもできなくなり、声を出すことも物を飲みこむことも困難になってきた。病状の激しい悪化のために、彼女は一九五四年に入院せざるをえなくなった。すると、病状は再び静止したようだったが、ジストニーのために身体が変形してしまった。

一九六六年から一九六九年にかけて、私は頻繁にマーサを診察した。彼女は知性あふれる魅力的な女性で、話していて楽しかった。このときには、彼女は両脚がジストニー性の筋固縮でまったく動かず、斜頸は重く、声はごくわずかしか出ず、唾液の分泌量がきわめて多かった。彼女はとても社交的で、他の多くの脳炎後遺症の患者と比べて親しみやすかった。一年のうち五一週間は、マーサはまったく「統合されていて」精神的にも健康である。だが、五二週目になると、彼女はきまって「復活祭《イースター》精神症」を起こすのだ。それは筋固縮の増加、動いたり話したり飲みこんだりする運動の減少、気分の落ち込み、声の単調化、そしてときに眼球回転発作を伴っていた。聖金曜日《グッド・フライデー》になると、彼女は自分がもう死ぬのだと思いこみ、ほとんど聞き取れないような声で、聖職者を呼んで最後の儀式を行なってほしいと頼む。それが終わると彼女はぴくりとも動かなくなり、口を開くこともなく呆然としたままとなる。それが復活祭の日曜日まで続き、その日になると彼女は突然生まれ変わったような気持ちで「目覚め」るのである。この恒例の再生から二、三週間は、声や動き、その他のありとあらゆる運動が「通常」以上に良い状態が続き、パーキンソン症状やその他の障害は目に見えて減少する。

　一九六九年の六月、私たちはマーサへのＬ‐ＤＯＰＡの投与を開始した。最初の反応として、舌が口の奥まで引っ込んで話をすることができなくなり、舌を飲みこみそうな危険な状態が続いた。そのため、一日に二〇〇〇ミリグラム投与していたＬ‐ＤＯＰＡは中断された。七月の中旬に再開すると、舌の引っこみや話ができない状態はまったく見られず、逆に状態は驚くほど改善した。声が以前よりずっと大きくなり、唾液の分泌は実質的に消え、両腕にみられた筋固縮とアキネジアもほとんどなくなった。その結果、マーサはおおよそ「普通になった」が、両足と首の痙縮だけは元に戻らなかった。このすばらしい治療効果は、L‐DOPAを投与してから一分間以内に突然現われ、しかも投与量は一日にわずか七五〇ミリグラムだったのである。

彼女のすばらしい状態は八月四日まで続いた。私自身は、ロンドンへ向かうためにその前日に病院を離れていた。この日、マーサは極度に興奮し、怯え、気を滅入らせて、四肢には強い振戦と筋固縮が交互に現われた。また表情がなくなって死体のようになり、もうすぐにでも死ぬから最後の儀式をしてほしい、と頼んだ。L‐DOPAの投与はまた中断され、その翌日には元のパーキンソン症状が現われた。私がニューヨークに戻ると、彼女はL‐DOPAを再開してほしいと言った。「薬のせいでおかしくなったんじゃないんです。先生が行ってしまったからなんです。もう戻っていらっしゃらないんじゃないかと思ってしまって。ほんとうに恐ろしくて、死んでしまうように思えたんです」

九月になって、三度目のL‐DOPAの投与を始めると、今度の彼女の反応はそれまでの二回のどちらとも異なっていた。彼女は呼吸が速まって息切れがすると訴え、呼吸発作の兆候がみられた。また、両腕がとても速い「敬礼」チックを起こし、膝に置いた手が一分間に三、四回は顔へ跳び上がる。同語反復症も現われ、同じ言葉を数え切れないほど繰り返した。このときの彼女の反応は、同室のフランシス・Dと驚くほど似通っており、私はこの二人が互いの症状を「真似しあっている」のではないかと考えたほどだった。九月の中旬には、マーサのチックは一時間休みなく、しかも一分に一度の頻度で起こるようになった。そして、何年も前に覚えた次のような歌を同語反復症的に休みなく歌い続けた。

ほら聞こえるの、一秒ごとに聞こえるの
わたしは病気なの、重い重い重い病気なの
ああ死よ、速く来て、速く来て!
速く、速く、速く来て!

こう延々と歌い続けてマーサは疲れはててしまい、また病棟の患者たちも我慢できなくなったために、L‐DOPAを中止せざるを得なくなった。

この興奮状態の後でL‐DOPAが中断されると、マーサの状態は激しい「揺り戻し」を起こした。筋固縮や振戦がひどくなり、動くことも声を出すこともなくなり、物をほとんど飲みこめなくなってしまったので、食事は胃瘻管《いろうかん》を通さなければならなくなった。この「引きこもり反応」はまったく軽減することなく九月いっぱい続いた。

一〇月一日に、四度目のL‐DOPA投与を始めた。今回も数週間は良い反応を見せたものの、普段よりも興奮しやすくなり、興奮すると再びチックや同語反復症が現われた。看護スタッフによれば、とくにチックが起こりやすいのは、私がそばにいるときだという。マーサは私がチックに深い関心を抱いていて、その症状が起これば必ず注意を向けることを知っていたのだ。

一二月のとくに天気の悪い日が続いた頃、マーサはまた死んだような昏睡状態に陥った。

それはL‐DOPAを投与していた八月に起こった症状に似ていた（そしてL‐DOPAの投与以前に起こしていた「復活祭精神症」にも）。このときは、私がそばにいて手を尽くしても、その状態を変えることはできなかった。彼女はすでに死んでしまったかのように固くなって横たわり、ぴくりともしなかった。この状態が三日間続いた後、L‐DOPAを中断したが、何の変化もみられなかった。その後も一〇日間にわたって昏睡状態は続き、再び完全介護と胃瘻管による栄養補給が行なわれた。クリスマスの日、二週間ぶりに太陽が顔を出し、あたりをまばゆく照らした。マーサは椅子に座らされて屋外のポーチに連れていかれた。五分後、彼女は突然「目覚め」、それからたったの数秒間で自分自身を取り戻した。彼女の説明は感銘深いものだった。「太陽が見えました。それから、周りの人たちが生き生きと動き回っているのも。そしたら、私は死んでもいなければ地獄にいるわけでもないってことに気がついたんです。身体の中で命が湧きあがるのを感じました。まるで爆弾が爆発したようにね。そのとたん、私はまた動いたり話したりできるようになったんですよ」

私たちはマーサがこの経験から立ち直り、生理的、精神的な安定をとり戻すまで三カ月間待った。一九七〇年の三月、彼女の要求を聞き入れて五度目のL‐DOPAの投与を始めた。このときも、以前と同様、パーキンソン症状やその他の障害は二週間ほどの間減少した。その後、彼女は毎晩奇妙な幻覚を見るようになった。毎回基本的に同じものだった。薄気味の悪い感じ、なにか想像もつかないような不思議なことが起ころうとしている感じを覚えることで始まり、以前にもあったこと、夢あるいは前世で起こったことで、これから経験することは過去の再現なのだと感じる。そんな状態のマーサは突然、二人のひげを生やした男が部屋に入って来るのを見る。二人はゆっくりとした足取りで窓のところまで行くと、昔風のランタンを灯し、前後に揺らす（「吊り香炉のようにです」）。マーサは、この揺れる明かりは彼女の注意を集中させて「魔法にかける」ためのものだと感じるが、じっと見つめずにはいられない。そこで、彼女は激しく頭をそらせて叫ぶ。「あっちへ行け、あっちへ行け、悪魔め、悪魔め！」この突然の頭の動きと叫び声に驚いた同室のフランシス・Dは、マーサになにか「変なこと」が起きていることに気づく。その後、ぼんやりとした訪問者はベッドの頭のところに来ると、ポケットからきらきら光るガーゼを取り出して、彼女の目の前で円を描くように振る。すると、それが呪いなのか祝福なのかわからないまま、彼女は自分の身体が縮んで動かなくなるような気持ちになる。二人が彼女の上に屈みこんで顔にキスすると、硬いひげが彼女の頰を撫でる。それから、二人は重々しい足取りで部屋から出て行く。二人の姿が消えたとたんに、マーサは深い悔恨と安堵感が入り交じった気持ちになる。「奇妙な」感じは消え去り、再び自分に戻ったような気分だ。こうした幻覚は毎晩八時ぴったりに始まり、一〇分から一二分続いた。その「訪問者」たちは本物だと思うかと訪ねると、マーサはこう答えた。「はいといいえの両方ですね。先生や看護師さんたちやこの場所みたいな本物ではないんです。違う種類の本物、そうね、違う世界から来たみたいな感じです」後になって、彼女はこうも言った。「最初、あの人たちは昔この部屋で亡くなった患者さんの幽霊なんだと思いました。でも、その後二人は超自然な存在だって気がついたんです。どこから来たのかはわかりません。天国から、それとも地獄からかしら……。おかしいですね、私は普段は迷信なんて信じないんですよ。幽霊やお化けの類だって信じないのに、あの人たちがやって来ると、信じてしまうんですから」

その状態はその後二週間続き、彼女の幻覚は毎晩八時に始まって八時一〇分きっかりに終わった。L-DOPAの投与はそのまま続けた。というのも、彼女は毎晩やってくる幻覚の男たちを楽しみに待つようになったことがはっきりしていたからだ。彼女は毎晩きちんと「準備して」おくようになった。ところが、投与の再開から六週間たつと、この幻覚はより深刻で不吉なものになった。二人のひげの男に加えて、三人目、四人目、五人目、六人目が現われ、とうとう部屋じゅうにひげの男がひしめきあって超自然的な動作をするようになった。それよりも困ったことに、彼らは消えるはずの時間になっても帰らず、九時、一〇時、一一時になるまで黙って不吉なガーゼを回し続ける。この時点で、マーサはL-DOPAをやめることに同意した。幻覚は投与をやめてから三週間続き、消えた。ある晩マーサが男たちを迎える準備をしないのをみて尋ねると、答えはこうだった。「今夜はお客さんは来ないんです」そして、たしかに彼女の言葉通り、「お客さん」は二度と戻ってこなかった。

残りの春の日々と夏の間じゅう、私たちはマーサがバランスを取り戻すのを待った。そして一九七〇年の一〇月、（L-DOPAに似た）アマンタジンを投与した。すると、L-DOPAのときと同様、最初は声と動き、筋固縮などが軽減した。だが、三週間たつと、マーサは外陰瘙痒症《そうようしょう》を訴えた。しかし、婦人科の診断を仰いでも、そのような症状はないとのことだった。すると、今度は外陰部に蟻走感《ぎそうかん》、つまり蟻《あり》が入り込んでくるような感じがすると言うのだった。こうした症状を説明しながら、マーサはぶるぶると震えた。ただし、同時に間違いようのない喜びも表われていた。とうとう蟻は蟻のように小さな男たちになり、膣をはい上がって彼女の身体の中に入り込もうとするようになった。この時点でマーサは激しく興奮し、男たちの攻撃も薬もやめてほしいと訴えた。そこでアマンタジンの投与をやめたところ、幻覚の攻撃はその後六週間も続いてから、ゆっくりと「消えていく」のではなく、唐突に何の前触れもなくぷつりとやんだ。

つまり、マーサは五回にわたって投与したL‐DOPAとL‐DOPA様の薬のすべてに対して、毎回まったく違う反応を見せたのだった。現われた反応が多様であったということから、薬の効果がある意味では予測のつかないものであることは明らかだ。行動の起こり始めの形――舌のリズミカルな動き、カタトニー、チック症状的な言語反復症、外陰瘙痒症、幻覚など何であれ――が与えられると、その後の反応は初期の症状を引き継ぐかたちで起こる。マーサのL‐DOPAに対する反応は生理的にはばらばらだったが、一度始まると、そこには驚くほどの統一性が見られた。奇妙にも混じりあった、だが最終的には制御不能の六つの反応を考慮し、それ以降L‐DOPA及びアマンタジンの投与は行なっていない。彼女は元の明るくて陽気でユーモアがあり平凡な彼女自身に戻った。一九七一年と一九七二年には、ここ二〇年間で初めて、恒例の「復活祭精神症」を「省き」さえした。彼女はこう言う。

「幻覚の類はもう一生分見ちゃいましたからね」

症例13　アイダ・T

アイダ・Tは一九〇一年にポーランドの村で生まれた。これといったエピソードもない子供時代を過ごし、一六歳で結婚して一七歳で母親になった。しかし、二〇歳のときに相次いで起こった二つの悲劇によって人生が引き裂かれてしまった。まず、夫が若くして死んだ。その後彼女は急に短気で苛立ちやすくなり、食欲が増し、気性が嵐のように激しくなった。それまでの彼女の性格からは信じられないほどの変わりようだった。ますます激しくなる気性と、食欲で膨れ上がった巨大な体格の娘を見て、争いごとを嫌う極貧の家族は警戒し、娘は悪魔に憑《つ》かれてしまったのだろうかと考えた。二一歳のとき、体重が元の二倍に膨れ上がったことで村中を怯えさせていたところへ、動作はますますぎこちなくなり、激しい衝動に加えて他のパーキンソン症状が現われたのである。ここへきて、彼女の家族は地元の医者に相談し、いまや爆弾のようになった娘を船に乗せ、彼女を治療してくれるはずの米国の著名な医師のところへ送ることに決めた。

四カ月にわたる大西洋航海が終わる頃には、「ビッグ・バーリ」（船の人々は彼女をこう呼ぶようになった）はまったく動いたり話したりしなくなり、板のように硬直したままだった。米国へ着くやいなや、彼女は開設されたばかりの「体の機能を失い死を待つ人々のためのマウント・カーメル病院」に入れられた。その後の四八年間、アイダ（病院のスタッフも「ビッグ・バーサ」と呼んだ）は変わらずパーキンソン症候群によって硬直し、話すこともせず、無動のまま、頑丈で棺桶にも似た特別製のベッドの上で目をむき、彼女に比べればちっぽけにしかみえない何人もの看護師たちに世話を焼かれていた。家族からはなんの音沙汰もなかった。娘を「厄介ばらい」したのは明らかで、代わりに事実上の孤児となった彼女の幼い娘を手元に置いていたのだ。ごくまれに、痛みや欲求不満によって、アイダは爆発し、狂った機関銃のような勢いで話すことがあった。相変わらず恐ろしいほどの食欲で、すぐに飽くなき排泄欲がそれに加わった。彼女が求めるものは食べ物か浣腸だけになった。だが彼女は気遣いや優しさに敏感で、ときには看護師に微笑みかけ、食欲や怒りを爆発させるのと同じ激しさで、彼女たちにいきなりキスを浴びせることがあった。たしかに、看護師たちはみな「ビッグ・バーサ」のことが好きになり、献身的に世話したのである。彼女たちの思いやりに満ちた看護なしには、アイダは一九二〇年代を生き抜くことはできなかっただろう。

一九六六年に私が初めてアイダを診察したとき、彼女はまるであざらしのようだった。体重は四〇〇ポンドもあり、髪が一本もなく、身体は皮脂に覆われていた。五〇年以上も仰向けに横たわっていたため、頭の後ろはすっかり平らになっていた。身体全体が動けないほど硬直して、ジストニーと筋肉萎縮で両方の手足がひれのように変形するという重い障害があった。手足がひれのように見えることと、脂ぎって流線形をした巨大な体軀から、彼女を見る者は、英仏海峡の遠泳中の巨体の泳ぎ手がストロボ撮影によって「静止」画像になったところを見ているような、奇妙な感覚を覚える。目はトカゲのように、瞬きすることなくぎらぎらと輝いていた。ほとんど身じろぎもせず、呼吸しているかどうかさえわからないほどだった。彼女は私の訪問と質問を嫌がり、うなったり、つばを吐いたり、一音節だけ吐き出すだけだった。ルーシーとアイダの二人は、私が見た中でも最も強大で痛ましい患者だった。

アイダの状態はその後三年間変わらなかった。そこで、私は彼女を脳炎後遺症の「コミュニティ」に加え、L‐DOPAの投与を始めた。実は、L‐DOPAについて尋ねたとき、彼女は拒否したのだった。そこで、最初はこっそりと食べ物に混ぜなければならなかった。この医療行為はずいぶん葛藤を伴うものだったが、長年彼女の世話をしてきた看護師たちに根負けしてのことだった。彼女たちは「ビッグ・バーサ」の痛ましい外見の陰に「愛すべき人物」が閉じ込められていて、表に出たがっているのだと感じていた。それに、彼女の代わりに賛成したり反対する家族もいなかった。

一日に四〇〇〇ミリグラムのL‐DOPAを投与すると、驚くほどの効果が現われた。凍りついたように硬直した身体が突然「音をたてて」流れるように動き出し、声はずっと大きくなめらかで、以前のような、爆発したかと思えば止まったり、つばを吐いたりどもったりする話し方はほとんどなくなった。びっくり仰天して興奮した看護師が、私を病棟に引っぱっていった。アイダは微笑みを浮かべ、体を動かし、看護師たちに向かってものすごい勢いでひっきりなしに話しかけていた。彼女は私を見るなり、こう言った。「すごい！　すごい！　体の内側が動いている感じ……。あのすてきな薬のおかげよ……飲ませてくれて、ほんとうにありがとう！」そして「目覚め」を祝うために、アイダは大声で、食事のたびに一クォートのチョコレート・アイスクリームと「大きなオリーブオイルの浣腸――大きなやつ！」を要求した。続く三週間、彼女はさかんにイディッシュ語または喉音の強いイディッシュ語かポーランド語なまりの英語で独り言を口にし、その合間にくっくっと笑ったり喉をがらがらと鳴らしたりした。内容はすべて彼女が子供時代を過ごした村のことだった。海の男のような野太い声で古いイディッシュ語のフォークソングやバラードを歌うこともあり、その歌声に、周囲の患者たちは面白がったり怒りだしたりした。眠りの森の美女はたしかに目覚めたが、完全に後ろ向きで、郷愁に浸っていた。食べ物と浣腸、そして過去だけが、アイダにとって意味を持つのだった。彼女はまだ、現在の世界との関係を持とうとはしていなかった。

その頃、私はアイダにちょっとした贈り物をした。それはとげだらけで丸っこい、見ようによっては醜くも美しくも見えるサボテンだった。彼女はそれが気に入り、すぐにせっせと世話を焼き、何時間でも飽きずに見つめて過ごすようになった。それは彼女の初めての所有物というだけでなく、マウント・カーメル病院で過ごした四八年間の「地下生活」で初めて結んだ生き物との関係なのではないかという気がした。

一九六九年の秋、アイダは理学療法士が一人の独立した人間であることに初めて気づいたようだった。この理学療法士は病院のスタッフの一人で、アイダの手を毎日湯につけてマッサージし、彼女がとっさのときに手でつかめるような設備を設計したのだ。それまでは、自分の世話をしてくれる看護師たちとの区別もおそらくついていなかったのではないだろうか。白蟻の女王が働き蟻を扱うように、看護師や理学療法士を十把ひとからげに扱っていたように思える。今でも、愛するサボテンや理学療法士と一緒でないときには、相変わらず無慈悲で荒々しく、貪欲で疑い深く、物事を否定的に考え、意地悪で気難しい。だが、サボテンや理学療法士が一緒だと、アイダの良い面が最大限に引き出されるのである。

最も心を打つ出来事が起きたのは、一九七〇年の秋のことだった。病院のソーシャルワーカーが、三年越しの粘り強い調査の末に、長い間消息のつかめなかったアイダの娘を探し当てたのだ。実は、娘は一九三〇年代に米国へ渡って来ていたのだが、家族から母親は死んだと聞かされていたために、探すことなど考えもしなかったのだという。親子の再会の様子は、単純なものではなかった。二人とも言葉もなく互いを探り合い、眺め回した。だが、それは始まりに過ぎなかった。二人の間では意見の相違、怒り、沈黙、口論が何カ月も続いた。しかし一九七一年の半ば――どのようにしてかはわからないが――深い相互理解が生まれ、互いに混じり気のない喜びを表わすようになった。そうした数カ月の間、私たちは週ごとにアイダが過去の思い出や孤独、非現実の世界から抜け出して人間らしくなっていく様子を目のあたりにした。娘との良い関係こそが、非人間性の深淵や狂気の迷路から、アイダを導き出す糸となったのである。

ここ一年間、L-DOPAの継続投与による弊害が起こり、筋固縮やどもりなどが再び現われるようになった。だが、すべてを考えあわせれば、四八年間死んだように過ごしてきた後で、アイダはここまでのところ信じられないほどうまくやっていると言えるだろう。

症例14　フランク・G

フランク・Gは一九一〇年に生まれた。学校の成績は普通で、あらゆる意味で普通の子供だった。だが、一三歳のときに眠り病にかかり、九週間にわたって強い意識混濁状態が続いたため、チューブで栄養補給しなければならなかった。その状態から回復すると、今度は右目が強い外斜視になり、動眼神経麻痺の兆候も現われた。また「頭がぐらぐらしてなんとなく奇妙な」感じがし、「以前の自分ではないような」気がしたという。学校を続けることができなくなり、知的障害があるとみなされて、段ボール箱工場で働くことになった。その後二〇年間のフランクの生活は単調で、毎朝決まった時間に職場に現われ、仕事の速さは安定してむらがなかった。五時に仕事を終えて帰宅すると両親と夕食をとり、食後も一緒に過ごした。一〇時には寝て、翌朝六時に目覚める。この二〇年間の彼の行動は常同症ともいえるほどに型どおりだった。毎朝同じ人に同じ挨拶をし、天気について二言三言しゃべった後は黙りこむ。毎朝新聞の見出しと小見出しをいくつか読む。趣味も興味も友人もなく、社交や性行為は皆無だった。それは退屈で軌道を外れることのないロボットのような生活であり、米国の街角に何百万人といる「入院していない慢性統合失調症患者」と同様だった。だが一年に二、三回、突然粗暴になり、誰かに飛びかかることがあった。相手はいつも自分より年上の男で、理由は自分を誘惑しようとじっと見つめていた、というものだった。

三五歳のとき、動きや言葉が遅くなり、仕事の能率が下がった。三七歳で解雇され、五〇万人もの仕事のないパーキンソン症候群患者の一人になった。仕事を失ったことで、フランクは「ばらばらになり」、興奮したり気が滅入ったりし、眠れなくなった。単調な生活が崩れ、彼はだらしなく汚れた格好で通りをさまよい、ときどき毒づいたりぶつぶつ独り言を言うようになった。こうした状態になったフランクは州立精神病院に入れられた。そこで次第に以前の精神的な安定と単調さをとり戻したため、一九五〇年にマウント・カーメル病院に移されてきたのである。

マウント・カーメル病院での二〇年間、フランクの状態はいろいろな意味でゆっくりと「悪化」していった。肉体的には充分に身のまわりのことができるのにもかかわらず、彼は年ごとにますます引きこもるようになり、活動範囲も狭まっていった。そうしていくつもの決まりきった儀式やパターンができ上がったが、他人や何かの物との間に関係を築くことはなかった。一日の数時間は凝視と幻覚症状を起こすようになったが、幻覚の内容は自分の中にしまい込み、行動とは切り離していた。パニックと怒りの発作がより頻繁になり、一カ月に二、三回は起こった。それはいつも、誰かにばかにされたり誘惑されたりという思いこみと結びついていた。

一九六九年にL‐DOPAを投与する前、フランクの両腕には「羽ばたき振戦」が、首には筋固縮と屈曲が起き、多量のよだれを流すようになった。また、まぶたが垂れ、目はほとんど閉じたような状態になっていた。姿勢反射はかなり弱かった。軽いアキネジアが見られたが、両腕には筋固縮はなかった。また私が診察してきた脳炎後遺症患者の中ではきわめて異常なことに、「ぐらぐらする」感じの他に、上位運動性ニューロン異常と軽い精神的鈍麻がみられた。そして「ハミング・チック」が現われ、呼吸の度に、「んー……んー……んー……」という旋律が聞こえた。

私たちは一九六九年にフランクへのL‐DOPAの投与を開始し、その量を一日二〇〇〇ミリグラムにまでゆっくりと増やしていった。最初の三週間でフランクの振戦と歩行の性急さは激しくなり、たまにミオクローヌスの突発的な発作を起こした。また呼吸時のハミング・チックや眠っている間の寝返りやうなり声、ぶつぶつ言う傾向も増した。

一カ月たつと、こうした反応は消え、フランクは元の状態に戻った。引き続き一日に二〇〇〇ミリグラムのL‐DOPAを投与していたが、その後の三カ月間はまったく無反応だった。一〇月になると、フランクは舌を激しく突き出す（舌の「前方突進」）ようになり、それが一分間に一二回から一五回も起こるようになった。それが始まって二日後にL‐DOPAの中止を勧めると、彼はこう答えた。「やめないでください。これは自然に止まりますから」その一時間後、舌の突き出しは本当に止まり、その後二度と起こらなかった。続く六カ月間は無反応の状態が続いたが、一九七〇年三月に、新たな反応に襲われた。彼はいらいらして興奮しやすくなったようで、常に右の頬がかゆいと感じるようになった。チック症状のように衝動的に何度もかき、その動きが激しいために、右頬からはいつも血が流れていた。また性的衝動がますます増加し、何時間も自慰行為を続けたり、通路で性器を露出したりするようになった。この苦しみと興奮に満ちた時期、フランクのハミング・チックは歌のリフレイン（「歌のチック」）のように同語反復的な唱え文句となった。一日じゅう、フランクは「おちつけ」という言葉を何百回、何千回とくり返す。「おちつけ、おちつけ、おちつけ、おちつけ……」と。

一九七〇年の五月、頻繁に性器を露出したり他の患者に暴力をふるうようになったフランクに対して、病院側は州立精神病院に送り返すと脅した。それを聞いたフランクは、恐れと自分に対する怒りでいっぱいになった。その翌日、彼は生涯で初めてカタトニーを伴う眼球回転発作を起こした。目は上方をみつめ、首は激しい勢いで後ろにそらされ、身体の他の部分は強硬に曲がったまま彫像のように動かなかった。いかなる働きかけにも反応せず、そればかりか明らかに何も飲みこむことができなかった。一〇日間休みなく続いたこの意識混濁状態の間は、胃瘻管を通した栄養と、完全介護が必要だった。やがて「正気に返った」とき、彼はまったく別人のようにみえた。まるで負けを悟り、内側から崩れてしまったように。衝動やかゆみやチック、エロティックで好戦的な興奮はすべて消え、夢遊病者か夢の中にいる人のようだった。礼儀正しくにこやかで、状況もきちんと把握してはいるが、彼自身は「眠り」か恍惚の中に閉じこもってしまったようだった。人間としては空っぽになってしまい、もうこの世には存在していないかのような不思議な印象を、見る者に与えた。肉体から分離した亡霊や幽霊のように見えたのである。

一九七一年八月、フランクは眠っている間に死んだ。検死でも死因は明らかにできなかった。

症例15　マリア・G

マリア・Gはシチリアの農家の二人姉妹の下の娘として一九一九年に生まれた。両親は厳しかったが愛情も深く、神経症ともいえるほど信心深いカトリックだった。子供時代の彼女は知性があり、学校での成績も良かった。だが、その陽気さは「尋常でない」と言われていた。八歳のとき、彼女は一晩じゅう続くかと思えるほどの悪夢に襲われた。自分の気が狂い、地獄へ連れていかれるという夢だった。それを皮切りに、心的機能の乱れが一カ月間にわたって続き、発熱、幻覚、身体の異常な動きなどが起こった。ほとんど眠ることができず、睡眠薬も効かなかった。激しい意識の混乱が収まると、彼女の性格がまったく変わってしまっていることがわかった。落ち着きが失われ、暴力的で怒りやすい性格になり、淫らであつかましく、いつも「問題を起こして」いた。そんな娘を見て、神を畏れる両親は衝撃を受け、彼女を憎み、脅し、罰した。実際に、四〇年も後になってから、私に当時の話をしてくれた母親はこう言った。「娘の悪さゆえに天罰が下ったんです。あの子は悪戯がひどく、言いつけにも従わない悪い娘でした。病気になったのも当然です――みんなあの娘のせいなんですよ」

一二歳のときにはマリアはしだいに硬直する身体のために動きが鈍くなり、一五歳のときに重いパーキンソン症状が現われた。その後三〇年間、その間に米国へ移住していた彼女の両親は、娘を家の奥に閉じ込めて誰にも会わせないようにした。マリアはカーペットの上にうつぶせに横たわり、ときどき怒りにまかせてカーペットを噛みちぎったりくちゃくちゃ噛んだりするのだった。食べ物は、動物に与える残飯のように部屋の外から投げ込まれた。それでも、毎週日曜日になると必ず神父がやって来た。

一九六七年、両親が老齢になり、とくに母親の心臓が弱くなったため、マリアはマウント・カーメル病院に入れられた。このときの彼女はパーキンソン症状と筋固縮が深刻だった。また外斜視と核間麻痺が見られた。唾液の分泌は過剰で、唾液には粘り気があった。身体の硬直とアキネジアも重かった。激しい「羽ばたき振戦」がしばしば右腕に起こり、まぶたは閉じられたりクローヌスを起こしたりしていた。姿勢反射がひどく弱く、座ると身体が二つ折りになって頭が床に着いてしまうほどだった。声は非常に小さく突発的に発せられ、ほとんど聞きとれなかった。だが彼女はとても知的で、すぐに周囲の人々を認識できるようになった。一カ月に二回ほど、眼球回転発作が起こり、ごくまれにひどく激しい怒りを露《あら》わにした。怒っているときには立ち上がって歩き、叫び声を上げてものすごい力で辺りをたたく。だが、ほとんどはまったく動けなかった。これが、L-DOPAを投与するまでの彼女の状態だった。

一九六九年六月一八日にマリアへのL-DOPAの投与を開始した。一日に一二〇〇ミリグラムの投与量で、彼女は驚くほど素早く劇的な反応をみせた。ある日などは、投与から何時間もたたないうちに反応が現われたほどだった。突如としてエネルギーと力がみなぎり、体の硬直が消え去った。廊下を端から端まで歩くことができ、体の力を使って前方屈曲を抑えていた。声は大きく明瞭になったが、性急さが残り、短いフレーズやセンテンスでしゃべる。唾液の分泌はほとんどなくなった。気分が陽気になり、少し高揚気味だった。両親に連絡すると、二人はすぐにやって来た。二年前に娘を入院させてから初めての訪問だった。父親は大喜びで娘を抱きしめ、母親はこう叫んだ。「神の奇蹟です……。娘はまるで別人だわ」続く一週間、マリアのすべては良い方に向かった。娘の「再生」を祝うために母親が持ってきた美しい服を着て化粧をすると、マリアは美しく、実際の年齢よりずっと若く見えた。看護師たちは今では彼女のことを「シチリアの爆弾娘」と呼んでいた。

しかし七月の第一週になると、いろいろな問題が現われた。マリアの高揚した気分は粗暴さや異常な執心へと変わり、自分が「誘惑され」「からかわれ」ていると感じるようになった。両親と病院のスタッフが共謀して自分を「騙そうとしている」と考え、彼女は動揺するとともに怯え、怒った。そして誰かが彼女をちらりと見ただけで、叫び出すか手近なものをいきなり投げつけるのだった。どうやったら子供が生まれるのか、性行為は「正当」なのかそれとも死をもって罰せられるのか、などと私に繰り返し尋ねた。母親の健康状態に対して過剰な不安を感じ、家にひっきりなしに電話をかけ、いつも同じ質問をする。「お母さん、気分は悪くない？　死んだりしないわよね？」そして電話を切った後はきまって体を震わせてすすり泣く。七月の中旬には、躁と鬱の状態が交互に現われるようになり、一日に五回は怒りを爆発させ、毎日は疲労と悔恨の連続だった。怒りはすさまじく、まるで猛り狂ったゴリラのような声で吠え、周囲の人々をたたきながら廊下を走る。誰もいないときには、壁をたたいた。怒りが収まる前には、壁に頭を打ちつけて叫ぶ。「殺して！　殺して！　私は悪い人間なの！　死なせて！」トラジンをわずか五ミリグラム投与しただけで、数分後には怒りが「溶ける」が、重いパーキンソン症状と筋固縮が現われ、ほとんど意識混濁状態になってしまうのだった。

七月一六日、L－DOPAの投与量を一二〇〇ミリグラムから一〇〇〇ミリグラムに減らした。すると、大量のトラジンを投与したのと同じ効果がまたたく間に現われ、マリアはパーキンソン症状と意識混濁状態に陥った。その後四日間にわたって続いた症状と鬱状態は、L－DOPAの投与以前よりもはるかにひどかった。投与量を増やしてくれと繰り返し訴えるので、七月二〇日から一日に〇・一ミリグラムずつ増やしていった。すると彼女はあっという間に、これまで見たこともないほどすさまじい怒りに猛り狂った。おそろしいほどのカタトニー的な怒りが爆発し、マリアは歯をむき出してうなり、叫び、爪で引っかき、殴り、飛びかかった。顔を獣のようにゆがめ、目をぎらつかせるさまは、獲物に飛びかかろうとする肉食獣そのものだった。ここへ来て、舌を激しく前方に突き出し、唇を緊張させて突き出し続けるようになった（作嘴）。話ができない様子だったので紙と鉛筆を渡すと、彼女はそれを口の中に放りこみ、嚙み砕いてしまった。怒りはL－DOPAを中止しても鎮静剤を注射しても弱まることなく二五時間続き、とうとう彼女はぐったりして赤ん坊のように丸くなって親指をしゃぶり、身じろぎもせずに眠った。マリアを数週間「休ませる」必要があると考え、また私自身も一カ月病院を留守にすることから、L－DOPAの投与は九月まで再開されなかった。

　九月に私が病院に戻ったとき、マリアは相変わらず重いパーキンソン症状と筋固縮を患い、気を滅入らせて心理的なブラックホールの中に入り込んだままだった。L-DOPAの投与前よりも状態が悪く、完全介護に近い看護が必要だった。もはやL-DOPAなしでは生きていられないようにもみえたが、私は、もし投与を再開すればまた手の付けられない状態になるのではないか心配だった。不可能な選択肢のどちらかを選ばざるをえず、私はただ中間状態が現われることを願うばかりであった。そこでL-DOPAを再開したが、投与量がごくわずかだったため、自分でカプセルを作らなければならなかった。一日に一〇〇ミリグラムの投与では無反応で、さらに一五〇ミリグラム、二〇〇ミリグラム、二五〇ミリグラムでも反応はなかった。三〇〇ミリグラムにしたところで、彼女は前回と同様、前触れもなく超新星のように「爆発」した。

　今回の爆発は、前回よりもさらに強く、マリアは細かく分裂してしまった。続く二カ月間、彼女の言動からは以前の統一性が失われ、いくつもの「下位の言動」に分かれてしまった。その一つ一つの性質はまとまっていて、強い引きこもり性を持っていた。まるで統合失調症のプロセスのようだったが、これまで見たどのパターンよりも深く激しかった。私たちは「パンドラの匣《はこ》」を開けてしまい、彼女の存在に巣食う蛇を外に出してしまったように感じた。それでもL-DOPAを中止することはできなかったし、ほんのわずかでも減らすことすらできなかった。というのは、もしそうすれば彼女はあっという間に昏睡状態に陥り、呼吸が抑圧されて酸素欠乏症の兆候を見せるからだった。二度L-DOPAを中止しようと試みたところ、二度とも致命的になりそうな結果を生んだだけだった。もはや死と狂気の境目はつかなくなっていた。L‐DOPAの過剰反応が始まったとたん、マリアからはいかなる中間状態の可能性も失われてしまったのだった。

その二カ月間、マリアは精神的に過敏になり、食べ物や持ち物を手で隠し、怯えと怒りをあらわにして人を「盗っ人」と怒鳴りつけるようになった。そして貪欲なまでに物をためこむ衝動に駆られ、ありとあらゆる物を自分の周囲に集めた。紙の切れ端、しゃぶったキャンディ、鉛筆、果物、ハンドバッグの中身、パンの切れ端、そしてときには糞便までもが、椅子やベッドの上に集められていた。光のように速いチックとなにかを凝視する衝動に駆られ、彼女の視線は矢のように速く動いた。ときどき視野に入ってきた何かに視線が「捕まる」こともあった。とくに蠅には注意を引きつけられることが多く、一度視線が捕まってしまうと、それから「解放」されるためには持てる力を振り絞らなければならなかった。常に周囲の物から「魔法にかけられた」状態にあり、それらをじっと見つめ続けたり触ったりなめたりせざるを得なくなる。だが、ときにはこうした誘惑を「妨害」してはね返すこともあった。飽くことのない食欲と制御不能の貪欲さを見せ、食事が終わると皿をなめずにはいられない。そして、まだ噛み続けている口の中に指や食器を押しこむのだった。飲み物を飲んでいるときは、舌が勢いよく伸びて、猫のように素早くぴちゃぴちゃと音をたてて飲んだ。

マリアは自分が不潔で恥ずかしいと繰り返し訴え、何度も体からごみをつまんだりブラッシングしたが、そんなときには両手がそれぞれ独立しているかのようにばらばらに動くのだった。また周囲の人の体からごみを取ったりブラッシングすることもあった。ときどき、自分が世間から迫害され、世の中は苦しみに満ちていると感じ、椅子の上で縮こまって顔を手で覆ったり、胎児のように体を丸めて床に横たわったりする。彼女にしか見えないなにかと闘っているのかあるいは負けてしまったのか、マリアはますます自分の世界に閉じこもるようになった。また日ごとに自己愛が強まって引きこもり、周囲の人や出来事に反応しなくなっていった。数え切れないほどの奇妙な癖や行動を反復するようになり、中にはあまりにも異常でどう解釈していいのかわからないような行動もあった。それ以外にも、明らかに自己破壊的で、自分の身体を嚙んだり蹴ったり、窒息させたり搔きむしったり、目には見えない紐で首をくくったり、見えないブロックの上に横たわったりといった暴力と死を思わせるパントマイムもみられた。その苦しみが減るのは夜だけで、ようやく静けさが戻るのだった。そんなとき、彼女はバスケットを編む作業に戻ることができる。それはその数カ月マリアが続けていた作業で、恐ろしい破壊行為を免れているのはそのバスケットだけだった。私が彼女を最後に見たのは一二月二一日の夜で、ベッドの中で静かにバスケットを編んでいた。翌朝、マリアはベッドの中で冷たくなっていた。硬直した腕にお気に入りのバスケットをしっかり抱えたままだった。

症例16　レイチェル・I

　レイチェル・Iは嗜眠性脳炎を患ってから、進行性のパーキンソン症候群によって障害が重くなり、一九六四年には胴体と身体の先端部に起こった重い筋固縮とジストニーによってまったく動けなくなってしまった。だが、なぜか話し方だけは体を覆うパーキンソン症状の影響をほとんど受けることがなく、これほど長い間彼女の周りに壁のように立ちはだかってきた無動症にもかかわらず、知性やすぐれた記憶力、ユーモアを放っていた。一カ月に二回、通常は日曜日に、レイチェルは奇妙な発作を起こす。どこから押し寄せてくるのかわからない痛みと怒りの波にさらわれ、甲高い声で叫ばずにはいられなくなるのだ。この発作は始まりも終わりも唐突で、ここ二〇年以上にわたって起こり続け、いかなる肉体的な病気との関連性も見つからなかった。そこで、ヒステリー発作あるいは特殊な「視床発作」とみなされていた。この発作は、それ以外のときには隠されている精神的なカタトニー性の興奮によるものではないかと考えられていた。

　一九六七年の後半、レイチェルには老人性の近過去の記憶の喪失が少々見られるようになったが、全般的な知性は相変わらず標準以上だった。L－DOPAの投与について何度か尋ねてはみたが、この薬への反応を怖がっていた彼女は、きまってこう答えた。「いいえ。試すのはやめます。粉々にされてしまいそうなんですもの」一九七〇年の九月、レイチェルは考えを変えた。「今となっては、失うものはなにもありませんからね」

レイチェルのＬ‐ＤＯＰＡへの反応は、最初から恐ろしいほど激しかった。一日に一〇〇〇ミリグラムの投与を始めて一〇日後、いかなる治療効果も前兆もないまま、彼女はまさに「爆発」したのだ。激しく興奮し、ちっぽけな物や顔が周りいっぱいに見えるという幻覚や、部屋のあちこちから音が聞こえたり消えたりするという幻聴が現われた。また制御不能なほどの反響性言語症を起こし、誰かが自分に向けて言った言葉を甲高い声で何百回、何千回もひっきりなしに繰り返した。こうした幻覚や反響性言語症がいつまでも続いて彼女を刺激し続けるので、まるで彼女自身が反響や幽霊に「乗っ取られて」空っぽになってしまったかのようだった。直ちにＬ‐ＤＯＰＡを中止しても、睡眠剤や鎮静剤を最大限に投与しても、このおそろしい興奮を止めることはできなかった。弱まることなくほとんど一日じゅう三週間にわたって続いたその状態の間、彼女は疲れきってごく短時間眠る他はまったく休むことができなかった。そしてこの間に彼女の知性は著しい低下を見せ、見慣れた人を認識できなくなり、複雑な幻覚を構成する能力もなくなっていった。私には、彼女が激しく興奮し続ける脳によって日ごとに「焼き尽くされていく」と思えてならなかった。興奮は始まってから四週間目にぴたりとやみ、昏睡がとって代わった。レイチェルは一カ月間眠り続け、その間は完全介護と胃瘻管による栄養補給が必要だった。昏睡から目覚めたとき、レイチェルは人や物を認識できず、言葉にならない雑音しか出せなくなっていて、精神的な「存在」の片鱗さえ見せなかった。精神が完全な空白になってしまい、末期痴呆のように、あらゆる機能を失ってしまったようだった。彼女は心も機能もなくした状態で七週間生き、肺炎で死んだ。

症例17　アーロン・E(87)

アーロン・Eは双子の兄として一九〇七年に生まれた。両親はその少し前に米国へ移り住み、アーロンが生まれたころにはブルックリンの然るべき地区にデリカテッセンを持ち、商売は繁盛していた。若い頃のアーロンは勤勉で真面目な少年だった。その頃から青年期までずっと、新聞配達の他にも仕事を五つか六つはかかえていた。夜学や市民講座に通い、ブルックリンの公立図書館に入りびたった。こうして、二三歳のときには前途有望な会計士となり、結婚して銀行から資金を借りることもできるようになった。

その後三〇年間、アーロンは熱心に仕事をし、社員六名の事務所を経営するまでになった。この間、健康状態は良好で、病気や「体の不調」で会社を休んだことは一日もなかった。フリーメーソンで、地元の礼拝堂《シナゴーグ》の熱心な会員でもあった。地元の学校役員会の副会長を務め、地域社会の活動にも積極的に関わっていた。友人や仕事のつきあいは広く、毎週木曜日の観劇と日曜日のゴルフを欠かさなかった。そして毎年夏になると、妻と五人の子供たちを連れてアディロンダック山地でキャンプをした。つまるところ、アーロンはたたき上げのアメリカン・サクセス・ストーリーそのものだった。

後になって考えれば、最初のパーキンソン症状は、山でのキャンプ中に普段と違うことで奮闘したりストレスを感じたりしたときにすでに現われていたようだった。そんなときには彼はどもり、普段見せないような苛立ちや落ち着きのなさ、動きの敏捷さなどを見せることがあった。またいつになく疲れたり、一度椅子に「座りこむ」と、「立ち上がる」のが難しくなったりもした。だが、それがパーキンソン症状だったとしても、当時は見過ごされていた。間違いようのないパーキンソン症候群の振戦が両手に現われ、両腕と背中の筋固縮が重くなったのは一九六二年のことで、アーロンは五六歳になっていた。アーテンやそれに似た抗パーキンソン病薬によって症状は大幅に抑えられ、彼自身も持ち前の力強さで一九六五年までは仕事や社交やゴルフを以前同様にこなしていた。

一九六五年になると、アーロンは何もかもが耐えられないと感じるようになった。もう一年以上もそうした思いを抱きつづけていたが、何度も抑えつけてきたのだった。だが、その思いはとうとう唐突に爆発的な勢いで飛び出した。何の前触れもなく、普段とはまったく違う口調で、アーロンは宣言した。自分は仕事をやめ、地元の学校やシナゴーグの役員を退き、その他の活動からもほとんど身をひく、と。彼は活動的な人生を「捨て」、社会の一員でいることも大方やめてしまった。ほとんどの時間を家で過ごし、新聞やテレビを眺め、裏庭でぶらぶらしていた。株式市場の動向を追い、ブローカーと連絡を取り続けてはいたが、それも月を追って少なくなり、一九六六年には完全に途絶えた。早すぎる退職と、もはや一家の稼ぎ手ではなくなったことにより、アーロンの家庭での地位は急速に下落した。家長としての地位から半分はすべり落ち、半分は自ら放棄したため、重要な決断は妻や息子たちが下すようになった。彼は鬱、不安、依存、消極性、自己憐憫、喧嘩っ早さなどの兆候を見せるようになった。行動的で牽引力があり、力強く有能だった数年前のアーロンを知っている人は、そんな彼を見て目を疑った。社会的な地位と自立能力の喪失、そしてパーキンソン症状が相互に作用していっそう強まっていくようだった。一九六七年には、アーロンは完全な身体障害者になったばかりか、人格や表情までも病人そのものになってしまったのである[88]。

　重い身体的障害と気分的な落ち込み、他者への依存を考慮して、アーロンの家族は一九六七年の夏に彼を自費負担の患者としてマウント・カーメル病院に入院させた。その途端、パーキンソン症状や他のあらゆる症状が悪化した。明らかに彼は、自分の入院を家族や病院のパンフレットが示唆するような「新たなスタート」や「治療の一環」とはみなさず、反対に家族から「厄介払い」され、これまで関わってきた「すべてが終わってしまった」と考えたのである。私がこのときに診察したアーロンは重いパーキンソン症状を見せていたが、脳炎後遺症としての症状はまったくなかった。自発的な言葉や動きはごくわずかだったが、話しかけられれば生気をとり戻して応え、かつての活発さを覗かせた。手助けなしには椅子から立ち上がることも歩き出すことも、歩き出したとしても安定した足取りで歩くことはできなかった。そして「凍りつき」や加速歩行、突進症状が強かった。またひどく痩せていて、年齢よりも老けて見えた。前方に屈曲した物憂げな姿勢で、パーキンソン症状の仮面のような顔の下には希望のなさが見て取れた。四肢すべてにかなり重い筋固縮が現われ、疲れたり怒ったりすると両手が激しく震えた。重い障害と精神的破綻を来たしたその姿からは、彼がわずか二年前までは活発にさまざまな活動をしていたとは信じられなかった。アーロンのこの状態は、L-DOPAを投与するまで続いた。

　一九六九年三月にL‐DOPAの投与が開始された。投与量は三週間かけて少しずつ一日四〇〇〇ミリグラムにまで増やしたが、はっきりとした効果は得られなかった。私が最初の反応に気づいたのは偶然からで、普段とは違う時間にアーロンの病室の前を通りかかったとき、その中から一定の足音がするのが耳に入ったからだった。部屋に入ると、一九六六年以来椅子に座りっきりだったアーロンが、かなりの力で両腕を振りながら部屋の中を行ったり来たりしていた。姿勢はまっすぐで、顔には見たこともないほど明るい表情が浮かんでいた。尋ねると、彼は少し恥ずかしそうに答えた。「ええ、三日前からL‐DOPAが効いてきたのを感じていたんです。体の中をエネルギーと力が駆け抜けるようでした。自分一人で立ち上がって歩けることも、自分のことは何でも自分でできることもわかったんです。でも、この調子の私を先生たちが見たら、病院から追い出されるんじゃないかと心配でね……。だって、他の人に頼りきって、世話をしてもらうのに慣れてしまって、自信がなくなってしまったんですよ……。人に頼るのをやめるようにしなくては……。でも、それにはちょっと時間がかかるんです。おわかりでしょう？」私は、それはわかる、彼の望みや能力以上のものを要求するつもりはない、と答えて安心させた。

　L‐DOPAの適正投与量（一日に五五〇〇ミリグラム）はその二週間後に達成され、アーロンはあらゆる意味でほとんど「正常な」状態になった。今では話すのも歩くのも完璧で、望むことはなんでもできた。彼がパーキンソン症候群を患っていることは見た目にはわからないくらいだった。だが、アーロンはこれまでのいわゆる抑圧された生活の場を広げることをためらい続け、実際には可能なことにも挑戦しようとしなかった。彼が勇気を出して病室から出て、病院の中を自由に歩き回れるようになるまでに一カ月かかった。そして病院の外に出て敷地を一周し、「外の」世界を見たのは、それから四カ月後のことである。さらに、自分の状態が充分に良くなったと考え、家に帰って以前の生活に戻る気になるまでに九カ月かかった。その九カ月の間、彼は健康的な外見を示していた。太って血色が良くなり、年齢以上に老けて見えることもなくなった。つまり、アーロンがパーキンソン症候群を克服するまでには、本当は何日もかからなかったのだ。だが自分が無力だという思いや恐れ、悲観的な気持ちを克服するのに九カ月かかったのである。

アーロンの退院と帰宅はとても感動的だった。病院の半分の人々が彼を見送り、ニューヨークタイムズ紙にも写真が掲載された（一九六九年八月二六日付）。マウント・カーメル病院に入院したパーキンソン症候群の患者が病気に打ち勝って退院するのは、五〇年来初めての出来事だったのだ。続く三カ月間、アーロンは毎日五〇〇〇ミリグラムのL‐DOPAを服用し続け、家庭でも社会でもかなり活発な生活を再開した。一九六五年以来遠ざかっていた友人や隣人に会ったり、少しばかり庭仕事をしたり、日曜日にゴルフをしたり、株価について株式ブローカーと話し合うことさえした。家に戻った最初の三カ月間、彼は日に日に自信をとり戻し、落ち着いているようにみえた。

ところがL‐DOPAの投与を始めてから一三カ月目に、いくつかの問題が発生して体の動きや感情に影響を及ぼすようになったのである。唐突に震えるような動き（舞踏病）が起こった。とくに口と顔面でひどく、一つの筋肉から他の筋肉へと踊るように移っていくのだった。[89]さらに話している間に激しく腕や体を動かすようになった（以前はそうした大げさな身振りをすることはなかった)。また気が短くなって落ち着かなくなり、いらいらして口論することが多くなった。横柄な態度で人をなじったが、その陰には不安や恐れがあった。手短に言えば、この時のアーロンはL‐DOPAによってもたらされる進行性で精神運動性の興奮状態にあったのだ。だが彼はこうした症状を大したものではないように受け止めようとした。「何でもないよ。とくに気にすることでもないさ……。私が気にしないのに、なぜ他人が気にする必要があるんだ?」たしかに、アーロンの言動に見られる舞踏病的で性急なところは、それ自体が障害ではなかった。そのために彼が望むことができなくなるというわけでもなかった。それはアーロン自身によりも他の人々の目にはるかに顕著に映ったのだ。そして以前のパーキンソン症状と鬱状態よりは、はるかに良い状態であることもはっきりしてはいた。だがこうした言動は、L‐DOPAの投与量を減らしても部分的にしか減少しなかった。調べた結果、一日に四〇〇〇ミリグラムの投与で最良の状態になることがわかった。四五〇〇ミリグラムでは舞踏病の症状が強くなりすぎ、三五〇〇ミリグラムだとパーキンソン症状が再発した。だがアーロンはこの時点で、どちらの側にも揺れる「副作用」の危険を伴う危ない綱渡りを始めていたのである。

L‐DOPAの投与を始めて一六カ月目、アーロンはパーキンソン症状、疲労、鬱などといった症状を起こすようになったが、初めのうちはこうした症状は頻繁ではなく、ごく短い間続くだけだった。だがそれから二週間たたないうちに症状が唐突に激しく変化するようになり、しかも頻繁になった。アーロンの状態は、興奮性の舞踏病の症状と重い疲労感とパーキンソン症状の間を一日に何度も揺れ動いた。やがて、舞踏病の症状は姿を消し、深刻なパーキンソン症状だけが残ったのである。そしてそれらはL‐DOPAの投与前の状態よりもはるかに重かった。私たちは当時推奨されていた治療法に従ってL‐DOPAの量を増やすことで症状を変えようとしたが、まったく無駄だった。動くことも話をすることもほとんどできず、唾液の分泌も多く、ひどく硬直した状態で、アーロンはマウント・カーメル病院へ戻ってきた。この状態の彼の帰還はアーロン自身にとっての恥辱というだけでなく、L‐DOPAの投与を受けている七〇人のパーキンソン症候群の患者たちの間に不安を広げることになった。アーロンが勝ち誇って退院する姿を見たのに、今や彼の悲劇的な帰還を目のあたりにしたからである。私はその頃、次のような言葉を頻繁に耳にした。「アーロンはスター患者だった。誰よりも良くなったんだ。それなのに、彼さえこんなことになってしまうとしたら、私たちはいったいどうなるんだろう？」

アーロンが再入院すると、私はL‐DOPAの投与を中止した。すると彼はひどく弱まって疲労を感じ、無感情な鬱状態に陥った。同時にパーキンソン症状の振戦が重くなって再発した。この激しい「引きこもり症状」は二週間後に弱まり、アーロンはL‐DOPAの投与以前の状態に戻ったようにみえた。彼の病状が再び安定したことがはっきりしたため、私たちは最初の効果がもう一度現われることを期待してL‐DOPAを再開した。ところが、そうはならなかった。アーロンは今やこの薬に対して異常なほど過敏になり、一日にわずか一五〇〇ミリグラムの投与量でも、すぐさま舞踏病を起こしてしまうのだった。そして以前の躁と鬱のサイクルを繰り返した挙句、激しく筋肉を収縮させてパーキンソン症状のアキネジアになってしまった。そこで再びL‐DOPAを中止せざるをえず、最初の状態をとり戻すために二カ月間投与を中断することにした。そして一九七〇年一〇月、三度目の投与を始めた。今回は投与量を最小限に抑え、ごく微量ずつ量を増やしていった。しかしアーロンは薬に対して前回よりもさらに過敏になっていて、一日に二五〇ミリグラムというごく微量の投与でも激しい舞踏病を起こした。それは元々の投与量の二〇分の一でしかなかったのだが。そこで、L‐DOPAは三度目の中断となった。私は六カ月待ってからもう一度試すことにした。

この六カ月間、アーロンが陥った奇妙な状態は、彼がそれまでに見せたことのないものだった。廊下に置いた車椅子に身じろぎもせずに一日じゅう座ったままで、目は開いてはいても奇妙に虚《うつ》ろであった。周囲のことにまったく無関心な様子で、自分自身がこの先どうなるかということについても同じだった。気分はどうかと尋ねると、無表情のまま決まって「まあまあ」とか「こんなもんさ」と答える。周囲に積極的な注意はまったく払わなかったが、何が起こっているかは機械的に認識していた。私は彼からなんらかの感情を引き出そうと躍起になったが、いつも失敗した。とうとう彼自身がこう言った。「私には感情はなにもないよ。内側が死んでしまったんだから」この数カ月間、アーロンはどこか死んだように見え、幽霊かゾンビのようだった。生きた存在としてのいかなる感情も表わさなくなり、車椅子に座った空虚な存在になってしまったのだ。このとき（一九七一年三月）、私は四度目のL‐DOPAの投与を行なったが、アーロンはまったく反応しなかった。六カ月前には一日に二五〇ミリグラムのL‐DOPAにあれほど激しく反応したのに、今では一日に五〇〇〇ミリグラム投与してもなんの変化もないのである。アーロンはこう言った。「こうなることはわかっていた。私は内側から燃え尽きてしまったんだ。先生がなにをしても、もうなにも変わらないさ」私は、彼の言うことが正しいのだろうかと考えずにはいられなかった。そして、L‐DOPAや他のものに対する反応の可能性を私たちが本当につぶしてしまったのだろうかということも。

一九七一年の夏、春以来L‐DOPAも他の薬も投与されていなかったアーロンは、それまでより生き生きとしているように見え、彼自身もそう感じた。九カ月間見せることのなかった反応や感情が戻り始めたようだった。そこで一九七一年一〇月、私は五度目のL‐DOPAの投与を始めた。その効果は現在（一九七二年九月）までのところだいたい良好だと言えるだろう。もちろん、一九六九年に見せたすばらしい効果には遠く及ばないが。彼の状態は間違っても「正常」と勘違いされることはない。舞踏病やパーキンソン症状、鬱状態に加えてときには加速歩行も起こり、新たな症状であるジストニーが首に影響を与えている。だが、こうした問題にもかかわらず、全体的な身体の動きや気分はL‐DOPAの投与前よりはるかに良いことは明らかである。ほとんどのときは病院の周りを歩いたり、身の周りのことをすることができ、一カ月に一回くらいは週末を家で過ごしたくなる。新聞やゴシップ紙を読み、周囲の物事に本物の興味を見せている。彼の生活は制限されて単調ではあるが――このような施設に入院している数多くの患者にとっては残念なことにそれが現実だ――それでもここ一〇カ月で、本物の価値のある安定を手にいれたようだ。そしておそらく、将来もこの状態を保ち続けるだろう。

註87　アーロンと次に紹介する患者（ジョージ・W）は脳炎後遺症患者ではなく、「通常の」パーキンソン病を患っていた。アーロンは症状が重かったために入院を余儀なくされたが、症状が軽かったジョージは入院する必要はなく、充実して自立した生活を送ることができた。このように極端に違う二人の話を取りあげた理由は、L－DOPAの複雑な効果と、（アーロンの場合には）すばらしい効果をあげることもあるのだということを紹介したかったからである。

88　生活の変化や強い情動はパーキンソン症状を激しくするだけでなく、症状を突然引き起こすこともある（とくにその傾向がある人にとって。註115）。アーロンを見て、その話を聞いたとき、私はもう一人の患者、エドワード・Jのことを思い出した。エドワードは二一歳のときに公務員になり、（おそらく自分では気づいていなかったが）非常に仕事熱心だったが、五五歳で（定年のため）退職すると、ひどく苦しんだ。退職の日、悲しみに暮れながら職場を後にしたとき、彼は右手が自然に振れず、右足を引きずるように歩いていることに気づいた。脳卒中の発作を起こしたのではないかと考えたが、神経科医にかかると、脳卒中ではなく、右半身にパーキンソン病があると告げられた。「そんなことはあり得ません！　パーキンソン病のはずはありませんよ。先週末だって、息子とテニスをしたんですから」

神経科医は驚いた様子だったが、同じ診断を繰り返した。「それでも、今はパーキンソン病にかかっているんですよ」そして、神経外科医のクーパー博士に視床切断術について相談するよう勧めた（六〇年代の初期には、それが半身パーキンソン病の治療方法として一般的だった）。クーパー博士も同じ診断を下し、多忙のために手術の予定日を二カ月先に指定した。手術の前日、エドワードは勢いよくクーパー博士の診察室に入ってくると、腕を振り回してスキップしながら言った。「パーキンソン病はなくなりました！」

「そんなはずはありません。明日手術をすることになっているんですよ」と博士は応じた。

「じゃあ、診察して、ご自分の目で確かめてください」

博士はエドワードを診察した（エドワードの話は、博士によって確認できた）が、パーキンソン病のかけらも見つけることはできず、翌日の手術リストから彼の名前を外した。

エドワードはその後三年間は健康で、パートタイムで働き、週末には息子とテニスを楽しんだ。ところが、一九六五年に悲劇が起きた。その年の秋の大停電のとき、帰宅途中の妻が車に引き逃げされて死んでしまったのだ。その知らせを聞いたエドワードは冷静なように見えたが、翌朝目覚めたときにはよだれが流れ、両手が激しく震え、重いパーキンソン症状を示していた。彼はこの状態でマウント・カーメル病院に入院した。私が診察したとき、彼は重い鬱状態で、体の両側にパーキンソン症状があった。私はすぐに抗鬱剤の投与を始めた。抗鬱剤や周囲の励まし、時間の経過などによって鬱状態は収まり、それとともにパーキンソン症状もある程度は収まった。だが、三年前のように完全に消えることはなかった（その後の一九六九年に、私は彼にＬ-ＤＯＰＡを投与した)。

エドワードのケースは、潜伏性の(無症状の)パーキンソン症候群と推測される最も驚くべきものであり、強い感情的なストレスを受けると、突然パーキンソン症状が現われる。こうしたケースは、しばしば神経科医によって報告されてきたが、一九八〇年代半ばにＰＥＴスキャンが開発されるまでは謎のままだった。ＰＥＴによって大脳の基底核や中脳のドーパミンのレベルを直接見ることができるようになると、脳内のドーパミンが三〇%から五〇%減少しても臨床的な症状はなにも起こらないことがわかった。だが、もしドーパミンが減少し続けて通常の二〇%以下になると、パーキンソン症状が速やかに現われる。エドワードはおそらくその境界上にいて、脳内のドーパミンがかなり(だが症状を起こすほどではなく)減少していたところへ、たいへんなストレスを受けたことで、すでに減っていたドーパミンがさらに減り、「境界線の向こう側」へ押しやられてしまったのだろう。

89

ところで、舞踏病はＬ-ＤＯＰＡが開発される前はどちらかといえばまれにしか見られず、その大方は遺伝病であるハンチントン舞踏病かリューマチ熱などによって起こるもの(聖ヴァイタス舞踏病)だった。しかし、現在では舞踏病はごく普通に見られる。なぜなら、Ｌ-ＤＯＰＡを投与されているパーキンソン病患者は例外なく、遅かれ早かれ舞踏病を起こすからである。そのため、舞踏病を「反パーキンソン症状」と呼ぶ神経科医もいる。そのような患者が見せる、交互に現われる二つの症状は驚くべきものである。パーキンソン症状の筋固縮の固さと緊張が解けて、柔らかな（反パーキンソン症状の）舞踏病に代わる。とくに顕著な舞踏病は変形性筋ジストニーの患者にみられるもので、重苦しいジストニー症状が繊細で弾けるような舞踏病の症状に代わる……。舞踏病は生理的な紙吹雪であり、重さも力もないようにみえる。その動きは「自発的に」起こり、意志の力もチックで現われる痙攣のような力も必要としない。また舞踏病は意志や前触れもなく唐突に現われるので、抵抗や慣性が存在しない。確率あるいは統計のように、これこれの程度の症状が何時に起こりそうだと推測することもできる。だが、その動作の一つ一つを独立して考え、次の動きがいつ、どこで起こるかを予測することは不可能だ。そして経験も役にはたたない。舞踏病の一つ一つの動きはそもそも予測不能なのである。沸騰した湯の中では泡がいつどこでできるのか、あるいは放射線物質の原子がいつどこで崩壊するのか、あるいは確率的にしか考えられないような本質的に量子的な現象を予測できないのと同様に、舞踏病の動作についても予測はできない。神経学の分野にも相対性理論や量子力学のモデルが必要なことはすでに述べたが、奇妙な静止状態まで「遠出」しなくても、生物学的な「マクロ─量子」現象を見ることができる。舞踏病が弾けるような突進した波動で、パーキンソン症候群あるいはジストニーが非常に抑圧された波動だと考えれば、それらの間に交流があることから、二重の関係が見えてくる。それは二つの基本的な状態──穏やかで終わりのない、量子力学と相対性理論──の隔たりと相補性なのだ。

症例18　ジョージ・W⑽

ジョージ・Wは一九一二年にブロンクスで生まれた。一四歳で学校をやめて、父親のクリーニング店を手伝うようになった。二〇代の初めに結婚し、堅実に仕事をこなしながら、家庭でも社会でも充実した暮らしを送っていた。

五〇歳のとき、興奮しすぎたり疲れがたまったりしたときに右手が震えることに気づいた。最初、医者はそれを「神経性の震え」として片付けたが、その二年後、手を素早くあるいは細かく動かすことが難しくなり、書く文字が小さくなってきた。それに続いて、右半身に広く硬直がみられるようになった。

ジョージのこうした症状の進行は遅々としたものだった。自費負担の患者である彼を私が最初に診察したのは、震えが始まって八年後のことだったが、彼はまだ汗だくになってクリーニングの仕事をこなしたり、車を運転したり、数ブロック歩いたり、身の周りのことは自分でできた。たしかに右半身にはかなりの筋固縮とアキネジアがみられ、歩くときに右手を振ることがまったくなく、右足を引きずる傾向があった。発声はほぼ正常だったが、顔には表情が乏しく、仮面のようなところがあった。病気によって起こった唯一の変化は左手で文字を書かなければならなくなったことだったが、幸運なことにジョージはそれまでも「両手利き」だった。左半身にはパーキンソン症状の兆候はなかったが、左腕がわずかに運動過剰だとの印象を受けた。というのは、話しているときに腕の振りが大きく、二、三分おきに眼鏡の位置を直すチック症状のような反復行動を起こしていたからである（最初にジョージに会ったとき、左腕のこの運動過剰な状態は病的なものなのか、あるいは単に右腕の運動欠如を「補う」ものなのか判断しかねた。だが、その後のL‐DOPAへの反応により、病的なものだったことがはっきりしたのである）。

一九六五年以来、アーテンや類似の薬がそうした症状を抑えるのに効果的であったため、一九七〇年に初めて私のところへ来たとき、ジョージはL‐DOPAの投与について決心をつけかねていた。「すばらしい薬だとは聞いています。新聞には『奇蹟の薬』と書いてありますしね。使うべきかどうか、妻と何度も話したんですが、なかなか決められないんですよ。今だってちゃんと仕事もできるし、他のことも大体はできます。でも、年々難しくなってきてはいるんです。たぶん、あと何年かはこのままやっていけるでしょうが……。もちろん、以前のように右半身を使えるようになれば、それに越したことはないんですがね。でも、いろいろな『副作用』があることは聞いていますし」

急を要する事態ではなかったので、ジョージと私はL‐DOPAを投与するかどうかの結論を一九七一年の夏まで待つことにした。そしてその年の四月、五月と続けてアマンタジンに対してすばらしい反応を見せたことで、ようやくジョージはL‐DOPAを服用することに決めたのだった。最初の反応は、どちらかというと奇妙なものだった。まず身体の「正常な」左側にパーキンソン症状が現われた。この否定的な反応は数日たつと収まり、右半身がすばらしくなめらかに動くようになった。それがあまりにもなめらかだったので、薬を始めて三週目には、ジョージはあらゆる意味で正常になったかに見え、彼自身もそう感じたほどだった。ところが四週目（この時点での投与量は一日に三五〇〇ミリグラムだった）になると、見た目にも明らかな落ち着きのなさと敏捷な動作が現われ、歩き方が速すぎるようになった。「こうした力がちょっと怖いんですよ」とジョージは言った。「あんまり速く歩くので、走っているも同然なんです。これじゃ心臓麻痺でも起こしかねないですからね。もっとゆっくり歩くように自分に言い聞かせているんですよ」この時点で、舞踏病が現われ、顔がゆがみ、呼吸が不安定になり、どもったり、昼頃には疲労を感じて体が硬直するようになった。私はL‐DOPAの中止を勧めたが、彼はこう答えた。「もう少し待ってください。こうした症状は収まるだろうし、私も慣れると思います」

たしかに症状は収まり、ジョージはL‐DOPAに慣れていった。そして投与量を変えることもないまま、「副作用」は一カ月たたずに消失したのである。そして彼は完璧な、あるいは完璧に見えるような「正常さ」をとり戻し、一年以上たった現在でもその状態を保っている。だが、その正常さにはどこか妙なところがあり、ジョージ自身も彼を知る人も皆それを充分知っている。最近（一九七二年九月）になって、私はジョージから手紙をもらった。そこにはこう書かれていた。「L‐DOPAを始めてもう一五カ月になります。たしかにすばらしい薬ですが、そこには『でも』がくっついてきます……。良いときには、自分でもまったく正常な感じがして、やりたいことは何でもできます。そんなときは、私のどこかがおかしいとは誰も思わないでしょう……。でも、私の体は過敏になってしまいました。がんばりすぎたり興奮しすぎたりすると、あるいは不安を感じたり疲れたりすると、あらゆる副作用が噴き出すのです。誰かが『副作用』と口にしたり、そのことを考えただけでも、症状が現われます。L-DOPAを始める前は、いつもパーキンソン症状がありました。いずれにしても、今はなんとかうまくやっています。すべてが順調なときは完璧なのですが、自分が綱渡りをしているか、自分の針の上でまっすぐバランスをとる画鋲《がびょう》になったような気分です[91]。私にとってL-DOPAが良いか悪いかと聞かれたら、両方だと答えるでしょう。すばらしい効果をあげますが、『でも』の要素もはっきりしているのですから……」

註

90　註87を参照。

91　ジョージ・Wの他にも多くの患者が、そうしたイメージを使って、安定した状態が減っていき、ちょっとしたことで興奮する傾向が強まっていく、不安定な状態を説明している。こうした患者は、自分が安定しているときにはごく正常に見えても、安定した基盤の広がりや真に健康的な状態を失い、ナイフの刃のように薄い準安定の状態にある。彼らは自分に授けられた健康の回復力や柔軟性を失って、もろくなっている。ゴールドスタインの言葉を借りれば「堅固だが不安定な状態」なのだ。私たちはこうした患者を見て、彼らがもはやなだらかな坂のある世界、安全で見慣れた地上に暮らすのではなく、ある種の悪夢のような世界、鋭い山頂や断崖のある月世界、切り立った崖っぷちといった（文字通り）恐ろしい世界に運ばれてしまったのではないかと思う。彼ら自身もそうしたイメージを頻繁に口にする。

症例19　セシル・M(92)

セシル・Mは一九〇五年にロンドンで生まれた。嗜眠性脳炎が大流行したときに発病したが、完治したようにみえた。ところが、それから二〇年もたった一九四〇年になって、パーキンソン症状や他の症状が現われたのである。最初の症状は「大声症」で、叫んだりどなったりするようになり、うなり声を上げるようになり、歯を嚙み締めたり歯ぎしりするようにもなった。それに続いて、それから数カ月のうちにこれらの初期症状は収まり、代わりにパーキンソン症状が現われた。姿勢のバフンスが崩れて後ろに倒れるようになり、加速歩行、凍りつき、そして左半身に筋固縮と振戦が起こった。一九四二年には症状は安定し、その後の二五年間は大きな変化はなかった。セシルは知的で能力のある人で、障害があっても充実した生活を送ろうと、毎日車で出勤し、家庭でも社会でも活発に活動した。とくに水泳が好きで、水の中ではよりなめらかに動くことができた。

セシルへのL－DOPAの投与は一九七〇年に始まった。最初の反応について、彼自身がこう語っている。「最初は、新しい人生が始まったんだと思いました。活力がみなぎり、若返った気分でね。左の腕と脚にあった硬さが抜けて、左手でひげも剃れたしタイプだって打てるようになりましたよ。体を屈めて靴の紐を結ぶこともできました。そして歩行が楽になって、動くことが楽しくなりました。以前は恐ろしかったんですがね。それから、左腕の振戦もほとんどなくなりかけたんです」

L‐DOPAを始めて一六日目、新しい運動能力と湧きあがるエネルギーで溢れていたセシルに突然、顎が動かなくなる開口障害が再発した。それは一九四〇年にごく短期間経験した症状だった。その翌週には重い開口障害が長時間続くようになり、口を開いて食べたり話したりすることができなくなってしまった。同時に凍りつき、筋固縮、振戦といったパーキンソン症状が再発し、次第に激しくなった。彼はこの時点で、L‐DOPAをやめて欲しいとの意思表示をした。

その後、セシルはL‐DOPAを二度と試していない。彼はこう言う。「もう三〇年以上もこの状態でいますから、病気との共存関係ができ上がっているんです。自分がどういう状態で、何ができて、何ができないかはわかっています。一日ごとに状況が変わるなんてことは、少なくともL‐DOPAを始めるまではありませんでした。L‐DOPAは最初はすばらしい効果をあげましたが、その後は問題の方が多くなってしまった。私はL‐DOPAなしでも充分やっていけるんだから、また試すなんて冒険はしませんよ」

註92 セシルはマウント・カーメル病院の入院患者ではなく、ロンドンの外来患者である。彼が置かれた状況は、何十年もの間マウント・カーメル病院で「眠っていた」重症の患者たちのものとはまったく異なっている。ある程度の障害を持ちながらも自立し、正常で充実した生活を送っている世界中の何千人もの脳炎後遺症患者と基

本的に似通っている。

症例20　レナード・L

　私が初めてレナード・Lを診察したのは、一九六六年の春のことだった。このとき彼は四六歳で、話すことも自発的な動きもまったくできず、右手をわずかに動かすのがやっとだった。小さな文字盤の上の文字を右手でたたくのが、彼の意思表示の方法だった。その一五年前から一九六九年の春にL‐DOPAを投与するまでの間、彼はその文字盤だけでコミュニケーションをしていたのだった。信じられないほどの無動と重い障害にもかかわらず、レナードは読書の虫で（ページは誰かにめくってもらわなければならなかった）、病院の図書室の司書を務め、病院内で発行している雑誌に毎月すばらしい書評を掲載していた。初めて会ったとき、私は彼が輝かしい知性と教養の持ち主であると感じ、会う回数を重ねるたびにその印象は裏付けられていった。彼はこれまで読んだ本、考えたこと、経験したことをすべて記憶しているかのようだった。そしてとくに、私がこれまで見た患者の誰よりも物事を深く考え、追究する情熱を持っていた。深刻な病気と懸命に真理を求める知性とを併せ持つレナードは、いわば「理想的な患者」だったのだ。彼と出合ってからの六年半で、パーキンソン症候群や脳炎後遺症といった病気、苦しみ、そして人間の本質ということについて彼から学んだことは、他の全ての患者を合わせたよりもずっと多い。レナードに関することだけで一冊の本を書けるほどだが、ここではL-DOPAの投与前、投与中、投与後の彼の様子をごく簡単に記そうと思う。

一九六六年にレナードが示していた症状は入院時と同じだった。そして彼自身、他の多くの脳炎後遺症患者と同様、まるで生きたまま防腐処置を施されたかのように、実際の年齢よりも若く見えた。とりわけ顔には皺がなく、二〇代といってもおかしくなかった。首、胴体、四肢に極度の筋固縮があり、ジストニーによって変形した手は子供の手ほどの大きさしかなかった。顔は仮面のように動かなかったが、ひとたび微笑むと、それが数分間からときには何時間も、まるで『不思議の国のアリス』に登場するチェシャ猫の微笑みのように続くことがあった。普段はまったく声を出すことはなかったが、ひどく興奮したときにはかなりの力でうなったり叫び声を上げたりした。頻繁に起きる「ミクロ発作」中は、眼球が上方を向いたまま固定されて動いたり反応しなくなる。発作自体は数秒間で終わるが、一日に何度も、ときには何百回も繰り返し起こるのだった。読書中や周囲を見回すときの目の動きは素早くてしっかりとしており、動くことのない体に閉じ込められた活発な知性をうかがい知る唯一の鍵となっていた。

はじめてレナードを診察したとき、私は最後にこう尋ねた。「あなたのような状態でいることをどう思いますか？　なにと比べたらいいんでしょう？」すると、彼は次のような返事を文字盤に打った。「檻に入れられて、なにもかも取り上げられたよう。リルケの『豹』のように[93]」それから目だけ動かして病棟をぐるりと見回すと、こう打った。「ここは人間の動物園だ」何度も繰り返し、詳しい説明と想像力豊かな比喩、そして詩的なイメージの数々を駆使して、レナードは彼自身の存在と経験の本質を伝えようとした。一度、彼はこう表現したことがある。「そして恐ろしいほどの無。存在は苦悩、衝動、抑圧の積み重ねだ。閉じ込められ、がんじがらめにされて身動きもできない。ぼくはそれを『突き棒と端綱』と呼ぶ。無のなかで、ひどい孤独と冷たさに身を縮めている。サックス先生には想像もつかないだろう。こうなった人でなければ想像できない。それは底無しの暗闇と非現実的な世界」レナードはコツコツと文字盤をたたき続けた。声のない独り言のように、ダンテやT・S・エリオットの詩の一節を引用しながら。

落ちる
孤独地獄へ落ちる
異界　異界
内なる暗黒
人格　失い果て
感ずること　今は無く
心の動きすでに熄《や》む

「ときには、衝動も無理やり奪い取られる感覚もなくなる。完全な静けさの中で、何も存在しない。それは決して不快ではない。そのときは拷問も小休止だから。でも、それは死にも似ている。そんなとき、ぼくは病気のために骨抜きにされ、人間の持つ欲望から自由になったような気持ちになる」こうした気分のときには、レナードはアベラールについて考え、文字盤に声のないつぶやきをたたく。

運命は　厳格にして優しく
汝を喜びからも苦しみからも引き離す
汝の人生は、死の静けさの不動の休息
脈は踊らず、血は輝かず
凪の海に似て静寂
そこではかって風は吹き
精神が潮に満ちよと命じたものを

レナードはその他にも、目覚めているときや夢のような状態にいるときになにを感じるのか、私のために示してくれた。私の方では、彼のそんな状態を、ダイナミックな視覚状態と運動学的なモザイク視覚状態と呼んでいた[94]。脳炎後遺症の患者に起こるこうした状態についての私の知識の多くは、レナードから教えられたものである。彼は自分の考えをはっきりと言葉で表わすことができた。他の患者（とくにヘスター・Yとローズ・Rや、この本では取り上げていない患者たち）も頻繁にそうした状態を経験してはいたが、誰も彼ほどの情熱と能力を持って説明することはできなかった。

その後何年もかかって、レナードの心の状態と生き方を想像することができるようになり、それが長い時間をかけて育まれていった様子を知ることができるようになったのは、レナード、そして常に献身的に彼に付き添っていた母親の手助けがあってのことだった。彼は幼い頃から知的に早熟で、六歳のときに父親が死ぬと、その傾向はいっそう強まった。一〇歳のときには、よくこう言ったという。「ぼくは一生なにかを読んだり書いたりして暮らしたいよ。本に埋もれて生きていたい。人間なんてちっとも信用できないからね」思春期の始めの頃、レナードはその言葉通り本に埋もれて過ごした。友人はまったくいないか、いてもほんの数人だった。その年頃の男の子にありがちな性的、社会的な行動にもまったく加わらなかった。一五歳のときに右手が硬直し始め、力が弱まって色も青白くなり、縮んできた。こうした症状は脳炎後遺症の最初のものだったが、レナード自身はそれを自慰や冒瀆的行為に対する神の罰と受け止めた。「エルサレムよ、もし私がお前を忘れるなら我が右手は萎えるがよい」と繰り返しつぶやいた。そして、しばしば聖書の詩篇第一三七番を独り言のように繰り返しつぶやいた。そして「もし右手があなたに逆らうならば、それを切り落としなさい」とも。また、息子の右手の症状を天罰だと考えたようにみえる母親の態度も、レナードのこうした病的な幻想を強める要因になった（マリア・Gと比較のこと）。障害はゆっくりと広がっていったが、レナードはハーバード大学へ進み、優秀な成績で卒業した。もう少しで博士論文を書き終えようとしていた二七歳のとき、深刻になった障害のために勉学も日常の活動もすべてが止まってしまった。ハーバードを離れてからの三年間は自宅で過ごした。三〇歳のとき、ほとんど石のように硬直してしまった彼はマウント・カーメル病院に入院した。その直後に病院の図書室の管理を任されるようになった。彼は読書以外の活動はほとんどできなかったし、読書以外はまったくといっていいほど何もしなかった。このときから、彼は文字通り本に埋もれて過ごすようになり、ある意味では子供時代の夢を実現したといえるだろう。

L－DOPAを投与する前の数年間、私はレナードと多くのことを話し合った。会話がどこか一方的で表面的なものに留まってしまうのは仕方のないことだった。というのも、レナードは文字盤に文字を打ち出すことでしか私の質問に答えられなかったからだ。そして、彼の言葉はごく短い電報のようなもので、ときには暗号のようなものだった。気分はどうかと尋ねると、彼はたいてい「おとなしい」という言葉をたたいたが、それは自分の中に「閉じ込められ」夢の中でしか見ることのないきわめて暴力的な力のことも指していた。「出口がない」と打つこともあった。「ぼくは自分の中に閉じ込められている。このくだらない体は牢獄で、窓はあってもドアはない」たいていの場合、レナードは自分のことも、病気のことも、世の中のことも嫌っていた。だが、彼はさまざまなものを愛する能力をも備えていた。それも、とびきり大きな力で。その能力はとくに読書や書き物の中に現われ、そんなときの彼は力強く、ユーモアたっぷりに、ときにはラブレーのような諷刺を利かせて世の中のことを楽しむのだった。そして、ときには自分自身の表現にもそれが現われることがあった。彼は文字盤をたたいてこう打ち出す。「これがぼくだ。世の中の一部。病気や変形も世の中の一部なんだ。小人やヒキガエルがある意味で美しいのと同じで、ぼくの病気や体の変形も美しい。こんな風にグロテスクなのがぼくの運命だ」

レナードと母親は、固い相互理解と依存関係にあった。母親はレナードの世話をするために病院で毎日一四時間も過ごした。その中には、息子のもっともプライベートな必要を満たすことも含まれていた。母親におむつやよだれかけを取り替えてもらう間、レナードの顔には幸せな赤ん坊のような表情が浮かぶが、そこにはまた、自尊心を捨てて赤ん坊のように母親に頼りきる自分に対しての無念さも混じりあっていた。母親の方も同様に、息子を愛しその生命を支える母親の役割を果たすことの喜びと、成長しても自分に「寄生」し続ける息子のために人生を「犠牲にしている」という強い悔恨の思いを表わしていた（ルーシー・Kと母親の関係と比較のこと）。レナードと母親のどちらも、L‐DOPAの投与については心を決めかね、曖昧な返事をするばかりだった。二人ともそれについて書かれたものを読んではいたが、実際にどれほどの効果があるのか目にしたわけではなかったのだ。だが、結局レナードは、マウント・カーメル病院で私がL‐DOPAを投与した初めての患者になった。

L‐DOPA投与後の経過

一九六九年の三月にL‐DOPAの投与を始め、一日に五〇〇〇ミリグラムまで投与量を増やしていった。二週間はわずかな反応しか現われなかったが、その後突然の「変化」が起こった。四肢のすべてから筋固縮が消え、レナードはエネルギーと力が体に充満するのを感じた。再び書いたりタイプを打ったりできるようになり、椅子から立ち上がることも、助力があれば歩くこともできるようになった。そして、大きくはっきりした声で話せるようになった。二五歳のとき以来、まったく話ができなかったのにである。三月の下旬には、レナードは三〇年間無縁だった肉体的な運動、活力、幸福感を味わうようになった。することなすことすべてが彼を喜ばせた。レナードはまるで悪夢や重い病気から回復し、あるいは墓場や牢獄から解放されて、突然自分の周りのすべてのものの存在と美しさに陶然としている人のようだった。この二週間というもの、何十年もの間彼から切り離され形をゆがめられていた感覚や感情、そして家族との関係に酔っていた。レナードは病院の庭に出たがり、おっかなびっくりではあっても嬉しそうに花や葉に触れ、ときには唇に押しつけることもあった。あるとき、夜のニューヨークが見たいと言い出した。距離はごくわずかだが、彼はそれまでの二〇年間で一度もニューヨークを見たこともなければ見たいと口にしたこともなかったのだ。夜のドライブから戻ると、まるで宝石や新しいエルサレムの街を見てきたかのように、喜びで息もつけないほどだった。今ではダンテの『神曲』の中の『天国篇』を読んで喜びの涙を流すのだった――これまでの二〇年間、『地獄篇』や『煉獄篇』から先へは読み進むことができなかったというのに。「救われたような気分です。生まれ変わったかのようだ。活力が満ちて神の恩寵を受けていくのを感じます……。復活したか、自分が愛される人間のように感じるんです。ぼくを愛から隔てていた壁を突き破ったんですよ」このときの彼の感情は、自由、解放感、世界との交流といったものに満たされていた。幻想によってゆがめられることなく、突然明らかになった現実の世界を感情がほとばしるままに受け止め、自己と外界とを十二分に満喫していた。「ぼくはずっと空腹で、ずっと待ち望んでいました。そして今、腹は満たされ、満足しています。これ以上はもうなにもいりません」彼に備わっていた荒々しさ、不安感、緊張感、意地悪さは消えうせ、その代わりにくつろぎ、他者との調和、安心感、すべての人や物との友情や交流が生まれた。それは、レナードがこれまで一度も経験しと彼は打ち明けた。このとき書き始めた日記は、驚きや感謝の言葉であふれている。どのページにも「謙虚たるべし！」と書かれていた。「この喜びのためにこそ、病気の日々を過ごしてきたのだ」「L‐DOPAは祝福された薬だ。ぼくに人生の可能性を取り戻させてくれた。固く閉じこめられていた場所からぼくを解放してくれた」そして「もし誰もがぼくのような気持ちを味わうなら、争ったり戦ったりすることなど考えるはずがない。支配したり所有したりすることもだ。そして自分や他者の存在を楽しむだけでなく、天国がこの地上にあることに気づくはずだ」と。

四月になると、問題らしきものが現われた。豊かな健康とエネルギー（彼はそれらを「神の恩寵」と表現した）は豊かになりすぎ、途方もない規模の躁病的で誇大な形をとり始めた。同時に種々の奇妙な動作などの症状が初めて現われた。調和とくつろぎ、自然に働く制御は、「もうたくさんだ」という思いや力、要求にとって代わられ、日ごとに強まる病的な勢いによって粉々に引き裂かれてしまった。レナードの感情はこの世の現実への喜びから、自分には使命や運命があるのだという独断的な考えに変わっていった。彼は、自分が救世主かあるいは神の息子であると考え始めたのだ。今や彼は、世界が数知れない悪魔によって「汚染されている」のを「見た」。そして、彼――レナード・L――は、悪魔と闘うために「呼ばれた」のだという。日記にはこう書かれている。「私は立ち上がった。いまも立ち上がりつつある。敗北の灰の中から、偉大なる栄光へと。今こそ私は世に出て、語りかけなければならない」レナードは病院の廊下に患者を集め、語りかけるようになった。そして新聞社や下院議員、はてはホワイトハウスにまで洪水のように手紙を書いた[95]。私たちには、福音を伝えるための旅を企画してほしいと切々と訴えた。そうすれば国中に自分の姿を見せ、L－DOPAが生命を賛美する薬であることを宣言することができるというのだった。

一度は安定と調和によってすばらしい感情を味わっていたレナードだが、今では苛立って不満を抱え、痛々しく満たされない空腹感と欲望を一層つのらせるようになった。しかも空腹感は、飽くことのない情熱と貪欲さに姿を変えてしまったのだ。彼が昇りつめた渇望と幻想の高みは、現実には満たされることのないものであり、とくに陰気で閉鎖的な完全介護施設では望むべくもなかった――身体の機能を失い、死につつある人のための施設[96]、あるいは彼自身が三年前に形容したような「人間の動物園」では。最も強く深いのは性的な欲望で、それは力や所有への欲望と結びついてもいた。草花に牧歌的で無垢なキスをするだけではもはや飽き足らなくなった彼は、病棟にいる看護師全員の体に触れたりキスしたりしたがった。だが、その試みははね除けられた――最初は笑いや冗談とともにやさしく、後になるにしたがって、とげとげしく邪険に。五月に入ると、レナードと看護師たちの関係は急速に悪化し、レナードの状態は穏やかな淫らさから、怒りがこもってねじ曲がった色情亢進へと変わった[97]。五月の初め、彼は私に、夜の「サービス」のために看護師や看護助手をたくさん手配してくれないかと頼み、それでなければ、L－DOPAを投与された患者の欲求に応えるために売春サービスを始めてはどうかと持ちかけた。

五月の中旬には、レナードは完全に「満タン」になり、激しい性的欲求や攻撃的感情とそのプレッシャーで、彼自身の言葉を借りれば「満タンも満タン」になった。その欲求は異常に強く、さまざまな形をとった。幻想や夢の中でも日記の上でも、彼自身のイメージはもはや弱々しく穏やかで憂鬱を抱えた男ではなく、その代わり、目には見えない棍棒と男根とで武装したたくましい原始人だった。あるいは男らしさと力にあふれ、あるいは野性的で神々しく貪欲な獣のような男であり、王のような威厳と芸術性、そして無限の生殖力を持つ、デュオニソスのような神だった。この時期、日記にはこう書かれている。「おれの血にL-DOPAが入ったからには、望んでもかなえられないことなどこの世に存在しない。L-DOPAは強力で、何者も抵抗し得ないエネルギーだ。無慈悲で自己中心的な力だ。L-DOPAはおれが望み続けた力を与えてくれた。この三〇年間というもの、おれはこの薬を待っていたのだ」その頃、性的な欲求に駆られた彼は自慰行為を行なうようになった。一日に何時間も、激しく、好きなときに、隠れることもほとんどせずに。ときには貪欲さが他の形をとることもあった。それは空腹感と喉の渇きであり、なめたり、嚙みついたり、嚙み続けたり、舌を飲みこもうとすることで刺激を受け、性的な喜びに近いものを感じることができた(マーガレット・A、ロランド・P、マリア・Gなどと比較のこと)。

この全般的な興奮と同時に、レナードは数多くの「目覚め」と特定の興奮を経験した。それはとくに性急さや突進、反復行動、衝動強迫、連想作用として現われた。非常に早口で話すようになり、言葉や文章を何度も繰り返す(同語反復症)ようになった。常に違うものに視線を奪われ続け、しかも自分の意志でそらすことができなくなった。あえいだり拍手をしたりする衝動に駆られ、一度そのどちらかが始まると自分で止めることはできず、ますます激しさを増しながら同じ動きを続け、最後には硬直するか凍りついてしまう。このような激昂したクレッシェンドは、パーキンソン症候群の性急さや加速歩行と同じ性格のもので、オーガズムのような「興奮の高まり」を生むのである。五月の下旬、制御不能の性急さと反復行動によって、読書が不可能になった。読み始めると、読むスピードがどんどん速まり、意味や文章のつながりを無視して読み進んでいく。この加速歩行的な読書を中断して文章の意味を汲み取るためには、本をぴしゃりと閉じてしまわなければならなかった。この時期にチックが現われ、日ごとに回数が増えていった。目のチック、顔のひきつり、舌打ち、矢のような速さで皮膚を掻く動作など。ますます高まる興奮と人格の崩壊に苦しみ、自分がばらばらになりつつあるのを知ったレナードは、それを制御しようと、六月の初めにある最終的な決意をした。それは自伝の執筆であり、並みはずれた統一性と感情の意識化を必要とする試みだった。「これでおれは一つになれる。悪魔は追い払われるだろう。何もかも白日の許にさらけ出してくれるんだ」

　縮んでジストニーの現われている人さし指を使って、レナードは六月の初めから三週間かけて、五万語にわたる自伝をタイプした[99]。一日に一二時間から一五時間も、ほとんど休みなくタイプを打ち続けたのだ。タイプライターに向かっている間はたしかに「一つになり」、チックを起こすことも心を乱されることもなく、彼を駆り立てたり怯えさせたりするような圧迫もなく過ごすことができた。ところが、タイプライターから離れたとたんに、狂気じみたチックのような同語反復症が最高潮に達するのだった。

　この執筆の間、レナードは力と自由の感覚が戻ってくるのを感じ、完全な孤独と集中を要求した。そして母親にこう告げた。「一週間か一カ月間くらい休んで、フロリダにでも行ってきたらどう？　休むべきだよ。ぼくはもう一人でやっていけるから、母さんがいなくても大丈夫だ。今なら自分のことは何でも自分でできるんだから」そのような息子の考えを聞いて、母親は動揺した。そして、彼女の方がどれほど二人の関係や共生に依存していたかが明らかになった。彼女はひどく苦しみ、私や他のスタッフのところへたびたびやって来ては、息子を自分の元へ「戻してもらわなければ」これ以上やっていけないと訴えた。「レンの今の状態にはとても我慢できません。勝手に自分でいろいろと決めてばかり。私のことを遠くへ押しやったんです。自分のことしか考えずに。私だって必要とされたいんです――それが私には必要なんです。レンは三〇年も私のかわいい息子だったのに、先生たちがあのひどいＬ－ＤＯＰＡで私から奪ったんです[100]」

　六月の最後の週と七月いっぱい、レナードの暴力的な興奮と人格の崩壊した状態がぶり返し、今度はすべてが制御不能だった。最終的には本能的な抑制が働いたものの、それ自体が苦しくほとんど機能していなかった。

　荒々しい性的な幻想はいまや幻覚の形をとって現われ、頻繁に官能的で悪魔的な光景を目にしたり、夜ごとにエロティックな夢や悪夢にうなされたりした。

　初めのうちレナードは、何も映っていないテレビ画面かベッドの反対側の壁にかかっている絵の額縁の中だけに幻覚を見ることで、それを制御しようとした。絵は西部のわびしい町を描いたもので、レナードがじっと見つめると「動き出す」のだった。馬に乗ったカウボーイたちが通りを駆け抜け、官能的な娼婦たちがバーから出てくる。テレビ画面の方は、にやにやして流し目で誘う悪魔のような顔の「指定席だった」。七月の後半になると、この「制御された」幻覚（マーサ・Nやガーティ・Cのものとどこか似たところがある）は崩れ、幻覚は絵やテレビ画面から抜け出して、彼の心や存在のあらゆる場所にとめどもなく広がっていった[101]。それと同時にチック、同語反復症、興奮がますます高まった。話している途中で突然割り込んだりつながったりする考えや、繰り返される語呂合わせや擬音、押韻などによって、言葉が遮られる。また、ローズ・Rやマーガレット・Aと良く似た運動や思考の「妨害」も始まった。そんなとき、彼は突然大声を上げるのだ。「リックス先生、サックス先生、ぼくは……」だが、言おうとしたことを最後まで言うことができない。彼から私にあてた手紙の中でも、同様の妨害が見られた。手紙の出だしは荒々しく書きなぐられ（たいていの場合は私の名前に続いて二、三の言葉があるのみだが、こうした手紙の一通には同じ言葉が二三回も繰り返されている）、その後突然妨害され、止まってしまっていた。そして彼の歩き方や動きにも、こうした妨害がはっきりと現われるようになり、レナードは運動の流れの途中で止められてしまう。そんなときには、見えない壁にぶつかったかのように見えるのだった。

この時期には、急速な疲労や反応の反転が見られるようになった。ヘスター・H、マーガレット・A、マリア・G、ロランド・P、それに多くの重症の脳炎後遺症患者たちに見られた症状と本質的に似た「躁―鬱」あるいは「ヨーヨー」反応が始まったかと思うと、あっという間に進行した。そんなとき、レナードはひどく意識が覚醒して興奮した状態から、わずか数分間のうちに（この揺れはその後もっと激しくなり、数秒間しかかからなくなった）重い疲労感、それに伴う重いパーキンソン症状とカタトニー的な無動と筋固縮の状態へ移行する。この（激高した躁病的でチック症を伴うアカシジアと、疲労して鬱状態のパーキンソン症候群的なアキネジアの間の）移行はますます頻繁に、そして唐突に起こるようになった。初めのうちはＬ‐ＤＯＰＡの投与時間に関係していたので、投与の時間と量を調整することによってある程度は制御することができた。だが、その後、時間や量とはまったく無関係で「自然発生的」に起こるようになってしまった。この期間、Ｌ‐ＤＯＰＡの一日の投与量を五〇〇〇ミリグラムから七五〇〇ミリグラムに減らしたが、レナードの反応パターンはなに一つ変わらなかった。また、コチアスが奨励する時間割に従い、一度の投与量を少なくすることもした。一時間おきの投与も試みた。それでも、この突然で激しい揺れは変わらなかった。あらゆる反応が、全てか無かのどちらかでしかなくなってしまったのだ。活力、気性、調和、中庸といった状態はすべてこの時期に消え去り、レナードはあらゆる種類の病的な極端さに完全に「分解」してしまった。

私たちはただ、この破壊的な反応にはかなり多くの決定因子があると推測することしかできなかった。可能性としては、彼の体内に蓄積したＬ‐ＤＯＰＡ、こうした薬の刺激を与えられたことによる疲労や「衝突」、自伝を書き終えたことで没頭できる対象を失ったこと、あるいは効果的な感情の意識化ができなくなったこと、看護師たちとの関係の悪化、そして病気で依存的であり続けるようにとの母親からの無言の圧力、そして症状のいかなる向上に対しても母親が示す反対あるいは「否認」、などが考えられた。これらの要因および私たちが気づかなかったすべてが、彼の反応の決定因子となっているように思えた。

レナードのあまりにも混乱した一夏の最後の出来事は、その貪欲な性的欲求を問題視した病院から警告と咎めを受け、無慈悲にも「処罰部屋」へと移されたことだった。その小部屋にはベッドが三つ置かれ、死にかけて心身の機能を失った末期性痴呆の患者がその二つを占めていた。自室、持ち物のすべて、脳炎後遺症患者のコミュニティでのアイデンティティと居場所を取り上げられ、肉体的にも精神的にも病院の最下層におとしめられたことで、レナードは自殺的な鬱状態とおそろしい精神病に陥ったのである(102)。

七月の終わりのこの悲惨な時期、レナードは拷問、死、性器切断といった妄想に取りつかれた。病室は「たくさんの蛇」の巣だとか、彼の腹の中に「縄」があって自分を縛りあげようとしているとか、病室の外に絞首台の用意が整っていて、自分の「原罪」によって当然受けなければならない刑の執行がすぐにも行なわれるなどというものだった。彼は自分が爆発してばらばらになり、世界が終わるように感じていた。二度もペニスを傷つけ、一度は枕に顔を埋めて窒息しようとさえした。

七月の終わり近くに、私たちはL－DOPAの投与を中止した。精神病とチックはその後三日間独自に続いた後、唐突に収まった。八月中にレナードは元々の無動状態に戻った。

八月中、彼は動くことも話すこともまったくといっていいほどなかった。自室に戻されてはいたが、「処罰部屋」での数週間についてじっと考えていた。九月になるとまた私に向かって「心を開き」、なじみの文字盤に考えを打ち出すようになった。「この夏はすばらしく、また異常でもあった」（いつものようにリルケの詩を要約して(103)）「でも、この夏起こったことはもう二度と起こらない。ぼくは自分の人生と生活の場を持てると思った。それには失敗したが、今の自分に満足している。もう少し良い状態だといいが、あんなのはまっぴらだ」

彼の要求に応じて、一九六九年九月にＬ－ＤＯＰＡを再開した。すると、今度は薬に対して驚くほどの敏感さを見せた。一日にわずか五〇ミリグラムの投与量に対して強く反応したのだ。以前は一日に五〇〇〇ミリグラム必要だったというのに。しかも、今回の反応は完全に病的だった。良い反応はかけらもなく、現われたのはチックと緊張、そして思考の妨害のみだった。「わかったでしょう」後になって、彼は文字盤にこう打った。「ぼくは言ったはずです。四月みたいなことは二度とないって」

ここ三年間、私はＬ－ＤＯＰＡの代わりにアマンタジンを繰り返し使ってみた。アマンタジンの効果はＬ－ＤＯＰＡに似たところがあるが、より穏やかである。合計して一一回アマンタジンを投与した。最初の反応は良好だったが、Ｌ－ＤＯＰＡのような強烈さはなかった。一九六九年の秋には、ほぼ一〇週間にわたって、強い「副作用」なしにある程度楽に話したり動いたりすることができた。だが、年末にかけて、反応には病的な傾向が強まり、良好な反応が消えて、パーキンソン症状や片手の動きの「妨害」、そしてチックや落ち着きのなさが強まった。アマンタジンを投与する度に、治療的な効果は薄れるようになった。一一回目、つまり最後に試した一九七二年三月には、現われたのは病的な反応だけだった。このとき、彼は言った。「これで終わりです。もう薬はうんざりです。これ以上先生にできることはないんですよ」

この最後の投与の失敗以降、レナードは「冷静さ」と穏やかさをとり戻した。希望や失望を乗り越え、薬によって三年以上もの間与えられてきた空約束や脅迫といった暴力的な感情を克服したことは明らかだ。彼はとうとう、複雑に混じり合った経験を自分のものとして吸収し、自らの力と知性で自分をそれに順応させることができた。彼は最近になってこんな考えを述べた。「最初はL－DOPAが世界で最もすばらしい薬に思えました。そして、ぼくにそんな生命の水を与えてくれた先生を誉めたたえました。それから、何もかもが悪い方へ向かいだすと、あの薬は世界で最悪のもの、飲んだ人を地獄へ引きずりこむ毒薬ではないかと思いました。それで、先生を呪ったんです。ぼくは混乱していました、恐れと希望、憎しみと愛という感情の間で……。今では、全てを受け入れることができます。あの体験はすばらしく、恐ろしく、劇的で、笑えるものでした。そして最後には……寂しさ、それだけが残ったんです。自分だけのときが一番いい——もう薬はいりません。この三年間で、いろいろなことを学びました。これまでずっと自分の周りに築いていた壁を突き破ることができました。ぼくはこれからも自分自身でい続けます。だから先生はL－DOPAをしまっておいてください」

註93　過ぎ去り過ぎ去る　檻《おり》のいくたの棒のため
その眼なざしは疲れ、もう何一つ保《たも》たない。
無数の棒が存在して、無数の棒の向うには
まったく世界がないかのような心もちだ。
（片山敏彦訳『リルケ詩集』、みすず書房）

94　このような状態はベラドンナエキスやLSDなどの中毒、精神病、そしてとくに偏頭痛の発作中に引き起こされることがある。

95　レナードは結局これらの手紙を発送せず、自分のことを皮肉っぽく「パーキンソン症候群のヘルツォーク」と呼んでいた。

96　実は、病院は元々「体の機能を失い死を待つ人々のためのマウント・カーメル病院」という名前だった。そしてその陰鬱な名前を変えた後も、元々の性質が失われることはなかった。

97　このような性の抑圧は、慢性疾患患者の収容施設などではごく普通だが、レナードほど極端な状況にない患者に対しても深刻な影響を与えかねない。モーリス・Pとエド・Mという二人の脳炎後遺症患者は、一九七一年の同じ週に入院した。二人とも年齢は四〇代と比較的若く、結婚もしていたが、ともに入院の少し前に妻から離婚されていた。二人ともそうした出来事によって精神的に疲れ果て、マイロン・Vのように入院直後に精神病を患った。そしてともにL‐DOPAを投与され、「目覚め」と「試練」のすさまじいドラマをくぐり抜けた。だが、ここから二人の人生は大きく変わってくる。エドはさっぱりと離婚し、妻に愛情あふれる理解を示し、ノイローゼにもならなかった。それによって精神病から解放され、L‐DOPAのおかげで再び動けるようになりエネルギーも得ると、病院外のある女性と幸せな性的関係を結び、その後病院内で結婚して幸せに暮らした。愛を見つけたことと仕事を見つけたこと（彼は絵を描く才能を発見し、病院内で芸術活動をした）、自分を見つけたことによって、彼は広く「順応」することができ、重症の脳炎後遺症にもかかわらず現在まで八年間もその状態を保っている。同様に魅力あふれる男性だったモーリスの方は、不幸なことに、妻と訣別することができなかった。二人はいつまでも互いを傷つけ合った。そして、彼は仕事も友人も見つけることができなかったのである。彼はいかなる「順応」も自由も「許されず」、痛々しい性的なノイローゼから抜け出せずに、激しい自慰行為や強姦未遂を繰り返した。そんなとき、モーリスはレナードのように叫んだ。「ドーパを止めてくれ。こんな風に苦しめられるより、死んだ方がましだよ」

98　付録2「奇蹟の薬――ジークムント・フロイト、ウィリアム・ジェイムズ、ハブロック・エリス」に引用したコカインに対するフロイトの感情と比較のこと。

99　レナードの自伝は特筆すべき記録であり、その種類のものとしては独特である。その文体と内容には、この時期にレナードを怒らせていたさまざまな不協和音がはっきりと現われている。大部分にユーモアや客観性、正確な記録への情熱があふれ、彼の幼少期、病気の進展と彼の反応、同じ病棟の患者たち、L-DOPAへの彼の反応、薬や担当医の私、その他の人々への感情についての感動的な記録となっている。また、性的な幻想、冗談、郷愁のようなものが繰り返し現われ、彼はときどきそうした感情に呑みこまれてしまう。中には、生肉を食いたいといった獣のように野蛮な考えもあった。

100　レナードの母親の態度は、障害を負った患者の家族によく見られるものだった。家族の一部は、患者が再び動き回れるようになり独立を回復したことを手放しで喜んだ。だが、積極的あるいは消極的に反対する家族もいたのである。こうした家族は患者の病気の周りに自らの生活を築いていて——少なくとも無意識のうちに——患者の病気と自分への依存が続くようにできる限りのことをしていた。こうして社会と家族とで病気を継続させる傾向は、ノイローゼや統合失調症的な家族に見られる他に、片頭痛持ちの家族にも見られる。

101

実はレナードはL‐DOPAを投与する何年も前から幻覚に悩まされていたが、一九六九年まではそれを認めないか、認めても私には話したくなさそうだった。西部の風景や映画の西部劇が好きなレナードは、一九五五年には、幻覚を見るだけのために、わびしい西部の町の絵を注文した。そして毎日昼食の後で幻覚を見るのが習慣だった。L‐DOPAによって精神が錯乱したときに初めて、この慢性的で面白くもあった良性の幻覚が彼の意志と想像の制御を振り切り、はっきりと精神病的な性質を持つようになったのである。

当然のことながら、幻覚を見る人は「見えたもの」や「聞いた声」について大きな声では語らない。なぜなら変わっているとか狂っているとか思われるのではないかと恐れるからである。それはマウント・カーメル病院にいる多くの脳炎後遺症患者でも同じだった。それに加え、彼らとはほとんどコミュニケーションをとることができなかった。何年もかかってようやく、彼らは私を信用するようになり、ごく個人的な経験や感情を打ち明けてくれるようになった。つまり、知りあってから一〇年近く経つこの頃（一九七四年）になって初めて、私は二重の観察ができるようになったのである。まず、最も長く入院していて重い障害を負った患者の少なくとも三分の一、おそらく過半数は「慢性的に幻覚を見る」ことであり、次に、患者に対しても彼らの幻覚に対しても「統合失調」という言葉を使うことは適当でないことである。その理由の概略を述べておこう。これらの患者たちが見る幻覚のほとんどには曖昧さや偏執さがなく、統合失調症患者の幻覚にみられる制御不能の性質とは異っている。脳炎後遺症患者の幻覚は生活の情景に関するものであり、彼らが何十年も（病気や施設への入院、孤独などによって）締め出されている健康的な現実の風景である。一般的に、統合失調症状としての幻覚の機能と型は現実の否定だが、マウント・カーメル病院の患者たちの幻覚は性質の良い想像の産物であり、宿命によって彼らから奪われた充実した幸福で健康な生活なのだ。そこで、私は患者たちの幻覚を、彼らの健康、生きること、充実した生を送ることへの尽きない望みと理解することにした。想像や幻覚の世界の中でなら、彼らは今でも自由を楽しむことができ、人生の豊かさやドラマを目にする。極端に過敏だったり、動く能力や社会的つながりを失う中で、彼らは幻覚を見ることで生き延びてきた。そしてそのためにも、患者から豊かで良性の「生活」を幻覚で見たと聞く度に、私はその人を心から応援するのだ。ちょうど、彼らが生きるために行なうあらゆる創造的な努力を応援するように。

102　私はこの時、そして今でも、これらの患者のL-DOPAへの反応――そして病状がかなり向上した後で現われた「副作用」の形とその重さ――を決定づけた医薬品以外の重要な要因として、抑圧的で批判的な病院の性格がかなり大きな役割を果たしたと考える。とくに、経営側は入院患者の間での性的な関係を快く受け止めず、しばしば非合理的でひどく重い罰を与えた。レナード、ロランド・P、フランク・G、そして他にも多くの患者が、L‐DOPAによって引き起こされる性的欲求と病院の方針による抑圧や刑罰の両方によって、鬱状態や偏執的な精神状態に陥った。レナードが示唆したように、性的な活動が何らかの形で認められれば、L‐DOPAの効果は――もしかすると――そこまで悪化しなかったかもしれない。

もう一つの、レナードの性的な衝動とそれに対する倫理的な反動の両方を強めたことに違いないと思われる要因は、彼と母親との親密すぎる関係だった。レナードの母親は――ある意味では息子を愛していた、息子が彼女を愛していたように――息子の新しい欲求に憤慨し、嫉妬した。彼女は吐き出すように言った。「馬鹿げています。レナードみたいなちゃんとした大人が！　以前はあんなに優しかったのに――セックスのことなんて話したこともないし、女の人を目で追ったこともないし、そんなことは考えたこともなかったのに……。私はレンのために一生を捧げてきたんですよ。彼がいつも考えていなくちゃならないのは私のことです。それなのに、今になって考えるのは他の女の人のことばかりだなんて！」二度、レナードの挫折した性的欲求が母親に向かったことがあった。そんな息子に対して、彼女は怒りに震えると同時に喜びもするという相反する感情を抱いた。彼女は一度私にこう打ち明けた。「レンは今日、私の体をなでまわそうとしたんですよ。そしてほんとうに恐ろしいこと、この世で最もひどいことを私にむかって言うんです。かわいそうに」そう言いながら、彼女は頬を赤らめ、くすくすと笑ったのだった。

103 夏はまことに偉大でした。
今　家を持たぬ者は　もはや我が家を建てません。
（片山敏彦訳「秋の日」『リルケ詩集』みすず書房）

第3部　展　望

展　望

病気や死、あるいは自分自身を見失ったり世間とのつながりを失ったりすることは、私たちの誰もが最も強い恐怖として感じるものだ。同時に、病気から回復したい、死んでも生き返りたいという願い、あるいは自分自身をとり戻したい、世間ともう一度つながりたいという願いも同じように強いのである。

身体がどこかおかしい、健康を失ってしまった、障害を負いもはや自分自身ではないとする感覚は、深く心に根差した基本的な感覚だ。そしてまた病気に陥った状態から目覚めること、過去を思い出すこと、病気から立ち直って自分自身のアイデンティティと世の中とのつながりを回復するときの感覚も同様である。さらには健康で牛気にあふれ、世の中にちゃんと存在しているのだという感覚も。

その一方で基本的でないのは、自分の存在をねじ曲げて見ようとする感覚だ。ある一定の条件のもとで、私たちは自分で病気を作り出す。数多くの病気を想像し、構成し、自らの身を守ることも破壊することもある病的状態の全体を作り上げるのである。

外の世界は、悪そのものである蛇や大蛇を生む。そして虫を生む。自らを牛んだ世界を貪り食おうとする生き物を生む……。我々は内なる世界であらゆる病を自ら生み出すのだ。悪性の病、伝染病、体を蝕む病、膨れ上がって絡み合ういくつもの病を……。なんたる惨めな豊穣よ。なんたる卑しき豊かさよ！

――ジョン・ダン

精神と肉体の恐るべき病の中にあっては、われわれはそれを容認するだけではなく、それと共謀、黙契して、病気と苦痛とを貪欲に求め、自らの破滅を計画しうるのである。

……我々は受け入れるばかりでなく、進んで自らの破滅を誘う。単に崩壊する家の中に立ちつくすのではなく、自らの上に家を引き倒す。処刑されるばかりでなく、自ら処刑者となり、自分自身を処刑するのだ。

――ジョン・ダン

しかし、私たちは同じ方法を用いて病気に抵抗し闘うこともする。医師が処方する薬だけでなく、生まれ持った、あるいは人生の中で手に入れた活力を用いて。こうした活力なしでは、私たちは決して存在しえないだろう。それは強大で、結局は私たちの最も深遠なる手段なのである。それなのに、私たちは病気に抵抗する手段についても、自らに内在する活力についても驚くほどわずかしか知らないときている。

自分の感情、プラトンの言うところの野性馬を飼い慣らすには、キルケの妖術ほどの技が必要である。しかし、かの高貴な双子の剣士カストールとポリュデウケースもまた、我々の心の劇場に住まっている。というのも、我々が戦わねばならない内なる敵は、平凡な武器で我々を打とうとするからだ。しかも同時に、レテの川やラケシスにも似て闇の力を持つ彼らは、ときに網を使い、ときに奸計を用いて、我々を身動きできなくする。だがこの戦いの武器はリパラの島で鍛えられるわけではない。鍛冶工ウルカヌス神の技を持ってしても、内なる友軍の武器は作り得ない……。

――サー・トーマス・ブラウン

私たちが健康と病を経験し、それについて語るときの言葉には、ある種の意味が含まれる。そこでは定義は必要とされず、要求されることもない。相手がこれらの言葉を瞬時に理解するため、説明はいらないのだ。それらは正確かつ直観的で、明白であると同時に謎であり、単純化することも定義することもできない。それらは抽象的な言葉であり、無限の事柄を言い表わすための言葉なのだ。そうではあっても、それらは会話の中で、そして詩や哲学の議論でごく普通に使われている。さらに、それらすべてをつなげる医学的な議論には欠かせない言葉である。「調子はどう?」「どんな具合?」これらは抽象的な質問であり、どこまでも単純でありながら、同時にどこまでも複雑な質問なのだ。

本書は最初から最後までそうした質問であふれている――「調子はどうですか?」「どんな具合ですか?」それは特定の患者に対してはとんでもない質問である。この手の質問に対しては、正しい答えがいくつも存在する。「いいですよ」「まあまあだね」「ひどいもんです」「何とかやっています」など。雄弁な身振りも答えになる。あるいは自分がどんな具合なのか、どうなっているのかを、特別な身振りや言葉なしに相手にただ見せることもできる。相手はこうした答えを直観で理解し、患者の置かれた状態を思い浮かべるのである。だが、抽象的な質問に対して「データ」の表や脈拍、呼吸および体温の生命徴候、血液状態、尿分析などを使って答えることも、一つの正しい方法ではある。ところが、そうしたデータを一〇〇〇個もってしても、最も本質的な質問への答えにはならない。人間の感覚や洞察力の持つ繊細さに比べて、こうしたデータはぞんざいで、その結果不適切で付加的なものにしかならないからである。

> 脈拍、尿、汗のすべては黙してなにも語らず、なにも示さず、危険な病気についても示唆しない……。だが、それでも……私は感じるのだ……無感覚のうちに病気が打ち勝つのを。
>
> ——ジョン・ダン

相手の健康状態がどうかという会話は、人間の間でのみ交されるものであり、親しい間ではごく自然になされる。「わたしとあなた」の間や、医者と患者の間の会話において。[104]

ただし、会話の中味がとくに論理学、数学、機械学、統計学の場合、状況は大きく異なる。そこで引き合いに出されるのは数値や場所、継続時間、程度、機能などであり、それらは明白かつ有限で、つまり正確に定義したり、番号をつけたり、推測したり、測定したりできる。それ以上に、こうした分野では、私たち自身のとる態度がまったく異なるのだ。その場合、私たちは「そのすべてを全体として体現する」人間であることをやめてしまい、観察下にある自己と対象の人間性を奪い、その両方を「もの」とみなすのである。(105) ここでの本質的な質問は「これこれの時間と場所において、それに関わる症例は正確に表わすと何ですか？」というものだ。そして要求されるのは、いつ、どこで、どのくらい、という答えである。ここでは世界は数値とその提示とにまで歪小化されている。(106)

直観でわかり合う会話もデータによる会話も、それぞれが自己完結している。両者は互いに相手を含むことも排することもなく、補足しあう関係である。両者は世の中を理解するためには欠かせないのだ。そこでライプニッツは、抽象的アプローチと機械的アプローチを次のように比較した。

ものごとの本質がわれわれに与える影響の多くは、二つの方法から説明できるように思われる。一つは直接原因を考慮すること、もう一つは最終原因を考慮することによって……。どちらの方法も正しい。それらはともに神の摂理を賞讃するだけでなく、物理や医学の分野で重要な事実を発見することにも役立つのである。この二つの異なる分野でものを書く人々は、互いの悪口を言ってはならない……。もっとも良いのは、二つの思考を交わらせることであろう。

ただ、ライプニッツは抽象的な方法が第一に来るべきだと強調してはいる。世の中の研究は機械的な考え方と矛盾することはないが、抽象的思考を加味して始めて真に理解されるようになる。[107]

もしこのことが充分に理解されれば、問題は起こらないだろう。間違いが生じるのは、抽象的な言葉を「減らして」機械的な言葉に頼ろうとするときだ。世の中をシステムに、例外を分類項目に、印象を分析に、現実を抽象概念に置き換えようとしたときに。これは過去三世紀にわたって行なわれてきた狂気であり、私たちのあまりにも多くが——個人として——通り抜け、また全員が誘惑され引きずられてしまう狂気である。ニュートン—ロック—デカルトの系譜につながるこの見方は、医学、生物学、政治、工業などの分野でさまざまに言い換えられており、人間を機械、オートメーション、あやつり人形、抱き人形、空虚な記念碑、公式、暗号、システム、映像にまでおとしめる。このことが、とくに近現代の医学論文の多くを実りなきものにし、読むに耐えなくさせ、非人間的で現実から遠く乖離《かいり》したものにしてしまった。

生きているものはすべてが個である。健康は自分のものであり、病気も自分のものだ。反応もそうだ——心や顔が自分のものであるように。健康や病気、反応は試験管の中だけで理解されるべきではない。当事者とその感性、性格、世の中での存在（「現存在」）の表現として考慮されて初めて理解され得るのだ。それにもかかわらず、現代医学はますます私たち当事者の存在を無視し、決まった用法の決まった「刺激剤」に対して寸分違わぬ反応をするレプリカのように扱うか、あるいは病気と病人との有機的なつながりを無視して、病気を侵入者だ、悪だと決めつけるかのどちらかだ。また治療という観点から見ればこうした考え方と相関関係にあるのは、もちろんあらゆる手段を講じて断固病気と戦い、病気の当人については一顧だにせず、好きなだけ病気を攻撃すべしという考えである。ますます医学全体を覆いつつあるこうした考えは、機械的で非人間的であるとともに謎であり、マニ教的な二元論に基づいたものだ。それがはっきりと認識され、公に宣言されていないだけにいっそうたちが悪い。病原体や治療薬はそれ自体で独立しているという考えは、パストゥールによってなされたものだとよく言われる。だからこそ、死の床での彼の言葉を思い出すことは有益であろう。

ベルナールは正しかった。病原体は何でもないのだ。それが巣喰う場所こそがすべてなのだ。

病気はそれ自身の性質を持っているが、私たちの性質をも取り入れる。そして私たちは独自の性質を持ちつつ、世の中の性質を取り入れる。性質とは小宇宙的な個体であり、世界の中の世界のそのまた中の世界であり、世界を表わす世界である。このようにして、病気―人間―世界はともに存在している。それぞれが独立していると考えることはできないのだ。人間（ライプニッツの場合にはアダム）とは何か、その特徴は何かを充分知るためには、その人間に起こったことのすべて、その人間に影響を与えたことのすべて、その人間が感じたことのすべてをしっかりと把握しなければならない。そうすれば、偶然に起こったように見えることも、つまりは必然であることになり、そのことで「たくさんのアダムたち」に無限の可能性を見ることができるのである。ライプニッツの理想とは、間違いない形で詳しく語られる個人の歴史（あるいは情報開示）または伝記であり、科学と芸術の統合なのである。[108]

現代のこのような伝記（あるいは「病理伝」）の完璧な例は、フロイトによる他の追随を許さない症例の記録であろう。フロイトは絶対的な明晰さで、進行中の神経症とその治療は伝記以外の方法ではけっして明らかにされ得ないことを示している。

しかし、神経学の歴史はこの種の例をほとんどなにも持っていない。[109] あたかも神経の病いと神経学的疾病の間になにか絶対的な区分けがなされたかのようである。後者は設計《デザイン》やつながりのない「事実」の羅列のように見える。現実で具体的なものにはすべて、ある意味で歴史と生命がある。その見事な例を『ロウソクの科学』の中でファラデーが示したではないか。なぜ病気は例外なのだろうか。そしてなぜ、とくにパーキンソン症候群や脳炎後遺症「症候群」のような病気、神経症に深く似通った（通常は見逃されているとしても）驚くべき病気が例外とされているのだろうか。もし病気や「治癒」の記述が劇的で伝記的なものになるのなら、パーキンソン症候群とＬ‐ＤＯＰＡの記述も同様である。人間の状態——長く続く病気、苦しみ、悲しみ、唐突に完全な形で始まる異常な「目覚め」、そしてこの「治癒」に続く展開のなんたる複雑さ！——についての「概要」を求めるなら、これらの患者の話ほど適切な例はない。

患者についての記述が不足しているわけではない。医学論文、記事、報告、論説、会議の議事録等は、コチアスが一九六七年二月に発表した先駆的な論文以来、あふれるように発表されている。また熱狂的な（そしてしばしば悪辣な）広告や新聞記事なども出回っている。ただし、そこには非常に根本的ななにかが欠けているのだ。神経学で圧倒的主流の、自らの主義を持たない「客観主義」の言葉が並べられた紙の山、図書館がいくつも建ちそうな紙の山について考えてみよう。それは「事実」、数値、リスト、スケジュール、倉庫管理、計算、レート、引用、インデックス、統計、公式、グラフ、その他のありとあらゆるものでいっぱいだ。なにもかも、トーマス・グラドグラインドが小躍りしそうなやり方で「計算され、合計され、バランスがとられ、証明され[110]」、人が色や現実感、暖かさを感じることのできる箇所は一つたりともない。生きた経験や印象、そしてパーキンソン症候群を患うことや、L-DOPAを投与されて自分が完全に変えられてしまうのはどのような感じなのかを思い描かせる箇所は一つもないのである。機械的でない治療を必要とする患者がいるとすれば、パーキンソン症候群の患者こそがその人だ。だが、これらの医学論文の中に、生命を中心に据えたものを見つけることはできない。そこにはオートメーション化された工場のような医療の最悪の例しかないのだ。人間的なもの、生きているものはことごとくたたき壊されて粉々にされ、自動化され、量子化され、さもなければ「処理」することで存在を否定されてしまうのだ。

それでも、パーキンソン症候群の患者は最も魅力的な治療対象であり、その治療は他と比べようもないほどドラマチックで、悲劇的であるとともに喜劇的でもある。L-DOPAの効果を初めて目にしたときには、私自身も驚いて考えこみ、畏怖に近い念を抱いたものだ。日ごとに驚きは強まり、新しく現われる症状は奇怪であり、私が夢にも思わなかった可能性が次々に姿を現わした。私はまるで突然アフリカかペルーに連れて行かれたスラム街の子供のように、びっくり仰天してしまったものである。

世界のさらに上にある世界という感覚、私の視界や想像力を超えて常に広がり続ける風景といった感覚は、一九六六年に初めて脳炎後遺症の患者に会ったとき、そして一九六九年に初めてL－DOPAの投与を行なったときから私が抱き続けているものである。その地形は非常に複雑で、慣れ親しんでいる場所もあれば薄気味悪い場所もある。陽のさす高地や底無しの穴、火山、間欠泉、牧草地、湿地もある。まるでイエローストーン公園のような、太古の場所、人間の誕生以前、生物の誕生以前から存在する場所で、自分の周りにとてつもない力が煮えたぎっているように感じる場所だ。神経症は人類の誕生よりはるか昔のジュラ紀の地形のようだと言ったフロイトのイメージ[111]は、患者をその存在の暗い奥底にまで連れていきそうな脳炎後遺症にもあてはまるのである。

ヴィトゲンシュタインは、本は――世界のように――例を挙げることによってその主題を伝えることができるのであり、それ以上のことをしても無駄だと述べたことがある。本書における私の最大の意図は、いくつもの症例を読者に紹介することにある。

私たちはここまで、想像の中で、患者たちとともに彼らの人生、病気、L－DOPAへの反応の経過をたどってきた。ここで、彼らの歴史や出来事から離れ、とりわけ重要な地形や反応のパターンなどに目を向けてみよう。

これ以上遠くやあちこちに目を向ける必要はない。これまで見たもの以外の「原因」や理論や説明を追いかける必要もない。

事実であるものはすべて、ある意味では、理論である……。現象の裏にある何かを探すことは無駄だ。なぜなら現象がすなわち理論なのだから。

——ゲーテ

私たちが感覚でつかんだものの裏を探る必要はない。必要とされるのは、この対象に見合うアプローチと言葉なのである。既存の神経学の用語は、例えば、患者に起こっていることを説明することができない。それゆえ、私たちはいくつかの「症状」についてだけでなく、患者そのひと、患者自身と世界との移り変わる関係について考えなければならないのだ。さらに、ここで使う言葉は特殊でありながら一般的で、患者とその性質、そして世界とその性質を兼ね合わせるような言葉でなければならない。そのような——個人的でありながら汎世界的、具体的でありながら象徴的、単純でありながら深い——言葉は、抽象的でありつつ私たちが日々使う言葉である。これらの言葉こそ「健康」や「病気」といった、最も単純で意味深い言葉なのである。

L-DOPAに対する患者の反応を理解するという課題は、こうした言葉の意味を探り、表面的な定義づけや善悪に分けることをせずに、患者それぞれの個人的で本質的な性質を(公式化を超えて)感じとることである。

既存のL-DOPAの量的な効果についての統計的観察は、本来はベンサム哲学の快楽計算(「最大多数の最大幸福」)あるいはF・Y・エッジワースの「功利主義の快楽計算」である。こうした保険計算的なアプローチは簡潔で、すぐさま認められはする。しかし、その限界（そして残酷さ）は、表面に現われてこないからこそ、白日の下にさらけ出す必要がある。功利主義のアプローチでは特殊なことやごく一般的なことに言及しないので、どちらも必然的に私たちの視界から隠されたままだ。効果の全般的な枠組みについても、特定の症例とされたものについても、私たちに思い描く隙《すき》を一切与えないのだ。

私たちの研究からなにか少しでも新しいものを学ぶためには、これまでに見たすべての現象の正確な姿と相互の関連に、また枠組みという点から見た「健康」と「病気」にそれぞれ注目する必要がある。無限の状態（世界）には無限の言葉が必要であり、私たちはベンサムではなくライプニッツの概念を手本とすべきなのだ。ライプニッツの「最適条件」、つまり健康は、計量することができない。なぜならそれは幾重にも重なりあう世界でのみ可能な最も充実した関係、最高の豊かさと現実のつながりを表しているからである。その意味では、病気はそのつながりや枠組みが貧弱で硬直している（それ自体に強力な力を備えてはいるが）ために、最適条件からは外される。健康は無限でどこまでも広がり、世界の豊かさに結びつく。ところが、病気は世界との間に境界線を張って世界から後退しようとする性質があり、自分を狭い枠の中に押し込めようとする。

健康も病気も生きていて、独自の力と性質、「意志」にあふれている。それぞれの存在は本質的に正反対であり、永遠の敵対心をもって向き合っている。それはサー・トーマス・ブラウンの言葉を借りれば、私たちの「内なる戦士」なのだ。その戦いや勝敗は、チェスや騎馬試合と同様、前もって決められてはいない。ルールは決まっているが、戦いそのものの勝敗の行方はわからない。だからこそ人は敵対者である病気に打ち勝つ方法を学ぶのである。たとえ健康を失っても、介護やコントロール、賢さ、技術、そして運によって病気に対処していくのだ。

健康、病気、介護――これらは私たちがもつ最も基本的な概念であり、議論する価値のある唯一のものである。患者にＬ‐ＤＯＰＡを投与するに当たり、最初に目にするのは、病気からの浮上――「目覚め」である。その後、いくつもの問題が生じる――これは「試練」である。最後に、おそらく、患者はある種の「理解」に到達するかあるいは自分が抱える問題との間のバランスがとれるようになり、私たちはそれを「順応」と呼ぶ。これらの連続した言葉――目覚め－試練－順応――を使って、Ｌ‐ＤＯＰＡの結果についてもっとも適切に語ることができるのである。

註104　『修復された告白』の中で、ド・クインシーは「他者と交わることのできない人々から受けたプレッシャー」でどれほど苦しんだかを記している。私たちは誰でもそうしたプレッシャーについて知っている。だが、こうした患者たちのプレッシャーは耐えがたいレベルにまで達していることだろう。彼らの苦しみは重いだけでなく、最初は対話ができるとは思えないほど奇妙だからである。コミュニケーションにおけるそうした難しさは、明らかに患者個人の「問題」や経験の奇妙さや特異な性質から来るものである。だが、それ以上とは言わないまでも同程度の難しさをつくり出しているのは医師自身なのだ。彼らは患者の言葉に耳を傾けず、患者の個

性を無視した治療を行ない、それに加えて——習慣から、あるいは患者からの隔たりと優越感という釈明のできない職業的な感覚から——実際には患者との間に築くべき本物のコミュニケーションの妨げになりかねないような方法で患者と接したり、患者の理解できない言葉を使いがちだったりする。そこで、患者は学校の教室や法廷で行なわれるような厳しい尋問と検査の対象となってしまう。「この症状はありますか……あの症状は？」といった質問のねらいは分類することにあるので、求められているのはそれに適した「はい」か「いいえ」の答えや「この」や「あの」といった言葉を使った答えである。このように患者と接していては、医師が患者から何か新しいことを学ぶ可能性は閉ざされ、患者の置かれた状況がどのようなものか思い描く可能性が奪われてしまう。「調子はどうですか？」とか「それはどんな感じですか？」といった本質的な質問に対する答えはどうしても比喩的だったり暗示的なものになり、「まるで……のような」といった言葉、イメージやそれに類似するもの、モデル、暗喩が使われ、聞く者にいろいろなことを思い起こさせる。対話できない、あるいはほんのわずかな対話しかできない人々の世界に手を差し伸べるために、医師は患者とともに旅したり探険したりしなければならない。対話できない人々の心に届くような生き生きとして具体的な言葉を見つけるために、常に患者とともに歩き回って発見するのだ。医師と患者は協力して、両者の間を隔てる海に橋をかける言葉を創り出さなければならない。

このようなアプローチは「主観的」でも「客観的」でもなく、（ローゼンストック＝ハッセーの言葉では）「投射的」である。医師は患者を非人間的な対象物として見るのでも、患者を主観的に見て自己を投影するのでもなく、共感を持って患者とともに前進し、自分の経験や感情、考え、その言動を形づくる内なる概念を共有しなければならない。医師は患者がどう感じているかを、自己の感性を保ちつつ感じる（あるいは想像する）必要がある。医師は参考にすべき二つの生を同時に生き、患者にも同様のことを可能にさせるべきなのだ。

105

ここで明らかにしておきたいのは、私たちが目指す臨床には二種類のアプローチがあり、それらは互いに相補的であることだ。私たち医師は、患者の診察において二種類の問題に直面するが、それぞれが独自のアプローチと言葉を必要とする。一つは自己の存在認識の問題であり、もう一つは理解の問題である。自己認識とは基本的に自然の法にかかわる——医学でも法学でも、同じ言葉（「ケース」）が使われる。ある何らかの「ケース」（患者）に直面すると、医師は「証拠」を探して診断を下す。証拠にはさまざまな形がある——患者の訴えの基礎となる症状、特定の障害に先だって現われる前兆、そして診断の正誤を確かめるための検査が。つまり必要な証拠を集め終えると、医師はこう言うのだ。「これはこういうケースです」あるいは「必要な治療はこうしたものです」こうしてケースは検討され、今や「片づけられる」時を迎える。このような法律的ともいえるプロセスにおける医師の唯一の関心事は、適切な診断に基づいた正しい基準で治療をすること、そうした基準を満たすためのデータ集めである。これに対して、患者の「ケア」や「理解」のプロセスはそのどこにも当てはまらない。診断に基づいた治療は、一定の検査とテクニックだけで進めることが可能で、医師にもコンピューターにもできる仕事なのだ。

こうした機械的で技術に依存した医療は、倫理的に中立で認識論的にも健全である——常に前進し、これまで数えきれないほどの命を救ってきた。それが不健全となり誤りに陥るのは、非機械的でテクノロジーに依存しないアプローチを排除したり、医師と患者の対話と存在論的アプローチを避けるときである。「ケース」は抽象的だが、患者は人間であり、苦しみ、困惑し、おびえている存在である。したがって適切な診断と治療と同時に、患者に対する理解とケアも必要なのである。彼らが求める人間的な関係と存在にかかわるような出合いは、テクノロジーだけで得られるものではないのである。

106 『哲学探求』は全篇、ある意味で「指摘言語」（「あらゆる言葉が意味を持つ、意味は言葉と相互に関連している、言葉はそのために存在する」という言語）と「喚起言語」とを区別することに費やされている。ヴィトゲンシュタインはここで、きわめて深くまた明確に、「指摘言語」（あるいは計算）がなぜ常に現実を説明できないか、なぜそれが抽象的かつ「非現実」の物事にとらわれているかを述べている。

107 ライプニッツの言葉の引用や要約は、『形而上学序説』と『アルノーとの往復書簡』からとった。これらは一六八〇年代に書かれたものではあるが、一八四〇年代にようやく出版されたときには、ロックやヒューム、カントは既に他界していた。

108 病気の場合には、孤独、周囲の環境、希望や恐怖、聞こえる言葉あるいは聞こえると思える言葉、医師の言動がすべて一枚の絵や舞台のように混じりあう。病床のダンはこう書いている。「医師が病気を観察するのと同じように熱心に、私は医師を観察する。彼が怯えるのを見ると、私もともに怯える。私は彼に追いつき、その恐怖を追い越し、さらに先へ進んでしまう。なぜなら、彼の歩みが遅くなるからだ。彼が恐怖を隠すので、私の恐怖はさらに大きくなる。彼が私に恐怖心を見せまいとするので、私にはよりはっきりと見える……。彼は恐怖によって治療効果が薄れることを知っているのだ」

109 数少ない例外として挙げることができるのは、メージュとフェインデルが一九〇二年に出版した『チック』という本の冒頭を飾るウィットに富んだ面白い「チック患者の告白」と、ジェリフェによる脳炎後遺症に関する精神分析に優れた二冊の症例集（Jelliffe, 1927; Jelliffe, 1932）である。最近の優れた症例集は、A・R・ルリアの『記憶する心』と『粉々になった世界に住む男』である。テクノロジー全盛の現代においては、「非科学的」であるだとか「単なる描写」であるとして、症例集を評価しない傾向がしばしば見られた。だが、ここ二〇年間は、ルリアの著作に代表されるように、必要不可欠な科学的手段としての記述的方法を見直す動きが続いている。この点で、ルリアは「物語的な科学」を扱っており、科学を「具体性への上昇」とみなしている。現在では症例集が評価されるようになり、単に疾病に関する症例集（「病誌」）だけでなく、患者の人間性や人間存在についての論述も現われるようになった（Luria, 1977; Sacks, 1987; Sacks, 1986; Sacks, 1990a）。同じように、物語的な描写も再評価されている。複雑で再び起きることのない古生物学や生物学の記述に関しては、最近スティーヴン・ジェイ・グールドの著作が新たな活力を生み出している（Gould, 1989）。

110　トーマス・グラドグラインド、サー・トーマス（昔はただのトーマスだったんですがね）・グラドグラインドですよ。定規と秤といつもポケットに入れている計算尺でもって、どんな人のこともあっという間に計算しちまうんですよ。そうしておいて、その正確な値を教えてくれるというわけだ。なんといっても、あの貴族殿にとっちゃ、人を計るなんてことも単なる数字の問題で、ただの計算ってわけです。

――ディケンズ『ハード・タイムズ』

111　このコンラッド的な言葉遣い（ただし執筆中にコンラッドのことを意識していたわけではない）は、私たちの言動のある種の二面性、はっきりと解明できない複雑な感情を要約してくれる。例えば、ヘスター・Yの突然の目覚めは私や周りの人々を「畏怖の念」で満たし、「まるで奇蹟だ」と思わしめた。アイダ・Tの言葉を引用しよう。「すごい！　すごい！　あの素敵な薬のおかげです！」マリア・Gの両親はこう言った。「神の奇蹟です……まるで別人だわ」その一方で、目覚めには「暗い面」もある。L－DOPAのことを「HELL《ヘル》－DOPA」と呼んだフランシス・Dは、気づいたときには「自分の心の奥深く、その怪物は無意識、そのもっと下の想像もできないような……有史以前、おそらく人類誕生以前の深みから現われた怪物」と対峙していたと語った。そしてリリアン・Wのように平凡で陽気な患者にとってすら、発作やさまざまな症状はあまりに奇妙で超現実《シュール・レアル》的であり、良さもあるが理解しがたい性質のために無秩序で、不合理で、グロテスクなのである。

　私は、自分がそれまで抱いていた世界観が曖昧すぎたり表面的すぎたり、全体として「合理的」すぎていないかと考え——私は現実の表面を単になぞっているだけではなかったろうか、自然の強烈な複雑さ、もっと決定的な要因が存在しているのに否定していなかっただろうか——意識の下の力、世界の下の力、活力の下の活力、深みの下の深み、私たちの家である世界の無限の深み、宇宙にまで伸びていく活力について考えずにはいられなかった。表面的にはアポロン的な光と静けさがあって、いかにも合理的で調和がとれている。だが、地下に住まう神々やディオニソス的な深みがどれほど深いのか、私は知らなかった。患者たちが見せた異常な現象は、目に見えないために疑われることのない、無慈悲な深み、フロイトが記した意識の最も下層のレベルのさらに下にある数知れない「本能的な衝動の源泉《イド》」——あるいはあたかも宇宙そのものの根源的なエネルギーのような、一つの大きな「イド」を思わせる。すべてのイドの中でも最も深いイドは善でも悪でもなく、道徳的でも非道徳的でもなく、合理的でも非合理的でもなく、秩序立っているわけでも無秩序なわけでもない（それらすべてが一度に組みあわされない限り）。この無限に豊かで創造的な力は、自然界の本質そのもののように思えるのだ。自分であること（そして存在としての自己であり続け、成長していくこと）の衝動に対して、スピノザとライプニッツは絶えることなく闘い続ける自己実現のための意欲という言葉を当てはめた。

つまり、患者が「存在の暗い奥底」に導かれると記すとき、私は存在の最下層や闇に閉じこめられた世界、あるいは悪魔的なものや道徳的な暗さを指しているのではない。高さ、深み、深淵、山頂といった、さまざまな物事の中心、現象世界の光り輝く精神を指しているのである。

目覚め

パーキンソン症候群の患者のほとんどすべてが、L‐DOPAを投与するとなんらかの形で「目覚める」と言っていいだろう。[112] この本に登場する患者では、三人（ロバート・O、フランク・G、レイチェル・I）を除いた全員がそうだったし、私がL‐DOPAを投与した患者二〇〇人ほどの中で、例外はごく少数だった。[113] 一般に――常にではないが――目覚めに要する時間は症状の重い患者の方が速く、おそらく「内側に向けて爆発した」（あるいは「ブラックホール」に吸いこまれた）パーキンソン症状とカタトニーを併発したヘスター・Yのような患者は、一瞬にして目覚めると言ってよいだろう。通常のパーキンソン病の場合、投与後数日で目覚め、その後二週間以内に薬の効果が最高潮に達する。脳炎後遺症の患者の場合は、本書の症例が示すとおり、より短時間で目覚め、しかも劇的である。さらに、脳炎後遺症の患者は一般にL‐DOPAに対していっそう敏感であり、ほんのわずかな投与量、つまり「通常の」パーキンソン病患者に要するよりもはるかに少量で目覚めるのである。

「通常の」患者は、パーキンソン症状以外の言動はまったく正常で、パーキンソン症状自体も穏やかで継続時間も比較的短い。このような患者では目覚めによって症状が軽減あるいは消滅する。しかし目覚めには他の側面もあり、脳炎後遺症患者の場合には、いっそう多彩で深刻な症状が見られる。すなわち、脳炎後遺症の患者たちは、パーキンソン症状と同時にありとあらゆる障害――捻転発作、アテトーゼ、舞踏病、チック、カタトニー、鬱、無感動、不活発、等々――を患っている。このような患者は、目覚めからごく短時間のうちにいくつもの症状から一気に回復する。パーキンソン症状以外のこれらの障害とドーパミンやL-DOPAの間に関わりがあるとは思えないが、いずれにしてもパーキンソン症状と一緒に消えてしまうのだ。手短に言えば、健康のほぼ完全な回復という、L-DOPAの局在性や機能に関する知識から予想できる以上のことが起こるのである。L-DOPAを投与した途端に起こる目覚めは単に治療上の興味をそそるだけでなく、脳の生理機能や認知機能に関する興味をもかき立てるのである。(114)

深遠な目覚めを経験する間、患者たちはある種の感情をさまざまな形で経験する。彼らはそうした感情の動きについて、「外部の」観察者がよく用いるたとえを使って説明してくれた。パーキンソン症状、カタトニー、緊張、捻転などから突然自由になるときには、緊張が緩んで腫れがひく感じ、内面の圧迫感から突然に解放される感じがする。彼らはそれを胃腸のガスが抜ける感じやおくびが出る感じ、膀胱が空になる感じと表現した。そして私たち外から観察する者も、まさに同じ印象を抱くのだ。硬直、発作、腫れが突然消えると、患者は「リラックス」して気楽になる。パーキンソン症状やその他の「プレッシャー」や「勢い」について語るとき、彼らは肉体的なことを言っているのではなく、自分の存在という抽象概念にかかわる経験として語るのだ。「プレッシャー」や「勢い」という言葉は、病気の「構造」について指し、このような患者の、さらには私たちすべての存在論的宇宙あるいは「内部」の宇宙の特質をほのめかしている。

この自己への回帰、過去の回復、そして「再生」は、どの患者にとってもとてつもなく劇的で感動的な出来事であるが、何年も、ときには何十年も病気であったために、もともと持っていた豊かで充実した内面を搾取されていた患者（例えばヘスター・Y）の場合はとくにそうである。さらに、病気が健康に、「偽りの自己」が本物の自己に、病気の世界が最適な世界に、いかにダイナミックに関わっているかがはっきりと示される。病気が消失すると、その途端に本物の自分と健康が自動的に回復する。つまり病気からの自然治癒は、病気が独立した存在ではなく私たちの健康や生命や実存そのものに寄生しつつ、生きた人間を貪り喰う鬼さながら私たちの肉体を喰い漁るものであることを示している。さらに自然治癒は、私たちの肉体の「内なる市民軍」がダイナミックで容赦ない性質を持っていることも示している。病気と治癒力という相反する二つの力が、私たちの肉体を自分のものとするために、相手を駆逐するために、そして自らを不朽の存在とするために、いかに激しく戦っていることであろうか[115]。

半世紀にわたってきわめて重い病気を患ってきた人々が、健康と過去とを回復することができるとは驚くべきことだ。人生も身体の機能もほとんど奪われた状態でこれほど長い間病気の中に深く埋もれていてもなお、健康そして自己を取り戻す可能性が生き残っていることに、私たち[116]は圧倒されてしまう。それは治療面ばかりでなく、理論的にもたいへん重要なことである。

目覚めの特性を理解し、目覚めた健康な状態を理解するには、生理学や神経学で普段使われている言葉を捨て、患者自身が使う言葉を心に留める必要がある。現在使われている神経生理学用語は、脳内のエネルギーの量や配分の変化にしか触れていない。もちろんエネルギーという概念も大切だが、それらが普段使われているのとはまったく違う意味で用いる必要があるのだ。

古典的な神経学には、すでに述べたとおり（註31）、「全体派」と「局所派」の二つの大きな流れがある。脳の「全エネルギー」について、あたかもそれが脳内で分離されることなく統合されていて計量できるものであるかのように言及するのが全体派である。例えば覚醒と活性化とは、覚醒システムの活動量の増加を意味し、それはこのシステムを通過する神経インパルスの総数によって定義され（原理的に）計量可能であるとする。具体的に言えば、患者はL‐DOPAによって「スイッチが入れられる」のである。このような用語には限界があるうえに、あくまでも数量化にこだわり、対象の特質を語らずに大きさだけを表わしている点が非現実的でもある。実際には、特質抜きで大きさを知ることはできないのだから。たしかに患者はエネルギーが増大するのを感じ、もっと「元気になった」とかもっと「行ける」気がするなどと言うが、彼らは、病理学的健康と真の健康の特質を明らかに区別しているのである。L‐DOPAによって目覚めたある患者はこう言った。「以前は生き返らされたが、今度は元気にしてもらったよ」

局所派は対照的に、異なる「中枢」や「システム」がモザイク様をなし、それぞれが異なるエネルギーを持っているとする。そしてそのエネルギーも無数のパッケージに分かれていて、その一つひとつが謎に満ちた「相互関係」にあるという。つまり、L-DOPAを投与した患者は「覚醒評価」や「運動性評価」「感情表現評価」などいくつもの項目で評価され、各項目間には不思議な関係があるとする。だが、このような考え方は、患者自身の経験とも、周囲の観察者が抱く共感ともまったく無縁である。なぜなら、自分の「覚醒」した状態と「感情表現」ができる状態とを意識的に区別する人など誰もいないからだ。生きていると感じること、周囲に対する関心、それらすべてを一括して意識しているのである。このまとまりを崩し、細かな部分に分けることは、認知論における基本的な誤りを犯すことであると同時に、患者の感じ方を無視することでもある。

目覚めによって、患者の意識に、そして自己や世の中との関係のあらゆるところに変化が生じることになる。脳炎後遺症の患者に限らずあらゆる患者は、程度や形はさまざまだが、自分に向けられる注目が減ったり変わったりすることで苦しむ。彼らは世間から引き離され自分の中に引きこもってしまったと感じる一方、病気に浸かりきり包みこまれてしまったと感じるのだ。注目を病気自体に向けるこうした病的現象は、とくにカタレプシーの病型で顕著である。あるカタレプシーの患者がこう言ったことがある。「私の姿勢は姿勢自身にいつも屈服しています。姿勢が姿勢自身にいつも無理強いするんです。姿勢が姿勢自身にいつも言い聞かせています。それで私はこの一生懸命な姿勢に心を奪われてしまうわけなんですよ」

基本的に、目覚めはこのような状態の対局である。患者はそれまで感じていた病気の存在と世界の不在とを忘れ、病気がなくなり世界が自分の周りに存在すると感じるようになる。(117)

この患者は（Ｄ・Ｈ・ロレンスの言葉では）「完全に意識をもった非のうちどころのない人間」となるのだ。

　つまり、目覚めた患者はもはや病気に支配されることも心を奪われることもなく、世界と向き合うことになる。長いこと「切り離されていた」かあるいは「眠っていた」状態から、活気にあふれる世界に戻ってきた彼らの視線は熱く、鋭い。まるで子供か、牢屋から帰ってきた人のように、目に入るすべてが興味深く、驚きの連続で面白くてしょうがない。そして現実の世界にすっかり夢中になるのである。

　世界とのつながりや自分自身を取り戻すことによって、患者自身が変化を遂げる。それまでは気持ちが緩むことがなく、不自然で、抑圧されていたが、今やリラックスし、世界との一体感を持つことができるというように。患者の存在すべて——動作、感覚、思考、感情——が同時に目覚めている。存在はもはやせき止められることも凍りつくこともなく、自然にゆったりと流れていく。「できない」とか自分の内部で固まってしまうといった感覚[118]とは無縁の、存在の広がり、自由といったすばらしい感覚とともに。不安定で研ぎすまされたような症状は消えうせ、代わりに安定して快活な、そして穏やかな存在が現われるのだ。

　こうした感情は、患者それぞれの症状や好みによって違った形を取るが、それはＬ‐ＤＯＰＡによって完全に目覚めた患者一人ひとりがその個性に応じて経験するものだ。彼らは私たちに自分の存在の絶頂を見せてくれる（「健康な」人々がそれを経験することはほとんどない）。そして彼らは、私たちがかつては知っていたのにいつのまにか忘れてしまったもの、私たちがかつては持っていたのに、時とともに失ってしまったものを見せてもくれるのだ。

原始的で一番大切なものへの回帰、世界で最も深く最も単純なものへの回帰という感情について、私に一番強い印象を与えたのはレナード・Lである。「とても楽しい気分になります」と（ごく短かった目覚めの期間に）彼は言った。「楽しくてゆったりとして、幸せな気分だ。一秒一秒に感謝したい気持ちでいっぱいですよ……そして、心から満足しています。長くてつらい旅からようやく家に帰りついたようにね。暖炉の前で丸くなっている猫みたいに暖かくて、満ち足りています」そしてそのときの彼はちょうどそんな風に見えたのだった。

……椅子の上で眠る猫のように、平和に、穏やかに
家の主人がそばにいて、女主人もそばにいて
ゆったりと、家の中でゆったりと
暖炉のそばで眠り、暖かいのであくびをする

命の家の　暖炉のそばで眠る
炎の前であくびをする
神がおわしますのがわかる
大きな安心
深々と静まる心

そこにおわします

食卓の主として
まごうことなき大いなる存在として
この命の家の中で

——D・H・ロレンス

註
112 「偽パーキンソン病」(大脳皮質の病気が原因でパーキンソン症候群に似た症状を来たした状態。老齢の患者には珍しくない)の患者は、ほとんど目覚めることはない。私は一九六九年にそのことに興味をひかれ(Sacks, 1969)、L-DOPAを投与することでそうした患者とパーキンソン病患者を識別できるのではないかと提案した。
パーキンソン症候群の病因自体は、L-DOPAへの反応を大きく変えるものではない。したがって、マンガンや一酸化炭素による中毒性パーキンソン症候群もL-DOPAに反応するのである。L-DOPAに対して良好な反応を見せた患者のうちの三人は、身体の一部に進行性萎縮をきたす梅毒性パーキンソン症候群(ウィルソンの「梅毒性中脳炎」)だった。

113 少数の患者はL-DOPAを投与しても目覚めず、さらに重症になってしまった。また、同じ患者でも、時期が違えばまったく異なる反応を示した。例えば、マウント・カーメル病院の脳炎後遺症患者で本書で紹介していない患者の一人は、最初に

Ｌ‐ＤＯＰＡを投与したときには昏睡状態に陥った。ところが、その一年後に再び投与すると、今度は劇的な目覚めを経験したのである。別の患者（シーモア・Ｌ）の目覚めは、一九六九年四月の最初の投与時には劇的であったものの短期間しか続かず、良好な状態が一カ月ももたずに呼吸発作、頭や胴体の極端な横揺れ、幻覚、チックなどが現われたため、薬を中止せざるを得なくなった。二〇カ月後にごく微量のＬ‐ＤＯＰＡ（一日に一〇〇ミリグラム）を投与すると、すさまじい反応が起き、ただちに非常に重いパーキンソン症状とカタトニー症状が現われ、続いて昏睡状態に陥った。だが、一九七二年一〇月に行なった三度目の投与では、反応が良好だったばかりか、現在（一九七四年一〇月）に至るまでその状態を保っている。他の患者、例えばガーティ・Ｃなどについても同様の後日談がある。ガーティには、四年近くの中断の後、一九七四年の初夏に再びＬ‐ＤＯＰＡを投与した。彼女は現在まで安定して良好な、穏やかな状態を保ち、話すこともできるようになっている。Ｌ‐ＤＯＰＡの再投与に対するこのような予期しない反応は、単に生理的な問題として説明がつくものなのか、あるいは精神生理的な「順応」という大いなる内的変化によるものなのか、私には判断できない。

114
　このような「世界的な」目覚めは、一九六九年当時の神経解剖学の概念では理解できないものだった。当時の概念では、「運動」「知覚」「感情」「認識」は脳の別々の部分に局在し、それぞれの間の連絡はないと考えられていた。だがここ二〇年間で解剖学は目覚ましい進歩を見せた。とくに大きな功績を残したワレ・ナウタは、独立に機能していると考えられていたこれらの脳機能が、実は互いに深く交わり、常に干渉しあっていることを示した。この新しい神経解剖学によってのみ、私たちは運動、感覚、感情、認識などが連合して機能し得る――しなければならない――ことを理解できるのである（Nauta, 1989; Sacks,1989; Sacks, 1989）。

115

健康な状態と病気の状態には、L‐DOPAの投与がなくても、明らかな違いがある。パーキンソン症状――それ以前には目に見えず、ごく軽い症状だった――は繰り返し爆発する。もし病状が悪化したり、深い疲労を覚えたり、ショックを受けたり、気が滅入ったりすると、体調の低下とともに激しい症状が現われるのだ。同様に明らかなのは、活力と病状の回復とともにパーキンソン症状が再び「なくなり」、「ごくわずかで目に見えないほどの状態になることである。例えば二年前に、私はある女性患者を診察した。彼女は転倒して腰の骨を折る前日までは「活力にあふれ」、パーキンソン症状のかけらも見せなかった（あるいはパーキンソン症状を思わせるものはなにも）。ところが、骨折の翌日に彼女に会うと、痛みを感じている以上に重要だったのは、自分の命はもう「終わり」だ、もうすぐにでも死ぬのだと考えていたことだった。彼女は自己の存在の崩壊に苦しみ、またその様子が見て取れた。彼女の「現存在」は尽き果て、今では死人のように見えるばかりでなく、重いパーキンソン症状を患っていた。だが、その三日後には、彼女は再び自分をとり戻し、生き生きとして、パーキンソン症状はすっかり消えていた。このとき以来、彼女は良好な状態を保ち続け、パーキンソン症状も現われたことはない。それでも、パーキンソン症状が彼女の内部に存在し（潜在的に、性癖として、ごくわずかにではあるが）、もし彼女の健康が悪化するか失われるようなことがあれば、再び現われるであろうことは疑いの余地がないのである。

116

このような目覚めは、いわゆる「中間状態としての正気」と比較することができる。そのようなとき――脳の機能や構造に大規模な障害があるにもかかわらず――患者は唐突かつ完全に自分自身をとり戻す。それは中毒性あるいは発熱性の意識混濁状態が最高潮に達したときに繰り返し起きる。ときには名前を呼ぶことで意識をとり戻す。すると、一瞬から数分間、患者は自分自身となるが、その後また意識が乱れる。一方、老人性痴呆が進行した患者あるいは初老期痴呆症（あるいはアルツハイマー病）の患者では、脳の機能や構造が大幅に失われた証拠が数多くあっても、元々の、今では失われてしまった人間性が突然生き生きとよみがえる感動的な瞬間がある（こうした見事な正気の瞬間には、それまでは異常だった脳波が、短時間だけ急激に正常となることがある。547ページ、図1を参照）。

繰り返しになるが、非常に悪化し「燃えつきた」破瓜《はか》型統合失調症患者が肉親の病気や悲劇、死などによって突然「目を覚ます」という報告があり、私自身も目にしている。何十年間も決まりきった動作や衝動、自動運動、矮小な「分身」の集まりであった患者は、圧倒的な現実に直面した瞬間に自分自身に戻るのである。

だが、こうした縁遠い例をあげる必要はない。私たちにも、ぼんやりしていて突然我に返ったり、なにかに熱狂しているときに突然冷静になったりする瞬間はある。

そして、年をとるにつれて、唐突に過去のことや子供時代のことが頭に浮かび、あたかもそのときを再び生きているかのような完全な記憶がよみがえるのだ。それらが示すのは、私たちの自己、個性、人間性がどこまでも複雑で奇妙な存在であり、それはあれやこれといったシステムではなく、自己と呼ばれる組織全体であるということだ。簡単にいえば、自己の最たるものが個性なのである。以前、ヘンリー・ジェイムズが結核性の高熱を発して意識が錯乱した状態で書いた手紙を目にしたことがあるが、それらこそがこの良い例である。手紙からは意識が混濁していることがよくわかるが、その文面は間違いなくヘンリー・ジェイムズの、しかも「晩年」のヘンリー・ジェイムズのものである。

117 すべての患者は本能的あるいは直観的に、ある種の隠喩を繰り返す。つまり、上昇や降下のイメージは患者たちに共通していて、誰もが自然に自動的にそのイメージを用いるのである。健康や幸福、優雅さの境地に上昇し、病気や惨めさの深みに落ちていく。だが、そこでは危険な混乱も起こりかねない。なぜならそこには上昇への誘惑や、躁、貪欲さ、病的な興奮といった「間違った高み」があるからだ。これらは健康へのしっかりした上昇とはまったく異なるので、患者は混乱し、「代償を払う」ことになる。もう一つの共通したイメージは、光と暗闇というものだ。患者は病気の暗闇や薄闇から出て、健康の明るい光の中に入る。だが病気にもまばゆさや偽りの光があるのだ。

118 この、自分の意志と無関係で、苦しく、内部で固まってしまうという感覚、どこにもたどり着かないのに狂ったように進んでいくという感覚は、パーキンソン症状やノイローゼに典型的なものである。Ｄ・Ｈ・ロレンスの晩年の詩や手紙ほどその感覚をよく表わしているものはない。

カラカラと回り続ける
永遠の歯車の中に坐る者たち
回りつづけるがために回らざるが如き
動きつづけるがために動かざるが如き
在るがために在らざるが如さ
回転の灰色の霧の中に坐る

軌道をはずさず停止せるかに、回る回る……
ああ、まごうかたなき灰色の恐ろしの地獄
悩めるダンテにしてなお出合うことなき地獄

試練

汝、苦しみに出合わむ。

——ウィクリフ聖書

運命は我々の喜びのその根元に逆境の種を蒔き、春には我々に祝福を与えても、冬には激しく突き飛ばす。

——サー・トーマス・ブラウン

L-DOPAを投与したどの患者にも、ある期間は一点の曇りもないすばらしい健康がよみがえる。だが、遅かれ早かれ、どのような形であれ、ほとんどの患者に問題が起こる。[119] 何カ月間、何年間も良好な反応を続けた後で、軽い問題が起こる患者もいれば、何日間かは——一生の長さに比べればほんの一瞬——良好だが、すぐに重い苦痛の中に沈んでしまう患者もいる。

どの患者が最初に深刻な問題を起こすのかは判断できないし、それがいつどのような形で現われるかを正確に予測することもできない。だが、元々の症状が非常に重かった患者は——

―それが神経症状であれ情動障害であれ、さらに社会的経済的要因によるものであれ――L-DOPAによる有害作用も重くなる傾向があるといえよう(120)。

L-DOPAの投与後に起こるこうした問題をひっくるめて「副作用」と分類してしまうやり方は、世界中に広がっている。そして「副作用」と聞けば人はただちにひき下がるし、安心もするのだ。ときには、便利な言葉だということで大した意味もなく使われたりもする。コチアスの先例や、広く医療現場で受け入れられた慣習に従えば、期待される良好な効果とは明らかに異なる反応が出た場合にその異なる反応を指す言葉として使われる。もし望むなら取り除くことも可能な反応と考えてのことであろう。こうした思い込みほど快適なものはないが、これほど冷静な問い直しを必要とする問題もめったにない。むしろ鋭い患者の方が、治療に当たる医師よりもそのことに気づいているのである(121)。

私としては「副作用」という用語に異議を唱えたい。私は実際面、疾病の理解の面、さらに哲学的な側面という三つの理由から、この用語を使うべきではないと考えている。まず、現在「副作用」と呼ばれている症状は、その大部分がL-DOPAを投与された「正常な」動物に見られるものであることは、かなり以前に確認されている。ただし、当時の動物実験は治療法の開発を目的としたものではなかったので、あえて副作用とは分類されなかったのである。第二に、「副作用」という言葉を使うことによって、その実際の仕組みやさまざまな薬効の相互のつながりがあいまいになり、研究の妨げとなる。L-DOPAの有害作用は種類も多く複雑でもあって患者を苦しめるが、病気の本質を研究するための材料としてはたいへんな価値を持つ。だが、こうした症状をまとめて「副作用」と括《くく》ってしまうことで、その後の研究の道が閉ざされてしまうのだ。第三に、「副作用」という用語をここで（技術や経済などの文脈にそって）用いると、病気の世界を恣意的に細分化することになり、組織化された存在空間を否定することになる。

病気の治療において、私たち医師（および患者）は「副作用を取り除く」という非現実的ともいえる目標に向かって化学的治療を推し進めるのに熱心で、「副作用」をやわらげ許容できる程度にまで軽減する手段を講じようとはしなかったのである。実際に起こっている複雑な本質を全体として見据えることをしないで「副作用」を切り落とそうというむなしい作業に対して、病の床に横たわる形而上派の詩人ダンほど痛烈な批判の目を向けた人はいない。

病という雑草が芽吹いたとたんにその芽を摘み取り、我らをたちまち重篤におとしめる狂暴な症状を抑えたにしても、あるいはその雑草を根こそぎにして、全き健康を取り戻したにしても、労働の終わることはない。我らの体という大地はそもそも病に満ちており、いかなる時も病を育てているのだ。体にはたえず病にかかろうとする傾向があり、病に冒されたがっている。とりたてて不調がないときにすら、病はその芽を吹き出させる。それ故我らは、この農場で働き続け、体の様子と仕組みについて観察し続けなければならないのだ。

——ジョン・ダン

こうして、L‐DOPAを投与されたすべての患者に問題が生じる。それは「副作用」ではなく「激しい症状」であり、患者は今一度さまざまな形の「病気になろうとする傾向」を持つのである。なぜそうなのか、と私たちは考えずにはいられない。はたしてL‐DOPAの特性に関わることなのだろうか。刺激やストレスにさらされ続けた動物と同じように、患者の反応を映しているに過ぎないのだろうか。患者や医師、その他の人々が抱く期待や意気込みが関係しているのだろうか。患者のそれまでの生き方や人生経験が影響しているのだろうか。こうした疑問はみな重要だ。私たちはそのすべてを患者にぶつけ、答えを探さなければならない。なぜならこれらのすべてが重なり合い結びついて、世の中に生きる人間としての患者の存在全体を作り上げているからである。

ダンの詩文には、病苦の様子がひどく多様であることが多くの言葉を用いて表されている。性質、傾向、外観、体質といった病気の本質に関わる豊かな語彙により、ダンは病気がもつ二つの側面――構成と戦略――を結びつけている。またフロイトは病気にかかりやすい素質と、病気を求める性質とをはっきり区別することの重要性を繰り返し指摘している。例えば、生まれつきの体質のために片頭痛が起こることと、気乗りしない約束を破る言い訳に頭痛発作が起こることとは、まったく別の問題である。世界は私たちに二つの顔――意志と意識――を見せるが、この二つの顔は常にはっきり異なっていて、しかも常に結びついている、とショーペンハウアーは主張する。つまり、この二つの顔はしっかり抱きあい、互いに意志と発想とを伝えあっているのである。どちらか一方だけに言及すると、破壊的な二重性が起こり、意味のある世界を作りあげることができない。このことは、認識の不充分な次の表現に現われている。「彼はL‐DOPAをほんとうに憎んでいたので悪い反応が現われた」「脳のドーパミンが多すぎた（少なすぎた）ので、Ｌ－ＤＯＰＡへの反応が悪かった」たしかにその患者はＬ－ＤＯＰＡを憎んでいたかもしれないし、ドーパミンの量も実際に変化したかもしれない。だが、そのどちらも重要で、どちらも決定的で、どちらも彼の状態を表わしているのだ。その片方だけ考慮しても、全体像を充分に把握することはできない。おそらく憎しみは「最終原因」であり、ドーパミンの量は「直接原因」だったのだろう。ライプニッツが述べているように、両者をともに考慮することが全体像を探るうえで有用であり、二つは常に結び付けられて考慮されなければならない。だが、いったいどのようにして互いに遠く隔たっているように見える「最終原因」と「直接原因」とを、つまり意志と物質とを、動機と分子とを、結びつけることができるのだろうか。ここでいつものように、化学や物理の法則で生命現象を説明できるとする機械論的な見方や、それとは別の生命原理が働いているとする生気論的な見方などから私たちを救ってくれるのは、一般常識やありふれた言葉や形而上の表現なのだ。たとえば「図面《プラン》」と「設計《デザイン》」という言葉は、肉体という概念と意志という概念とを、一つの物が持つ二つの顔として結びつけてくれる。こうした日常的な言葉を使った事例は数限りないが、私たち科学者は、そうした実例をしばしば否定したり無視したりするように仕向けられているのである。

　Ｌ－ＤＯＰＡを投与した患者は、ごく短期間ではあっても目をみはるような状態になる。動作、感性、思考がなめらかになり、自分の内面とも他者とも円満な関係を持つことができるのだ。だが、この幸せな世界にもやがてひびが入り、崩れて粉々になってしまう。幸せな状態から滑り落ち、墜落し、朽ち果てていくのだ[122]。あえてこう表現するのは、患者の制御を超えて崩壊していく過程に、病気の悪化という本質が含まれているからである。医学だけでなくあらゆる場で必要とされるのは、病気の悲惨さを解きほぐして、その性質を深く理解することであり、バートン、ショーペンハウアー、フロイトらに倣ってすべての個体「レベル」にまで広げることにほかならない。例えば、ガレノスが唱えた病気の「悪循環」は普遍的な現象である。それは極端で行きすぎた状態にも当てはまるし、あるいは身体がスムーズに動き他人と協調し自然な健康感をもちながらも、自らどんどん逸脱してしまう状態にも当てはまる。そこで、再び病の床についたダンは自問する。いったいなにが狂ったのか？　なぜなのだ？　病気を避けることはできなかったのか？　そして重態に陥ったとき病気に「なろうとする傾向」の普遍的な意味を理解したのである。

病気が再発したり悪化したりする時に最初に見られる症状は、「なにかがおかしい」という感じである。このあまりにも明らかな点を、どれだけ強調してもしすぎることはない。患者は、はっきりと定式化されきちんと整理された症状リストを手にしているわけではなく、ただ「どこかがおかしい」というたしかな直感を抱くだけだ。しかも、いったいなにがおかしいのかを明確に定義することはできない。なぜなら定義のしにくい「正常でないこと」こそが、その病気の特性を教えてくれるからである。患者自身が経験する「正常ではない」という感じは、患者が最初に垣間見る「間違った世界」なのだ[123]。この感じがどんなものであれ、それはこの先経験するであろう病気の進行のいわば前兆である[124]。病気の最初の「意地悪さ」を感じたダンは、こう書いている。

私は病気の最初の攻撃を感じると同時に、その勝利をも感じる。

患者が感じる不安と不協和音は――最も普通に使われる意味で――病気が再燃した兆候である。病気の形や変化は実にさまざまであり、二人の患者が同じ症状を起こすことはまずない。世の中のたいていのことがそうであるように、病気もまた個人差が著しいからである。つまり、病気は人それぞれの「ひねくれた」創造物であり、健康という世界よりも単純でありながら、ずっと強力な世界なのだ。

すべての病気に共通するのは、プレッシャー、強制、力づくといった感覚である。また自己の空間や自由や平静を失い、落ち着きや積極性をなくし、身体的には筋肉の固縮や捻転や病的な姿勢、さらには病的な執着心が生まれる。

通常のパーキンソン病患者の場合、L‐DOPAの最初の「副作用」は身体の動きに現われる。まるでせかされているような敏捷さで、筋肉に過度の力が働いて動作は出し抜けに始まる。それに加えてさまざまな「不随意的」運動（舞踏病、アテトーゼ、ジストニーなどのような動き）が起こる。一方、脳炎後遺症患者の場合は、さまざまな理由からくる「気性の激しさ」が特徴で、このことからも病気の全般的な形がよりはっきりとわかるのである。この症状が特に激しかったのがロランド・P、マーガレット・A、レナード・Lなどであり、アーロン・Eのような通常のパーキンソン病患者にもそうした症状は現われた。

逆説的にと言うべきか、だまし打ちと言うべきか、こうした強い症状が始まるときには、患者自身はきわめて健康ではちきれんばかりに元気なのである。例えばレナードは、始めの極端に良い状態から、知らず知らずのうちに病的多幸症と不吉な神がかり状態に陥っていった。彼らは「離陸」して限界を越えて飛び出すと同時に、その後に来るつまずきの種を蒔くのだ。つまり、極端なまでに良好な健康状態そのものがつまずきの兆候なのであり、それは必要を満たす健康状態ではなく、その下にもの足りなさや不満を隠している。つまり「もの足りない気持ち」[125]がどこかにあって、それが貪欲さや「過剰な欲求」を生み、執着心や強欲さを生むのである。

いったいどこが変で、何が不満で何を欲しているのかを患者に尋ねてみると、その思いは何に対しても湧きあがり、存在空間のありとあらゆるところに満ちていることがわかる。彼らの体を作る分子の中にも、彼らの情動の中にも、世の中との関わりの中にも。Ｌ－ＤＯＰＡを投与された患者すべてに見られるのが、満たされない望み、尽きることのない欲望である。このことは私たちに厳然たる結論を与えてくれる。つまり、あらゆる患者の状況のどこかしらに、埋めがたい空白の溝が存在するということを。その溝は、中脳に生じた化学的な隙間あるいは構造的な隙間かもしれないし、感情的な損傷や空白かもしれない。世間とのつながりが薄れるにつれて、孤独の中で忘却の縁に近づいていったのかもしれない。いずれにしても、そこには埋めることのできない、埋めてもまた開いてしまう溝があり、少なくともＬ－ＤＯＰＡだけでそれを埋めることはできない。需要と供給、必要と能力の間に生まれる空白は内面の分裂であり、患者は満腹感と飢餓感の両者から同時に苦しめられるのだ。詩人ダンは自分の病気をこうたとえる。「半分は肉を欲しがり、もう半分は胃を欠いている」

継続してひっきりなしに投与されるＬ－ＤＯＰＡへの反応から私たちが気づいた――もし

それ以前に気づいていなかったとすれば——のは、これらの患者にはＬ‐ＤＯＰＡ（または脳内ドーパミン）以上に必要ななにかがあるということだった。そして、ある一定の地点あるいは時間を超えると、いかなる物質——どれほど「奇蹟」のようなものでも——によっても彼らの必要を満たすことはできなくなってしまう。なぜなら、その時点で患者たちは肉を欠くだけでなく、胃も失っているからである。胃の一部を失った人の口に肉を詰めこめば、どうなるだろうか。ところが、この点を無視した現代医学は、患者に「適正量の」Ｌ‐ＤＯＰＡをいつまでも投与し続け、需要と供給のバランスを保ち続けるべきだと主張してやまないのである。もちろん最初は、患者は「適正量の」Ｌ‐ＤＯＰＡを受け入れるだろう。それは荒れた土地に水を撒いたり、景気の悪い地域に資金をつぎ込むのと同じことだ。だが、遅かれ早かれ問題が生じるのである。その理由は、元からそこに存在していた複雑な問題にある。単に水や資源が枯渇したからではなく、仕組みのなにかが欠けていたり機能しなかったのだ。その場所とはたいていは脳の中であるが、脳以外の場所のこともある。

このような危険なジレンマを四〇年前にはっきりと認識したのがキニア・ウィルソンで、彼は次のように述べている。病気になった細胞に失われた「栄養」を回復させることで画期的な効果が得られるが、私たちにできることはそこまでだ。疲弊して死にかけた細胞を「むち打って駆り立てる」ようなことをしても、何の効果も得られないか、反対に患者を危険にさらしかねない。細胞の許容量を超えた栄養を外部から与えようが、制御のきかない「貪欲さ」で細胞自体が能力以上の栄養物を取りこもうが、結果は同じことだろう。さらに、胃の半分を失った人の口に食べ物を詰めこむという比喩は、実際に起こっている現象を説明するには必ずしも適切とはいえないかもしれない。それよりも、死にかけてぐったりした細胞を「むち打って駆り立てる」イメージや、そのストレスによってさらに崩れていく細胞のイメージのほうが、L－DOPAを投与した結果を適切に描いている。というのも、L－DOPAの投与を続けたどの患者を見ても、この薬に対する寛容さが減り続けていくのに呼応して、ますます薬への依存が高まるからだ。簡潔に言えば、「中毒」という救いようのない悪循環にはまり込んでしまうのである。(126)

ここで、この中毒が起こるさまざまな段階と、負けるとわかっていながらやめることのできないこのゲームにおいて、患者が置かれた状況が変化していく様子を追ってみることにしよう。(127)患者は過剰に刺激され、過剰に反応し、過剰に興奮する。しかし、その奥底では薬への依存がしだいに高まっていく。いわば、正当な方法ではもはや得られないものを、違法な方法で得ようとしているのだ。簡単な比喩を使って説明しよう。患者はもはや「食いぶちを稼ぐ」ことができず、財産や貯蓄を食いつぶしていく。そこで、時間や資金をますますローンに頼るようになり、それによって——患者の外見はそのままだが——さらに財産や経済力を失い続けているのに、返済の期日は迫ってくる。つまり、患者は薬によって束の間の「景気の良さ」を享受するが、遅かれ早かれ「崩壊」の時がやって来るのだ。(128)

患者はますます高く、あまりにも高いところまで舞い上がる。そしてその精神はより活発になり、興奮し、苛立つ。ますます落ち着きをなくして舞踏病やアカシジアを起こし、チックや衝動的動作などにさらに一層煩わされることになる。興奮の度合は高まって熱狂的になり、何かに対して異常に執着したり情熱を傾けたり、貪欲になったりする。そして貪欲さや激しい感情が最高潮に達し……とうとう墜落するのである。[129]

パーキンソン症候群の患者においては、「墜落」の形や速度はさまざまである。幸運な患者であれば病状が安定し、ある瞬間に激しく墜落することはなく、情動面でも腫れがひくように穏やかに収まっていく。だが、「墜落」がどのような形や速さで起こるにせよ、危険な高さからの降下であることには違いない。その降下は患者を守ると同時に、患者を破壊しかねないものだ。[130] 彼らは降下する時、穴の開いた風船のようにゆっくりと地面に降りるわけではなく、地面に激突し、さらに地下にまで潜ってしまうのである。そして地下とはパーキンソン症候群の患者にとっての疲弊と鬱の世界なのだ。

アーロン・Eのような通常のパーキンソン病患者の場合、一年あるいはそれ以上もの間墜落することはなく、たとえ墜落したとしても、比較的穏やかなものになる。彼らの「無動状態」（墜落は通常こう呼ばれている）は、投与初期には継続時間が短くて症状も軽く、毎回のL－DOPAの投与から二、三時間たった頃に起こる傾向があった。その後しだいに症状が長く激しくなっていき、始まりや終わりがますます唐突になり、たいていはL－DOPAの投与時間と無関係になっていった。

「墜落」の症状は、論文で一般に説明されているものよりもさまざまで複雑であった。無気力、疲労感、嗜眠、不眠、鬱、神経的な緊張などに加えて、特筆すべきこととしてパーキンソン症状の復活があった。そしてその程度も、多少の不快感を訴える軽度の症状から、重い苦しみを伴う障害までと幅広かった。例えばアーロン・Eの場合、もともと（L－DOPAの投与前）の状態よりもはるかに重く、苦しいものだった。また症状の現われ方が唐突で、しかも予想できなかったため、彼の苦しみはさらに増大した。

脳炎後遺症の患者の場合、こうした「墜落」はより深刻で、一日に何度も突然起こる傾向がある（ヘスター・Yのように）。その複雑さと深刻さは多くを教えてくれ、その状態のときに患者になにが起こっているのかをはっきりと見せてくれる。こうした患者の反応から、単にL‐DOPAへの反応が涸渇しただけではないことがわかるはずだが、実際にはそこから薬の「適正量」を判断できるとみなされることが多いのである。[131] もちろん、そうした反応の中には疲弊も含まれている。だが、その瞬発性、深刻さ、複雑さは、他の――基本的に性質が違う――変化もまた起こっていることを示しているのだった。つまり、レナード・L、ロランド・P、ヘスター・Yなどの場合のように、狂暴ともいえる爆発的「拡大」状態から、一瞬のうちに凝縮された「内側に向かう爆発」状態への変化。あるいはレナード・Lに見られた宇宙的なイメージのように「超新星」状態から「ブラックホール」状態へ、そしてまた「超新星」へと戻る変化である。私たちが目にする二つの状態――「上昇」状態と「下降」状態と呼ばれることも多い――は疾病構造の二面性を表わしている。つまり、両者は互いに変化しあう別々の局面を表わし、患者の存在という連続体の対極に位置すると考えることができる。[132]

「下降」状態は、言うならば単なる「正常な」疲弊ではなく、自分を守り体力を回復させるための疲弊でもない。そして（パブロフの言葉による）「防衛的な抑制」として言い表わされるべきものでも、（ゴールドシュタインの言葉による）防衛的な「平準化」でもない。下降状態が良好な性質のものでないことは、それが反応の反動、反転、リバウンドであることからわかる。患者は存在という「空間」の一極からその対極へと、コントロール不能の軌道で投げつけられる。[133] それぞれの極は互いに反対側に位置し、患者はまるで摩擦のない空間を移動するような勢いで、両極の間を往復する。こうした極端な反応は、正のフィードバックあるいは「抗コントロール」の恐ろしいパラダイムの中で増大する傾向を持ち、「（制御可能な）中間状態」は限りなく少なくなっていく。つまり、一度このような振動または反響が始まると、患者が「正常」を保っていられる幅はますます狭くなり、「中間」状態が消えていくのである。こうした状態に陥った私の患者のほとんど全員が、そのときの気持ちを、綱渡り用の綱に譬《たと》えて説明している。それは適切な譬えだった。なぜなら彼らは病気という奈落の上に張られた綱を歩いているようなものだからだ。あるいは、過剰と過剰の狭間で消えつつある平衡点を探しているのだとも言えるだろう。レナード・Ｌはこう訴えた。「ハリケーンの目さえ見つけることができればいいんだが！」と。

そうした状態が続くと――Ｌ‐ＤＯＰＡの投与を中止しても収まらないことが多かった（レイチェル・Ｉを参照のこと）――さらなる分裂や分解が起こった。過剰な状態がいくつもの面に分かれ、その一つひとつが患者の人間存在と「同等」になってくる。例えば、このような「結晶体」分裂を経験したヘスター・Ｙはその状態を詳しく説明してくれた。それによれば、さらなる分裂によって狂乱状態が生じる。すると行動や言動は数限りない断片に分かれてしまい、彼女の状態はこうした数々の断片や平面を瞬間的に飛び超えていくのだという。[134]

これらの考察から、患者のＬ‐ＤＯＰＡへの反応の全般的な形や設計を知ることができるように思う。すなわち、こうした反応は生理的なエネルギーに基づいていて、脳内のさまざまな場所でのエネルギーの変化や活動、それらの相互作用を人まかに描き出している。そして、これらは理論の上では正確に数学的説明をすることが可能なのだ。

私たちはL‐DOPAに対して脳の局所が反応することを願いつつ、L‐DOPAを患者の全身に投与する。現場では実際に目にすることだが、理論的にも、患者の病状に応じて投与量を加減することが次第に困難になっていく。というのは、投与量を増やすか減らすかという単純な変更しかできないこと（投与の時間を含めて）に加えて、脳の薬物反応にはまだ解明されていない複雑な仕組みが多いからである。投与量を変えることで「適正」な反応が期待できるという主張もあるが、それは脳本来の複雑さを考慮せずに脳を一種のバロメーターと偽るような見方であろう。「生物組織を物理化学的組織に還元するのは、ある物質を別の物質に変えることができないように、不可能である」とニーダムは釘をさしている。患者がL‐DOPAにいかに反応するかを予測できることもあるにはあるが、ひとたび複雑な病状になった患者の場合、それは大変難しくなる。例えば、発作性の無動が始まった患者の症状は、ときにはL‐DOPAの増量によって、ときには減量によって、ときにはなにもしないのに軽減することがある。それは、二個の、一〇個の、あるいは五〇個の、相互に独立した変数が複雑にからみ合って起こることなのだ。ジェヴォンズは経済における効率性を気象になぞらえて説明したが、ここでも同じ手法を使ってみよう。つまり患者の脳の天気（存在論的な天気）は過度の敏感さや突然の変化に満ちているため、もはや一つひとつについて分析することは無意味である。従って、気象図は全体として把握しなければならないのである。

このような気象状況が、単純な公式や規則を応用することで「作られる」とイメージすることは、現実の世界で目隠し遊びをするようなものだ[135]。または錬金術師や占星術師となって「秘密」を人に伝えるようなことでもある。あるいは（ラブレーの文章を要約したハックスレーの言葉を借りれば）「生物学的な空間でうなりを上げる数学の化け物」となることだ。私たちの目標がなんであれ、治療のゲームはこんなふうに行なうことはできない。だが——行なうことができるとしたら——「成り行き」つまり実際に起こっていることの直観的評価によって可能である。そのためには、あらゆる仮定や定説、規則を捨て去らなければならない。なぜならそれらはただ私たちを行き詰まらせ、惨めな状態に追い込むだけだからだ。患者たちを複製品と考えることをやめ、一人一人の患者に注意を払い、その人自身の特性やその個性的な反応に目を向ける必要がある。つまり患者をあやつり人形としてではなく自分と平等な共同探険家としてとらえることによって、より良い治療方法や臨機応変な対処法を見つけることができるかもしれないのだ。もはや単純な一点にこりかたまったものではない「方法の広がり」を与えられた私たちにとって、直観的な「感覚」こそが唯一の安全な導き手である。そして、この方法では、患者は医師よりもはるかに勝っているのだ。

不必要な誤解や不安を避けるためにいま一度強調しておきたいのは、本書で言及されている患者たちは、世の中のパーキンソン症候群の「正しいサンプル」とはいえないことだ。私たちの受け持った患者の多くがひどく重く複雑で治療困難な問題に直面したという事実は「その患者たち」の状況を表わす尺度であって、彼らの状況はあらゆる意味で、入院を必要としないパーキンソン症候群の幸運な仲間たちよりもずっと悪い。そしてL‐DOPAへの反応のほとんどは、双曲線を描くように極端である。彼らは最も激しい「目覚め」を経験し、その後は最も深刻な苦しみを味わった。量的には、彼らの反応は、パーキンソン症候群の患者の多くに見られる反応を圧倒的に凌駕している。だが、質的には同じであり、あらゆるパーキンソン症候群の患者そして人間の反応と本質に光を投げかけるのである。

彼らのL‐DOPAへの反応から、私たちはこれまで使ってきたエネルギーや経済学の言葉では理解し得なかったもう一つの共通した性質に気づいた。彼らの反応を「上昇」や「下降」、「過度」、「疲弊」、「巻きもどし」、「分解」、「分裂」などという言葉で説明することは必要なことではあるが、適切に説明できているとはいえない。なぜなら、彼らの反応には、どれも彼らの個性がしみこんでいて、大げさな芝居じみた言葉で表現されるからである。あらゆる反応において、患者自身が自分をさらけ出し続ける。自分という劇場で、常に自分を活躍させているのだ。完璧な記憶の劇場が動き出す。遠い昔の一場面が思い出され、時間の経過をぬぐいさった緊迫感をもって再現される。過去の場面や起こりそうな場面が呼び出される――かつてそうだったかもしれない場面、そうなったかもしれない場面が想像による変化を与えられ、予感となり、上演される。この意味で、L‐DOPAはある種の奇妙で個性的なタイムマシンとなり、患者一人一人の過去の時間と可能性のある時間、つまり患者自身の過去と可能性とを、じかに触れることができる「現在」に運びこむのである。こうして過去の世界と可能性のある世界とが患者の前に現われる。それは本物のようであっても本物ではない、幽霊のような存在だ。本物、可能性、本物らしさは、こうした美しくも薄気味悪い事象の集まりの中で一つに混じり合う。そのいくつもの存在を、私たちはただ「過去から運ばれたイメージ」としか呼べない（この現象はマーサ・Nの視覚に最も明白に現われている）。ローズ・Rが目覚めたのは彼女の一九二六年であり、誰か他人の一九二六年ではない。フランシス・Dに復活したのは彼女の遠い昔の特異な呼吸器体質であり、誰か他人の特異体質ではない。ミリアム・Hが発作の間に、（幻覚によって）思い出したのは彼女の過去の「出来事」であり、誰か他人の過去に起こった出来事ではない。マグダ・Bが幻覚で見たのは彼女の夫、その存在、その不在、彼女への不貞であり、誰か他人の夫ではない。こうした現象を「副作用」と片付けてしまうことはなんと馬鹿げた行為だろうか。あるいは患者一人一人の経験や個性あるいは人間性を無視して、「副作用」を理解できると考えることも同様に馬鹿げている[136]。こうした反応の本質を考えるときに、それぞれの患者の本質を無視することはできず、それぞれの患者の本質を考えるときに、世の人々の本質を無視することもできないのである。つまり、自然や生物はすべてが本質的に劇的であり（「あらゆる世界は舞台である……」）あらゆる機会をとらえて出現するのだという、かつては誰もが知っていたことを私たちは思い知らされるのだ。

> 世界が芝居じみているとしても……常に自分自身でいなければならない。そして自分自身を演じるのだ。……ものごとはその本質から逃れることはできず、その本質から外れて生きることも死ぬこともできない。

形而上派の詩人であり医師であったサー・トーマス・ブラウンは、三〇〇年前にこのように明確に書き記している。人間にはたしかにいくつもの性質があり、それらが相まってその人自身の本質を作り上げる。そのことはライプニッツも「アダムたち」という著名な例を使って指摘した。これもまた、L‐DOPAへの反応においてはっきりと表に出された。つまりマーサ・NはL‐DOPAを五回にわたって投与されたが、彼女が見せた反応パターンはそのたびに異なっていた。だが、これらの反応には、いくつもの「マーサ」が次々に現われるという劇的な統一性[137]があった。ただし、その中の一人が他に抜きんでて完成された本物であり、それが――彼女が知っているとおり――本物のマーサ自身だった。しかし重い統合失調症を患っていたマリア・Gの場合、L‐DOPAによって生じた状況はより複雑で悲劇的だった。なぜなら本物のマリア・G自身はほんの数日間表に出ただけで、分裂したかあるいは数知れない「小さな自己」――彼女自身の卑小で病理的な物まね――に取って代わられてしまったからである[138]。

こうして私たちは、より深く充実した「目覚め」の概念に導かれた。それはL‐DOPAによる最初の目覚めだけでなく、その後に続くあらゆる目覚めについても当てはまる。つまりL‐DOPAの「副作用」とは、その人に備わっているかもしれない性質や内なる存在の潜在的能力のすべてを、表舞台に引き出すことだとみなすべきであろう。休眠した性質を具現化したり突き出したりもするが、それは潜在的に「眠って」いたものであり、そのままにしておいたほうが良かったのかもしれない。「副作用」が引き起こす問題は単に肉体的なものではなく形而上的なものでもある。つまり、眠っている別の世界を呼び出すことなく、どれだけ一つの世界を表面化することができるのか。そして他の世界に属する力や資質も問われる。この永遠に答えの出ない疑問は、患者のあらゆる瞬間の全存在を表わすものであり、システムの問題あるいは「刺激」に対する「反応」の問題といった低次元にまでおとしめることはできない。私たちは物事の本質、世界、そして（ライプニッツの言葉での）それらの共存を考えるべきなのだ。

ここでもう一度、私たちを長く苦しめてきた「なぜ？」という疑問に立ち返ることになる。なぜ私たちの患者のかくも多くで、初め見せた良い反応が「有害になり」、あらゆる種類の問題を生じるようになるのだろうか。彼らに健康を保つ可能性があることは明らかである。どんなに病状が重い患者でも、一時的な健康を味わうことはできるのだ。だがその後は、明らかにこの可能性を失い、それを再び取り戻すことはない。それが、少なくとも私が見てきたパーキンソン症候群の患者全員のケースである。だが、このようにして可能性を「失う」という概念は、理論的にも治療の現場でも理解しにくい。例えば、五〇年にもわたる重い病気の間「目覚め」の可能性を持ち続けてきた患者が、L－DOPAを投与されてわずか数日のうちにそれを「失ってしまう」のはなぜなのだろうか。むしろ私たちが認めなくてはならないのは、彼らの健康の継続する可能性が、患者が他の世界と共存できなくなった、内と外とのいかなる関係も結べなくなったということによって、積極的に阻害されたということである。手短に言えば、彼らの生理的、社会的な状況は、継続する健康とは共存できないのだ。それゆえ、健康を回復した最初の段階を認めず、自分自身をもう一度病気の中に放りこんでしまったのである。

病気への下降がひとたび始まると、それは自ら進行し、数多くの悪循環、積極的なフィードバックや連鎖反応によって、さらに遠くへ進んでいく。最初の不調が他の不調を呼び、最初の衰弱が他の衰弱を、異常が他の異常を引き起こす。それが、病気がもつ本質的なダイナミズムと巧妙さなのだ。

病気が集会を開いて、どのようにして増殖するか、どのように互いに結びつき、どのように力を出しあうかを相談している……。

――ジョン・ダン

このきりもみ状態の悪化の中で、病気の必要性と病気にかかりやすい性質とが手を結び、その異常な結合が病を指向する。その最初のもの、つまり病気の必要性が、障害が重く自分の中に引きこもった患者にとって重要な要素となっているにちがいない。なぜなら、病気は彼らが生きる上で最も重要な要素だからである。こうした患者の場合、突然病気がなくなると、その後にはぽっかりと穴が開いてしまう。それはいわば存在上の真空状態であり、病的活動が復活して穴をふさぐ前に、できるだけ速く真の人生と活動でふさがなければならないのだ。病気の必要性は――患者自身の、そしてあるときには患者に近い人々の――病気を再発させる主な決定因子であり、良くなりたいという意志に対するずる賢い敵なのである。

バーンレー　かわいそうなスマートはどうなんでしょう、先生？　良くなりそうですか？

ジョンソン　心が病気と戦うことをやめてしまったようだ。病気と一緒に落ち着いてしまったようだからね。

――ジェイムズ・ボズウェル

病気でいる方が良いということになり、現実にもそれに代わるものが見つからないとき、治療によって状況を変えようなどという希望は抱かないほうがいい。

――ジークムント・フロイト

もちろん、病気への保障や「外部」に対する現実感の欠如は問題のごく一部にすぎない。それでも、私たちはその一部を研究し、ときには修正する必要がある。

このような考え方で理解すべき例に、ルーシー・Kやレナード・L、ローズ・Rの症例がある。ルーシー・Kの人生のほとんどは母親との共生あるいは寄生の関係にあった。彼女が人生で最も必要としたのは母親であり、最も深く愛すると同時に憎んでもいた。そして母親の人生にとっても最も重要だったのがルーシーの病気と自分への依存だったのである。ルーシーはL－DOPAによって目覚めるやいなや私に、自分と結婚してその状態から救い出し、母親から遠ざけてくれと迫った。それは不可能だと告げてから何時間もしないうちに、彼女は再び病気の深みに落ち込んでしまった。レナード・Lもルーシーと似たような、だがより穏やかな関係を母親との間に築いていて、すでに見たように、息子の状態が良くなると母親の方が神経を参らせてしまった。自分の状態が良くなれば母親の調子が悪くなるという事実をレナードがはっきりと悟ると、すぐさま彼自身の病気がぶり返した。おそらく最も気の毒なのがローズ・Rの例であろう。一九二六年の世界に喜び勇んで「戻った」彼女は、「一九二六年」がもはや存在しないことを知ったのだ。彼女が目覚めた一九六九年の世界が一九二六年の世界とは共存し得ないために、彼女は「一九二六年」に戻ってしまった。この三つの症例では、全体としての状況は病的で治療不可能である。なぜなら彼らの必要とするものは現実とは共存できないのだから。他の患者――マイロン・Vが最も良い例だ――は、その後次第に幸福になっていった。良い感情や他者との関係を持続し、それまでの人生にはなかった本質的な安心感を得たことによって、L‐DOPAの「副作用」が緩和されたからである。

結局、最後にたった一つの結論が出ただけだ。L‐DOPAを投与された患者は、彼らを取り巻く環境が許す限り良い状態になる。L‐DOPAによって得られる化学的な環境を変化させることが他の環境を変化させるための必須条件ではあるが、それだけでは充分でない。L‐DOPAの限界も、その効果と同様明らかになった。その限界をなくして効果を高めるためには、L‐DOPAを超えたものが必要になってくる。つまり化学に頼った考えを捨て、患者その人と社会における患者の存在の両方とに向き合わなりればならないのである。

註119　「試練」が始まる前に常に高揚した時期があるわりではない。ヘスターはある日、いかなる前兆もなく一瞬にして「すごい状態」になった（註65）。さらに、行き過ぎという性質は当初からあった――過度に覚醒しているようにみえ、奇妙な運動プレッシャーや運動の停止がほとんど同時に起きていたのである。ヘスターが患って

いたのは、とくに重症で、全てか無かという二者択一の症状しかないタイプの脳炎後遺症だった——が、同様の爆発的な反応は、「通常の」パーキンソン病患者に見られることもあった。そのような患者に、統合失調症のバート・Eがいた。一九八六年にL-DOPAの投与を開始し、投与量を徐々に増やすにつれ、穏やかな反応を見せていた。ところが、薬の量をさらにわずかに（五パーセント）増やすと、彼は突然「すごい状態」になり、一時間もたたないうちに「超正常」状態——心身の激しい、狂乱にも似た動き。それまでの彼は「いつもと同じ」だった——になって、筋固縮と振戦は軽減したものの、まだ話はほとんどできず、ベッドから起き上がるのにも手助けが必要だった。それが日曜日の午前中のことだった。ところが昼近く、バートは突然（看護師の言葉を借りれば）大きく跳ね、椅子から跳び上がって廊下を走り、シャドー・ボクシングを始め、「ものすごい勢いで」話し出した。話の内容はさまざまなスポーツやゲーム（フットボール、野球、数学ゲームなど）に関することだった。だが、最初は劇的で正常な「目覚め」あるいは「解放」と思えた状態も、一日か二日たつと明らかに躁病的な性質を現わし始めた。私はこの時点で、L-DOPAの投与量を少し（五パーセント）減らした。すると、運動過多の状態をわずかに抑えるつもりが、たちまち手の施しようのないほど重いパーキンソン症状に陥ってしまったのである。バートの反応がすごい状態になったときにすでに、線形的な「投与量」対「反応」の均衡は崩れ、複雑で、唐突で予測不能な非線形の世界に入り込んでしまったことは明らかだった。

120　これは一般的な意見なので、補足が必要と思われる。だいたいにおいて、通常のパーキンソン病患者――現在のパーキンソン症候群患者の大半を占める――は、問題のない反応が長期間続き、問題が起きてもそれは軽い「副作用」でしかない。ところが脳炎後パーキンソン症候群の患者の場合は、悪性の反応がより早期に現われる傾向が強い。しかし、こうした「標準」的な症例は例外である。つまり、パーキンソン症候群の患者全員について、「投与開始時の反応」がどれほど良好であったとしても、その状況が長期間続く保証はないのである。反対に、マグダ・Bや本書には紹介されていない多くの患者のような重症の脳炎後遺症患者でも、L-DOPAに対して良好な反応を示して自分だけでなく周囲の人々を驚かせ、しかもその状態が継続している人もいる。予測不能な個々の反応（通常の統計的な評価においては隠されている）は、反応の決定要因が非常に多くて複雑であることを示している。またその中には潜在的なものもあり、目に見えないために影響力のあるなしがわからないのだ。

　しかし、L-DOPAによって例外なく悲惨な状況に追いやられてしまう患者たちもいる。それは痴呆症を併発した患者たちで、L-DOPAに対してだけでなくあらゆるストレスに弱い。レイチェル・Iの物語は、そうした患者にL-DOPAを投与する危険の大きさを示す例となっている（Sacks et al., 1970b; Sacks et al., 1972)。

121　そんな患者の一人が、現在はマウント・カーメル病院にいるリリアン・Wである。

彼女が以前、ニューヨークの大きな神経科の病院に九回目の入院をしたとき、その理由を「副作用（彼女の場合は頭部の激しい横揺れ）の治療」のためだと説明した担当医に、リリアンは応えた。「それは私の頭の動きなんですよ。この頭そのものが『副作用』でない限り、『副作用』はありません。まさか私の頭を切り落すつもりじゃないでしょうね？」

122

目覚めを特徴づけるのは、満足感、有機的な必要を完全に満たしたという感情である。そのようなとき、患者は（レナード・Ｌのように）こう言う。「必要なものはすべて手に入れたから、もう何も欲しくはない。もう充分、何もかもうまくいっている」患者がそう言うとき、腹をすかせていた細胞もそう言っている（と私は想像する）。健康でいることは「充分な状態でいること」であり、満足感、喜び、達成感なのだ。「どのくらいの量」の薬を投与するべきかという質問に対して、正しい答えは一つしかない。それは「充分に！」というものである。

しかし、残念なことにこの幸福で「充分な」状態は決して続かない。しばらくすると「充分な状態」は失われ、その後は正しい投与量は存在しなくなってしまう。そして「不満感」や「飽和感」にとって代わられ、もはや「バランス」をとることができなくなるのである。このバランスの喪失ほど悲しいことはなく、患者は治療によって得られた健康の高みから落ちていく。だが、それはＬ‐ＤＯＰＡを投与したあらゆる患者に起こることで、避けようもないことだと思えた。医師はそれが起こらないことを望み、起こっても否定して、患者に対しては、「正しい」投与量、る行為である。

「正しい」反応が一時的に失われただけであり、投与量を変えることで正しい量を見つけられるのだ、と伝えたい誘惑に駆られる。だがそれは嘘をつくこと、少なくとも患者を眩惑させることであり、決して達成することができないことを期待させる行為である。

「適切な投与量を見つける」こと――投与した量に見合う反応を得ること――は化学反応においては非常に単純で簡単なことだが、L-DOPA（あるいは患者の病状を変えようとするあらゆる薬）を継続投与する場合にはいずれそのこと自体が問題となってしまう。私たちの患者の後日談、L-DOPAを投与したすべての患者に現われた反応のその後を見てみよう。最初に、単純でしっかりした良性の反応がある。薬を投与された患者の病状はたしかに改善する。しばらくの間、患者の新しい状態は、L-DOPAの投与量を固定することで保たれるように思われる。しかし、この時点で、「適切な投与量を見つける」という目的は達せられたようにみえ、その量が適切なものと考えられる。だが、その後例外なく「複雑な問題」が起こるのである。そこには次のようなパターンがみられる。第一に、患者はL-DOPAの効果に対してますます「敏感」になり、ときには極端に過敏になる（レナードは最初は一日に五〇〇〇ミリグラムの投与を受けていたが、後にはその一〇〇分の一の量に反応した）。第二に、L-DOPAへの反応に質的な変化が生じる。つまり最初は単純だった反応が、ますます複雑で多様化し、不安定で矛盾したもの――予測不能（この時点では、投与量をごくわずか変えただけでも予測不能な激しさをもった多様な反応が起こることがある）――ある種の「マクロ」状態で、強磁性の物質を熱したときに起こる「キュリー・ポイント」にも似ている。このようなとき、私たちはL‐DOPAを適切な量にすることができず（フランシス・Dの場合、それが明らかである）――もはや「充分な」適量は存在しない――治療の窓は閉じられてしまうのである。そうなると、私たちは二重に縛られてしまったも同然だ。明らかに正しい治療方法がなくなってしまい、することなすことがすべて裏目に出る。この時点で中間の状態は消え、患者への適切な投与量を定めることもできなくなってしまう。なぜなら薬の量と反応の間の均衡が破れてしまったからだ。

123　この点で、ガワーズが興味深い癲癇の症例をあげている。癲癇を患う人は例外なく、突然湧きあがる「間違った」強い感覚に苦しめられる（「患者の目の前の状況がどうであれ、患者は突然それが〝道徳的に〟間違っていると感じる……」）。その感覚は、発作が起きて意識を失う直前に現われる。

124　この性質の興味深くまたおそらくは基本的なモデルが、有限な設定における超限的基数についてのカンターの概念にみられる。通常の帰納的数学がここでは通用しない。なぜなら、そのような超限数の「最小部分」は全体に等しく、その無限の（つまり世界のような）性質をもつからである。私たちはみな、この反射的な性質について、無限の地図が続くようなものだと考えたことがあるにちがいない。地図の中に地図を描いた地図があり、その中には地図を描いた地図を含む地図がある、といった具合である。私はこのイメージを、自分が終わりのないまさにこの反射状態にとらわれてしまったと考える数多くの患者から聞かされた（例えばローズ・Rの註54）。

125 「まだ足りない」という気持ちや「もっと！」という懇願、「まだ、もっと」という貪欲さについて、私たちはもちろんよく知っている。病的な傾向という概念と中毒や罪という概念の間に、はっきりとした類似を認めなければならない。

126 このような危険やジレンマはL－DOPAの投与に限ったものではない。あらゆる興奮剤や抗鬱剤、言動障害に対して有効とされる特定の薬のすべてにおいて、継続投与していればいずれはこうしたことが起こる。L－DOPAに最も似ているのは、おそらく睡眠発作による強い眠りやだるさの治療に使われる刺激剤（アンフェタミン）であろう。睡眠発作の最も重いケースでは、患者は一日に二四時間、生きている間中眠り続ける。こうした患者はアンフェタミンの投与によってはっきりと目覚め、数日から数週間は正常な生活に戻ることができる。だが、L－DOPAの場合と同様、遅かれ早かれ効果が薄れて、悪質の神経症などの「副作用」が起き、再び眠りこむ時間が長くなる。アンフェタミン、コカイン、そして「神経衰弱症」や神経性鬱の治療に使われる他の興奮剤でも同様の結果となる。

こうした反応にとくに類似したパターンが現れるのが、感情的、運動的な興奮を抑える鎮静剤の継続投与を受けた患者である。フェノチアジンやブチロフェノンなどといった鎮静剤は、ノイローゼや神経症の短期的な治療においてはきわめて効果的であり、患者を安定させることができる。だが、後になって元々のノイローゼがよみがえるとともに、薬に誘発されたパーキンソン症状に似かよった症状、異常運動症、その他の「副作用」がますます激しくなっていく。このような現象と密接な関係にあるのが、ハロペリドール（いわゆる抗ドーパ）で、トゥレット症候群のようにチックを起こすさまざまな症候群（脳内のドーパミンが過剰なために起きる障害）に驚くほどの効果をあげる。そうした患者のほとんどは、最初はチックが「奇蹟のように」軽減するか消滅する。だが、その多くを待ち受けるのはいくつもの「試練」――パーキンソン症状、無感情などの「副作用」――であり、元々あったチックも元通りになる。しかし、幸運なうえにたくましい患者は、L‐DOPAを投与された患者と同様、最終的には「順応」あるいは生きる方法を身につけるのだ。

127
病気になる、落ちていく、症状が悪化する等のプロセスは、視覚的には常に円として表わされてきた。その円は恐ろしいほどの勢いとそれ自体の形をもって回っている。また病気のプロセスと性癖は、昔から罪そしてどれだけ罪を犯しやすいかという性質と同一視されてきた――つまりガレノスの唱えた悪循環である。それはダンテの『神曲』「地獄篇」の底に流れるイメージだ。だが、患者が思い描くイメージは、螺旋、渦巻き、渦巻きの目である――加速し悪化していく螺旋の中で、彼らは抵抗しきれずに引きずり下ろされ、ますます速さを増していくのだ。患者たちが深みに落ちていくとき、そこには渦を巻くような激しさと、ある種の危険な魅力がある。

128
一度味わった最高の瞬間を二度と手にすることができないというパターンは、アルコール、麻薬、興奮剤、その他の「中毒性のある」薬について言えることである。ド・クインシーはこう記している。「……動作は常にある種のアーチを伴っている。アルコール依存症の患者は山頂に向かって上り続け、そこからそれと対になった堕落の階段を下りていく。上向きの動きには頂点があり、一度そこに到達すると、二度と再び上りつめることはできない」

129

こことその前の描写で私が強調したのは、一般的な傾向（「過度」）であり、反応がこの局面を迎えたときの興奮状態に共通している。こうした記述の仕方は古典的な神経学からはかけ離れている。古典的な神経学では、全体派も局所派も、興奮状態が局在性を持つと考える。このような言葉を使えば、L－DOPAへの反応は次のようなことになる。脳のそれぞれの部分の興奮状態の強さが増し、興奮状態が脳の他の部分に広がり、「新しい」興奮状態がさらに広がり続け、最終的には数え切れないほどの興奮によって脳が発光する。全体派と局所派の両方のアプローチを取り入れたパブロフは、脳の興奮の広がりについて、一部は遠心性をもって均質に伝導するもの（「放射」）であり、一部は解剖学的あるいは機能的に近似する神経興奮が連続的に伝導するもの（「連鎖反応」）であると説明している。

発光というイメージ（シェリントンの「無数のまばたく光」やパブロフの「ゆらめく境界線を持つまばゆい光輪」――どちらも覚醒と意識のイメージ）に加えて大火災のイメージもある。そこでは脳という都市に火の手が上がって燃え盛る。つまり、存在という冷たい家に火が付き、最初は家を暖めるが、その後は家全体を焼き尽くしてしまうのだ。

付記（一九九〇）　この広がっていく放射の過程で、ますます多くの脳機能や「神経ニューロングループ」（エーデルマンはそう呼ぶだろう）が活性化する、つまり「スイッチが入れられる」。そして一度そうなると、恒久的な変化が生じることは明らかであり、これらの神経ニューロングループは刺激に対して敏感に反応するようになる。そこで、たとえＬ‐ＤＯＰＡ投与が中止されても、将来再開されれば、神経ニューロングループは即座に活性化する。つまり脳は明らかにこれらの「副作用」を学習し、それを新しい（そして悪性の）持ち駒の一部として取り入れるのである。

　Ｌ‐ＤＯＰＡへの反応はますます複雑になり、患者ごとに個性的で独特のものとなる。興奮の波の一つひとつが新しい反応を引き起こし、それは後になるにしたがって起こりやすくなり、興奮の一部となる。発作を起こしやすい患者では、その中の何かがＬ‐ＤＯＰＡの投与以前に起こるようにみえた。そうした発作は、起こるたびに、新たな側面を加えてますます複雑なものに進化していくようだった。

130　パブロフは「超最大限」のストレスを実験動物に与えるといつも類似した反応が起こることを報告した。実験では、しばらくすると動物の反応が減少もしくは逆転し、「矛盾」あるいは「超矛盾」した局相を見せる。パブロフは、このようなケースでは「超最大限の興奮が起きると、限界を超える手前で抑制が働く」が、そのような抑制は防護的なものであるとみなした。ゴールドシュタインは、パブロフの実験結果と基本的に類似した現象が患者にもみられるとし、それらが一般的な生理的反応であると考えた。「興奮の道筋」がピークに達すると、その後は反応が逆転するか「平準化」するという。一つの神経ニューロンレベルでも、継続した強烈な刺激への反応が常に二つの局相を持ち、さらなるストレスに適応するかあるいは抵抗することがわかる。

131

一九七〇年の夏にコチアスらはL－DOPAの投与量に関する留意点を発表し、多様な臨床状態に応じてL－DOPAの投与量を増減するよう推奨した。もし患者が無動になったら、L－DOPAの量を一〇パーセント増加する。それでも無動が続くようであれば、さらに一〇パーセント増加する。私にとっては、このようなマニュアルは患者を間違った方向に導きかねないものと映ったし、明確で論理的な基礎を欠いているとも思えた。ただし、コチアスや多くの神経学者が現在ではそうした大ざっぱな投与法にこだわらず、あらゆる反応は個人的なものであり複雑であることを理解し、患者一人一人の声に「耳を傾ける」ようになったことを付け加えておく。

132

こうした深く病的な状態は、ひどく奇妙な「内的空間」が存在しうることを患者自身に想像させる。私が強調したいのは、そのイメージが自発的に現われることだ。つまり症状が一つの極から激しく減少したとき、患者の言動の「形」は砂時計のようになり、その「くびれ」がほとんどゼロに近いほど細くなる。より抽象的な言葉では、それは無限ではあるが閉ざされた存在の空間、どこもかしこも双曲線、しかも否定的な曲線である。それはさらにメビウスの輪のようにそれ自体で完結する、出口のない空間なのだ。こうしたイメージもまた、数人の患者が口にしたものである。例えばレナード・Lは、閉じ込められた悲惨な状態のときに、自分とクラインの壺の中に閉じこめられた蠅とを比べた。こうした――基本的に相対的である「存在の空間」の――イメージが単に興味深く示唆的なもの以上になるためには、詳細で論理的な説明が必要となる。

133　パブロフは――実験動物や躁鬱病患者における似たような悪化をとりあげて――「興奮の波に続く抑制という波の谷間」について語っている。多くの患者も同様に、自分の中を駆け抜ける波や、荒波に突き上げられたり波間に落されたりする船のような気持ちを抱くと言った。これらの波のイメージはきわめて適切なように思える。患者は単純な正弦波状の興奮から引き離される。するとその代わりに双曲線を描いてせり上がる圧倒的な興奮がますます高まり、無限の高みをもつのである。こうした波は――幸運なことに――現実の海では生まれない。それらのイメージが映すのは、異常なタイプの力と空間であり、非線形の空間でしか起きないため、私たちがそれらを理解するためには、想像力を駆使しなければならない。

134　これらの激しい興奮を伴う狂乱状態や、それらと一緒に現われると考えられる運動ヴィジョンや「静止画像」（ヘスター・Yの症例）について考えると、先に検討した曲線の空間よりもさらに奇妙で想像しがたい「内的空間」に直面する。運動現象が示すのは無次元の「空間」であり、そこでは運動が広がることなく続き、時間の経過のない瞬間があり、移動することのない変化がある。手短に言えば、そこは量子力学的な世界なのだ。

135 もちろん、L‐DOPAが「奇蹟の薬」だと言ってはばからない人々は、この「奇蹟の薬」を正しく投与するための複雑な表や公式や規則を発表する傾向があるが、それはなにも偶然ではない。こうした神秘主義的で機械的な態度は患者を危険に晒すだけでなく、きわめて非科学的であり、自然に対して不適切な態度と言えよう。それは人間は自然を理解しなければならないという謙虚な気持ちを持つ代わりに、あたかも人間が自然に命令し従わせることができると思うような態度である、

136 患者に追憶まで起こさせるL‐DOPAの効果は（元々はプラトン的な意味で）「目覚め」の本質をはっきりと示している。L‐DOPAによってかきたてられる郷愁の質は、あくまでも特徴的なものであるとともに患者にとって非常に有益なものである。それは単なる郷愁という一連の感情でもなく、意識的に学んだ「事実」の逆流でもない。患者は「意識しない」まま突然、自分の過去のすばらしい瞬間を思い出す。それは鮮明で、具体的で、つい最近のことのようであり、患者は文字通り過去を生き直すか過去の存在であり直すのである。この生き生きとした記憶の特徴は、自己と外界、イメージと思考が離れることなく完全に混じりあっていることであり、機械的な反復行動としての記憶（コンピューター用語としての意味で「情報」や「データ」を取り込むこと）とはまったく違う。個人的な記憶の突然の復活

は、ドキュメンタリー・フィルムの再生のような「死んだ」ものではなく、再生された過去を生き直すという強烈な行為であり、生き生きとよみがえる記憶（精神分析を受けた人や芸術家の記憶に似ている）によって自分の失われたアイデンティティ、忘れてしまった過去をとり戻すのである。このような再びとり戻された瞬間の質は経験そのものの質を示し、私たちの記憶や自分自身、自分の存在そのものが瞬間の集合体であることを思い出させてくれる（プルーストが常に示そうと努力したように）。

人にとって、完全に瞬間の寄せ集めとなってしまうことは、疑いようもないことだが、たいへんな弱さである。だが、それは途方もない力でもあるのだ。その力は記憶に依っている。ある瞬間の記憶はそれ以降の出来事を教えてはくれない。かつて取りこまれたその瞬間は今でもまだ続き、生きていて、その人の人生はその瞬間の中に存在するのだ。

——マルセル・プルースト『失われた時を求めて』

137 劇的な（あるいは「有機的な」）統一性は論理的な（あるいは機械的な）統一性とはまったく異なるが、いかなる場合にも後者と矛盾するものではない。例えば、人は犬を観察して、犬が「仲間を欲しがっている」とか「仲間を必要としている」と考える。（もしその人が犬を飼っていれば）犬にとっては社会性が何にも増して重要なことだと感じ、もっと低次元の「反射」や「衝動」「刺激」「本能」などであるとは考えられなくなる。だが、これこそはデカルトの思想なのだ。それでシェリントンは、デカルトの文章を読むと、デカルトが犬を飼ったことがないか犬と接したことがないかのように感じるとコメントしている。そしてデカルト派の生理学とは、犬も飼わなければ友人もいない、命のない科学にすぎないのである。

138

過度な反応と分裂傾向はそれぞれまったく異なるものである（ただし交互に現われるが）。両者はこの病気にみられる二つの本質的な傾向を代表している。一定以上のストレスに晒《さら》されたあらゆる生命体で似たような言動の分裂（あるいはパブロフの言葉では「高度な神経活動の爆発」）が観察されている。その境界線も分裂が生じるレベルもさまざまで一定してはいない。例えばマーサ・Ｎは高度なヒステリー性の意識の乖離を、Ｌ‐ＤＯＰＡの投与前からすでにみせていた。マリア・Ｇの「分子的な」分裂（統合失調症的な分解）の存在も、抑圧されてはいたもののＬ‐ＤＯＰＡの投与前から明らかだった。ヘスター・Ｙは驚くほど安定した「エゴ」あるいは人格の持ち主だったが、Ｌ‐ＤＯＰＡの投与によって軽度の分裂（チック）を起こした。彼女があれほど無秩序な興奮やプレッシャーを耐えぬき、いくつものレベルに分裂してしまわなかったのは信じがたいことである。

順応

あるいは海にも似た問題の数々に対して武器をとり
それらとの決着をつけようとするのか？

多くの神経科医に（そして患者にも）当てはまる性質がある。それは非妥協的な態度を力とはき違え、デンマーク、イングランドおよびノルウェーの王クヌートのように意志ひとつで海のように広がる問題をかきわけていくか、あるいはディケンズの小説の主人公ポドスナップのように周囲にせり上がってくる問題に目を閉ざしてしまうかのどちらかであることだ。「そんなことは知りたくもない。話すのもいやだ。私は認めない！」と言って。そのどちらも、ここではまったく無意味である。なぜなら問題に満ちた海をうまく切り抜けることを学び、自らの内面の海を渡る水夫になることによって、初めて問題と戦うことができるのだから。「試練」では問題や嵐について触れた。「順応」では嵐をどうやってかいくぐるか書いていこう。

患者たちが経験する問題は普通の問題ではなく、戦うための武器も普通の武器では役にたたない。

だがこの戦いの武器はリパラの島で鍛えられるわけではない。鍛冶工ウルカヌス神の技をもってしても、内なる友軍の武器は作り得ない……。

――リー・トーマス・ブラウン

L-DOPAの苦しみと戦うための武器は、すべての人が生きていくための武器である。それは力強さを秘めていて、私たちの中に間違いなく存在する。常識、事前の熟考、注意深さなどを駆使し、研ぎ澄まされた感覚と策略をもってこの特別に危険な相手と戦うのだ。あらゆる能力を正しく結びつけ、もちろん、最後には受け入れるべきものを受け入れなければならない。もちろん患者（そして医師）の苦闘には良い点もあるのだ。それは可能なものを超越し、その限界を否定し、不可能を追い求める非現実的な試みから生まれる。順応とは、苦労に見合うだけの熱狂的な結果が得られないような探求であり、現実と可能な方法の全域を探ることである[139]。

この探求の一つ一つが常に変化する自分自身と世界に関わることであり、両者と向き合うことだという考えは、クロード・ベルナールが唱えた「ホメオスタシス」の基本的概念に組み込まれている。この概念が本質的にはライプニッツによって提唱されたものであることは、ベルナール自身が最初に指摘している。ホメオスタシスとは、一定の条件下で可能な（あるいは両立し得る）最適条件を手にいれることであり、手短に言えば「最善を尽くす」ことだ。人間生活のあらゆる場面、つまり分子や細胞のレベルから社会的、文化的活動の段階まで、ホメオスタシスは広く機能しているのである。

　最も深く、最も一般的なホメオスタシスは「自動的に」進められ、意識に現われることなく、意識による制御も効かない。こうした働きは、ストレスを与えられたすべての生物に見られ、私たちがほとんど知らないような深さや複雑さを持っている。私たちが持つ神秘的ともいえるすばらしい力は、こうしたレベルから発せられるのだ。

　この本で取り上げた患者の何人か――ローズ・R、ロランド・P、レナード・Lなど――は、とうとう病気との間に「満足のいく」折り合いをつけることができず、L‐DOPAの投与を完全にやめるか、あるいは悲惨な生活を受け入れるかのどちらかの選択しかなかった。その一方、本書に登場する他の患者、そしてL‐DOPAを投与された大多数の「通常の」パーキンソン病患者は、おおむね満足のいく折り合いをつけることができるようになった。こうした患者に共通しているのは、L‐DOPAの効果が次第に減っていき、長い時間をかけてある種の安定期に到達したことである。ただし、この安定期には長所と短所の両方がある。ほぼ安定して満足のいく機能は得られても、完全な「目覚め」あるいは「副作用」の劇的さは失われている。患者はもはやすこぶる健康でもひどく重い病気でもない。「目覚め」も「試練」もすでに過去のものだ。それでも、彼らが達した穏やかな状況は、L‐DOPAの投与以前に比べればずっと「まし」なことには変わりない。本書の一番最初に登場するフランシス・Dがこの経過の良い例となっている。

　こうした満足な折り合いをつけるための単純な方法や特定の条件が存在しないことはよくわかっている。もちろん、もともとのパーキンソン症候群や脳炎後遺症の重さは指標とはなりえない。なぜなら、軽いパーキンソン症候群を患っていた患者の「副作用」がひどくなったり、その反対にマグダ・Bのようにもともとの病気が重かったのにもかかわらず安定した状態が継続する人もいるからである。

こうしたことから、脳の黒質以外の部分が深遠なホメオスタシスの機能とその潜在能力を決定していると推測できる。例えば、大脳皮質全体が一体となって働くことが必要であり、大脳皮質の機能に欠陥があれば順応の程度も低くなることは明らかである（レイチェル・Iのように）。

しかし、脳のこうした基本的なプロセスも、単独で順応の範囲や程度に特定の役割を果たしているとは言えないのではないか。細胞レベル、化学物質レベル、そしてホルモンレベルまで、無限ともいえる機能の調節や順応が起こっているのを記す必要がある。このことが、「回復しようとする意志」なのだ。L－DOPAとパーキンソン症候群に限らず、癌、結核、ノイローゼなどのあらゆる病気において、もう無駄だと思われたときにもなお、すばらしい、予想を超えた「説明のつかない」結果が起こるのを、私たちは何度も繰り返し目にしてきた。私たちは驚きや喜びとともに、こうしたことが起こるという事実と、それがL－DOPAを投与された患者にも起こる可能性のあることを認めよう。なぜ、そして実際には何が起こっているのかという疑問には、まだ答えることができない。なぜなら、健康はいかなる病気よりも深遠なものだからである。

順応を（部分的に）意識下でとらえられるようになったとき、つまり（部分的に）制御できるようになったとき、私たちはこれまでの議論のあらゆる場面に登場したものを見つけることになる。「私的な」領域、つまり個人的な行動や感情の領域は、あらゆるところで人間とその他の環境からなる「公的な」領域と交わっている。個人それぞれの努力は、社会的な努力から切り離すことはできない。なぜなら、社会が患者の生活を助けたり、あるいは妨げたりするからだ。社会は患者を治療するために努力するが、他方では患者の自助努力にも依存しているのである。病気からの回復という可能性を実現するためには、両者がともに働かなければならない。

医師はよく「予防的」「補助的」な手段について、そのどれもが「根本的」な治療とは違うものであるかのように述べる。だが、そうした方法について細かく見ていくと、この線引きは消えてしまう。これから見ていく治療法はL‐DOPAの投与と同様に根本的なものであり、L‐DOPAの投与にとって必要不可欠な要素なのだ。病気（disease）の基本概念である「楽でない状態（dis-ease）」に対して、治療の基本概念は「楽な状態（ease）」である。患者を楽にしようとする手段とは、患者の病状を軽減し、可能な治療との間にできる限りの折り合いをつけることだ。

L‐DOPAの投与を続けているすべての患者において、薬に対する寛容性は減っていく。なぜなら彼らは楽な状態になることを求め、重圧や楽でない状態に対してはとくに不寛容になるからである。彼らにとっては休息をとることがとくに重要で、それには夜間の眠りや「昼寝」あるいは「気を楽にする」ことや「リラクゼーション」などがある。そしてL‐DOPAを投与された患者が必要なだけの休息や睡眠を得られないときに「副作用」が復活するのは明らかである。このことは、調子の良いときには問題の兆候すら見せないパーキンソン病の外来患者にもあてはまる（ジョージ・Wのように）。「充分な休息」の量は患者それぞれだが、おそらく「通常の」人が必要とする量よりも多いと考えられる。私が担当した患者の多くで、一日に一二時間の睡眠をとっていれば調子がとても良いが、睡眠時間がそれ以下になると、重い「副作用」が起こるのだった。[140]

苦痛への不寛容さも同様に著しく、発熱、痛み、肢体不自由、欲求不満、不安、怒りを伴う。L‐DOPAによって「ほとんど正常」に見える患者でも、あらゆる種類の苦痛に対して奇妙な不寛容さを見せることが繰り返し観察された。[141]「リラクゼーション」以外の活動もある。例えば、安楽椅子に腰掛けてのんびりしていても、動きたいという衝動に突き動かされてしまう。そして、動かなければならないときに動けないという苦悩はたいへんなものだ。動くことへの妨害はこうした患者すべてに現われる重要な症状である。そしてそれによって生じる苦痛が、他のさまざまな症状を引き起こすことになる。この苦悩と行動障害という悪循環を断ち切るためには、さまざまな方法で患者を動きやすくする必要があり、L‐DOPAに加えてそうした方法を用いることは欠かすことができない。そしてまた、それが非常に重要な順応を引き出すことにもなるのである。

ここで例として挙げることのできるそうした方法や順応はごくわずかしかない。その一つはフランシス・Dや他の患者が使う「自己命令」や「ペース配分」である。それに似たものに、外部から命令したり勧めたりする方法がある。この方法は自己命令が不可能なときに使われるが、パーキンソン症候群の患者はそんな状態になりやすいので、非常に重要な方法である。また治療方法としての音楽の力はすばらしく、音楽を聴いていないときでは困難な、滑らかな動きを可能にする。家具や内装のデザインも、自由な動きのためには大切である。またバリアとなる家具などはL-DOPAを投与されている患者にとっては致命的になりうるので、どかしてしまう以外にない[142]。こうした方法によって、さまざまな症状を起こしやすい患者と環境の間で順応が生じ、それがL-DOPAの効果を最終的に決めることになる。

このような方法や他の数限りない方法によって、パーキンソン症候群の患者のいくらかとL-DOPAを投与されている患者のいくらかは、熟練した航海者になり、広い問題の海のただなかを航海していけるようになる。一方、未熟な患者の船は沈没してしまう。航海に必要とされる技術についてどれほど学び使いこなせるかは、それ以外のさまざまな物事と同様、患者個人の独創性や資質にかかっているといえる。そして患者の生き方、患者の周囲の人々の生き方、そして世の中における自分の存在について学ぶ機会に恵まれるかどうかにもかかっているだろう[143]。全体としては、脳炎後遺症の患者たちの方が「通常の」パーキンソン病の患者よりもはるかにこうした技巧に長けているように思える。なぜなら、彼らにはそれまでの何十年間も(L-DOPAの出現以前から)彼ら自身の中の嵐の海を航海してきた経験があるからだ。苦痛とひきかえに、彼らは技術や洞察力を身につけた。つまり脳炎後遺症のオデュッセウスたちは詩人に詠われることはないが、(運命の女神によって)彼ら自身の長い旅に差し向けられたのである。

「深遠な」順応、休息、介護、工夫——それらはみなL-DOPAを投与された患者にとって必要なものである。だが、さらに大切で、おそらくそれらの前提条件となるものは、世の中との間に適切な関係を築き上げることであろう。数多くの他者と、あるいはただ一人の人とでもいい。なぜなら、人間同士の関係があって初めて、自分が世の中に存在しているという思いを抱くことができるからである。世の中の存在のすばらしさを感じることとは、もう一人の人間の中に人間としてのすばらしさが存在することを感じることなのだ。現実とは現実の人々によって得られるものであり、私たちから現実を奪うのは非人間のもつ非現実性である。現実、信頼、安心感は人間同士の関係にほとんどすべてを頼っている。したがって、たった一つの良い関係が、問題が生じたときに患者を救う命綱となり、問題が広がる海を越えていくための北極星や羅針盤の役目を果たすのだ。私たちは、他者に対して抱く親しみによって救われる。私たちは互いの医師であり、ブラウンが言ったように「信頼できる友人は人生の薬」だ。そして世界とは治療が行なわれる病院なのである。

重要なことは、世の中に自分の居場所があると感じることであり、心の底からリラックスしてそう感じることである。マウント・カーメル病院のような施設にとって——そして世界中で数百万人を受け入れているさまざまな施設にとっても——必要なのは、そうした施設が患者に心のこもったサービスを提供し、本来の家を失った患者が、あたかも自分の家にいるかのような気持ちになるようにすることなのだ。マウント・カーメル病院が家として機能すれば、患者たちに計り知れない治療的な効果を与えるだろう。だが、施設としてしか機能しない限り、患者から世間と家庭とを奪ってしまうに過ぎない。そして患者は引きこもったり、病気を口実に偽りの家庭や補償を求めるようになってしまう。同じことがＬ－ＤＯＰＡにも当てはまる。つまり患者は薬が家庭であるという偽りの約束を結んだうえで、非現実的な「奇蹟」が起こることを期待するのである。一九六九年の秋には、患者たちの苦悩は最高潮に達していた。それは病院の性格が変わったことにより、(私と患者たちの関係も含めて)あらゆる人間的な関係が抑圧され、縮小された時期だった。この時期、患者たちの神経症的な希望や不安は極度に高まっていた。つまりそれ以前には病気に順応し、自分自身や世界に対してすでにある程度くつろいでいた患者たちが、順応を奪われ、社会的にも身体的にもあらゆる意味でひどく混乱してしまったのである。

こうした患者も、今では多くが再び安定し、新たに順応し、もう一度良い人間関係を築き、その結果彼らのL-DOPAに対する反応は以前よりずっと良くなった。そのことを鮮やかに示しているのがマイロン・Vである。彼は仕事に復帰することで世間での居場所を取り戻した。また、マグダ・Bやヘスター・Y、アイダ・Tは子供と再びふれ合うようになり、家族への愛情をとり戻したのである。自分自身や世界を愛することのできるすべての患者がそのことを示している。

そこには、あらゆる時代の詩人や医師や哲学者が指摘してきた、美しく絶対的な形而上の真実がある。ライプニッツ、ダン、ダンテ、フロイトはそろって、最古で最強の神はエロスであり、愛は存在における始まり《アルファ》であり終わり《オメガ》であると述べている。そして、癒しの力、すべてを元どおりにする力は、始めから終わりまで愛に宿っているのだと。

この物語も終わりに近づいてきた。私は患者たちとほぼ七年間ともに過ごしてきたが、それは彼らの人生にとっても私自身の人生にとっても重要な年月だった。七年間という歳月が長い一日のように思えるほどだ。病気の長い夜、朝の目覚め、問題を抱えた真昼、そして今は休息という長い夕暮れ時だ。患者たちもまた人間存在という深く暗い海をわたって不思議な旅をしてきた。彼らは至高天に到達することはできなかったとはいえ、その内の何人かはオデュッセウスの故郷、岩多きイタケーの島にたどり着いた。そこは周囲の危険から彼らを守ってくれる家なのだ。

こうした患者たちは自ら望んだわけでも罪を犯したわけでもないのに、人間の存在と苦しみの深さ、そしてその限りない可能性を探る使命を負わされた。だが、すき好んで背負ったわけではない十字架の苦しみにも、実りがないわけではなかった。彼らは他者を助け導き、苦痛、看護と治癒の本質についてより深い理解を私たちに与えてくれたのである。自発的なものではないにしろ、私たちに多くを与えてくれた本物の自己犠牲について、患者本人たちも知らないわけではなかった。レナード・Lは自伝の最後に皆の気持ちをこう代弁している。「私は生きたロウソクだ。私が燃えることで人は学んでいく。私の苦しみの炎の中に、新しい物事が見えるのだから」

私たちの目に始めから終わりまではっきりと映り続けるのは、機械的な医学そして機械的に世の中を推し量ることがいかに不適切であるかということだ。患者たちは機械的な医学が正しくないことの生きた証であるとともに、生物学的な考え方の生きた手本である。病気や健康、薬への反応に表われているのは、自然の摂理そのものの生けるイメージであり、私たちは常にそれを思い描かなければならない。自然の摂理は、現実のあらゆるところで生き生きと存在している。したがって、私たちが思い描く自然の摂理もまた、現実的で生き生きとしていなければならない。患者たちは、これまで私たちが機械的な技術を発展させすぎたこと、反対に生物学的な知識や洞察力、直観を欠いてきたことを思い出させてくれる。それらこそ、私たちが最初にとり戻さなければならないものであり、医学のみならずあらゆる科学において必要なことである[144]。

私が患者たちを知るようになってから――そして、とくにL‐DOPAを投与してから――世の中の多くの人には与えられず望まれもしない数々の深い経験を、彼らは乗り越えてきた。今ではその多くは、表面的には円をぐるりと一周し、出発点に戻ったようにみえる。だが実際には、まったく違うのだ。

彼らはいまでも（あるいは再び）重いパーキンソン症状を患うときがあるが、もはやかつての彼らではない。彼らは精神の深みや豊かさを、さらに自分自身や物事の本質を知ったのだ。それは経験と苦しみを経て初めて得られたものだ。他者である医師には不可能なことかもしれないが、私は彼らの経験や情感に入り込み、それを分かち合うことで私自身の精神を深めようと試みている。そして彼らがもはやかつての彼らでないように、私もまたかつての私ではない。ともに年をとって風雪にさらされたてきた私たちの精神は、より静かで深いのだ。

一九六九年の夏のL‐DOPAによる目覚めは、稲妻のように光って終わり、それに似たものが再び起こることはなかった。だが、その稲妻に続いて、なにか別のものが起こった。それはより緩やかな深い想像上の目覚めであり、ゆっくりと大きくなって患者たちを包み込んだ。その感じや光、感覚、力は薬学的なものでもなければ架空のものでもなく、間違いでも幻想でもない。彼らは――ブラウンの言葉を要約すれば――自分自身の存在の懐にいま一度抱かれるのである。彼らは自分が存在する理由を再び感じ、現実にもう一度根を下ろし、病気のために長いこと留守にしていた自分の居場所に戻ってきたのだ。彼らの心を探り、彼らとともにいて、私は彼らのこうした帰郷を感じた。私を導いてきた彼らの経験は、この本の読者をも、我が家に向かう終わりなき旅に導くことだろう。

ワルツェルに着いたとき、彼はかつて経験したことのない帰宅の喜びを感じた。自分の留守の間に、その場所が一層愛しく、興味深い場所になったような気がした。あるいは、新しい展望を持ってその場所を眺めているのかもしれない。なんといっても、彼はより強まった感受性とともに帰ってきたのだから……。彼は友人のテグラリウスに向かってこう言った。「まるで、ここでの日々をずっと眠って過ごしていたように感じるんだ……。いま目を覚ますと、すべてのものがはっきりと現実を持って見えたように思えるんだよ」

——ヘルマン・ヘッセ『ガラス玉演戯』

そしてあらゆる探求の終わりに
我々は出発点に戻り
ようやくその場所のことを知る

——T・S・エリオット

註

139 順応には目覚めのような魅力はない。それは唐突で自発的な「奇蹟のような」ものではないのだ。また無限の努力や勇気とともに「自然に」始まり――ごく簡単に得られ――さまざまな問題を伴うものでもない。大脳の基底核における局部的な変化を反映したものではなく、いかなる意味でも局所的なプロセスとみなすことはできない。広い意味で、それは患者が手にいれた特性なのである。努力と困難の末に手にした特性は、安定していて継続性がある。容易に得た「輝き」や「目覚め」が、その始まりと同様に、あっという間に消えてしまうのとは違うのだ……。L-DOPAによる最初の目覚めは、本質的に無邪気な喜びにあふれ、幼児期への異常な逆行のようである。この意味で、「目覚めた人」はその年齢とは無関係に、ウィリアム・ジェイムズが語った「一度生まれた人」に似ている。それに比べ、試練は苦しみや魂の暗い夜であり、その人に激しく挑戦する。多くの人はそれに負け、生き残れない。その他の人は、苦しみに耐えることで鍛えられていく。そして生存者――「順応した人」――は（ジェイムズの言葉では）「苦い水を飲みすぎたために、その味を忘れることはなく、さらに深い世界に入り込むことでその埋め合わせをする」。したがって、彼らは「二度生まれた」のである。彼らは精神的、社会的な苦汁をなめた後で、最も深く安定した本当の自分との再会を果たしたことになる。

140 苦しめられた後に病気に順応した患者が、より多くの睡眠や休養、体力の回復を必要とすることには、肉体的な理由に加えて形而上的な理由もあると私は考える。人は眠っている間に、さまざまな力や世界とのつながり、そして自分の存在の基礎をつかみ直すのである。サー・トーマス・ブラウンはそのことを詩的に表現している。「……自らの存在理由に抱かれて眠るとき、我々は明らかに異なる二つの世界に生きていることを楽しむ……」そしてD・H・ロレンスは、再会と再生の美しいイメージを紡いだ。

もし今夜私の魂が安らいだなら、
眠りの中で、完全な忘却の中に沈んで。
朝になれば、新しく開く花のように目覚める、
私は神の中に浸され、新たに創造されたのだから。

フロイトは性的衝動の見地から眠りを分析した。「眠っているとき、人はあらゆる物質的、性的ならびに自己中心的な働きかけを忘れ、エゴの中に引き込まれる。そのことで眠りが差し出す回復は新たな面をもつのではないだろうか？……眠る人の内部では性的衝動という根本的な状態が再生産され、それと自己本位の関心とが見分けもつかないまでに統合されて、完全な自己愛の状態となっている」なぜなら眠りはすべての生物にとって純粋に肉体的な状態だからである。

141　この見事な例となったのは、この時には退院して自宅で生活し、定期的に病院に検査を受けにきていたアーロン・Eである。こうした病院訪問のあるとき、彼にはそれまで見せたことのない激しい舞踏病症状と顔の歪み、チックが現われていた。

なにか心配事でもあるのかと尋ねると、答えはこうだった。アーロンは病院までタクシーで来たが、その間タクシーのメーターが回り続けていた。「カチャカチャ回り続けるんです。そうすると、私もカチャカチャ回ってしまうんですよ！」そう説明されて、私はすぐにそのタクシーを返した。アーロンには、料金は病院が前もって払うから別なタクシーを使うように言った。すると三〇秒もたたないうちに、彼の舞踏病症状や顔の歪み、チックはきれいに消えてしまった。

142
例えばハイランズ病院では、患者がずっと動きやすくなるためには角ばったものではなく曲線状のものが大切だということがよく理解されており、主な散歩道は卵のような曲線を描いている。こうした環境の改善により、患者の歩行ははるかに容易になった。その一方、歩行があまりにも容易なために、歩くのを止めることができなくなってしまいもするが。反対に、マウント・カーメル病院ではすべてがシャープで鋭角である。ここのパーキンソン症候群患者は角度が規則的な階段の昇り降りは簡単にできるが、不規則な角度に曲がった廊下や人がたくさんいる場所を歩くときには、体の向きを変えるたびに凍りついてしまう傾向がある。つまり、建物の角や階段、カーブなどには、それぞれ良い面と悪い面とがあるのだ。パーキンソン症候群の矛盾する性質の結果として、患者が滑らかに動くためにはさまざまに矛盾する場所が必要だ。だが、そのために彼らは、アリスが鏡の国で出合ったような論理的、存在論的なあらゆる矛盾に遭遇することになる。

143
そのような患者の一人（註121で触れた、頭が揺れる症状がある患者）は長い間たいへんな困難に直面していたにもかかわらず、入院することなく独立した生活を営んでいた。だが、その生活は彼女ほどの固い決意や能力がなければすぐに破綻してしまうほど難しいものだった。この患者――リリアン・T――はずっと以前から、自分が動きを始めることも止めることも、方向を変えることもできないことを知っていた。つまり一度体が動き始めると、自分ではコントロールできないのだった。したがって、彼女はあらゆる動きを前もってこと細かに計画した。肘掛け椅子から立ち上がって、数フィート横にあるソファーベッドまで移動するのにも、決して横に歩いていくことはしない。なぜならそうやって動くと彼女はすぐに「凍りつき」、三〇分あるいはそれ以上もそのままになってしまうからだ。そこで、彼女は二つの方法のどちらかを採る。どちらの場合でも、まず立ち上がり、進む方向の角度をはっきり定め、「進め！」と叫ぶ。すると彼女はたちまち走り出して自制できなくなり、止まることも方向を変えることも不可能になる。もし居間とキッチンの間の二重ドアが開いていれば、リリアンはドアを走り抜け、キッチンを通ってストーブの後ろを回り、キッチンの反対側を駆け戻って二重ドアを駆け抜け――大きな八の字を描いたことになる――ようやく目的地であるソファーベッドにたどり着くのだ。リリアンのアパートは（そしてある意味では、彼女の心は）テキサス州ヒューストンにあるアポロ打ち上げ基地のコントロールルームに似ていた。あらゆる道筋や軌道が前もって計算、比較され、緊急時の対策や「安全装置」が準備されているのだ。手短に言えば、リリアンは生活の大部分を意識的な注意と綿密な計算に頼っていたが、それが彼女自身の生活を支える唯一の手段だった。わざわざ書くまでもないことだが、こうした注意や計算の多くやそれほど綿密でなくてもいいものは、純粋に自動的で第二の本能のようになるので、患者は意識する必要がなくなるのである。この問題については、A・R・ルリアの『人間の衝突の本質』の最終章で詳しく説明されている。ルリアはここで「行動のアルゴリズム」を構築することの必要性について述べている。そこでは行動における人工機能、計算されてはいても計り知れない機能が、病気によって奪われた滑らかで自然な、本能的な確信を補う。このような「アルゴリズム」は、もちろん技巧であり、なによりも人工的に計量されたものだ。だが、力や計量について重い障害を負った患者が、自ら制御できない動きに対してなんらかの制御を行うためには唯一の手段なのである。

144

ライプニッツとゲーテに学んだ詩人にして数学者のジェームズ・ジョゼフ・シルヴェスターは、数学における目覚めに似たものについて述べて（「……もし一日が夜明けの約束に従ってくれるなら……」）、本物で広がりのある生き生きとした数学的思考について忘れ難い言葉を残した。

「数学とは、例えば真鍮張りの留め金にがんじがらめにされ、その中味を探すために辛抱強さのみを必要とする本のようなものではありません。それは長い時間をかけて開発しても貧弱な鉱脈でしかない炭鉱でもなければ、繰り返される収穫によって痩せてしまうような土地でもなく、地図や海図に描かれて輪郭が明らかにされるような大陸や海でもありません。数学は空間そのもののようにはてしなく、空間の中では息を詰まらせるほど大きく、その可能性は、宇宙飛行士の目の前に次々に現われ、増幅し続けるさまざまな世界のように無限なのです。決められた範囲に収めることも永遠に続く定義に当てはめることもできません。それぞれの単子や原子、葉やつぼみや細胞の中にあって静止しているように思えても、植物や動物という新しい存在の形をとって弾けるための準備を常に整えている意識、つまり生命と同様に」（ジョンズ・ホプキンズ大学の記念日での演説、一八七七年）

エピローグ（一九八二）

本書に登場する症例の最後の年から一〇年が経った。この一〇年間、私はしだいに数が少なくなっていく患者たちとともに、彼らのL-DOPAに対する反応を見続けてきた。いつも人々からさまざまな質問を受けているが、一番多い質問は次のものだ。「あなたのあの驚異的な患者さんたちは、まだ生きていらっしゃるのですか？　現在ではL-DOPAについてどう考えていますか？　初版の執筆時と同じことを今でも『目にする』のですか？」

本書の初版で取り上げた二〇人の患者のうちの七人は当時すでに死亡していた。残った一三人の患者――彼らの話の続きをここで記そうとしているのだが――のうち、現在までに一〇人が亡くなっている。まず、マーサ・Nが、私が彼女の話を書いたすぐ後の一九八一年一〇月に亡くなった。したがって、初版でロランド・Pについてしたように、彼女についても寂しい結末をつけ加えなければならない。つまり、現在（一九八二年二月）、もともとの二〇人の患者のうち、生存しているのはヘスター・Y、ミリアム・H、ガーティ・Gのたった三人である。彼女たちは活発な生活を楽しんでいる。

本書で詳しい病歴を取り上げた患者は、数多くの患者の中の二〇例にすぎない。シーモア・L、フランシス・M、リリアン・T、リリアン・W、モーリス・P、エディス・T、ロザリー・B、エド・M、サム・Gなどついては、註などでごく簡単に触れている。だが、一言も触れなかった患者も数多くいた。初版で取り上げた二〇人の患者のうちの「生存者」に加えて、マウント・カーメル病院にもともと入院していた脳炎後遺症の患者の三〇人が生存している。彼らの多くは一九二〇年代や三〇年代から入院している。その他にも、ここ一五年の間に――そしてとくに初版出版以降、私は二〇人の脳炎後遺症患者をマウント・カーメル病院に入院させた。つまり、嗜眠性脳炎の大流行から六五年たった現在でも、マウント・カーメル病院には五〇人以上の生存者がいて、そのほとんどはL‐DOPAを必要とし、また投与されているのである[145]。マウント・カーメル病院という最大の「コロニー」以外の場所でも、私は三〇人の脳炎後遺症患者を診ている。他の介護施設や病院に入院している人もいれば、セシル・Mのように今でも自宅で暮らしている人もいる。眠り病が消滅してから長い年月がたった現在、八〇人もの脳炎後遺症患者の治療と観察を続け、L‐DOPAの効果をこれほど長い期間見つめ続けてきた医師を、私は自分以外に知らない。私は、患者たちと同じくこの病気の最後の証人であり、五〇年もの「眠り」という特異な状況と、それに続く一二年以上の「目覚め」とをこの目で見てきた。

全般的に――避けようのない高齢化、慢性疾患、そして死にもかかわらず――現在の私は本書を執筆した当初よりもずっと楽観的になっている。なぜなら数多くの患者が、L‐DOPAを投与した頃の浮沈を乗り越えて良好な状態になり、現在でもそれを保っているからだ。このような患者は継続した目覚めの状態にあり、L‐DOPAの出現以前には想像もできなかったような生活を送れるようになった。そうした数人の患者、ヘスター・Y、ミリアム・

H、ガーティ・L）の話もここに記すことにする。それに加えて、十数人の患者はもう一〇年以上も望ましく目覚めた人生を送っていて、私はその状態が彼らの生涯の最後まで続くことを祈っている。こうした患者の幸せな話をすべて伝えることができればと思うが、ここでは彼らについてごく一般的に述べるにとどめ、ときに註で簡単に触れようと思う（例えば註97のエド・Mのように）。

たしかに、全般的には、L-DOPAを継続投与した場合、最も重い脳炎後遺症の患者のほうが、「通常の」パーキンソン病患者よりも最終的には良い結果を得るようだ（註51）。これについては、多くの理由が考えられる。第一に、私たちが診た脳炎後遺症患者たちの年齢は、一九六九年にL-DOPAの投与を始めた時点で、大半が「通常の」パーキンソン病患者よりも若かった。さらに——逆説的な考えだが——長い間病気だったために、病気に関して、そして病気と戦うことに関して経験を積んで賢くなっていた。つまり、彼らは「通常の」パーキンソン病患者よりも経験豊富な兵士だったわけだ。最後に、そして最も本質的なことは、通常のパーキンソン病が進行性であるのに対して、脳炎後遺症は基本的に進行しないことだ。そこで、もし患者がL-DOPAに適応すれば、生涯を通じて安定した病状を保つことができるのだ。このような全般的な考えが、それに続く症例で詳しく描写されている。

一つ一つの症例の検討から始め、次の「展望」におけるより広範囲で深い考察まで、私は当時書いたものすべてを一通り紹介しようとした。私の「感性」あるいは基本的な考えはこの一〇年で変わってはいないが、一〇年前の私が書き得たことよりもさらに深くしかも単純な図式に到達しようともがいた結果、そのことに成功した箇所もあるように思う。このような図式化は、いかに理論的に見えようとも、経験からしか得られないものであり、その後の実践に活かされ、試され続けてきた。なぜなら経験こそが、現実を測る唯一の基準だからである。私の考えでは、臨床医学の日々の診察は、理論的視点や「哲学的」視点さえ必要とし、また同時に、その人にとって必要な視点が得られるまで導いてくれる。つまり医学は哲学的な教育を施してくれるのだ。それどころかそれは哲学者から与えられる教育よりも良質で、より真実に近いものですらある！　これは私にとっては嬉しい発見だった。と同時に、こういったことがあまり広く認識されていないことが不思議でもある。ニーチェは哲学者の中でおそらく唯一、哲学とは私たちが体について理解する（あるいは誤解する）ための下地であると考え、哲学的な医師に理想の医師を見たのである（一八八六年に書かれた『悦ばしき知識』の前書きを参照）。

医学が単に薬の処方である限り、知性や思考の出る幕はごくわずかしかない。医師は薬を与える存在から一歩前進する必要がある。もしL‐DOPAが治療に充分な、あるいは完璧な薬であったら、あるいはそうあり続けたら、そしてもし治療、薬物そして「純粋に医学的な」アプローチだけで患者の問題を永久に解決できるなら、考慮すべき「状況」はなにも起こらなかっただろう。だが、まさにL‐DOPAの限界――考えうるあらゆる化学的アプローチや医薬の効力には限界がある――により、薬が誘発したそれほど奇妙でない問題とともに脳炎後遺症の類を見ない問題が再発したのである。ここにきて、他のかたちの理解と治療が求められ、薬物治療や、これまで一般に「医学」と呼ばれてきたものを超える必要が出てきたのだった。

そのためには、狭義の医学に加えて、体の組織や生命についてのはるかに深い理解に基づいた深遠な医学が必要である。それがとくに必要とされるのは、神経学の（そして神経精神医学の）問題や患者に直面したときだ。この急進的な新しい医学の最大の開拓者がA・R・ルリアである。だが、本書で扱ったような他に類を見ない患者たちは、ルリアさえも考えなかったような問題を私たちに突きつけた。理論的にも実践の場においてもこうした問題と向き合ったのが、控えめながらもきわめて重要な存在のジェームズ・パードン・マーティンである。彼はハイランズ病院の脳炎後遺症患者を詳しく観察、検討して、非常に重要で優れた本を執筆した（1967）。この本は、患者を他の誰でもないその人自身として理解するとともに、詳細にわたった長い観察の結果に基づいて記されている。現象に向けられた純粋な好奇心に、パードン・マーティンの該博な生理学の知識と洞察力が加わっている。そしてその洞察力には同時に、深い理論的関心と患者の命を救うことの大切さとが含まれているのである。マーティンは、どうしても動くことのできない患者が、さまざまな方法で動けるようになる様子を描写している。その方法とは、ときにはやさしく揺らすことであり、ときには手でつかむことのできる物を与えることである。そして興味深いのは、例えば地面に描かれた横断歩道など、外部からのプレッシャーあるいは命令を与える方法だった。

このような医学は革新的である。なぜならそれは生理学的な医学であり、体の機能と繊細かつ直接に結びつく、受け身ではない積極的な医学であるからだ。そこでは患者はもはや受動的に治療を受けるのではなく、自分自身を治癒する薬となる。それが根本的で合理的な医学であるのは、患者一人一人が学び、回復するために役立てることのできる普遍的な治療方法だからだ。それは積極的で協調性をもった生理学的な医学、患者と医師が学び合い、教え合い、話し合い、理解し合うことができる医学だ。つまり、こうした患者にとっては、L－DOPAの投与あるいは伝統的で経験主義的な医学に代わって、ルリアやパードン・マーティンの医学、普遍的で合理的な医学が必要なのである。

パードン・マーティンもルリアのように、神経障害を負った患者の治療のためのアルゴリズムあるいは普遍的な方法を探そうとしている。ただし、そのようなアルゴリズムはたしかに必要ではあるが、それだけでは充分でない。なにもスーパー・アルゴリズムやさらに強力なアルゴリズムが必要だというわけではない。必要なものはアルゴリズムよりも単純で、しかもアルゴリズムでは不可能な方法で患者の体の機能を働かせることができるなにかだ。この、あらゆる方法を凌駕《りょうが》し、アルゴリズムとも本質的に違う方法とは、いったい何だろうか。それは芸術である。

私がとくに好きなノバーリスの格言がある。「あらゆる病は音楽的な問題であり、全ての治療は音楽的に解決することである」というものだ。パーキンソン症候群と脳炎後遺症の患者において、この格言は驚くほどぴたりと当てはまるのである。足を一歩踏み出すことすらできない患者が、滑らかで優雅な動きで踊る。一言も話せない患者が、難なく歌い、適切な声量、豊かで繊細なイントネーション、そしてあらゆる感情を発する。それまでは体を引きつらせたり歩幅が小刻みだったり小字症だったりした患者が、突然、その行動に「生気を吹き込み」、滑らかな字体で書き始め、ルリアが「運動メロディ」と呼ぶ筆跡を取り戻す。それを見るたびに私も患者自身も喜ばずにはいられない。たった一つの動作も始められなかった患者が、無理なくボールを受け止めて投げ返し、しかもその動作は完璧で、彼ら自身のものなのである。

最も広く見られるとともに最も重要な現象が起こるのも、このときである。それはパーキンソン症候群の患者にとって他者の果たす役割について教えてくれる。多くの患者は自分一人で歩くことはできず、凍りついたり、歩幅が小刻みになったり、制御できないほどに加速したりしてしまう。だが、もし誰かが一緒にいれば、患者は難なく歩くことができる。しかも患者に触れている必要はなく、視線で触れているだけで充分なのだ。それを「接触反応」として説明するために多くのことが言われているが、それでは説明不充分で、実際の状態に入り込んではいないことは明らかである。

音楽が大好きなある女性患者は一人で歩くことはほとんどできなかったが、誰かが一緒に歩けば難なく歩くことができた。それについての彼女の言葉は非常に興味深い。「先生が一緒に歩いてくださると、自分の中に歩く力が湧いてくるんです。先生の力と自由を一緒に使わせてもらっているんですよ。先生の歩く力や感性や感情や、先生の存在をね。自分では気づかないうちに、先生はわたしにたいへんな贈り物をしてくださっているんです」音楽についての現象も、それとまったく同じではないにせよ、よく似ているという。「音楽から力をもらうのと同じように、他の人から力をもらうんですよ。他の人の自然な動き、音楽そのものの動き、動いているという感じ、生き生きとした動きなどが伝わってくるんです。動きだけでなく、存在そのものもね」彼女が語る並々ならぬ経験は「接触反応」を超えたものだ。

接触は基本的に音楽的なものであり、音楽は基本的に接触である。動きだすためには、まず「触れられ」なければならない。この患者が他者について語るときは、二つの存在の神秘的な「接触」について語っている。一言で言うなら、彼女は心の交わりについて語っているのである。

ともすれば私の文章は詩的な響きを持ちすぎるかもしれない。しかし、このような目覚めは、臨床的のみならず生理学的にも確認されているものなのである。私は脳波とビデオカメラを組み合わせることで、目覚めと芸術の持つ調整力を画像にすることができた。体の片側にアキネジアがあり、反対側は激しく動く（薬で片側の症状を抑えると、反対側の症状が悪化する）患者（エド・M）についての記録では、脳波が体の反応に比例した波を描きだすというすばらしい結果を得た。エド・Mはピアノとオルガンがうまい。それらを弾き始めたとたん、体の左側ではアキネジアがやわらぎ、右側ではチックと舞踏病が収まり、両側が見事に統合される。それと同時に、脳波に記録されていた激しく不均整なパターンは消え去り、その代わりに左右対称で正常なパターンが現われる。だが、演奏をやめたとたん、あるいはエドの内面で音楽がやんだとたん、臨床状態と脳波のパターンはともに崩れてしまうのだった（付録3「目覚めの脳波的基礎」を参照）。

つけ足しておくと、他のすべての患者についても同様だが、エド・Mにこの不思議な魔法が効かないこともある。この魔法は、一般的なアルゴリズムや普通の方法とはまったく異なっている。そして、機械的な働きによってかならず効果をもたらす薬とも違う。なぜ芸術や個人的な相互作用には「効く」ときとそうでないときがあるのだろうか。それについてはE

・M・フォスターの含蓄のある言葉がある。「芸術は薬ではない。服用したからといって効果が保証されているわけではないのだ。創造に向かう衝動のような、謎に満ちた気まぐれななにかが湧きあがらなければ、芸術の効果は得られない」

　こうした現象が現実であることには間違いないが、それはいかなる現実なのだろうか。それは自然科学の分野に含まれるのだろうか。科学は本当に、現実であると同時に概念化できないこうした現象を理解することができるのだろうか。私たちはよく「科学の目」について話すが、科学的な概念体系にはどこか視覚的で構造的なところがある。ところが、ここで私たちが向き合っているのは聴覚的な現象だ。音楽的で動的なものであって、静止した構造ではない。はたして科学の目は音楽が持つ本当の性質、人を動かす独特の力を感じることができるのだろうか。カントさえも（おそらくは嫌々ながらだろうが）それを感じ、音楽を「人を急かす芸術」と呼んでいるくらいだ。科学や思想が音楽について語るとすれば、まさにライプニッツのこの言葉を使うのではないだろうか。「音楽とは、無意識の算術以外のなにものでもない……。音楽は人間の心がそれと意識せずに計算をすることから得られる喜びである」結構な指摘だが、これは音楽の本質についてはなにも語ってはいない。音楽に欠くことのできない内的な動きについても、それ自身が動く力についても。その力によって、音楽は生き生きとし、人に生気を与えるのである。ライプニッツの言葉は、音楽の内にある命についてはなにも語っていない。

　ただし、彼の言葉にはある種の真実も含まれている。音楽の中にはたしかに無意識の計算があり、私たちは泳いだり走ったりするときに、それを強く感じる。用心深くその動作を始め、意識してステップやストロークを数える。そして――どちらかというと唐突に、意識することもなく――私たちはそれを「感じ」、確実なテンポあるいは体内のリズムにしたがって、意識して数えることなく走ったり泳いだりし続ける。つまり、私たちの動作は知らぬ間に境界を飛び越え、メトロノームから音楽へと移るのである。

ところがライプニッツは、音楽は無意識の計算、体内のメトロノーム以外のなにものでもないと言っているようだ。たしかに、こうした体内のペースメーカーは存在する。パーキンソン症候群患者の場合、その機能は大幅に失われている。音楽について多くを語ってくれた患者が口にする、「音楽がなくなる」という言葉が意味するものはまさにそのことなのだ。

パーキンソン症候群の患者はたしかに、大きさやリズムを測る内面の機能を根本から失っている。[146] そこで突発的な加速や遅延が生まれ、動作が大きくなりすぎたり小さくなりすぎたりする。彼らはあらゆる内的基準を失って、空間と時間の中に迷いこんでいるのだ。あるいは内的基準がおそろしいほどに気まぐれで、不安定で、歪んでいる。私は先にこのことを「相対論的な狂乱状態」と呼んだ。もちろん、もっとも基本的なところで、パーキンソン症候群患者は基準を必要としている。そしてアルゴリズムや芸術、指示、行動などは、この基準を提供するという意味で共通しているのだ。だが、「基準」が意味するもの、とくに基準という感覚が意味するものはいったい何だろうか。というのも、パーキンソン症候群患者が失ったのは「基準」という感覚であり、それを取り戻さなければならないからだ。物理学的な意味においては、基準とは常に一定の値を刻む物差しや時計のようなものである。パーキンソン症候群患者の場合、その内なる物差しや時計がすべて歪んでいる――ちょうどサルヴアドール・ダリの有名な絵のように。いくつもの時計の進む速さがすべて異なり、それぞれが違う時を刻んでいるその絵は、パーキンソン症候群を象徴しているのかもしれない（ダリ自身、パーキンソン病の兆候を感じていた）。パードン・マーティンが示しているのは、パーキンソン症候群患者の心の、基準がばらばらになって狂ってしまった混沌とした状態――壊れた時計と物差し――の代わりになるような罫線と時間なのである。

だが、それがその人にとってきちんと機能しない限り、いかなる基準や規則も意味を失ってしまう。体の姿勢は重力への反応であり、また、その人に対して働くその他の物理的、生理学的な力への反応だと言うこともできるだろう。姿勢はそうした力の結果であり表現である。だが、それは、その姿勢をとる人自身の積極的な表現であり、単に機械的で数学的なものではない。あらゆる姿勢は、機械的で合理的であると同時に、独特で個性的なのだ。あらゆる姿勢は「それ」であると同時に「私」である。あらゆる姿勢や言動は感性や優雅さで満ちている（「優雅さは役者とその動きの間の独特な関係を表わす」とビンケルマンは書いている）。そして、パーキンソン症候群の患者はまさにそれを欠いているために、姿勢や言動に自然さがなく、自然な感情表現や優雅さを失っているのである。生き生きとした「私」の不在――私たちはパーキンソン症候群の不活発で非人間的な状態を見ることができる。これが「実存」療法の理由づけである。指示するのではなく呼び起こすこと。それは芸術を利用して不活発さ（inert）（つまり「内にこもった芸術（in-art）」）と戦うよう励まし、個人的なことや生きることについて想い起こさせる、つまり患者を目覚めさせ行動を促す療法である。こうした患者のひどく狂った体の機能を正常にするのが、医薬品や手術、あるいは適切な生理学的手段である。「それ」を調整することこそ科学的な薬の働きなのだ。だが、潜在的な意志、つまり「私」を呼び覚まし、その命令や調整の力を発揮させて統一性と規則性をとり戻させるのは、芸術や生きた触れ合い、実存の医学の働きである。究極的な規則や物差しとは、長さや時間を測るのではなく、個人的な「私」を測るものである。医学のこうした二つの働きは体と心のように混じり合い、互いに与え合うべきなのだ。フロイトはこう書いている。「『それ』があるところに、私もなければならない」

ここで述べることはあまりにも根本的なためにかえって説明が難しいが、パーキンソン症候群という人格をもった患者は存在しない。なぜならその人、その人の中の「私」が「パーキンソン症候群になる」ことは決してないからだ。「パーキンソン症候群にかかる」唯一のものは、その人の大脳皮質下の「行け！」という指令だけで、それをパブロフは「大脳皮質下のやみくもな力」と呼んだ。「私」ではなく「それ」でありながら、「私」を征服し、奴隷とする。これはこの病気独特の屈辱的状態の一つであり、患者はそれを知り嫌悪しながらも、直接その指令に抵抗することはできない。パーキンソンよりも一世紀も早く加速歩行について書いたガウビウスが、まさにそのことを指摘している。「症状が起こるのは筋肉が意志の衝動によって激しく刺激されたときであり、その症状は抑制の効かない敏捷さで、本人の心とは反対に動く」ガウビウスが二つの相反する意味で「意志」という言葉を使っていることは明らかである。「それ」の意志つまり本人には無意識の動き、そして自由と自律性という意味での「私」の意志である。

科学的なアプローチによって、無意識の動きを調整することはできる。だが、「私」の解放は「実存的」なアプローチによってのみ可能である。「私」は消滅させられたわけではないものの、休眠状態にある自由な意志や自律性であり、「それ」に捕われ横たわっていたのである。これまでパーキンソン症候群患者のことを「空間や時間の中に迷いこんだ」とか「壊れた時計や物差しの混沌」などと表現してきた。これらはカントの公式に従って状況を説明したものだといえよう。というのも、空間や時間が経験の本質であり、空間と時間（あるいは空間と時間の感覚）は有機体や心の「構成物」であるというのはカント哲学の概念だからである。先には相対性理論的またはアインシュタイン的な心的機能の乱れを述べたが、これからはより一層根源的な、「カント的」な心的機能の乱れについて語ろうと思う。そして究極的にはアキネジア（akinesia）が「非カント的」（aKantia）であることも。

カントは『純粋理性批判』の中で、空間と時間が経験（つまり知覚と言動）の本質である（先験的に総合される）と述べている。だが一方、『実践理性批判』では、作用や意志、つまり「私」（そして「私はその意志によって定義される――我望むゆえに我あり」と）について述べている。つまり、私たちにはカントのあらゆる思想を取り込んで考察する必要があるのだ。

こうした考察は「科学」の範疇から外れているのだろうか。たしかに、純粋に経験的な科学やヒュームの法則による科学からは外れている。なぜなら、ヒューム的科学は理想的な経験の形を否定するだけでなく、「個人的なアイデンティティ」をも許さないからだ。だが、ここまでの考察は、ここまで語ってきたすべての現象を包みこむより大きくより全体的な「科学」の概念を示していると私は信じている。このような「カント的」科学は、未来の科学といえるだろう。

非常に小さな分野だと思えたもの――脳炎後遺症患者の研究と治療――から、思いがけなく広大な視野が開けた。私たちの眼前に模範的な形をとって、未来の医学が、つまり完全に合理的でありながら実践的な科学的医学であり、またすばらしく基本的な「実存的」医学が、胸のすくような形を見せてくれたのだ。その二つは永久に別々のものでありながら決して離れることはない。そして二世紀前にライプニッツが書いたように、矛盾することなく補足し合い、結合を求め続けるのである。

ものごとの本質がわれわれに与える影響の多くは、二つの方法から説明できるように思われる。一つは直接原因を考慮すること、もう一つは最終原因を考慮することによって……。どちらの方法もともに正しい。それらはともに神の摂理を賞讃するだけでなく、物理や医学の分野で重要な事実を発見することにも役立つのである。この二つの異なる分野でものを書く人々は、互いの悪口を言ってはならない……。もっとも良いのは、二つの思考を交わらせることであろう。

あるとき、私は世の中で最も興味深いことは何かとルリアに尋ねたことがある。彼はこう答えた。「一語では言えませんね。二語使わなくては。それは『物語的な科学』です。それを発見あるいは再発見することは、私の生涯の願いなんですよ」私自身の答えもまったく同じものとなるだろう。ここ一五年間脳炎後遺症の患者たちとともに働いてきて、私が感じる奇妙な喜びは、私の中で科学的な洞察と「物語的」な洞察が融合し、私の精神と心を同じように動かせるようになったことである。そして、それ以外のあらゆることは、この二つを捨て去ることだと知ったのである。

若かった頃、私の心は二つの情熱的で相矛盾する興味と野心に引き裂かれていた。それは科学の追究と芸術の追究だった。医師になって初めて、この二つを束ねることができたのである。すべての医師はすばらしく幸運だと思う。なぜなら人間の本質の二つの面を適切に表現することができるからだ。そしてどちらか一つのためにもう一つを押さえつけずにすむのだ。

ダーウィンの『自伝』に、彼の深い苦悩を物語る文章がある。

私の精神は、ここ二〇年か三〇年の間に変わってしまった……以前は絵画を見ては考えに耽り、音楽を聴いては幸せな気分に浸ったものだった。だが、今では……絵画や音楽から得られる喜びを失ってしまった。……私の精神は、事実の寄せ集めの山の中から普遍的な法則をひねり出す機械になってしまったようだ。……これらの趣味の喪失、より高貴なものを愛する趣味の喪失は、実に奇異で嘆かわしいことだ。それは幸せの喪失であり、私たちの本質の中にある情緒的な部分が弱まったことにより、おそらくは知性が、より確実には理性が傷を負うことになるのだろう。

ダーウィンの記述は、科学や科学的な医学にもあてはまる。それらはあまりにも閉鎖的で、

「私たちの本質の中の情緒的な部分」を内包しないからだ。医師として患者のことを思いやるとき、唯一そのときのみ、この危険から逃れられるだろう。このような思いやりは、科学的な正確さの邪魔にはならない。なぜなら、それぞれが互いの働きを保証するからだ。研究対象の患者に対して愛情を感じなければ、いかなる患者の集団をも何年間も詳細に研究し続けることはできない。このことは脳炎後遺症の患者についてはとくに正しく、終わりのない科学的興味をかき立てられつつ、年月とともに彼らが人間としてますます愛しく思えてくるのだ。この愛情は感傷的なものでも筋違いのものでもなく、患者を研究しているうちに、彼らを愛するようになっていくのである。そして愛することによって、彼らを理解できるようになる。つまり研究、愛情、理解はすべて一つなのだ。複雑な症候群をクロスワードパズルを解くかのように研究する神経科医は、しばしば冷血な人間と思われがちである。神経科医はめったに感情を表に出さない。それでも彼らの感性やその暖かさは、本物の仕事を透かして輝いているのである。パードン・マーティンによる脳炎後遺症患者の研究は冷たく正確なのではなく、暖かく共感を持ちつつ正確なのだ。文章の陰に隠されたマーティンの想いは、その本の次のような献辞で明らかにされている。「ハイランズ病院の脳炎後遺症患者の皆に本書を捧げる。その破壊された人生から他の人々が何がしかの恩恵を受けることができるように、彼らは進んで研究に協力してくれた」

一五年間患者たちのそばで仕事をしてきて、彼らは私が知る中で最もひどく病に傷つけられていてもなお、最も気高い人々であると考える。「目覚め」が彼らにどのような利益をもたらしたにせよ、その人生は修復不可能なほど破壊されたままだ。だが、彼らを知ってからの長い年月の間、彼らはほんのわずかな苦々しさも表わしたことはなかった。その代わり、どこか説明できないところで自らの状態を大きく肯定しているように感じるのである。彼らの勇気は英雄的でさえある。人生に対する信じられないほどの拘束を受けながら、彼らは生き延びてきた。身体障害者としてでも精神障害者としてでもなく、苦痛に耐え続け、不平を言わず、悲観せず、そして笑うことによって偉大な人となった。虚無的になったり絶望したりせず、なぜかは説明できないが人生を肯定し続けた。彼らを通して私は、人間の身体は想像を絶するほど痛めつけられうること、神経病の患者しか知りえない地獄があること、ある種の神経学的障害は底が見えないほど深いことなどを知った。かつて私は、一度地獄へ落ちた人は二度とそこから戻ってこないものと考えていた。だが、そうではないことを患者たちから教わったのである。地獄から戻ってきた人々は、その経験を永遠に内に留めている。彼らは底なしの深さを知り、忘れることは決してないのだ。それでもその経験によって彼らは深みを増しただけでなく、最後には子供のように無垢で陽気になった。それを理解するには、私たち自身が深みに下りていかなければならない――脳炎後遺症の深みが無理だとしても、自分自身の内にある深みの中に。ニーチェはこう書いている。

偉大な痛みのみが、長い時間をかけて緩やかに我々を襲う痛みのみが……我々に自分自身の奈落へ下りていくことを強いる。……そのような痛みが我々を「まし」にするかはわからない。だが、それによって我々がより深くなることはわかる。……最後になったが最も重要なことを書こう。このような奈落、このような重い病から、人は新しく生まれ変わって戻ってくる。脱皮して……より陽気な気分で、喜びのうちに危険なほどの無邪気さを抱えてはいるが、かつての自分自身よりも一〇〇倍も明敏になって。

この言葉に、「目覚め」から学ぶことができるすべてが含まれているとは言えまいか。

フランシス・D

フランシス・Dについて、私はこう書いた。「フランシスは相変わらず少量のL‐DOPAとアマンタジンを間隔をおいて投与されている。……彼女はL‐DOPAの効果が最も良く現われてその状態を良好に保っている患者の一人であるとはいえない。……だが彼女は、ほぼ生涯にわたって続いてきた、性格を歪めてしまうような病気の力や脳への強い刺激に耐え、ほとんどの患者が生きて出ることのない慢性疾患患者向けの病院での幽閉生活にも耐え抜いてきた。現実に深く根差すことによって、彼女は病気、極度の興奮状態、孤独、入院生活に打ち勝ち、一貫してそうあってきたように、完全な人間性を保っているのである」

その状態は一九七六年まで続いた。フランシスはL‐DOPAを必要とし、一方では過剰反応を示し続けたが、幸運なことにそのどちらにおいても、他の患者ほど極端な激しさはなかった。彼女の状態は薬を投与されるたびに良くなったが、数カ月に一度は「休薬日」を必要とした。L‐DOPAへの反応は穏やかであり続けた。九六九年に経験したような極端な反応や暴力的な状況が繰り返されることはなかった。生理的、薬学的反応を乗り越えて―

—明らかに彼女自身がそうした反応を調整し、また逆に調整され——彼女は見事に、驚異的な「順応」を見せ、たいへんな勇気とユーモア、そして陽気さを保ち続けた。人々は彼女をますます彼女その人として見るようになり、病理を持った患者だということを忘れてしまうようになった。

多くの面でひどいハンディキャップを負い、年月とともに体重と力を失うことで障害が重くなっても、彼女は説明できない穏やかさを見せて輝き、幸せであるようにさえ感じられた。一九七六年、重いインフルエンザ——一九一九年の「スペイン風邪」に似た「豚インフルエンザ」——にかかったフランシスは、肺炎を併発して死んだ。五七年もの間病気だったが、それは輝やかしい人生であった。

ローズ・R

私が知る患者の中で、ローズの人生ほど不思議で超自然的なものはない。私はL‐DOPAの投与を始める前からそれを感じていた。「……彼女の治癒を強く望んではいるものの、彼女がその千里眼のようなまばゆい白昼夢からついに視線を転じてあのタクシー・ドライバーの老いた顔、つまり世の中というものを目にするとき、いったいなにが起こるのだろうかと自問せざるを得ない……」

彼女がL‐DOPAを投与されているとき、私はこのように感じていた（「一九二六年が彼女の『現在』なのか？」）。そしてローズの話の最後に、もう一度その思いを強くしたのだった。「……彼女は眠れる森の美女であり、『目覚め』ることに耐えられず、二度と目覚めることはないのである」

一九七二年以降の年月も、それ以前と同様長く空っぽなものだった。一九六九年の夏に一条の激しい稲妻をひらめかせたあと、ローズは彼女自身の秘密の王国の中に戻ってしまい、二度とそこから現われ出ることはなかった。そこは真っ暗闇なのか、まばゆく輝いているのか、空白なのか、夢なのか――いったいどんな場所であるにせよ、私はとうとうそこに入り込むことも理解することもできなかった。[147]彼女はL－DOPAによってどうにか支えられ、定期的な「休薬日」をはさみながら服用し続けた。その効果は間違いなくあったがひどく限定的で、一九六九年の出来事のようなものを見ることはなかった。相変わらずきわめて重い眼球回転発作が起き、その最中には彼女は死が迫っているように感じた。そして「私は死ぬ、知っている、知っている、知っている」とか「殺される、殺される、殺される……」などとつぶやくのだった。恐ろしいことに彼女の予感はある日突然現実のものとなった。一九七九年の六月、夕食をとっていたローズは激しい眼球回転発作に襲われて弓なり緊張を起こし、鶏の骨を喉につまらせてその場で窒息死したのである。一九二六年に悪夢を見て病気になって以来、彼女の病気は信じられないほど重く、他者が近づくことも心を通わせることもできない状態のままだった。

ヘスター・Y

私たちの「ヨーヨー患者」（この言葉が最初に使われたのは一九六九年八月二六日付《ニューヨーク・タイムズ》紙上である）や「双極性障害」の患者、L‐DOPAに対して全てか無かという反応をするすべての患者の中で、ヘスターの反応は最も重く、見る者に目を見張らせるものだった。この傾向は一九六九年五月のL‐DOPAの投与開始後に彼女が危険な「限界」水準の反応をみせたときから顕著だった。彼女はある朝、まさに看護スタッフが私に告げたように「爆発」し、それ以来一日に何度も内側や外側に向けた爆発を繰り返し続けている。他の多くの患者（例えばフランシス・D）は最初はL‐DOPAに対して激しい反応を示すが、その後はもっと穏やかで調整が効くようになる。だが、ヘスターの反応は調整不能な激しさを保ち、核爆発あるいは恒星の爆発とも思えるほどで、「ブラックホール」と「超新星《スーパー・ノヴァ》」を行き来し、その間にはいかなる状態もほとんど存在しないのだった。L‐DOPAを中止することも投与量を大幅に減らすこともできなかった。というのは、そうした試みをするたびに彼女は呼吸困難や昏睡状態に陥ってしまうからだった。この生理的なすさまじさよりもさらに不思議なのは、彼女の本質的な人格が激しさを伴わずにバランスを保っていたことだった。一九七二年に私はこう書いている。「激しい衝動に駆られることもあるが、ヘスター自身はそれを『超越』している……L‐DOPAに対して示す生理的な反応は最も突飛で不安定なものだ。それにもかかわらず、彼女は患者の中で一番『冷静』な感情を保つことができ、こうした反応に適応することができる」

一九八一年現在、彼女の状態は同じままだ。相変わらずL‐DOPAを必要としているが、彼女自身の活動も変わらず続けている。ビンゴ・ゲーム（彼女に勝てるのはミリアム・Hだけだ）やガーデニングにいそしみ、詩の朗読会や遠足に参加し、マウント・カーメル病院で可能な限りの充実した生活を送っている。彼女の基本的な病気は活動をほぼ休止しているといえるだろう。現在では、これが脳炎後遺症患者によくあることだということがわかっている。彼らと通常のパーキンソン病患者との間にははっきりした境界線を引くことができる。なぜならパーキンソン病患者は、ゆっくりとではあっても進行性の病気によってトり坂を転げ落ちていかざるを得ないからだ。とはいえヘスターの胴体の重いジストニーと脊柱後彎症はますます重くなり、彼女はバランスを崩しがちで、一人で歩くことが難しくまた危険にもなった。幸いなことに、彼女と仲の良い患者がヘスターの座る車椅子をどこへでも押していき、彼女の手助けをし、他の誰も理解できないような「粉々になった」声を聞いて理解してくれる。このコンビではダイヤモンドのように鋭敏なヘスターが「頭脳」であり、脳に少し障害があるが動作に問題はなく非常にやさしい性格の友人が、「モーター」あるいは体力だった。「共生」という言葉は適切ではあるが、この二人の関係を表わすには不充分かもしれない。というのも、二人は互いに依存し補いあってはいるが、そこにはそれ「以上の」なにかがあるからだ。それは利己的でないやさしさと心根の良さであり、それによって両者がともに恩恵を受け、二人を見る人々もまた幸せな気持ちになる。マウント・カーメル病院ではこうした友情が数多く見られ、この場所の悲劇的でときには地獄のような闇を照らす力強い心の光となっているのだ。

状況は驚くほど複雑である。ヘスターに対立する力は大きく、彼女を支える力もまた大きい。だが、L‐DOPAの投与なしには、こうした力が問題になることも、私たちがその存在を知ることすらなかっただろう。L‐DOPAが、そしてL‐DOPAのみが彼女の現在の生活を可能にし、L‐DOPAがなければ、彼女は実質的に「死んで」しまっていただろう。ヘスターの人生が変わったのは一九六九年五月一七日、彼女が「爆発」し、L‐DOPAによって「目覚めた」日である。その日以前は、彼女は「眠ったまま」で存在していないも同然だった。その日以降、苦痛やさまざまな問題はあるにせよ、彼女はしっかりと目を開け、情熱と感謝の気持ちを持って世界に帰ってきた。ヘスターは一二年と半年にわたって目を覚まし続け、薬への反応が悪化したことも反応できなくなったこともない。彼女は一九六九年五月の「超自然的な誕生」から一三回目の誕生日を祝ったばかりだ。今後も生涯にわたってこの状態を保っていくものと思われる。

ミリアム・H

一九七二年の夏に、私はミリアムについてこう書いた。「あれこれ考えあわせれば、ミリアムはこれまでのところうまくやっている……。私には測りしれない力で、彼女は病気の深さよりもさらに深い健康を保ち続けたのである」一九八一年現在、うれしいことに同じ状態が続いている。たしかに本書で取り上げたマウント・カーメル病院の脳炎後遺症患者の中で、ミリアムは最も良い状態を保ち続け、充実した生活を手に入れ、（一九七二年以降は）問題に患わされることもほとんどない。一日に四回、八二五ミリグラムずつというかなりの量のL‐DOPAが必要で、それに多くを負っている。しかし投与量を減らさざるを得ないような深刻な問題もなく、非常につらい「休薬日」を設けたり投与を中止する必要などもない。たまに軽いチックの発作が起こり、ときにはその発作が重くなることもある。癇癪を起こしたり、奇妙な事柄が頭からはなれないこともある。そして「果てしなく」計算しなくてはならない発作に見舞われることもある。そんなときには脳が激しく興奮し、脳波が痙攣性の変化をすることが脳波計で確認された（註77）。L-DOPAの投与前は四〇年以上も毎週のように起こっていた仇敵の眼球回転発作は、一〇年以上も姿を消していた後、一九七九年になって再び現われた。だが、以前よりずっと穏やかで耐えられる程度のものになり、しかもごくたまにしか起こらなくなった。

臨床的な観察とEEGの両方から明らかになったことは、ミリアムは「目覚め」ただけでなく、L-DOPAによって「スイッチを入れられた」ようになったということだ。顕著なヒステリー発作や癇癪や「発作」の合間に、彼女の脳は異常なほど高レベルの緊張と活発さを示し、爆発と発作の閾にまでくる。それとともに、「頭の冴え」や精神の加速が起こる。彼女は一時的なトゥレット症状（チック、ののしり、なにかへの執着、計算癖など）ばかりでなく、トゥレット症候群患者に特有の、奇妙な冗談の連発や頭の回転の速さなどを見せた（Sacks, 1981 and Sacks, 1982a）。また、何度も彼女と会話することにより、そしてマウント・カーメル病院に入院してまもない日々について書き留めた彼女の異常に詳しいメモによってでも、わかったことがある。それは、L-DOPAによって入れられたスイッチあるいは覚醒のいくつか（おそらくはほとんど）によって、L-DOPA以前から彼女にあった性癖や傾向が解き放たれたということだ。それらはパーキンソン症状が進むにつれて抑制され、彼女の内部に閉じ込められるようになっていた。つまり、進行するパーキンソン症状によって隠されていた（あるいは忘れられていた）もともとの脳炎症状である衝動やチックが解放（おそらくは助長）されたのである。

フランシス・Dが「L‐DOPAによって興奮すると、奇妙で原始的な衝動や強迫行為」が湧きあがることを観察し、私は（彼女自身も）眠っていた既存の脳炎後遺症の傾向が、彼女（とそれら）がL‐DOPAによって「目覚め」ることで、このように「解放」されたのではないかと考えた。ミリアムと他の数人の患者の場合、この解放はL‐DOPAの投与をなく、長期間継続したときに起こっている。そして、圧倒的な感情や衝動が突然突き上げるのではなく、それ以前から存在していた精神生理学的な「レパートリー」あるいは「性格」のすべてがゆっくりと現われるのである。または、多彩で複雑な傾向をもつ潜在的な「性格」が、一部は表面に現われ、一部は休眠したままで長い年月を超え、L‐DOPAの持続的な刺激を受けたために再び現われたということも、ある程度考えられる。

本書で取り上げた二〇人の患者のうち、私の評価が最も外れていたのがミリアムだった。一九七二年以降ようやく、私は彼女の内気さの向こう側を見通せるようになり、彼女がいかに豊かな個性と知性を持ち、人間として大きな人物であるかを知ったのだと思う。それ以前はきっと、彼女は内気なばかりでなくパーキンソン症状と鬱によって自分の内側に引きこもっていたのだろう。以前の彼女が引きこもりの問題一つを相手にして生きてきたとすれば、今の彼女はいくつもの問題に立ち向かわねばならない。ミリアムが直面している問題はトゥレット症状の遠心力であり、発作的で強迫的な動作と思考なのである。もし彼女の本質がこれほど大きくなかったら、Ｌ－ＤＯＰＡによって生まれた「偽りの自己」あるいは奇妙な「舞い上がった状態」（註28参照）に連れ去られるか苦しめられ、ばらばらにされるかさもなくば歪められていたことだろう。だが、彼女の本質はいささかも分解されていない。たしかに痼癖や発作によって一時的に分解されはするが、それが終わると、彼女は力強い自己をとり戻す。発作は、（彼女のお気に入りの言葉を使えば）内なる秩序と彼女らしさの基本的な部分を混乱から救い、興奮を抑えて無害なものとする「道具」ではないかと思えてしまうほどだ。ミリアムはトゥレット症状の興奮をうまく調整し、日常の性格の隅の方にそのための場所を確保し、そして驚くほど速くなった思考とそれが生み出す考えから、ある種の楽しみすら見い出している。彼女は症状が出るにまかせ、そのための場所も与えている。しかし症状をコントロールしているのが他でもない彼女自身であることに、疑いの余地はない。たしかに「自動トゥレット症状」、偽りの自己、あるいは「それ」は存在するが、本物の自己つまり「私」がその手綱をしっかりと握っているのである。ミリアムがくぐり抜けてきた諸々のことを思うと、それは信じがたいとしか言いようがない。

ミリアムがマウント・カーメル病院に入院してから五〇年になる。はじめの三七年間は、引きこもった絶望的な状態に向けてゆっくりと落ち込み続けた時代であり、もしかすると「後ろ向きの」郷愁や死で終わっていたかもしれない。だが、その後の約一二年間はＬ－ＤＯＰＡによって「目が覚めて」いるすばらしい年月となった。ミリアムは現在六五歳だが、年齢よりずっと若く見え、明晰な頭脳を持ち、エネルギーにあふれ充実した生活を送っている。あまりにも充実していて、たまにマウント・カーメル病院の規則から外れてしまうほどだ。他の多くの患者のように、彼女もまた、L-DOPAがずっと前から存在しなかったことを残念がっている。だが、彼女はそれを恨まず、目を未来に向けて、L-DOPAが約束する良き年月を楽しみにしているのだ。

マーガレット・A

マーガレット・Aについての記述は暗い雰囲気の中で終わっている。「その後の三年間は悪化し続けたのである。……もともとの彼女、活発で明るかったマーガレットは、いくつもの不完全で未発達な分身になり変わってしまった」ただし、私は彼女を元どおりにしてくれるものについても言及している。それは音楽、自然、愛情、自由、そして「生活」である（「マーガレットはこのひどい病院に閉じ込められているせいで、頭がおかしくなるんですよ！」）。

本書の初版では、一九六九年の九月に病院の経営方針の変化によって雰囲気が暗くなり、それがすべての患者に暗い影を落としたことを述べることしかできなかった（例えば註39）。だが、一九七三年になると、幸運なことに経営が刷新されてより穏やかな方針をとるようになり、患者に対する厳しい態度の多くは改善された。それとともに、以前の友好的で気楽な雰囲気も戻ってきたようだった。このことは患者の気分や意気にただちに反映されたばかりでなく、L-DOPAに対する彼らの反応にもはっきりと現われた。とくに、絶望的なほど不安定な反応を見せていた患者の中には、今では比較的安定し、潜在的な「順応」を見せる人もいる。やさしい性格だが感情的な脆《もろ》さがあり、痛々しいほど傷つきやすいマーガレットは、そんな劇的な良化を遂げた患者の一人である。

『目覚め』のドキュメンタリー・フィルムが完成した一九七三年の一〇月には、マーガレットはL‐DOPAに対して安定を著しくとり戻してはいたものの、相変わらず過敏でありながらも薬を必要としていた。もう生理学的な激しい揺れを見せることはなく、初めは重い脳炎後遺症の症状のために妨げられ、次いでL‐DOPAへの不安定な反応のために妨げられていた数々のことができるようになった。彼女は驚くほどの穏やかさと深み、個人としての（そして芸術的な）統一性と美しさを手にいれ始めた。このことはドキュメンタリー・フィルムでもはっきりとわかる。彼女が話したり歌ったりする姿は魅力にあふれ、フィルムの制作者たちをびっくりさせた。なんといっても彼らが想像していたのは、「症例9　マーガレット・A」の最後に描写された、病気に覆いつくされて希望を失い、くじけてしまった彼女の姿だったからだ。

マーガレットに残された時間、彼女はこの深い穏やかさと統一性を保ち続けた。それらは彼女が耐えつづけた年月、脳炎後遺症による障害を背負った過酷な数十年間、そしてそれよりもさらに残酷な苦しみを与えたL‐DOPAの最初の三年間を乗り越えた彼女が手にいれた勲章のように思えた。最後の四年間は、マーガレットの人生で最良の年月――少なくとも、ここ四〇年間で最良のものだった。最後の数年間――それがもっと早く訪れなかったのは本当に悲しいことだ――彼女は身体の動きや感情が良くなったり悪くなったりする状態から解放され、友人をつくり、ガーデニングをし、遠足にも出かけた。なによりもすばらしいことに、彼女は病気に苦しむ仲間たちのために歌を歌ってくれた。苦しみ、そこから生還した心で「脳炎後遺症のブルース」を作って歌ったのだ。他の多くの患者のように、彼女も芸術に浸っていった。

一九七六年に、マーガレットは転んで腰の骨を折り、手術後に重い合併症にかかって死んだ。何カ月間も病気と痛みで苦しんだが、見事に穏やかな最期だった。彼女はいっさいの恨みを口にせず、苦しみによって精神的に浄化されたようだった。そしてちょうど死ぬ前日になって聖職者《ラビ》に詩篇を読んでもらったロバート・Oのように、マーガレットも死ぬ前にモーツァルトのレクイエムをかけてくれるよう頼んだ。私たちはみな彼女を愛し、彼女の死に臨んで涙を流した。

マイロン・V

マイロンは最も深刻な「双極性」の病気を患い、初めのうちは病理的な両極端の間を常に行ったり来たりしていた。一九七〇年から七二年にかけてはとても良い状態で、労働と愛情による劇的な癒しの力を見せてくれた。だが、悲劇的にも彼の力の及ばない状況の下で仕事も愛情も失ってしまい、それとともに状態も悪化した。

マウント・カーメル病院の運営方針は一九七三年以降は穏やかになり、マーガレット・Aのやさしい心を癒しながらも、資金的には困窮し、スタッフと設備の多くを失った。作業工房も部分的に閉鎖せざるをえなくなり、その中にはマイロンの孤独でつらい心の回復に欠くことのできなかった靴修理工房も含まれていたのである。

その後の展開は恐ろしく――そして恐ろしいほどに素早かった。マイロンが憂鬱と引きこもりの中に落ち込むと同時に、深刻なパーキンソン症状とカタトニーが現われた。Ｌ‐ＤＯＰＡは突然その効力を失い、どんなに投与量を変えたところで、いかなる効果も得られなかった。投与量を一日に六グラムにまで増やしても、それまでの効果をまったく現わさなかった。こうして薬の効果が突然消えてしまい、マイロンが奈落の底に突き落とされた様子は、気の毒なルーシー・Ｋに起こったこととほぼ同じだった。

これは推論の域を脱しないが、もし一つの問題が次の問題を誘発することがなければ、何らかの折り合いをつけることができたのではないだろうか。この悲惨な時期、マイロンがそれまでにもまして深い愛情と支えを必要としていたときに、彼は妻と息子から切り捨てられてしまった。自分自身の弱さとノイローゼをかかえた彼らは、マイロンが社会からこぼれ落ちた一九五五年から六九年にかけての悲劇的な悪循環を再現するように、マイロンから遠ざかったのだった。

私はそのとき、ルーシー・Ｋに対して感じたのと同様に、これが一巻の終わりであり、遠からず死が訪れるだろうと思った。だが、その考えは間違っており、マイロンは死ななかった。私は半分、彼が死ぬことを期待していたと言っていい。その状態を命と呼べるなら、彼は続く八年もの間、命を保ち続けたのだ。私たちはＬ‐ＤＯＰＡを中止し、その後再び投与を始めた。シネメット、シンメトレル、ブロモクリプチン、アポモルヒネを試したが、なにをしても彼の状態を変えることはできなかった。マイロンが必要としていたのは生活であり、生きる目的であり、それは薬瓶から出てきはしない。彼はほとんど動くことも話すこともしなくなり、その体は信じられないほど硬直し、パーキンソン症状、カタトニー、伸張過度（パラトニア）が組み合わさって、気の毒なルーシーのように猛烈に固くなってしまった。このすさまじい硬直が続くことで、四肢をほんのわずか動かすことさえもできなくなり、関節が元に戻らなくなって、関節強直症になってしまった。そして過度に痩せて皮膚が裂け、褥瘡《じょくそう》になった。骨と皮ばかりに痩せ衰え、まるで死体のように見え、身体のこわばりが死後硬直を思わせた。それは心の死後硬直でもあり、マイロンは自分自身とその身体を死ぬまで憎んだのだった。ただし目だけは生きていて、燃えるように一箇所を見つめていた。その目をのぞきこむのは奈落や地獄をのぞきこむようなものだった。彼がなぜあれほど長く生きながらえたのか説明はつかない。あるいは彼自身が生きることを、生きながら死ぬことを望んだのかもしれない。

マイロンは何度も肺炎にかかったが、その度にペニシリンによって確実に回復した。そしてついに一九八〇年、応急措置を施すことをやめると、肺炎と自然がその摂理を果したのである。

ガーティ・C

まったく予測のつかなかったおそらく唯一の例が、ガーティのその後であろう。一九七四年にＬ－ＤＯＰＡの投与を再び始めるまで四年間のブランクがあり、その間彼女は薬をまっ

たく受け付けなかった。一九六九年六月に初めて投与したときには短期間の幻覚が現われたが、それに続いて暴力的な狂乱状態に陥って手足を振り回したり、いくつものチックを併発したりといったすさまじい反応が現われた。そして一九七〇年の終わりには、L‐DOPAもアマンタジンも受け付けなくなってしまい、強い薬はまったく投与しないままになった。それでも、彼女の精神は非常に安定していたので、無理に目覚めさせたり混乱させたりする必要はないように思われた。ガーティはユーモアと品位を持って現状を受け入れたのだった。

いつまでも残っていた薬の影響がようやく収まると、彼女の声はほとんど聞き取れないほどのささやきになってしまい、状態もL‐DOPA以前のものに戻ってしまったようだった。唯一の例外は、毎晩忠実に訪れる幻覚だった。そんなわけで、彼女の話はここで終わるように思われた。

四年間薬なしで過ごした後でL‐DOPAを再開すると、ガーティはたちまちすばらしい——しかし切れ切れの反応を見せた（いわゆるオン／オフ現象）。中でも発声はほぼ完璧になったが、それが続くのは一日に数時間だけなのだ。完璧に話すか、まったく話せないかのどちらかだった。両者の交代は突然起こり、言葉の真ん中で起こることもあった。話したり動いたりできるときには身体を自由に動かせる（長く続いているジストニーや筋固縮によって限界があるとはいえ）が、この自由な動きは一瞬にして止まり、代わりに発声障害、アキネジア、ひどい震えや筋固縮が現われる。その反対も一瞬で起こる（その速さはEEGに記録されている。付録3「目覚めの脳波的基礎」）。

この状態がここ七年間以上続き、L‐DOPAの効果の減少もなければ、一九六九年に起

こったようなチックや手足のばたつきといった「副作用」もまったく見られない。その良好な状態に対する「罰」は、薬の効果が切れ切れであることで、ただそれだけだ。ガーティは毎日五、六時間はほぼ正常な生活を送り、残りの一八、九時間はひどい障害を負っている。L‐DOPAの投与量や投与時間をいろいろと変えてみたが、なに一つ変わらなかった。一日に四〇〇〇ミリグラムで、彼女は六時間の良好な時間を「買う」のである。投与量を四〇〇〇ミリグラム以下に減らすと、効果も同様に下がる。だが、四〇〇〇ミリグラム以上に増やしても、効果はまったく変わらない。

そのため、はたして彼女の脳があえて効率的にははたらいているのだろうかと考えてしまうが、ガーティ自身もまさしくそう考えている。というのは、彼女はこう言っているからだ。「私の脳にできる仕事はそれだけなんですよ。私の脳はパートタイムで働いているだけで、それ以上のことは無理なんです。だから仕事の量が限界を超えると、勝手にやめてしまうんです。たしかに、それが正しいやり方だと思いますよ」

自分が享受できるのがその程度の「目覚め」だと知っているガーティは、それに沿って日々の計画を立てようとしている。予想できない「オン／オフ」現象のために、なかなか難しいことではあるが。したがって、彼女の計画はすべて臨時のものになってしまう。彼女は会話、仕事、趣味などの計画を立てるが、それをいつできるのか予想がつかない。マウント・カーメル病院の患者たちと仲が良く、家族もしょっちゅう見舞いにやって来るので、「目覚め」て計画通りに活動しようとするときにはいつでも相手が見つかる。それでも、動きや話す能力が残り少なくなったときに周りに誰もいないときのために「緊急レコーダー」を用

意していて、誰それへの手紙や挨拶、伝言などを吹き込めるようにしている。

現在では生活することができるようになったガーティは、一日の限られた時間ではあっても、さまざまな活動をしたり友人とともに過ごしたりしている。そして、幻覚の訪問者は消えた。「今では本物のお客さんが来てくれますからね」と彼女は言う。「本物の愛と気遣いももらっています。もう七年以上もあのお化けを見ていないんですよ」

マーサ・N

一つ一つの話が驚きに満ちていて、同じ話は二つとしてなく、以前とまったく同じ患者は一人としていない。私たちが目にしているのは単なる症例や画一的なプロセスではなく、人々に根差した生理学であり、それぞれの人生の上に、それぞれの人生を生きている人々なのである。人間は科学に複製や画一を求めたかもしれないが、私たちは人生や物語の多様性に直面したのである。これはマーサを見ればよくわかることで、ルリアが本書について私に最初に手紙をくれたとき、彼はマーサを例に挙げて質問した。「なぜL‐DOPAの効果は毎回異なるのでしょうか？」と。一九七三年には、私はいかなる答えも出すことができなかった。

マーサにL‐DOPAを五回（アマンタジンを含めると六回）投与したこと、毎回まったく違う反応が現われ、それらは一度始まると、それぞれの同じ性質を持ち続けたこと、L‐DOPAに対する彼女の生理的な反応は常に変化したが、その中には驚くべき劇的な統一性

があったことなどを、私は当時述べた。一九七〇年に薬をやめることを決め、「陽気で楽天的で、ユーモアにあふれた正常な」状態に戻ったときには、彼女の話もガーティのものと同様に終わったかのように思えた。マーサ自身もそう感じていた。「幻覚の類はもう一生分見ちゃいましたからね」と彼女は言った。おそらくそこで話は終わりにするべきだったのだろうが、ガーティと同様に彼女にも一九七四年に薬の投与が再開された。私はその年はほとんどずっと病院を離れていた。この尋常でない、ほとんど命を落としかけながらも啓蒙的だったともいえる私の長期休暇の理由は、日頃親しんでいる安全な平地から離れて山歩きをしている最中に崖から落ちて、自分自身が半年も患者として過ごすことになったことだった。とはいえ私が患者である間、私が担当していた患者たちは放っておかれ、L‐DOPAへの熱狂の再発の中に取り込まれてしまっていた。ガーティとマーサ、そしてレナードを含むその他多くの患者へのL‐DOPAの投与が再開されたのはこの時期だった。薬を中断している間は良きにつけ悪しきにつけ何らかの順応を示しているように見えた患者たちに、経験不充分なL‐DOPA信奉者の手で投与が再開されてしまったのだ。ガーティの状態は予想しなかったほどに改善した。だが、マーサの場合は、反対に予想できなかったほど悪化してしまったのである。

マーサは今も元気でいる——薬がなければおそらく、ということだが。ここ七年間アマンタジンの投与を受けたりやめたりし、幻覚を見続けている。肉体的には良い状態にあり、他人が聞き取れるほどの声を出すことができ、嚥下《えんげ》や腕の動きなどもいい。そして筋固縮、アキネジア、唾液分泌、汗視が大きく減少した。それでも、肉体的な障害としては両脚にジス

トニーがあって動かすことができず、斜頸が重い状態で固定してしまっている。つまり薬の効力ははっきりしている。明らかでないのは、この効力の代価であり、マーサがそれを払えるかどうかである。ガーティは薬の効果を限定し、良い状態を一六時間よりは六時間にすることで、この代価を「支払った」。薬なしでは動ける時間がまったくないため、彼女は喜んでそれを支払うことができた。ところが、マーサにとっての「代価」はそれほど明確でない。というのは、それは慢性的な軽度の幻覚症状や意識の混濁であり、彼女はこの世界から「連れ出され」、どこまでも広がる際限のない物語のような幻想に満ちてはいるがときに恐ろしく予測のつかない、偽りの世界へ連れていかれてしまうからだ。

彼女は結婚し、妊娠し、ロボットを生んだ。彼女はウサギと白ネズミの国の女王である。彼女はハリウッドにいたり、おとぎの国にいたりする。弟の住むマイアミにいる。退院する日を待ち、神経の手術を待ち、生まれ変わるのを待っている。神の母でありながら神から拒絶され、一二人の悪魔に捕えられている。

こうした幻想や幽霊に心を奪われ、マーサは自分のいるフロアーを離れることがない。「いろいろとすることがある」というのだ。他の人々と話をすることも交流することもない――以前は「とても社交的で親しみやすい」人だったのにである。かつては美しい刺繍をしていたので、編み物か縫い物ならするのではないかと期待をかけた。だが、彼女の答えはこうだった。「でも、いまだって縫い物をしているじゃありませんか。見えないんですか？」よく見ると、彼女の手は震えながら、幻覚の針と糸を使って縫い物の複雑な動きを続けているのだった。一度、私に向かってこう言った。「ほら、今日は先生のベッドカバーに素敵な刺繍をしたんですよ。見てください、美しいドラゴンと、囲いの中のユニコーンと……」そう言いながら、目に見えない輪郭を指がなぞる。「さあ、どうぞ！」彼女は私の手に、見えないベッドカバーを乗せた。私は彼女に合わせてこの礼儀正しいパントマイムをするべきなのか、それともこう言ってしまうべきなのかわからなかった。「違いますよ、マーサ。そんなものは存在しないことはあなたも知っているでしょう」

というのは、彼女は知っていると同時に知らず、その二つを使い分けているからだ。彼女はいつも私を認識し、日付もわかり、頭脳は明晰である。これは器質的な譫妄《せんもう》にはほとんど期待できない状態である。そして、常に変わり続ける幻想をきちんと記憶しているのだ。ここがガーティと異なっている点である。例えば、ガーティは一九七〇年の激しい譫妄についてはなにも覚えていない。おそらくこれは譫妄ではない。おそらく彼女は狂気に陥ったのだ。

患者の「良い」状態につけ「悪い」状態につけ、こうしたジレンマは常に持ち上がる。ヘスターは日記の中でそれらについてこう書いている。「私が飲んでいるのは薬だろうか、それとも新しい精神状態なのだろうか？」とくにマーサは、精神機能の障害に関しては達人である。L－DOPAを投与される前の三〇年間、彼女は毎年「復活祭精神症」を起こしていたのだ。一九七〇年三月にL－DOPAによる幻覚の男たちの訪問を受けていた時期には、そして非凡な演技力や、幻覚を起こす共犯者の役割とそれを制御する役割の両方をこなすという複雑な能力も持ち合わせていることがわかった。その幻覚は彼女にとってひどくうす気味悪いものであると同時に、性的な満足を得られるものだった。いま起こっていることはいったい何だろうか。それを「薬によって引き起こされた」ものと呼んでいいのだろうか。あるいは彼女はとうとう、長年続いてきたエロティックで悪魔的で、しかも宗教的な狂気に取りつかれてしまったのだろうか。

少なくとも、たった一つではあるが重要な鍵がある。一九五一年に両親が死ぬとマーサの病気は急激に悪化し、一九五四年に入院した。これまで触れずにいたが、彼女には弟が一人いた。酒飲みでどうしようもない人間だが、彼女にとっては愛しい存在だった。両親の死とマウント・カーメル病院への入院によって、マーサの近しい血縁者は弟ただ一人になり、彼のためだけにマーサの感情はかろうじて現実とつながっていたのだろう。弟がいないときには、マーサは深い孤独に陥ったが、そのことは「親しみやすい」仮面の下に隠されていたため、誰もそれに気づかなかったのだ。

アマンタジンの投与を再開した一九七四年には、弟が頻繁に彼女に会いに来た。だが、残念なことに弟も歳をとって体が弱くなり、姉と一緒にさんざん悩んだあげく、引退してフロリダへ移る決心をした。マーサの心は引き裂かれた。なぜなら、弟の幸せを願ってはいたが、彼が去ってしまうことには耐えられなかったからだ。結局、弟はフロリダへ移ってすぐに死んだ。

その知らせを受けたとき、マーサはいかなる反応もしなかった。何も聞こえなかった様子で、ちぐはぐな答えをした。彼女は弟の死という現実を受け入れることができなかったのだ。後になって考えれば、この瞬間から、彼女の精神はある意味で救いようのないほど狂ってしまったのである。死別のもつ意味の大きさと、彼女がそれをまったく否定している様子は、彼女の幻想の中に象徴的に表現されている。彼女は衣類の詰まった小さなスーツケースを手に、車椅子でロビーまで下りてくる。「さようなら、皆さん。私はフロリダへ行くことになりました。弟と一緒に暮らすんですよ。お手紙を書きますからね！」その後、彼女はそこから動こうとせず、動くように言われると、鋭い声で言い返す。「だって、私はここから出ていくんですよ……。この瞬間にも、フロリダから長距離電話がかかってくるかもしれないんです」待つことが、彼女の生活になった。フロリダへ行く日を待ち、再び弟と一緒に暮らす日を待った。このような現実の完璧な否定――少なくとも、後になって振り返ってみれば――によって、彼女はあらゆる現実から離れてしまい、この世界や地上、現在、自分のいる場所には用がなくなり、予測のつかない幻想というもう一つの世界を、狂気とともにさまようことになったのだろう。

私を含めた誰一人として、彼女のためにいったいなにを言いなにをすべきなのかわからなかった。アマンタジンを中止して、さまざまな機能が止まるままにしたらよいのだろうか。それを六カ月ずつ試してみたが、パーキンソン症状が復活しこそすれ、奇抜な幻想はなくならなかった。彼女を病棟から連れ出して「社会活動」やワークショップに参加させ、「あの疲れきったタクシー・ドライバーの顔という世界」の現実の平手打ちを食わせるべきなのだろうか。あるいは現状を受け入れ、彼女が望む白昼夢の世界で恍惚と生きることを認めるべきなのだろうか。おそらく、それを選ぶのは私たちの仕事ではないのだ。今となっては、どのような選択肢もないのだろう。ローズ・Rと同様、マーサの話も謎の内に終わるのだろう。

一九八一年の九月、ここまで書いたところで私はニューヨークへ戻り、マーサへの薬の投与をやめた。すると、精神症の症状はぴたりとやんだのである。想像することそのものが突如として止まってしまった。いまや彼女はパーキンソン症候群患者の顔の上に、絶望というマスクを乗せてしまったのだ。ほとんど話すこともできなくなったが、わずかに口にした言葉を聞いて私は身が震える思いだった。「先生が私の空想を取り上げたんですよ。今ではもうなに一つ残っていません」私はロランドのことを、彼が生きる意志を失ったときにどうなったかを思い出した。マーサは日ごとに空っぽになっていき、亡霊のようになり、私たちを見てもその目は何も見てはいず、無だけがあった。彼女は一〇月一二日に死んだ。私は彼女を殺したのは自分だろうかと考える。薬の投与を止めたことによって、そしておそらく彼女に残されていた唯一の命だった幻想を奪うことによって。

アイダ・T

アイダはたしかに「目覚め」続けてはいた。だが、L‐DOPAの継続投与や投与量の変化、「休薬日」などにもかかわらず、状態は次第に悪くなっていった。一九六九年に初めてL‐DOPAを投与したときに見せた自由でなめらかな動きや言葉は二度と戻らなかった。そして筋固縮と動作の妨害が次第に強まった。だがそれ以外に再発した症状はなく、アイダの人生の最後の数年間は生き生きとした楽しいものだった。アイダは「個性的」でマウント・カーメル病院の誰からも愛されていた。

一九七七年に彼女は急激に体調を悪化させ、一カ月のうちに二〇〇ポンドも体重が減ってしまった。彼女は死につつある巨大な鯨のようだった。自分がもうすぐ死ぬことを知った彼女は、陽気に運命を受け入れた。死の数日前に話をしたとき、彼女はこう言った。「あのお薬があって良かった。最後の何年かが一番良かったわね」

アーロン・E

私はアーロンについては希望とともに話を締めくくった。「それでもここ一〇カ月で、彼は本物の価値のある安定を手にいれたようだ。そしておそらく、将来もこの状態を保ち続けるだろう」と。だが、希望は間違いだった。当時はわからなかったが、今になって考えると、間違った希望を抱かせたのは、脳炎後遺症と通常のパーキンソン病の本質的な違いだった。脳炎後遺症は基本的に（あるいは、非常に多くの場合）病気の進行が静止しているため、もしなんらかの形で均衡を保つことが可能なら、その状態が将来にわたって続くのである。例えばミリアムのように、マウント・カーメル病院の患者の多くはそうだった。それとは反対にパーキンソン病は進行性の病気であり、アーロンはまさにパーキンソン病を患っていたのである。入院した当時すでに、病気はかなり進んでいたのである。

一九六九年にマウント・カーメル病院でL‐DOPAの投与を開始したとき、私は大多数の脳炎後遺症患者と同様にパーキンソン病が進んでいる三〇人の患者に対してもL‐DOPAを投与した。それから一二年たった現在、パーキンソン病の三〇人は全員死亡し、脳炎後遺症の患者の多くは元気に暮らしている。

アーロンの状態は、一九七二年以降悪化していった。ただし、背後にあるパーキンソン病に関して言えば、すでに一九六二年以降には悪化の一途をたどっていたのである。L‐DOPAへの反応――L‐DOPAなしではやっていけなかった――は回を重ねるごとに弱く短くなり、数カ月に一度は「休薬日」を設けなければならなかった。機嫌も良く士気も高いまで、L‐DOPA以前の引きこもりや鬱状態は収まったままだった。可能な限りの活発な生活を送り、死の直前でさえも、週末を自宅で過ごすことですばらしく元気を回復することができた（がっしりした体格の息子と孫のおかげで、歩けなくなってからも車の乗り降りができた）。

一九七六年には、アーロンの障害は深刻になり、体重や力を大幅に失い、パーキンソン症状も重くなっていた。だが、最後に彼の命を奪ったのはパーキンソン病ではなく――パーキンソン病が直接死に結びつくことはない――悪性の前立腺癌だった。手術が行なわれたが、癌はすでに広がっていて、進行性の尿毒症が起こった。一九七七年の始め、アーロンは静かに息をひきとった。

ジョージ・W

本書に登場するほとんどの患者と異なり、ジョージは入院患者ではなかった。彼は珍しいほど穏やかな進行の遅いパーキンソン病を患っていた。一九七二年にフロリダに移り、一九七九年になってもL‐DOPAを投与しつつ活発な暮らしをしていた。病気の進行について定期的に手紙をくれ、たまにマウント・カーメル病院に私を訪ねてきた。しかし、ここ二年間は交流が途絶えているので、完璧には追跡調査の報告をすることができない。

他のそうした患者たちとの経験から推測して、ジョージは今でも元気で、外出することもでき、L‐DOPAから良い効果を引き出しているのではないだろうか。アーロンと同様、彼も一九六二年からパーキンソン病を患ってはいるが、第一に、ジョージの場合はアーロンよりも進行が遅く、良性である（パーキンソン病の性質のこのような多様性についてはまだ解明されていない）。第二に、これは重要な点だが、ジョージは入院していない。その理由は完全に明らかにされていない（いくつかの点はもちろんはっきりしている）が、パーキンソン病患者は入院すると病状が悪化するようである。反対に脳炎後遺症患者の場合は、入院したほうが良いことが多い。このことはマウント・カーメル病院でもそうだし、シャーキー博士の話ではハイランズ病院でも同様である。それは普遍的な状況のようだ。

セシル・M

セシルは脳炎後遺症を患ってはいるが、ジョージと同様、入院患者ではなく外来患者である（私は彼のことが好きだったので本書で取り上げた。実はセシルは私が担当した患者ではなく、ロンドンの私の父の病院の患者なのだ）。彼のことを簡単に紹介した理由は、彼が障害を負っているわけでもなく入院患者でもないという、まさにそのことからだった。彼は、明らかな脳炎後遺症を患っていながらも、充実して活発な、おおよそ正常な暮らしを送っている何千人もの患者の一人なのである。それが可能なのは、病気の進行が静止しているためで、もし彼らが一九三〇年代や四〇年代を生き抜いてきたのなら、今でもやっていけるということだ。嬉しいことに、セシルはその一人である。

一九八一年、セシルは活発で自立した暮らしを続けている。身の回りのことができ、活発で、まだ車の運転もしている。歳とともに多少動作が鈍くなり、老化現象も始まっているが、パーキンソン症状の進行は、現われていたとしてもごくわずかである。L－DOPAについての彼の考えは、以前とは違う。一九七〇年にはこう言っていた。「L－DOPAは最初はすばらしい効果をあげましたが、その後は問題の方が多くなってしまった。私はL－DOPAなしでも充分やっていけるんです」

彼の言葉は正しい。だが、ごく少量でありさえすれば、L－DOPAを投与することでもっと良い状態になるのだ。彼は小さなシネメットの錠剤を一度に半分ずつ、一日二回服用している。他のパーキンソン症候群の患者であれば、この量の一〇倍は必要だろうが、セシルにとってはこの量が最良なのだ。それより多ければ開口障害が現われ、少なければパーキンソン症状がはっきり現われる。幸運なことに、彼は「バランスをとる」ことが可能であり、自分自身の適量を見つけることができ、問題を起こすこともない。彼は劇的な「目覚め」を探しているわけでも必要としているわけでもなく、適量の薬から得られる適度な効果で満足している。

セシルの状態は非常に良く、生涯ずっとこの調子で安定していることだろう。

レナード・Ｌ

そして、とうとう最後の患者、レナードだ。一九七二年に行なった一一回目にして「最後の」アマンタジンの投与の後で、彼はこう言った。「これで終わりです。もう薬はうんざりです。これ以上先生にできることはないんですよ」その直後、本書の中で彼の話を書き始める少し前に、今度はこう言った。「今では、全てを受け入れることができます。この三年間で、いろいろなことを学びました。ぼくはこれからも自分自身であり続けます。だから先生はＬ‐ＤＯＰＡをしまっておいてください」

レナードも、そして私たちも、それが「ほんとうの最後」だということを受け入れ、それから二年間以上もの間、いかなる薬も投与しなかった。彼はＬ‐ＤＯＰＡ以前の状態に完全に戻り、「哀愁を帯びて」はいても超然とした諦めが生まれたようだった。もう話すことのできない彼は、文字盤をこうたたく。「あれは思いがけず起こったことだ。それだけだ。終わったことだ。後悔はない。単に運命なんだ」しかし、こうした感情を抱く一方、彼は「そのこと」を受け入れず、受け入れることができず、「運命」に怒り、逆に「運命」にとりすがった。そうすれば「運命」は自分に対して――ほんの少しだけでも――寛容になってくれるのではないかと思ったのだ。彼は自分の受けている苦難がその鋒先を転ずるように、あるいは和らぐように（贖罪の日《ヨム・キプール》の祈禱の言葉で）祈った。そして「慈悲」とはなにかについて深く考えた。「慈悲」とは、運命の掟の領域を侵すことなく運命の掟さえ超えるものであろうか。彼は運命とはなにか、掟とはなにかについて考え続けた。彼は文字盤をたたいた。

「運命とは『その人のもって生まれた』掟なのか、あるいは『その人に神が定めた』掟なのか」。運命を『その人のもって生まれた』掟、すなわち純粋に自然なものととらえるとき、彼はそれをニーチェの言うところの「運命愛」として楽に受け入れることもできる。しかし、運命を『その人に神が定めた』掟、すなわち純粋に道徳的なものとみなしたとき、自分の運命はとうてい受け入れがたいものとなる。いったいこれが全智の神の意志と言えようか。いたずらな子供じみたどこかの神の気ままな残酷さでないと、どうして信じられよう。レナードは「運命に挑戦して」みようかと思い始めた。「運命を試すこととは、L‐DOPAをもう一度やってみることだろうか？」彼は文字盤をたたき、決心がつかずに考え込むのであった。

だが、四年間の空白期間を経てL‐DOPAを再開したガーティに誰も予想しなかったすばらしい結果が訪れたことで、レナードはとうとう、もしガーティの運命がこの年月の間に変わったのなら、自分の運命も変わったはずだという結論を出した。ところが残念なことに、ガーティにはすばらしい転機が訪れたのに対し、レナードには彼女のような反応が現われなかった。五年間の空白期間があっても、彼が置かれた状況は変わっていなかったのだ。一九七四年の九月には一九六九年の九月と同様、L‐DOPAに対してあまりにも過敏になり、反応は再び完全に病理的なものになってしまった。我慢できないほどのチックが起こり、身体がこわばり、思考も妨害されたのだ。レナードは文字盤をたたいた。「絶望的。まったく絶望的だ。これが本当のおしまいだろうか？」彼は母親と相談し——たいていのことは親子で話し合って決めていた——今度はアマンタジンを試してみることにした。「これ以上悪くなることはないだろう。前回はいくらかの効果はあったんだから」

一九七四年から八〇年までの間、状況は基本的に一九六九年から一九七二年までのものと同じだった。私たちはアマンタジンを果てしなく試し続けた。いつも最初はまずまず良好な効果が現われるが、次第に悪くなっていくのだった。「平均的な」サイクルは六週間だった。最初めは意識の覚醒——明らかな「目覚め」——とパーキンソン症状の減少が見られるが、最良のときでもささやき程度の声しか出せず、身体の機能障害は相変わらず重い。その状態が二週間から四週間程続くと、今度は痙攣性のチックや筋肉の動きが突発し、思考が唐突に混乱したり妨害されるようになり、瞳孔が拡大し、視線が恐ろしいほどの速さで動くようになる。こうなると薬の投与を中止せざるを得なくなり、レナードは奈落のようなパーキンソン症候群の底に沈んで、意識混濁の状態に近くなってしまうのだった。

そのような彼を見ていると、残っているのはごく細い一筋の「健康」（あるいは「潜在的な正常さ」）でしかないように思える。それはごく細い渡り綱で、両側に広がるのは病理という奈落、意識の混濁と狂乱の奈落なのだ。良好で確かな反応を見せた後に「中間状態」を失ってしまった患者のほとんど皆から、私はこうした印象を受けた。彼らは正常さを手にする潜在能力を失い、存在（あるいは不在）の片方の極からもう片方の極へと投げ出されるようだった。私がこの考えに対する客観的な確証を得ることができたのは——最初に、そして最も強い確証を得たのはレナードからだった——一九七七年になってさまざまな状態や局面において、脳波計を使って脳波や脳の電気的な活動を検査することが可能になってからである。もともとの良好な反応が極端なものになってしまった患者の全員の脳には、三つの特徴が見られた。それは第一に薬が中断されているときには脳が不活発であること、第二に薬によって過度に覚醒した状態では脳が興奮し、痙攣性の動きをすること、そして第三にその二つの異常な状態の間のわずかな部分で、比較的正常な動きをすることである。このことは、アマンタジンを投与したときのレナードに驚くほどはっきりと現われていた。より詳しい解説と図説は付録に記す（付録3「目覚めの脳波的基礎」）。

　正常な動きをするこのわずかな幅はどんどん狭くなり、ほとんど消えてしまいそうになる。レナードにそれが起こる様子を、私たちは臨床状態と映像から何度も確認してぞっとした。レナードも私たちもはげしいジレンマに陥った。というのは、彼の「基礎的な」状態すらも悪化の一途をたどっており、投薬をしないと耐えられないほど身体の機能が低下してしまうからだった。だが、状態が良化して数日たつと、今度は薬のために同様に障害が重くなる。彼はこうささやいた。「薬の受容体《レセプター》が死にかけているんですか？　いったい薬がそれを治しているのか殺しているのか、ぼくにはわからないんです」

『目覚め』のドキュメンタリーを観た人は、仮面のように無表情で動くことがなく、ほとんど話もできないが、顔にはふっくらと肉がつき、血色もよく健康そうで、五二歳という年齢よりはるかに若く見えるレナードを記憶していることだろう。一九七七年頃まで、彼は全般的に健康で、外見からも健康そうに見えた。だがその後、一方では薬の情け容赦ない効果により、もう一方では患者の基本的な介護を担当していた介護スタッフやそれ以外のスタッフの削減により、レナードの体重は減り、体力が落ちていった。そして食べ物を喉につまらせ、肺炎や泌尿器の感染症に繰り返しかかるようになり、褥瘡が起こるという最悪の事態になった。一九七八年には痩せ細った病人となり、少しずつ死に近づきつつあることを本人も知っていた。そんな彼の命を救うための最後の手段として、彼は病院内の「集中」看護フロアーに移された。だが、褥瘡はますます悪化し、レナードは絶え間のない痛みや発熱に襲われ、敗血症が起きて、命を維持するために必要な蛋白質が流れ出してしまった。

このときまでは、もしレナードが「怒る」ことがあれば、彼は生きるために怒っていたのである。それは彼の命そのものの怒りであり、生きるための怒りだった。一九七八年以降、状況が悪化して体力が弱まるとともに、この生きるための怒りと彼の生きる意志は奪われ、弱まっていった。そして生きる意志を失ったことについては、彼もそれを認めたのだ。「生きる意味がどこにある?」彼は一九八〇年にこう文字を打った。「痛み、膿、痛み、膿の繰り返しだ。生きる価値なんてない。これは生きていることじゃない」

一九八〇年の終わり、アマンタジンはまったく「機能」しなくなった。というよりは、病理的な結果しか生まなくなった。一九八一年の初めに、彼の命が危険に晒されていると感じた私たちはずいぶん議論を重ねたあげく、もう一度L‐DOPAを投与してみる必要があるという結論に達した。

ここに来て、運命の驚くべき気まぐれにより、一二年間で初めてL‐DOPAが「機能」したのである。レナードに突然力がよみがえり、はっきりした声も出せるようになり、「怒り」も復活した。だが、それは絶望の怒りだった。私が診察室にいると、彼の付き添い人が電話をよこし、レナードが「正気づいた」と告げた。私は仰天し、心配になって彼のところに駆けつけた。すると今では大声の出せるレナードが、腹の底から叫んでいた。「地獄へ落ちろ、ちくしょう！　ドーパがなんだ、奇蹟がなんだ。おれを見ろよ、どうしようもないじゃないか。おれは死ぬんだ、もう死ぬんだよ。それなのに、今になってL‐DOPAでおれを復活させる気か！　こんなくそったれの奇蹟なんてあるか――くそいまいましい――これはラザロの奇蹟なんて結構なものじゃない……。頼むからもうやめてくれ。おれを静かに死なせてくれよ」

もちろん私はL‐DOPAをやめ、レナードを自然に任せた。彼はまた無動の沈黙の中に戻り、外見からは生きているのかどうかさえ区別できなくなった。彼の内部で何が起こっていたのかはわからない。だが私には、彼の意識ははっきりしていて、心は最後の審判に向かっているように思えた。驚くほどしっかりとそれに備えているようであり、私は詩人のダンが死に向けていかに心の準備をしたかを思い出した。私はよくレナードのベッドの脇に座り、その平和そうな顔をじっと見ていた。ようやく訪れた死は、穏やかで無感覚だった。レナードは亡霊から解放され、長く彼の煉獄であった哀れな肉体から自分の意志で喜んで離れたのである。

親愛なるL大人

レナードの死の知らせを受けてから、何度もお電話を差し上げましたが、お話しできずにおりましたので、この手紙がお手元に届くことを願っております。

レナードの訃報に接し、深い悲しみを覚え、あれほど長い間病気だったとはいえ、大きな衝撃を受けております。そしてまず考えたのが、あなたのことでした。なぜならあなたこそがレナードを生み育て、長い年月にわたってあらゆる意味で彼に命を与えてきたからです。言葉にするだけ虚しいことですが、心から同情申し上げます。結局、人が人に言えることはこのくらいしかないのです。レナードの弟さんには何度かお会いしただけですが、どうぞお悔やみをお伝えください。

一つの展望は長い年月を経て初めて得られるものですが、私にとってのそれはレナードとあなたと知り合ってからの一五年の間に訪れました。一五年という年月は、誰の人生にとってもとても長い時間です。一九六六年に感じたことを、私は今でも年ごとにより強く感じるのです。ほぼ生涯にわたった残酷な病気に対してレナードが見せた人間としてのすばらしさ、そして勇気とユーモアを。彼のことを本書に記したとき、私はこの感情に形を与えようと努力しました……ですが同時に、それが不充分で部分的なものでしかないということも理解していました。彼に命を与え続けたあなたにとっては、なおさらそう感じられたことでしょう……おそらく、私のこの感情はもっと年月が経たなければ明確な形にはならないのでしょう……。

レナードほど私にさまざまなことを教えてくれた患者はいませんでした。パーキンソン症候群についてだけでなく、あれほどの苦痛や困難と闘い続けながら、立派に人間であり続けることについても。私たちは彼の闘いから勇気を与えられ、レナードから教えられたことを決して忘れることはないでしょう。そして同時に、あなたもすばらしかったのです。あなたはご自分の力や人生の多くを彼のために捧げて来られました……あなたの心血を注いだ介護なしには、彼は——とくに最後の頃の日々を——生きることができなかったことでしょう……あなたもまた私が知る中で最も勇気ある方です。

レナードがいなくなってしまい、これまで大きな愛が占めていたあなたの心には空白と悲しみが残るばかりでしょう。ですが、この先の人生があなたにとって良き年月、本物の人生となりますことを願っています。生きる力をお持ちですから、一〇〇歳までも生きられることでしょう！　神の御加護がありますことを、あなたが健やかであり、穏やかな人生の黄昏を過ごされることを祈っております。

心からのお悔やみを申し上げ、あなたのご健勝をお祈りして。

一九八一年六月二四日

オリヴァー・サックス

親愛なるサックス先生

お心のこもったお手紙をいただき、息子ともどもお礼を申し上げます。

先生のお言葉通り、レナードはとても勇敢であり、それ以上でもありました。レナードがいなくなって私の人生は空っぽになってしまい、一人でどうやって生きていけばいいのかもわかりません。レナードが亡くなってから、涙の出ない日はありません。彼のことをたいへん愛しておりましたし、あれほど長い間寄り添って生きてきた後で、いったいどうやって自分の人生を始めたらいいのでしょうか。

私は誰とも親交を結んで参りませんでしたし、八三歳にもなってはその手段も意志もありません。ですから、先生ならおわかりになっていただけると思いますが、必要とされなくなった今となっては、私はもう何者でもないのです。

もう一人の息子とその家族を愛してはおりますが、レナードは私にとって常に特別な存在でした。心暖まるお手紙に今一度お礼を申し上げます。機会がおありの際には、ぜひお電話をいただければと思います。

ティナ・L

註

145 数人の患者は州立の施設や精神病院から転院してきた。彼らは数年から数十年も「統合失調症」と誤診されたままだったのだ。脳炎後遺症やカタトニー、思考障害や情動発作などを患っている、世界中で何千人もいる患者も、彼らと同じように「統合失調症」と誤診されていることは間違いないだろう。だが彼らが患っているのは「統合失調症型の疾患」ではあっても、統合失調症そのものではないのだ（註20）。

146 付録5「パーキンソン症候群の空間と時間」参照。

147 それはピンターにとってアラスカのようなものだった。

後書き（一九九〇）

私はこの九年間、マウント・カーメル病院や私がニューヨークで勤務する施設などで、数が減り続ける脳炎後遺症の患者を診てきた。ハイランズ病院や他の施設などにいる患者たちとも頻繁に交流を続けている。

ヘスター・Y、ミリアム・H、ガーティ・Cは一九八四年までは良い状態を保っていたが、他の数名の脳炎後遺症患者とともに（その他にも脳炎後遺症ではない十数名の患者も）、その年に病院で起こって長期化したストライキのために（あるいはその結果として）死んだ。こうした患者の状態は脆く、つきっきりの看護を必要とする。それが一日止まっただけで、皮膚が破れたり、痙縮が起こったり、床ずれや褥瘡ができてしまう。そして、私たちの患者が死んだのは、まさにそうした症状のためだったのだ。一九八四年を生き抜いた数人の脳炎後遺症患者たちは、引き続きL‐DOPAの投与を受け、可能なかぎりの充実した生活を送り、その最後の患者（メアリー・S）は一九八九年の夏に死んだ。

かつてマウント・カーメルに入院していたリリアン・Tは、頭を上下に動かして軌道計算をする驚くべき患者（註143参照）であり、一九七三年のドキュメンタリー・フィルムの製作時には脳炎後遺症患者のスポークスマンを務め、現在も健在である。ただしL‐DOPAに対する反応が大きくなりすぎる傾向が出て、アキネジアとある程度機能できる状態（会話、ゆっくりした歩行、読書や書き物には充分である）との間を一日に数回、前触れもなくわずか数秒の間に移行する。Ｌ－ＤＯＰＡの投与量はごく少量だ（二五〇ミリグラムのみを一日四回に分けて投与）。もしそれより多く投与すると（彼女はそれを望むが）、「ワイルド」な状態になり、思考、話し方、体の動きに極度の圧力がかかり、いくつものチックを起こしたり、叫び声をあげたり、自分の周りにあるすべてのものに触れたり投げたりして、一種の「トゥレット症候群」の状態になる。リリアン自身はそれを楽しんでいるが、施設側としては、その状態の彼女に手を焼いてしまうのだ。

私が勤務する「貧しき者たちの姉妹」という施設には六人の脳炎後遺症患者がいて、全員がＬ－ＤＯＰＡを投与されてきわめて良好な状態にある。その一人のメアリー・Ｔは、体の片側に重いパーキンソン症状があり、もう片側ではチックが起こりやすいために、Ｌ－ＤＯＰＡを注意深く調整して「妥協」量を投与する必要がある（パーキンソン症状の緩和薬はチックを悪化させるため）。彼女の脳の両側にそれぞれドーパミンの効果をあげさせる方法がないものか、と私はよく考えてしまう。

ハイランズ病院の患者たちとも交流し続けている。一九六九年に初めてこの病院を訪れたときには九〇人いた患者が、今では悲しいことに九人しか残っていない。その数人は少量のＬ－ＤＯＰＡを続けているが、Ｌ－ＤＯＰＡなし（または「副作用」なし）を希望する人もいる。ここの患者たちは、マウント・カーメル病院の患者たちよりも若々しく、活発である。

やはりロンドンで暮らしていたセシル・Ｍは、七〇代になっても相変わらず活発で、少量のL－DOPAのおかげで身の回りのことも車を運転することもでき、きわめて独立した生活を送っていた。彼は昨年の四月、激しい心臓発作によって死んだ。自分の人生の最後の二〇年がすばらしいものになったのはL－DOPAという「贈りもの」のおかげだと言っていた。こうした患者たちは嗜眠性脳炎の大流行の本当に最後の生き残りではあるが、年月を経る間に、たまに「散発的」な嗜眠性脳炎と脳炎後遺症が現われたとの報告がある（付録1「嗜眠性脳炎の歴史」）。ごく最近（一九九〇年二月）では、同僚のマージェリー・マーク博士の協力を得て、そうした患者をこの日で見ることができた。患者は五〇代初めの女性で、一九八六年の感謝祭に嗜眠を伴う重い発熱性の病気（「インフルエンザ」とされた）にかかった後、筋固縮、姿勢反射の喪失、カタトニー（最近では眼球回転発作をともなった）激しい首の後屈など、アキネジア性のパーキンソン症状が急速に進んだ。この患者はL－DOPAに対して激しい（そして病的な）敏感さをみせ、ごく少量投与しただけでもチックを起こしたり、顔を歪ませたり、叫び声をあげたりする。

一九八一年にエピローグを執筆したとき、私は脳炎後遺症について、その症状は静止するか、あるいはごくゆっくりと進行するものであり、常に進行し続ける「通常の」パーキンソン病とは対照的だと述べた。だが、わずかに残っている脳炎後遺症患者がさらに年老いていく現在では、それが常に正しいとは言えない。例えば、一九七三年のドキュメンタリー・フィルムではとても四八歳には見えないほど若々しく、心身の動きが活発で、声もはっきりしていたリリアン・Tは、現在では機能障害が以前よりずっと進み、激しいパーキンソン症状とL－DOPAへの過敏な反応だけではなく、重い同語反復症（典型的な脳炎後遺症の症状だが、一五年前にはまったく見られなかった）も現われている。この言葉と運動の機能に限られた障害は、完璧に保たれている彼女の知的機能や人格とはきわめて対照的である。リリアンのウィットや活発さ、辛辣さ、ユーモアはどれも以前から見られたものだ（ドキュメンタリーに見事に現われており、一七年後に製作された映画『レナードの朝』に登場したときも感動的だった）。状態の悪化は、運動機能の一定の分野に限られている。一九八〇年代に私が診察していた脳炎後遺症患者の四分の三は彼女と同じように、ある特定の機能だけが悪化した。(148)

だが、私が担当した脳炎後遺症患者の中の数人は、少しも状態を悪化させることがなかった。一九七五年からずっと診てきたジョゼフ・Fはその一人だ。私の前は、デュヴォアザン博士が一〇年にわたって観察したが、今でも一九五〇年代後半と同じように歩き回ったり話をしたりしている。他のそうした患者たちも、ごくわずかな変化しかみせていない。

これが、嗜眠性脳炎の大流行の最後の生き残りの患者たちがもち続ける病理や生理である。もし彼らの中に病理しかなければ、その生涯の最後の数年間は惨めなものになったことであろう。そして本書自体も、悲惨な年代記にしかならなかったことだろう。しかし当時から、そして現在も私を驚かせ続けるのは、彼らが見せてくれるユーモアであり、人生の肯定と超越なのである。同じような「説明できない」陽気さや、人生への尽きることのない興味を、ハイランズ病院の患者たちは持っている。私は一九八九年八月にそこを訪れた。そして患者たち、まだ青年だった一九三〇年代初めに入院して以来ずっと、六〇年近くもの歳月をそこで過ごしてきた患者たちが、卑屈になることなく人生を大いに楽しんでいることを知って、再び胸を打たれたのである。

註148　ここでの私の記述は、カルネとリーズの記述（1938）と一致している。パードン・マーティンが一九六〇年代半ばに始めて以来ずっと患者の観察が続けられてきたハイランズ病院では、一一人の脳炎後遺症患者のうちの一〇人に、やはり特定の運動機能の悪化（知的機能にはそのような悪化は起きていない）が見られたという。

カルネとリーズは、七〇歳を超えた高齢患者の大多数に現われる運動機能の低下を引き起こすさまざまな要因を次のように検討している。病気の激しい症状により、限定された側副神経の末端で細胞死が起きる。影響を受けた神経ニューロンの「寿命」が縮む。あるいは脳炎によるダメージに加えて、加齢によるドーパミン作働性の神経ニューロンの衰弱が影響を与える。

このような老化による変性や通常のパーキンソン病（やその他の退行性の病気）に見られる神経ニューロンの細胞死の進行は、スーパーオキシドのような遊離酸素基の蓄積によるものかもしれないとみなされてきた。おそらく抗酸化薬の使用によってその進行を遅らせたり予防したりできるだろう（付録4「L‐DOPA以後」参照）。

付録

付録1　嗜眠性脳炎の歴史

嗜眠性脳炎の大流行（一九一六～一九二七年）はユニークな事象であったのかどうか、私はしばしば尋ねられる。つまり、これよりも以前に眠り病（嗜眠性脳炎）の流行があったのかどうか、一九二七年以後にも嗜眠性脳炎らしき症例やそれが確実な症例があるのかどうか、ということである。とりわけ、今後も流行することがあるかどうかは、マウント・カーメル病院で脳炎後遺症患者の診療を始めてまもないころに私の頭をよぎった疑問であった。私は一九七一年の《ブリティッシュ・メディカル・ジャーナル》に、過去二〇〇〇年の症例と流行の歴史について報告した。次に記すのはその抜粋である。

過去の文献には、嗜眠性熱病を発病してから数カ月あるいは数年以内に緩慢、脆弱、運動困難、無表情、筋固縮、振戦、ときに斜頸、ジストニー、凝視、斜視、眼瞼痙攣、ミオクローヌス、カタレプシー、嗜眠などを来たした患者について数多く記載されている。それらの症例に見られた特異な症状についての詳細な記述を検討すると、パーキンソン症候群やその他の後遺症を合併する「嗜眠性脳炎」以外の疾患であるとは考えにくい。フォン・エコノモとジェリフェは、該当する症例の文献をくまなく収集して吟味した結果、次のような結論を得ている。「例の大流行以前にも、嗜眠性脳炎は繰り返し発生している。散発的に起こったこともあれば……多様な症状の特異な組み合わせで……短期間に流行して注目されたこともある。

こうした散発症と流行の歴史をいくらか紹介しよう。一五八〇年、熱性で嗜眠性の疾患がヨーロッパを襲い、患者はパーキンソン症候群などの後遺症を起こした。同じような重症疾患が一六七三年から一六七五年にかけてロンドンで流行し、それについてシデナムは「熱性昏睡」という病名で記している。このときに顕著だった症状は一九一九年のウィーンにおける脳炎の流行と同じく、突発性のしゃっくりであった。一六九五年、ヒルデスハイムのアルブレヒトは、発熱と嗜眠を伴った急性脳炎に引き続いて眼球回転発作、パーキンソン症状、斜視などを生じた二〇歳の女性について詳しく記載している。一七一二年から一七一三年にかけて、チュービンゲンで重い「眠り病《スラフクラニクハイト》」が流行し、多くの患者は急性期を過ぎてからも動作が緩慢で意欲に乏しかった（意欲欠如）。一八世紀後半には、パーキンソン症状を伴った「昏睡嗜眠」がフランスとドイツで小規模に流行し、しゃっくり、ミオクローヌス、舞踏病、チックなど運動亢進症の流行がその後にとって代わった。シャルコーは、斜視、眼球回転発作、頻呼吸、突進運動、チック、妄想などを合併した若年性パーキンソン症候群の散発例を多数報告している。これらの症例のほとんどは、ほぼ確実に脳炎後遺症だったと思われる。また、一八八九年から一八九〇年にインフルエンザが大流行したイタリアでは、多くの患者がインフルエンザ症状に加えて重症の昏睡に陥った。「ノナ」と呼ばれて恐れられたこの流行病から生き残った少数の患者も、その後にパーキンソン症状などの後遺症に悩まされることが多かった。

前世紀の嗜眠性脳炎についてのこのような歴史的説明と、奇妙な発生と消失の事実は、医学的に重要であるばかりではない。若い時に母親からノナの写真を見せられていたフォン・エコノモは、一九一七年の流行で再びこの悲惨な病気が現われた時、それを認識し特定することができた。このことは彼の本の序文で感動的に紹介されている。ジェリフェは嗜眠性脳炎の大流行時に発表した多くの論文で、同じ病気はヒポクラテスの昔から存在したに違いないのに、なぜ今になって「発見」されたのか、過去に無数に報告された病気がなぜ世代が替わるたびに忘れられてしまうのか、と繰り返し疑問を投げかけている。一九二七年に嗜眠性脳炎の新たな発生が事実上なくなると、医学界は大きな安堵の気分にひたるとともに、やがてその一〇年間の恐慌を懸命に忘れ去ろうとしたのである。フォン・エコノモはこのような雰囲気に対して、原因となったウイルスは消滅したわけではなく、ただ潜伏しているだけであり、有史以来に数限りなくあったように再び流行が起こるにちがいない、と警告を発した。

第二次大戦中のテレジエンシュタットの避難民収容施設における小規模な流行を除けば、嗜眠性脳炎の大きな流行は一九二七年以後はない（臨床に基づく報告のみを典拠とした場合）。だが、散発的には世界中のどこかで繰り返し起こっている。最近の報告では、ロンドンの国立病院で一九八〇年から一九八五年の間に四例（Howard and Lees, 1987）、マンチェスターでカタトニー性の意識混濁で発症した興味ある二例、レイルらによって報告された八例（1981）、ニューヨークのマウントサイナイ病院での眼球回転発作を伴った印象深い一例（Clough et al., 1983）、そして日本からは全身性麻痺を伴った嗜眠性脳炎の詳しい報告がある（Mitsuyama et al., 1983）。また、私の昔の教え子であった医師から、嗜眠性脳炎様の子供の症状について詳しい報告（リチャード・ショーとの個人的なやりとり）があり、私も一九九〇年二月に、マージェリー・マーク医師と一緒に若い脳炎後遺症患者を診察する機会を得た。マーク医師はこの患者の三年間の経過をビデオに収めている。

嗜眠性脳炎が今なお存在することは確実であり、嗜眠性脳炎の診断ができていないことも誤診されていることもありうるのだ（このことを一九八三年にグリーナフとデイヴィスが強く指摘している）。このとおりであれば、今後も地域を限定した流行あるいは広域の流行が起こる可能性は確実にある。テレジエンシュタットの避難民収容施設での発生は局所的流行の一例だったと思われる。一九七六年には豚インフルエンザと嗜眠性脳炎が世界的に流行する恐れがあった（米国では二億人分のワクチンが準備されたが、流行は起こらなかった）。ウイルス性疾患の大流行は、レダーバーグが指摘しているように、いつでも発生するし、だいたいは予測することもできる。嗜眠性脳炎が消失してしまったとみなす理由は全くないのだ。流行を阻止するうえで最も大切なのは、フォン・エコノモが強調したように、監視を続けることである。一九一八年のように無関心であってはならない。

付録２　奇蹟の薬――ジークムント・フロイト、ウィリアム・ジェイムズ、ハブロック・エリス

悲嘆と疲労を消し去り、体力を増加させ、気分を高揚させ、世界に奇蹟をもたらす薬、それは常に人々の期待と想像をかきたててきた。実際に自分で患者にＬ－ＤＯＰＡを投与して、その効果を患者の言葉や行動で知った時、特にレナード・Ｌからこの薬がいかに「復活させる力」と「屈服させる力」となるかの証言を得た時、私は同じように高揚と幻滅とをともにもたらしたいくつかの薬物の歴史のことを思い出さずにはいられなかった。中でもフロイト、ウィリアム・ジェイムズ、ハブロック・エリスのことが頭に浮かんだのだった。

フロイトとコカイン

フロイトがコカインをもてあそんだ驚くべき事実については、アーネスト・ジョーンズによる伝記に鮮明に述べられている。下記はその抜粋である。

さまざまな仕事に熱中したが貧しく、人に知られることもなく、ひたすら名声を求めて

いた一八八〇年代の半ば、フロイトは「臨床医学と病理医学で重要な発見をして名を挙げようと懸命であった」。彼の心をとらえた仕事の一つは、奇蹟の薬を世に送ることだった。フロイトをとりこにした「副業」は、抑鬱感や倦怠感やノイローゼは脳の中の物質の欠乏によるものでコカインの投与によって欠乏を解消できる、という考えから生まれたものである。フロイトはコカインを医薬品とは考えておらず、単に体の状態を正常化するだけのものとみなしていた。彼はコカインの効果について次のように記している。「興奮と幸福感の持続。それは健康な人間が普段感じる幸福感となんら違うものではない。……換言すれば、単に健康であるのだから、コカインを使ったからといってそれによって悪い影響を受けるなどとはにわかには信じられない」コカインが活力と精力を回復する効果を少なからずもっていると考えたフロイトは、フィアンセにあててこんなふうに書き送っている。「あなたにとってはとんでもないことになるかも知れませんよ、私の可愛い人。今度お会いするときには、少ししか食事をとらない乙女とコカインを飲んだ野生味あふれる男とではいったいどちらが強いのか、すぐおわかりになることでしょう。最近気分が滅入った時にコカインを少しだけ飲んだら、驚くほど元気になりました。この魔法の物質を礼讃する詩を書こうと思い、文献を懸命に集めているところです」

この「礼讃の詩」は大いに興味深くて、その後の文章にはまったくみられない調子で書かれている。ジョーンズの言葉によれば、「内容そのものに溺れているかのような熱の入れようであり、『猛烈な興奮』など医学論文ではふつう用いられない表現で、この貴重な薬への『中傷』に激烈な肘鉄を食らわせている」

フロイトのコカインに対する熱い関心は一八八四年から一八八七年まで続いたが、彼は三つの時期を通過することとなった。それは度を越えた熱狂の時期、そして世間の「中傷」を一方的にはねつけることによって薬に対する不安と懐疑とを隠していた時期、最後に、その後長いこと非難され続けることになるその考えをついに放棄し否定した時期である。

ウィリアム・ジェイムズと酸化窒素

ウィリアム・ジェイムズは生涯を通じてアルコールと薬物の「神秘的な」威力に深い興味を示した。『宗教的経験の諸相』から彼自身の文章を引用してみよう。

神秘的状態への次の段階では、私たちは世間の常識や倫理感が病的だと決めつけてきた王国へと導かれる。ただし個人的経験や叙情的な詩句の系統は、そこを理想郷と呼んではいるが。私が言及するのは刺激興奮剤、特にアルコールによってもたらされる意識のことである。アルコールが人類を支配するのは、人間のもつ神秘的な能力を刺激して奮いたたせるためであることは疑いようがない。そういう人間の神秘的能力は、酔いから覚めれば冷たい現実や容赦ない非難によって地面にたたきつけられてしまう。自制した状態では分別をもってノーと言えることでも、酩酊状態では気持が大きくなってイエスと言ってしまう。アルコールは人間のイエス機能の熱心な信奉者であり、人を物事の冷めた辺縁から輝ける核にまで運んでいく。するとその人はアルコールによってほんの短い間だけ真実の人となる。しかし人はたんに歪んだ性癖によってアルコールを求めるのではない。貧しい者や教養のない者にとっては、アルコールは交響楽の代用にもなるし、文学の代用にもなる。そして、私たちがすばらしいと認識する香りや輝きは、飲み始めてから結局は毒を喰らったことになるまでのほんのわずかな間しか続かない。これは人生の深い謎の一つである……。

酸化窒素とエーテル、とりわけ酸化窒素は空気で充分薄まると神秘的な意識を猛烈に刺激する。吸入すると真実よりも更に深い真実が現われるように思えるが、それは現われたとたんに消えてしまう。あるいは逃げてしまう。……何年か前、私はこのような酸化窒素による酩酊を経験したことがあり、その時にある結論めいたものが浮かんだが、真実を得たという私の印象は今日まで変らない。ふつうに目を覚ましている時の意識、いわば理性的な意識は、数ある意識の中の特別な一つにすぎないものであって、その隣にはごく薄い膜で隔てられた全く異質の様々な意識が存在する。……こうした多様な意識のことを無視しては、人間の現実を理解するには不充分であり、すべてを把握したことにはならない。私自身の過去をふり返る時、そこにある様々な経験は、形而上的意味を認めざるをえないようなある種の洞察に収斂していくのである。その鍵となる言葉とは、和解である。人間世界の両極にある矛盾と衝突とが人間に困難や苦痛をもたらすのだが、あたかもその両極が一つに融け合うかのようだ。……私にとっては……こうしたことは心を技巧的に霊的な状態にした時にだけ起こるのである。

ハブロック・エリスとメスカル

以下はハブロック・エリスが一九〇一年五月の《ポピュラー・サイエンス・マンスリー》に書いた「神聖な植物メスカルの研究」の一節である。

私が観察した限りでは、メスカルを服用することでは〔ハシシのような運動機能を著しく向上させる効果が得られることは〕ほとんどない。一面ではメスカルによって健康感が増したり、元気が出たり、頭脳が明晰になったりするが、実際に運動能力が向上したり、逆に自制力が失われたりすることはない。……あらゆる感覚に影響する。……メスカルによって我々はワーズワースが追い求めた世界に導かれるように思える。「栄光のすじ雲」、美の趣をもつとても素朴なものへの指向、「海でも陸でも見ることのない光」、「咲き始めの野の花」さえもが新鮮に映る、といった、ワーズワースの詩的感覚の特性のすべてが、メスカルを服用することによって我々にも楽々ともたらされるのである。

ハブロック・エリスは、この「神聖な植物」の効果が報告されるとまもなく、メスカルを用いた治療、特に（コカインと同様に）神経衰弱に対する治療が始まったと記している。だが、メスカルは効果と費用の点で治療薬としては欠点があるとも指摘している。「メスカルは、脳や神経の働き、特に感覚神経の機能を即時に過剰に刺激し、同時に疲弊させる。……このような興奮刺激剤が人間に必要なもの全てを与えてくれると考える時代は過ぎ去った。メスカルは精気を供給するのではなく、むしろ奪い去ってしまうのである。……〔メスカルなどの〕刺激物を利用することは……小切手にサインするだけでなく、金をすっかり使い果してしまうようなことなのだ」

付録３　目覚めの脳波的基礎

私は「目覚め」を経験した脳炎後遺症患者で一九七七年当時まだ生存していた人々（エピローグを参照）を対象として、Ｌ‐ＤＯＰＡのオン／オフ効果とさまざまな病状との関連性について、脳の電気的活動の視点から同僚のＰ・Ｃ・キャロランとともに詳しく検討した(Sacks and Carolan, 1979)。

脳波検査（ＥＥＧ）は脳の電気的活動を直接記録するもので、脳の中で発生する電気的信号を調べることができる。当時すでにポータブルの脳波計が開発されていて、例えば患者がピアノを弾いている最中などいろいろな場面で脳波を記録することが容易になり、ジョナサン・ミラーが言うところの「神経系の表面に表われるもの」を直接観察することができるようになった。こうした脳波の研究は、脳炎後遺症患者の脳の中でなにが起こっているのか、他の方法ではわからないことを教えてくれるのである。

ローズ・Ｒは一九六九年にすばらしい「目覚め」を経験した後で再び恍惚の状態に戻り、もはやＬ‐ＤＯＰＡには反応しなくなっていた。彼女はＬ‐ＤＯＰＡを投与する前の状態に戻ってしまったのである。他人から刺激を与えられない限り、頭を後ろにそらせたまま終日まったく無動の状態であった。誰かに話しかけられたり名前を呼ばれたりすると、彼女はその神秘的ともいえる空白状態から脱け出て魅力的な微笑を浮かべたり知性を示したりするなど、以前と変わらぬ生気や個性を取り戻すのだが、まもなく再び恍惚の深淵に落ち込んでいくのだった。

「恍惚の状態」にある彼女の脳波（図1）は、健康な人が昏睡状態に陥った時に示す脳波に類似して、非常に緩やかな、不規則でほとんどパターンにならない電気的活動を示す。ところが、名前を呼ばれるとただちに、健康な人の脳が覚醒時に示すような、生き生きとしてよく整った規則的な「アルファ波」に変化する。しかし、これは一時的なことで、覚醒期が過ぎ去ると脳波からアルファ波が消え、やがて「恍惚の状態」の病的な電気活動に逆戻りするのだった。彼女の脳波のパターンは、心身のストレスのために自分を失っている時や、他人と接触したり周囲の物事に興味をもったりして短時間「目覚めた」時、そしてその時々の病状の推移と一致して変動する。このような所見は、L‐DOPAが開発された一九六九年以前にはすべての患者でよく見られるものであった。

L‐DOPA（または類似の薬物）は一定の「目覚め」を誘発するのに、ことのほか有効であった。しかし、この初期の効果は、続いて起こる「試練」によって複雑化される。このことは、特にレナード・Lの場合に顕著に見られた。レナードは、すばらしい効果をみた一九六九年の夏以後、長期にわたってL‐DOPAや類似薬に耐えられなくなり、薬に対して極度の過剰反応を示しただけでなく、投与の数週間後には病的な反応を示すようになった。レナードがL‐DOPAに過剰反応を示さない時に記録した脳波は、健康な人であれば深い睡眠中でも決して見られないほどの、非常に緩やかな波形を示した（ローズよりも緩やかで

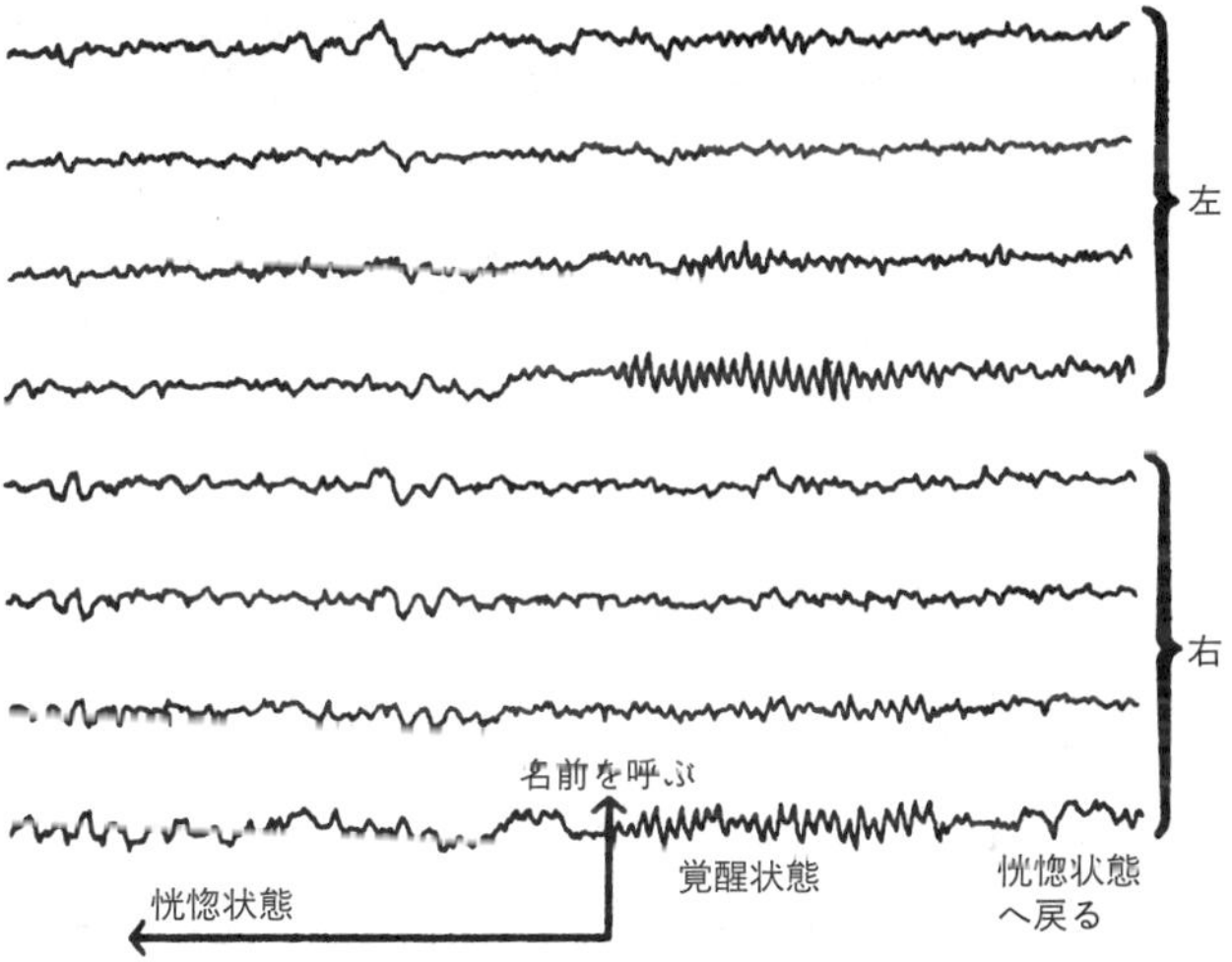

図1　ローズ・Rの脳波記録。恍惚状態での全体的に緩慢で不規則な活動を示す。名前を呼ばれると直ちに、生き生きとしたアルファ波が現われる。しかし、その後一、二秒でアルファ波は消えて恍惚状態に戻る。

ある)。運動機能や感性や意欲に障害はあったものの、彼は実際には眠っているのではなかったのだが(図2a)。アマンタジンを投与すると、しばらくの間は調子がよく、脳波は速くてリズミカルな波を示し、ほぼ正常といってよいくらいになった(図2b)。しかし、薬を三週間から四週間継続して投与すると、そのことが「刺激」となって痙攣様の強制運動と強迫観念とが突発的に現われた。それとともに、興奮状態に対応して、脳波には高振幅の周期的波形が群発するのが観察された(図2c)。とうとうレナードが粗暴な振るまいをするようになったので、アマンタジンは中止せざるを得なくなった。すると、数時間もたたない内に無動、無表情で昏睡に近い静かな状態に戻ったのである(図2a)。

いわば「躁鬱」のような心身の両極状態を示す患者においては、「中間」の安定した状態をいかにして見い出すかが大切な問題である。レナードでも他の多くの患者でも同じだが、臨床上のこうしたジレンマを、脳波を調べることによって客観的に確認することができた。目覚めさせたり心身を安定させたりするための刺激薬を継続して投与していくと、患者のプレッシャーがだんだん高まって耐えきれなくなり、適切な投与量を見極めにくくなるのである。こうした患者は非常に狭い「基地」しかもっていないということが、病状を観察からだけでなく脳波の記録によっても理解された。彼らはいわば病の奈落の上を綱渡りしているのであり、右に落ちれば昏睡の、左に落ちれば激昂の奈落が待っているのである。単なる(あるいは誇張された)発声の図表と見間違われかねない脳波記録だが、脳波には恐るべき脳の実態が現われているのだ。こうした患者にはただイクシオンの車輪(ギリシア神話の冥府で永遠に回り続ける火の車)だけがあって、車輪は彼らをくくりつけて地獄の端から端へと回っているのである。それも生

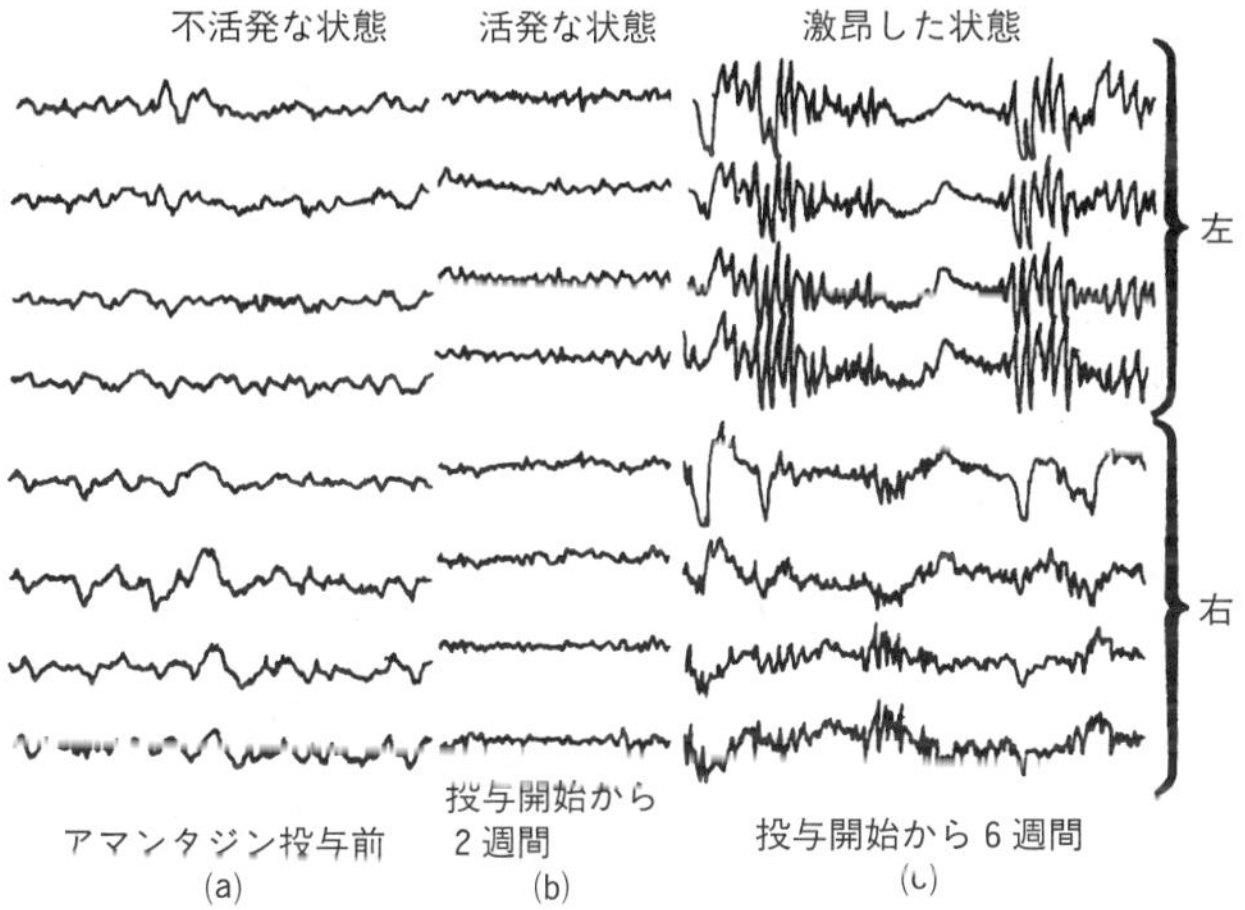

図2　レナード・Lの三つの病状での脳波記録。(a)薬物を使用していない時の記録。全体として緩慢で不規則である。(b)アマンタジンの効果によって最初の「目覚め」が起こった時の記録。ずっと早く、生き生きとした正常の脳のリズムを示している。(c)薬物を継続して投与中、病的効果が現われたときの記録。癲癇様バーストがとくに片側で著しく、脳が興奮した状態を示している。

理学的地獄の中を。

薬物が決して与えることのできない慈悲を、音楽、演劇あるいは絵画などが与えてくれる。少なくともそれが続いている間だけは（「あなたは音楽／音楽がつづく間は」）。これは脳波を調べることで確認することができた。音楽好きでドキュメンタリー・フィルムにも出演してくれた二人の患者（ロザリー・Bとエド・M）の場合は、脳波上の反応がとりわけ顕著であった。彼らは昏睡時にも興奮時にも脳波の異常を示した（エドの場合、脳の片側は遅い脳波、もう一方の側は痙攣状の脳波を示すが、それは彼の体の片側は無動で他方はチックやトゥレット症候群があることに対応している）。しかし、すばらしいことに、音を奏でたり音楽を耳にしたりすると（臨床上の状態同様に）彼らの脳波はまったく正常になるのだった。音楽がやむと脳波は病的なパターンに戻ってしまうのだが、心の中で音楽を奏でただけでも脳波は正常化する。ショパンの曲をすべて暗記し、瑞々しい音楽のイメージを持っていたロザリー・Bは、例えば「作品四九」と言っただけで、心の中でヘ短調幻想曲の旋律が静かに流れ、脳波の記録もただちに正常化するのだった。だが、こうした内なる演奏が終了するやいなや、彼女の脳波のパターンは異常な波形に戻ってしまうのだ。

このような脳波の研究結果は、脳の生理的機能と生活とがいかに協調して機能しているかを明らかにするものである。クロード・ベルナールが提唱したように、脳の機能の目標は安定した内部環境を提供することであり、彼の言葉によれば「自由な生命の必要条件」である。脳が一定のリズムで適切に機能することこそ、自由な生命活動を維持するための絶対条件であるに違いない。私の患者たちの脳波記録は、これが真実であることと、自由な生命活動を営むためには少なくとも脳のリズムとキーが一定で正確でなくてはならないことを示している。脳の機能が異常になった時点で、彼らは奴隷のように自由のない囚われの身となってしまう。患者たちがL‐DOPAを服用したり音楽を奏でたり聴いたりすると、そのことが呼び水となって脳がリズミカルに活動して健全な心身の活動がもたらされるのである。

脳炎後遺症の患者を対象として脳波の研究を始めた頃、私は同じように多数の脳炎後遺症の患者についての研究が他にもあることを考えなかった。つまり、ハイランズ病院のオヌアグルチが脳炎後遺症患者について何年も前に研究して、すばらしい報告を行なっていたのであるが、そのことをすっかり忘れていたのである（Onuaguluchi, 1964）。論文には、患者によっては際立って緩やかな脳波を示すことがあったが、それは一般的ではない、と記されている。そして、六〇パーセントの患者がときどきやや遅い脳波（シータ波）を示し、ひどく緩やかなデルタ波を示す患者はほとんどいないということも述べられている。

オヌアグルチの報告と対照的に、私たちが検討した患者の半数以上が、深い眠りや意識混濁状態で見られるような著しく遅いデルタ波を継続して示した（図3を参照）。ハイランズ病院の患者とマウント・カーメル病院の患者の間にある臨床像の違いと、それに呼応する脳波の型の違いから、私たちの患者が深い覚醒障害（「眠り」）をはるかに高い頻度で起こすことが明らかであり、いっそう鮮やかな「目覚め」が必要であること、そして可能であることを裏づけるのである。

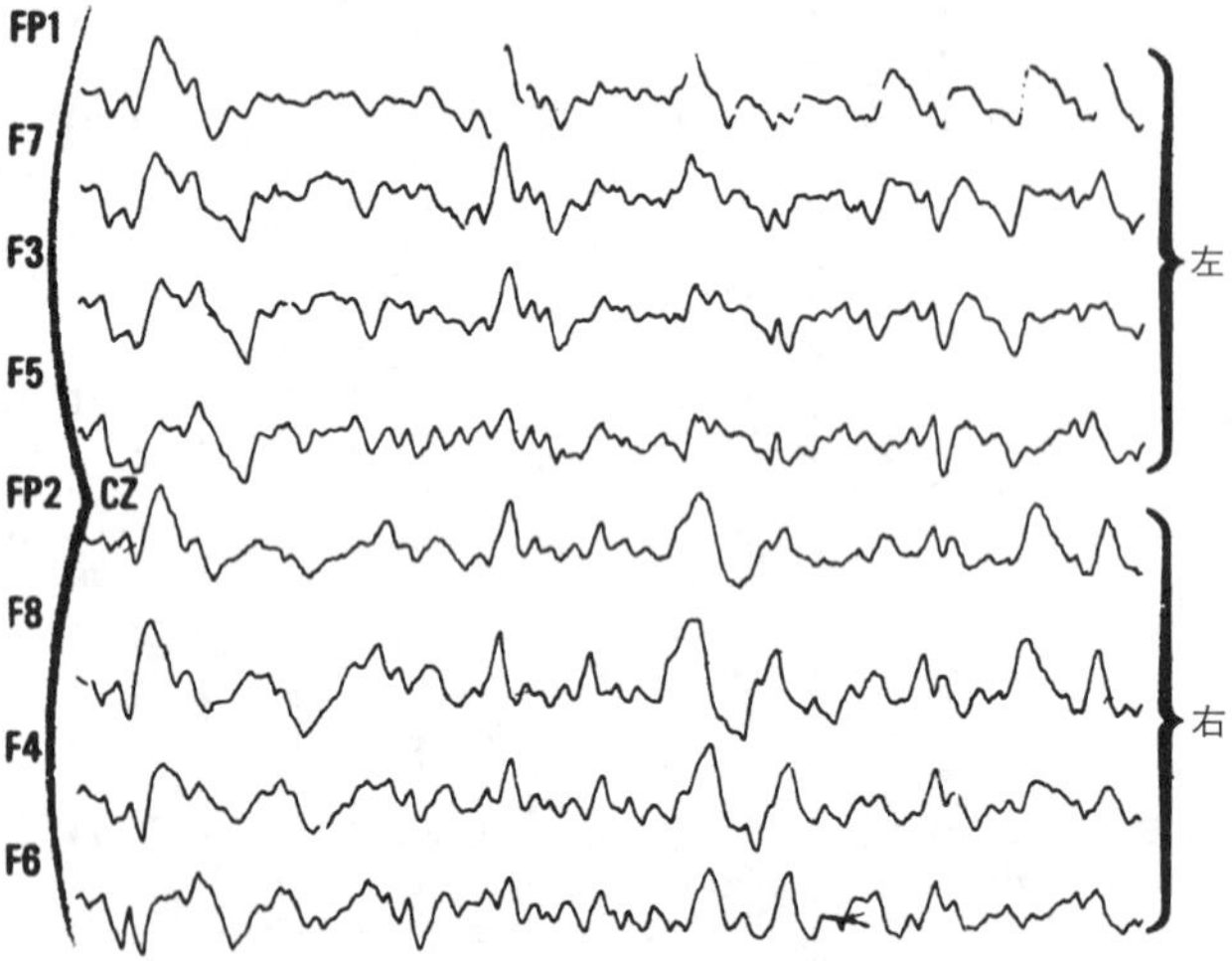

図3　脳炎後遺症患者（レオノーラ・ディ・P）の脳波記録。1980年以来マウント・カーメル病院に入院しているが、L－DOPAは一度も使用していない。全体として異常に緩慢な波（デルタ波）が目立つ。脳波測定の間じゅう、この患者の意識は明瞭であったが、このように非常に緩慢な脳波は通常は深い睡眠時や昏睡状態で見られるものである。

付録4　Ｌ－ＤＯＰＡ以後

一九六〇年代後半から一九七〇年代にかけてはＬ－ＤＯＰＡを使った治療が熱狂的に歓迎され、その「副作用」の克服も困難ではないと考えられた。しかしながら、ほぼ全ての患者を失望させ幻滅させるような「副作用」やオン／オフ現象の突発から、この問題はそう簡単には解決できないことが明らかになった。そこで、ドーパミンの産生を神経前終末で促進したり神経後終末放出を阻止したりするドーパミン作動薬が新たに開発されたり改良されたりした。また、神経終末にドーパミン受容体（Ｄ１、Ｄ２レセプター）がいくつか存在することも明らかになった。しかし、状況は基本的には変っていない。したがって、本書の第三版（一九八二─一九八三年）では、Ｌ－ＤＯＰＡの説明は実際的な薬効と限界にしぼって触れるにとどめておいた。

ところがその後の八年の間に、まったく予想もしていなかった驚くべき新しい展開があった。これは、しごく特異な状況下で展開されたものではあるが、パーキンソン症候群のみならず一般的な神経変性疾患の原因と治療の研究にも光を投げかけるものであった。

それは、一九八二年夏のカリフォルニアで、一晩のうちに「凍りついてしまう」若者（一〇代の少年も含む）が多数現われたことである。（六〇年前に流行した嗜眠性脳炎の初期の段階のように）「カタトニー性統合失調症」「ヒステリー」と誤診されることもあったが、まもなく、それが前兆もなく発症する激症パーキンソン症候群であることが明らかになった。若年者で重いパーキンソン症状がまれには見られることがあるが（前世紀には比較的多かった）、文字どおり一晩で激烈な症状を来たすパーキンソン症候群というのは、これまで全く知られていなかったのである。

ウィリアム・ラングストンと共同研究者らの研究によって輝かしい発見がなされるまで、この新しく発生した病気は医学的に大きな謎に包まれていた。ところで、彼らが見い出したのは、この疾病を患った若者たちが例外なく、ヘロインに似た効果をもつ「デザイナー・ドラッグ」と呼ばれる合成オピエートを使っていたことである[149]。すなわち、突発したパーキンソン症状を示した若者全員の体内から１－メチル－４－フェニル－１・２・３・６－テトラヒドロプリジン（ＭＰＴＰ）が検出されたのである。

この新しいパーキンソン症候群に罹患した若者たちは、パーキンソン病の典型的な症状である振戦、固縮、運動緩慢、流涎、小字症などを示した。注目すべき所見は、彼らの症状がふつうのパーキンソン病ではほとんど見られないほどに激しく、これまで脳炎後遺症でしか見られないほどに重いことであった。脳の黒質には不可逆的な変化が生じていた。幸いなことに、これらの若者たちはＬ－ＤＯＰＡに対する感受性がきわめて良好で、中等量を投与すると速やかにすばらしい反応を示した。だが、効果はすぐ不安定になって、予想外にさまざまな「副作用」とオン／オフ現象が現われたのである。ドキュメンタリー・フィルムの表現を使えば、こうした患者は「完全に凍りついた状態と恐るべき副作用の間に渡されたごく細い梁の上で生きている」状態であった。

興味深いことに、こうした患者のＬ－ＤＯＰＡに対する感受性がすこぶる顕著であること、オン／オフ現象が突発することなどをラングストンが医学界に報告すると、私が一九七〇年に脳炎後遺症の患者について報告した時とまさしく同じ種類の強い批判と疑念が沸き起こったのである。(150)ラングストンが私と同じ憂き目にあった理由はごく単純なことであったが、彼の発見が承認されるためには、生体の脳の直接な映像化を可能にした陽電子放射断層撮影法（ＰＥＴ）が開発されるのを待たなければならなかった。(151)研究の結果わかったのは、「通常の」パーキンソン病患者の場合、黒質に存在するドーパミンの量は健康な人の五パーセント程度を維持しているが、脳炎後遺症やＭＰＴＰの患者では〇・一パーセント以下と極端に減少していることだった。これほど低くなることは、通常のパーキンソン病では決して見られない現象である。

ラングストンは、ＭＰＴＰが黒質の神経細胞にきわめて特異的に影響すること、そのことは人間だけでなく多くの動物でも見られることを証明するとともに、パーキンソン病の研究のための動物モデルをはじめて確立したのであった。彼は、黒質で毒性を発揮するのはＭＰＴＰそのものではなく、脳内でＭＰＴＰが変化したＭＰＰ＋であることを発見した。それに加えて、さらに重要なことだが、ＭＰＰ＋の致死的作用をモノアミンオキシダーゼ（ＭＡＯ）阻害剤によって抑えられることも発見した。この場合ＭＡＯにはＭＡＯ－Λ、ＭＡＯ－Ｂの２種類があり、有効なのはＭＡＯ－Ｂ阻害剤であるが、ＭＰＴＰの毒性を阻止すれば、パーキンソン症状も、黒質のドーパミンの枯渇や神経細胞の崩壊も起こらないことが、動物実験によって明らかになった。さらに、MAO‐B阻害剤にはMPTPに曝された動物を保護するだけなく「通常の」パーキンソン病の病状の進行を遅らせる効果があるらしいこともわかったのである。[152]

ラングストンの研究からヒントを得て、斬新な着想がいくつか生まれた。一つは、通常の（特発性）パーキンソン病とは外来性の物質が脳内でMPP＋に変換された結果起こった中毒そのものである、という見解である（パーキンソンの論文は一九一七年に発表されたものだが、その後の工業化とともに患者は増加してきたようである）。

もう一つは、原因がMPTPであるにせよ、毒性産業物質であるにせよ、嗜眠性脳炎であるにせよ、患者の年齢が若ければ脳の黒質が冒されても最初は何の症状も起こさないのではないか、ということである。脳炎に罹患して数十年も経ってから後遺症が起こることや、いったん発病すると進行する場合が多いなどの現象は謎だったが、パーキンソン症候群は黒質にあるドーパミン含有細胞のおよそ八〇パーセントが崩壊してはじめて臨床上の症状が現われるのであり、加齢とともにそれが徐々に失われることによって症状が出てくるのである。こうした状況との関連で、期待のもてる一つの方法がある。それは、セレジリン（デプレニル、エルデプリル）のようなMAO‐B阻害剤を早期に使うことで病気の発生や進行を予防しようとするものだ。

ごく少量のMPTPを一回だけしか摂取しなかったためか、パーキンソン症状を出さなかった若者もいる。しかし彼らの脳をPETで調べると、黒質のドーパミンの減少が顕著に現われていた。こうした若者は今でこそパーキンソン症状を現わしてはいないが、今後も危険がないとは限らない。なぜなら、もし彼らがMPTPを再び服用したり、年齢を重ねて黒質のドーパミンが減少したりすれば、その時にはパーキンソン症状が顕著に現われるかもしれないからである。一九八六年には患者にデプレニルのような阻害剤を投与したいという要望があり、その効果について一九九〇年には最初の成績が報告され、この薬剤にパーキンソン症状の進行を遅らせる効果が本当にあるらしいことがわかってきた。

一九八〇年以前には、脳内深くに存在する黒質にアクセスするのは困難であったが、現在では、黒質もその細胞も生体で調べることができ、それらを選択的に破壊することも、逆に破壊から守ることもできる。さらに、特発性パーキンソン病および脳炎後遺症に共通してみられる脳の変性を遅らせることもできる。このような大きな進歩は、つい一〇年前には及びもつかなかったことである。

さらに私たちの目を見張らせるのは、パーキンソン病を「完治」させる目的でドーパミンを豊富に含む細胞を移植するという着想である。具体的には、ドーパミンを多量に含む成人の副腎髄質の細胞や胎児の脳の細胞を移植するといった、まったく新しい方策が検討されている。移植された細胞にはドーパミンを脳内に供給するだけでなく、障害を受けた黒質に代わって化学的にも神経的にも充分に働くような形態学的な組織を形成することが期待される。こうした移植細胞が脳の中で黒質の代替物となるかどうかは、今後の研究に期待が寄せられている。

かくして、私たちが足を踏みいれたばかりの一九九〇年代は、パーキンソン症候群研究の新時代という意味でも、大きな興奮と希望に満ちている。一九六〇年代がL－DOPAの開発によって患者を「目覚め」させることができた偉大な時代だったとすれば、現在の私たちはパーキンソン病をはじめとする脳のさまざまな変性疾患を早期に診断して、その発病や進行を阻止するとともに病気そのものを治療する、まったく新しい時代に突入したといっても過言ではなかろう。

註149 この患者を主題にした優れたドキュメンタリー・フィルム《凍りついた麻薬中毒》はラングソンが紹介しており、PBSシリーズ「ノヴァ」が一九八六年に製作した。

150 私は急速にしかも唐突に「目覚める」症例を報告した。それらの患者は「目覚め」た後、時には数日以内に、治療困難な「副作用」とオン/オフ現象を起こしたが、いずれもごく少量のL-DOPAに対して反応した(Sacks et al., 1970c)。この私の報告は神経学者の不信を引き起こした。後になって知ったことだが、私たちの経験はまったく新しいもので、私が報告するまで神経学者はそうした反応を見たことがなく、実際に起こるものか想像することも信じることもできなかったのである。

151 ラングストンの患者と私の患者とが類似していることは、彼のテープと私の《目覚め》のドキュメンタリー・フィルムが、一九八六年にサンフランシスコで開催された米国神経学会で同時に供覧された際に確認された。

152 このことについてラングストンと討論した後、私は自分たちの脳炎後の患者の診療録を再検討してみた。幾人かの患者には一九五〇年代にＭＡＯ阻害剤が投与されており、病気の伸展を抑える効果があるように思われた。

付録5　パーキンソン症候群の空間と時間

明晰な会話をすることのできる他の脳炎後遺症の患者たちのように、フランシス・Dも、彼女の神秘的で矛盾に満ちた世界のことをしばしば語ってくれた。こうした患者は、「不思議の国のアリス」が経験した世界によく似た空想的で非現実的な世界を経験するのだ。フランシスはパーキンソン症候群の「空間」が基本的に歪んでいること、特に角度をもった物、円形（球体）の物、傾斜をもつ物、物と物との境界線に違和感を感じて「凍りついた」ときの経験を次のように詳しく語った。「物があるべき形に見えないんです。止まるべきところで止まらずに歩いていってしまい、空間の中へ入ろうとしたのに逆に外へ飛び出だしてしまったりして……。つまり、『私の』とか『私たちの』とでもいうべき空間があって、それは『あなたがたの』空間とは違うんです。私たちの空間は大きくなったり小さくなったりします。そして元の形に戻ったり、元の形の周りをぐるぐる回ったあげくに元の形の中へ飛び込んでしまったりするんですよ」

最初に、「空間」についての概念がたどってきた歴史について簡単にふれてみよう。ニュートンとライプニッツとでは「空間」という言葉の使い方に基本的な違いがある。つまりニュートン的「運動」とライプニッツ的「行動」の対立である。ニュートンにとっての空間は

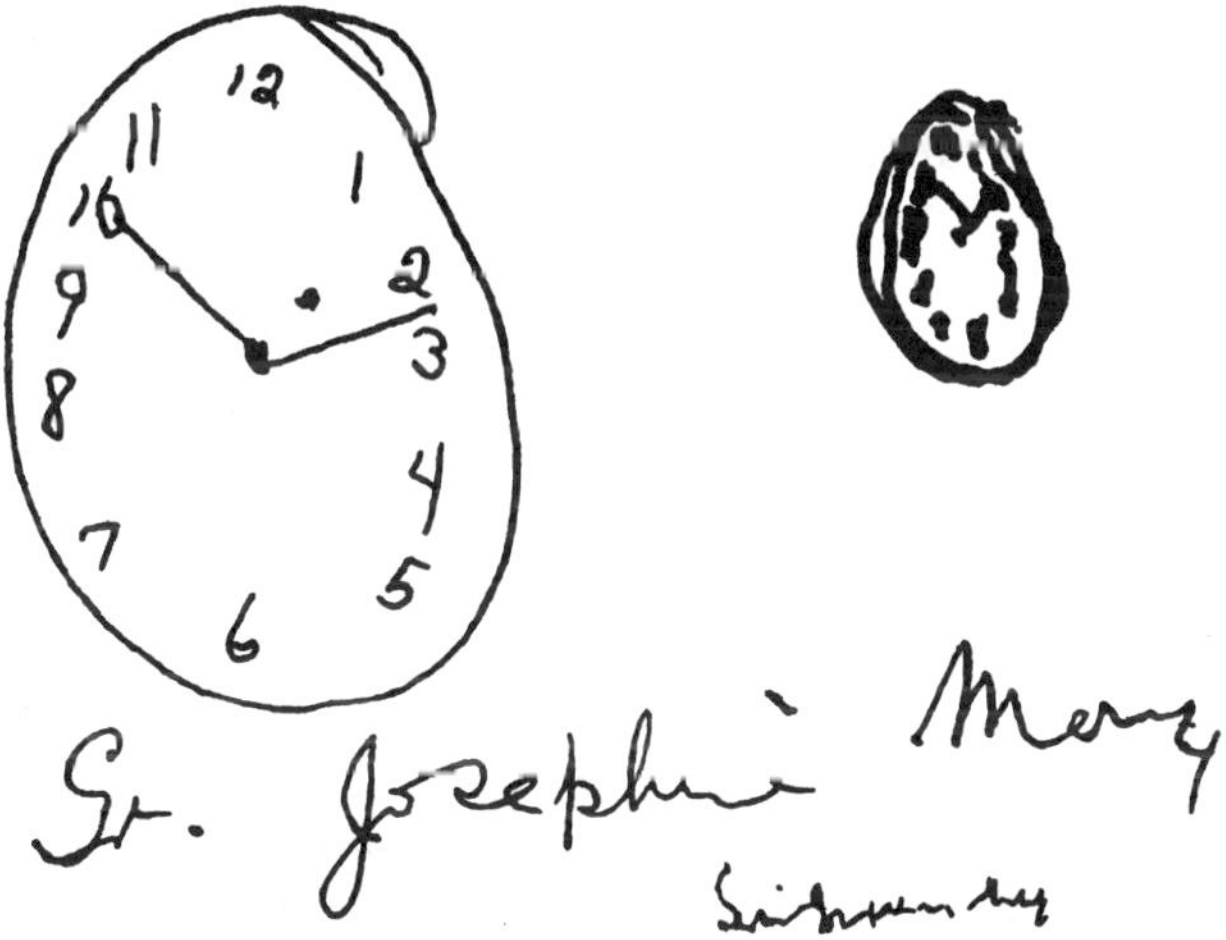

パーキンソン症状のプレッシャーによって加速し、時間の流れがゆがんだ時計と、ごく小さく描かれているが時間のひずみはなく正確な時計。患者にとってはどちらの時計も「正常」に感じられるが、真に正常となるのはＬ－ＤＯＰＡの効果によってのみである。

絶対的なものだった。それは運動が起きるための何ものにも制限されない媒体であって、基準となる枠組みを伴ったものである。対照的に、ライプニッツにとっての空間と時間は、話をしたり、絵画を描いたり、「行動の大きさ」を描いたり測ったりする手段である。それらは具体的で実際的なものであって、絶対的、抽象的なものではない。すなわち、日常的なまとまりあるいは「型」であり、比喩の多い言語（非常に特殊な類のものではあるが）なのだ（このような相対主義的概念は、クラークとの間でやりとりされた書簡の中でわかりやすく説明されている。往復書簡はライプニッツの死によって終わり、その後何年か経って公表された）。ライプニッツが考えた空間、つまりユークリッドやニュートンが考えたような絶対的なものではなく、見たり話したりする手段としての「空間」は、ガウスの空間の曲率についての有名な論文、次いでロシアの幾何学者たちの「代数幾何学」によって復活を遂げている。そしてマクスウェルの力学と合わさることで、空間と時間とは運動において相対性を持ち、計測することのできない、独立した可変の関係にあるのではないかという、アインシュタインの概念の先駆けとなったのである。

「個人的な空間」や「個人的な時間」について実際に経験される例をあげて、私たちの判断や行動が定規や時計などによって客観的に測られたものといかに違うか、他人の判断や行動ともいかに異なるか、ということを考えてみよう。まず、卑近で普遍的な例、誰もがみな経験する例として、時間に迫られて早く早くとあせっている時がある。「ポットの水が沸くのを眺めていると決して沸騰しない」という古いことわざそのままに、水が沸騰するのをいらいらして待っている時には沸騰までの時間が「無性に長く」かかるように感じるものだ。また、バスや電車に駆け込もうとすると、そこまでの距離が「理不尽に長い」と感じたり、そこへ到達するには時間が「あまりにも短い」と感じる。

　このように、慌てたり苛立ったり、また逆にのらくらしたりぐずぐずしたりしている時に、私たちは空間と時間の錯覚（過った推測）を経験する。こうした「尺度の錯覚」という観点から、パーキンソン病患者の行動を検証してみよう。私はフランシス・Dや他の患者からよく手紙をもらったが、彼らは奇妙な（しばしば喜劇的な）不均一な尺度をもっているとみなすことができた。フランシス・Dから受け取ったある手紙を憶えている。最初のページにはとても小さな字がうまく書いてあったが（あまりにも小さいので読むのに拡大鏡が必要だった）、二ページ目の始めには（ふつうの大きさの字で）次のように書いてあった。「私が昨日書いた字は、書いている時は気づきませんでしたが、小さすぎるのではないかと思います。今日は定規を借りてきてこのページを書いています。定規のおかげで、知らず知らずのうちに字が小さくなっていくことはないでしょう」フランシス・Dからもらった他の手紙は巨大な文字で（字体は完璧だった）書かれており、この時も異常な大きさには気づいてはいないようだった[153]。同様の錯覚として、ほとんどの患者には、話をする時、気づかないまま声がだんだん小さくなっていく傾向があった。しかし、「大きな声を出して」と注意すると、すぐに大きな声を出すことができた。「大声症」のセシル・Mはいつも「巨人の国《ブロブディングナグ》」の声で話したが、彼は周りの人々があまりにも小さな声で話していると思っていた（彼の耳は完全に正常だったことをつけ加えておく。変わっていたのは彼の音に対する「判断力」だったのである）。

歩き方についても同じように、患者は「小刻み」に歩くことが多い。もし周囲の規則正しい目印や時計などの尺度と比べれば、あるいは彼らが「正常」だとみなす人の歩調を参考にすれば、彼らは自分の歩幅が小さいことに気づく（そして修正することができる）。しかし、そんなことはめったになく、彼らは自分の歩幅に夢中になるあまり、自分の歩行の尺度が「間違っている」のを知り損ねてしまう。身ぶりそのものは正しいのだが、大きさを誤ってしばしば「大動作《マクロジェスチャー》」や「小動作《ミクロジェスチャー》」をしてしまう（大きすぎる、小さすぎる、早すぎる、遅すぎる）。患者はそうした身ぶりをふざけて行なっているのではなく、身ぶりの大きさが不適当であることに気づかないのだ。こうした錯覚の例として次に示すのは、アーロン・E（重いパーキンソン症状があるが、脳炎後遺症ではない）が医学生たちに示してくれたものである。「アーロン、規則正しく手拍子を打ってみてくれませんか。このようにね」と頼むと、彼は「いいですとも」と答え、二、三回うまく手拍子したが、それがだんだん早くなっていって、ついに「凍りついて」しまったのである。アーロンはうれしそうに微笑みながら「どうですか。先生に言われたように、きちんと手拍子できたと思うのですが」と言った。私は学生たちに「彼は、自分で言うようにうまく手拍子ができたと思うかい」と尋ねた。一人が「手の動きがこのようにだんだん早くなり、しかもだんだん動きが小さくなっていきました」と言って、アーロンがやったのと同じように手拍子を打ってみせた。するとアーロンは怒って飛び上がった。「冗談じゃない。私の手拍子がそんなふうに不器用にだんだん早く、しかも小さくなった、なんていうことがあるか。私はほら、こうやってちゃんと打ったんだぞ」そう言ってアーロンは夢中になって手拍子を打ったが、またしても猛烈に性急になってしまった（アーロンがどれほど強く自分の尺度の基準に取り込まれてしまっているか、あるいは自分の基準から抜け出して周囲と比較したり修正したりできるかによって、動作がうまくいかなくなるか上手にできるかが決まるのである）。その一連のやり取りは、ニューヨークの医学生が「びっくりして飛び上がりそうになった」、「腰を抜かしそうになった」、「嘘みたい」、「信じがたい」などといみじくも洩らした感想からみて、医学生にとっては格好のデモンストレーションとなったようだ。アーロンが他人のことははっきり見ていながらも、自分のことは認識していないこと。そのために（協調運動系の、もしくは空間―時間の判断の）尺度が「正常」から逸れていき、運動がしだいに加速していくこと。しかも自己の（縮んでゆく）基準となる尺度を自分では認識できないこと。そうした意味で、これは文字どおり衝撃的である。つまり、アーロンと医学生との間で交された奇妙な「会話」は、それぞれが速度の違うエレベーターに乗っている、いうなればアインシュタイン的な会話である。そして、これは動作の相対性を明示するものであるとともに、「『私の』空間、『私たちの』空間は、『あなたがたの』空間とは決して同じものではないのです」というフランシス・Dの言葉の真実を証明するものである。

このようなデモンストレーションは、私たちが各人に固有の空間と時間をもっていること（リチャード・グレゴリーが繰り返し強調している点であるが）、それぞれの個人的経験はそれ自体が仮説であり推測であることを明確に例示している。アーロンの間違いは、視覚や運動の単純な錯覚といったものではなく、相対論的な間違いなのだ。止まってしまったエスカレーターの上を歩いていくと「妙な感じ」（足元も動いているという錯覚が乱れて）を覚えるものだが、こうしたことを私たちはしばしば体験する。大脳の障害で失行や失認を伴う患者や末梢神経を損傷した患者（例えば、手足の怪我をした患者）は、とくにこの種の間違い（推測の間違い）をしやすく、階段のような単純な立体について、その大きさを計り損ねることがある。これは自分の体のイメージの一部がねじれたために内部にある尺度、つまり生物学的な測定装置が不確かになったために起こるものだ。それまでしたことがないような体の動きが必要になるとき（スキー、乗馬、自転車など）に私たち皆がしてしまう間違った動作は、パーキンソン病で見られるのとは異質のものである。

一九六六年に初めて脳炎後遺症の患者を見たとき以来、私が鮮明に記憶していることがある。診療記録を書くために机に向かっていた時のことだった。窓からは、廊下を歩くシーモア・Lがよく見えた。彼は突然急ぎ足になったかと思うと倒れ、顔を床に打ちつけそうになった。しかしすぐに起き上がると、私の机のそばのナース・ステーションまでつかつかと歩いてきた。かんかんに怒っていると同時に、顔にはパニックと驚愕の表情が浮かんでいた。「なんで廊下をこのままにしておくんだ」とシーモアはまくしたてた。「どういうことかしら？　廊下がどうかしたっていうの？　いつもと変わりありませんよ」と看護師が応えた。「いつもと変わりないだって？」シーモアは顔を真っ赤にして叫んだ。「大きな穴があいているじゃないか。誰かが掘ったに決まってる！　考え事をしながら歩いていたら、いきなり深い穴があいてたんだ。で、投げ出されて走り出しちまったんだよ。まあ顔から転ばなくてよかったけどさ。これでも、廊下はいつもと変わりないって言うのか？」看護師は「おかしなことを言うわね。廊下はいつもと一緒ですよ。間違いありません」と応えた。

一部始終を聞いていて興味を抱いた私は立ち上がり、「陥没」を見つけに行こうとシーモアと看護師に声をかけた。シーモアは私と看護師の間を、私たちと歩調を合わせて歩いた。私と看護師は廊下をどうということもなく歩けたし、シーモアも急ぎ足になる様子もなく歩くことができた。

何ごとも起こらなかったので、シーモアは途方にくれてしまった。「おれとしたことが。あんたが正しかったよ。廊下は確かに真ったいらだ」それから彼は私を振り返ってこう言った。「本当に穴があいていたんだ、間違いない。穴があいたからあわてて走り出したんだ。あんただって急に目の前の地面に穴があいたら、おんなじことをするさ。当然のことをしただけなんだ。『加速』なんてあんたたちは言うけど、普通でないことが起こった時には誰だってやることだ。パーキンソン症候群の患者は、錯覚に苦しむものなんだよ！」それは決して忘れることのできないほど強い口調だった[154]。

大脳性の失行や失認とは違って、パーキンソン症候群の患者はどこから見ても行動や情動の尺度を失ってはいず、「歩調」の意味を完全に理解している。しかし、私たちが観察したところ、空間と時間に対する彼らの判断力は損なわれており、体の協調系統全体が伸びたり縮んだり、ねじれたり、曲がったりしやすくなっている。患者たちの尺度は、引いたり、押したり、ひねったりする力が加わってねじれてしまっているが、それは脳の機能そのものが病気のために引っぱられたり、波打ったり、捩《よ》じれたりしているからである。ふつうに見られる失行や失認の患者でも行動や認知に間違いが見られるが、それは脳にこうした激しい変化が起こったためではない。こうした患者は言うならば巻尺や腕時計を忘れているのだが、それはあらゆる計測機能や尺度の判断が本人の知らない間に支障を来たしているのではなく、正しく判断しているかどうかを知る判断力そのものがねじ曲げられているためである……。パーキンソン症状が著しい患者の場合は、自分自身が自覚している尺度でしか「異常」を判断することができない。そのために、ローレンツ収縮の作用を受けて光速に達するばかりの加速が起こるのである。パーキンソン症候群を単純な「運動障害」であるとみなすのが不充分なのはこうした理由からである。パーキンソン症候群は空間と時間の尺度の体系的な障害、協調運動系の体系的な歪みであると理解する必要がある。もっと言えば、パーキンソン病患者に見られる判断の誤りやねじれは、彼らの「空間」を歪めてダイナミックで相対論的な支障をもたらす、幅広い「意志」の障害によって起きるのである。

フランシス・Dは階段をしっかりと上ることができる。その様子は、歩いていて知らず知らずのうちに急ぎ足になったり凍りついたりするのとはとても対照的だ。このことはパーキンソン病患者を動き出させその行動を調整したりコントロールしたりするための、「外的手段」の必要性があることを示している。そうした活性化と調整の直接的な手段——「直接的な」とは、行動や経験の障害に直接関わるということであり、化学や解剖学を通して関わるのではない——は、私たちがパーキンソン病患者のことを理解し、あるいは介助を通して理解するために、理論の上でも実践の上でも重要となる。目に見える方策については、患者自身も、彼らの友人や親戚も、医師も看護師も、さらに彼らに接する誰もが見つけだして学ぶことができる（学ばなければならない）。それらを学ぶのは簡単で、しばしば楽しいもので

である。(155)

あり、患者を文字どおり生き生きとさせることができて、L－DOPA療法の補助となるのである。

パーキンソン病の中心問題は「受動性」と不活発さであり、患者を癒すための鍵となるのは（適切に）「活性化する」ことである。受動性がかかえる本質的な問題は、刺激に対して応答する能力の問題ではなく、自己を刺激して始動させることにとくに難渋することである。重症の患者の場合、自分自身の外にある他の人や器物の助けは容易に受け入れられても、自分自身に対して働きかけることができない。中等度の場合には（ルリアが強調し続けたように）、ふだんの活発な力を用いて「病的」な力を制御することで、ある程度は自分で自分を助けることができる。このように、パーキンソン症候群の患者はきちんと応答することはできても話しかけられない限り全く無言のままであり、動くべききっかけがあれば直ちに動いて答えることができるのであるが（手を振ったり、手まねしたり、人に会うと立ち上がったり）、そうでないとまったく無動のままである。静かな環境の中では無言かつ無動であるが、音楽が聴こえるとしっかりした調子で歌ったり踊ったりできる。また、同じところにじっとしていたり、どうしようもなく急ぎ足になったりするが（フランシス・Dのように）、もし踏み台や目印になるものを与えられれば、それを上手に使うことができる。

したがって、患者に対して適切な刺激を与え続けることが重要となる。それがうまくできれば、パーキンソン病患者を不活発さ（あるいは異常な活発さ）から正常な行動に、底なしの地獄から生き生きした存在に呼び戻すことができるのである。ライプニッツの「刺激興奮なしに存在なし」という言葉そのままに、患者が活発でない時は存在しないも同然であり、患者の活力を戻すことができればそれは生きかえらせたのと同じなのだ。

別の言い方をすると、パーキンソン病の患者が活性化するために必要なのは、心身の秩序あるいはまとまりであり、病気によってもたらされる無動に打ち勝つための方策を見い出すことである。患者を観察していると、彼らはまったく動かないか、あるいは間違った動きを見せるかのどちらかである。彼らが間違った動きをするのは、尺度が誤っているために動作が大きすぎたり小さすぎたり、早すぎたり遅すぎたりするからだ。したがって、患者が必要とし、私たちが与えなければならないのは、測定能力の特殊な歪み（「測定困難」、「測定異常」）を克服することができる「測定尺度」である。

「測定」とは何か。「測定」はどういう意味をもち、どんな方法があるのだろうか。事物の測定には二種類の方法がある。一つは抽象的、絶対的、公式的な測定（測定棒や振り子、定規や時計、産業界や物理学で使われるＣＧＳ単位系（センチメートル・グラム・セカンド））であり、もう一つは具体的、実際的な測定つまり私たちの身体や身の周りの事物による測定である（ダ・ヴィンチは「人はあらゆる事物の測定基準になる」と言った）。両者の間を分けることは難しい。例えば「一フィート」という言葉を例に上げれば、最初は歩幅を基準とした実用的な物差しであったものが、後には味気ない棒に記した二つの目印の間の距離を測るための正確で抽象的な物差しになったのである。

一般的には、測定尺度に異常のあるパーキンソン症候群の患者は次のいずれかの方法によって活性化されると、心身の秩序を保ってきちんと行動することができる。その一つは、空間と時間を測るのに規則的な目印になるもの、例えば階段、地面に引かれた線、時計、メト目に見える人や物と一緒に行動したり協調したりすることである。フランシス・Dについていえば、彼女は地面に一定の間隔で描いたチョークの線を足掛かりにして、人形やロボットのようにではあるが、きちんと歩くことができたし、誰かが彼女の手をとって一緒に歩けば、健康な人と同じように散歩を楽しむこともできた。最初の方法は動きに対するもので、運動の尺度に向けたものである。二番目の方法は模倣をねらったもので、行動の形に向けたものである。パーキンソン病が重症だと、無動のために無表情になる（他の脳障害ではこれと反対に、無表情のために無動になる）。運動は運動自体を呼びさますことから、正確な模倣によって正しい動作ができるようになるのだ。したがって、最も良いのは模倣療法であり、運動療法は――人工的な代替物（義足やペースメーカー）によるような――次善の策である。

ヘスター・Yは部屋に独りでいる時には突進するが、物や人の助けがある時は「正常」のペースで歩くことができた。ミリアム・Hも同様に、他人が近くにいるのを「失念」して独り言を言う時は、話し方が加速するのだった。彼らはこうした時、自分では「正常」に歩いたり話したりしていると思っている。だが、実際には錯覚が亢進した状態に陥っていて、自分自身の加速した行動に気づかない。はたしてこうした加速や錯覚は、丁度それに見合った程度の抵抗や遅れを動きに加えたり、それに見合った程度の「減速する」錯覚を取り入れることによって、緩和することができるだろうか。ある程度は、そうした手段も可能である。実際に、ヘスター・Yの猛烈な急ぎ足は、彼女に上り坂を歩かせるとやわらげることができたし（下り坂を歩かせるとかえってひどくなった）、自分は上り坂を歩いているのだと彼女に「考えさせる」だけでも収まった（実際には平坦な道を歩いていても）。ヘスターは一度、平らな廊下が上り坂に見えるようにするための特殊な眼鏡を作ることができないか尋ねたことがあった（このようなことが光学的には可能であるとしても、実際的に有効であるかどうかはわからなかった）。

歩幅、ライン、カチカチいう音、時計、定規、歩調など、きちんとした一定の空間と時間の中にあって、物差し、測定機器、規則的に連続したもの、パターンを示すものが有用であることを、ここまで繰り返し述べてきた。これらは、いずれも経験と行動をつなぐために有効な（ルリアの用語で）「シンタグマ」や「アルゴリズム」を提供してくれる。そして（再びルリアの用語で）「文法的」や「疑似空間的」な、変化系列や分類表を与えてくれるのである。

私たちは誰でも（「私たち」とは、私たち以外の動物とは対照的に、すばらしい生物学的「時計」や「尺度」によって管理されている「人間」という意味だ）、人為的、抽象的、慣習的に定めた標準測定値――基準値――を相互の意思疎通とコミュニケーションに必要な基準として用いている。パーキンソン病の患者は「疎外され」、彼らの行動はふつうの行動とはひどく異なっていて、同じ尺度では測れない。彼らは特別な慣例と慣習を必要とし、それだけなく特別な危険にさらされているのだ。パーキンソン症候群の患者は、微妙で繊細なバランス、一つの作法を必要としており、それを得ることができれば、彼らは自分の奴隷になることなく、自分に役立つ機械的で体系的な基準値をもつことができるのである。

パーキンソン症候群患者の助けとなる工夫や数字を補完するのは、現実の世界である。この世界は限りなく多様で深みがあり、限りなく具体的で、限りなく形而上的で、限りなくそっけないが限りなく表現豊かで、限りなく秩序立てられてはいても限りなく自由である。現実の世界は、自然、芸術、社会のいずれをとっても、つまるところパーキンソン症候群患者に（私たちすべてにも）、幸福と健康と自由と生活を保障し、満足感と安堵感と自由な行動を与えてくれる唯一のものなのだ。

真の理想といえるのは、患者たち各人が「自然の」リズムと運動、自由奔放な「動的メロディー」（ルリアの言葉）を取り戻すことである。単にアルゴリズムにのっとった行動ではなく、本当に自由な空間を取り戻すことである。繰り返し観察してきたことであるが、適切な「音楽」が流れると、患者は短い時間ではあっても自由な空間に戻ることができる。そこでは、「すべての病気は音楽的な問題であり、すべての治療は音楽的な解決である」というノバーリスの言葉を思い出させる。自然と文化の「ありのまま」の動きも、視覚や触覚に訴えるものは経験すれば同じように効果的である。すなわち、私が担当したパーキンソン症候群患者の中には、ジストニーのために体が変形してほとんど動けないのに、易々と乗馬をこなす者もいる。しかも落ち着き払った優雅な身のこなしで、ごく自然に馬と一体になるのだ。乗馬、ランニング、散歩、水泳など何であれ、パーキンソン症候群患者の運動機能が、テレビ画面で見るのと同じように、ごく自然であることに私は感動するのである。また、患者と緊密な関係を保ちそれとなく一緒に行動しながら手助けするという、感受性豊かな看護師や友人たちの芸術的な「患者の扱い」、これこそ真の芸術である。こうした技能は馬や犬でも修得できるものだが、それはしなやかに旋律的に生き生きとして他者の内側に分け入る機能なのであって、いかなる機械にも決して真似のできない技能なのである。こうした微妙で変化し続ける能力を発揮することは、悩める患者と自然の力とに介在する「自然な」方法を工夫することによって達成できるように思う。重いパーキンソン病患者が自動車やモーターボートを操縦するのは極めて危険であるが（患者の病状を悪化させることが多い）、ヨットなら上手に、そして直観的な正確さと「感性」とで操ることができる。そこでは、人間―船―風―波がおのずと、そしてダイナミックに一体化し調和する。患者が自然の力から一体感と安心感を得ると、内なるメロディーが喚起されて、自然のハーモニーと調子を合わせる。そのとき彼らはもはや受動的に突進してしまう患者ではなく、活力と自由に満ちて「行動する人」になっているのだ。

註153　パーキンソン症候群の患者の綿密な観察、例えば書く動作を細かく観察することから次のことがわかる。たしかに尺度の変化があるが、それは予期せず唐突に起こるジャンプなのだ。例えば数秒以内に十数回ものそうしたジャンプがあることから、私たちが観察しているのはいつまでも歪曲され続ける寸法ではなく、はてしなく奇異な形でぴくりと変わる寸法なのである。それは円滑な幾何学的あるいはトポロジー的変換ではなく、唐突な算術的あるいは統計的変換なのだ。

154　パーキンソン病患者が空間についてのこうした錯覚をよく起こすことは、一世紀前からわかっていた。マイケル・フォスターは『生理学の黎明』で次のように書いている。

155

大脳基底核の病変のために同じような不随意運動を経験した患者によれば、そうした症状はしばしば経験するものであり、その原因は視覚をはじめとする感覚障害にある。したがって彼らが突然に前のめりになるのは、前方の地面が足の下で陥没するように見えるからだ、と言うのである。

註45と註47も参照。

付録6　カオスと目覚め

パーキンソン病の病態生理学は組織化されたカオスについて研究することである。
——ロビン・マッケンジー（一九二七）

Ｌ‐ＤＯＰＡによるパーキンソン病治療が始まった頃、それは大きな喜びをもたらした。患者たちの状態は驚くほどに改善し、私たち医師は病状を「落ちつかせ」、症状を止め、限りなく治癒に向かわせる（少なくとも症状を軽減させる）薬剤の威力をただちに感じたのだった。予想もしなかった合併症が起こったときには、私たちは驚いたものの、大したものではなく容易に対処できる「副作用」だろうと考えたのだった。「無動発作」が起こった場合には（コチアスの勧めに従って）Ｌ‐ＤＯＰＡの投与量を一〇パーセント減量すればよい、投与量をコントロールすればよい、適正量を決めることができる、合併症は予測できる、単なる副作用であるから確実に対処することができる、という神話がなお信じられていた。

私自身もそう考え、その神話を否定することはとてもできなかった。しかし、「蜜月期」を過ぎてまもなく（私の脳炎後遺症患者の場合、それはわずか数週間、時には数日間でしかなかった）合併症が現われ始めた。それは舞踏病、チック、過度の興奮、躁、静座不能、欲動、動揺、破滅的な精神の動揺などの新しい現象である。例えばヘスター・Yに見られた次のようなものである。

彼女のL‐DOPAへの反応は……すべてか無、つまり完璧な反応をみせるか、まったく反応しないかのどちらかしかなくなった。……彼女の病状は瞬きするくらいのうちに、極端から極端へと移行する。……そのような変化は……もはやL‐DOPAを投与する時間と関係づけたり、あらかじめ予想することはできない。一日に三〇回から二〇〇回も症状が逆転するのだった。……症状があまりにも急に、しかも完全に逆転することから、それは緩やかに起こる病変ではなく、「位相」が急に再組織化あるいは変換されているという印象を受けた。

一九六九年の夏には、私は大多数の患者でこうした「ヨーヨー」反応が見られることを報告しなければならなかった。このことと並行して、患者たちのL‐DOPAに対する感受性が非常に強くなり、しかもどんどん高まっていき、健康な人にはほとんど影響しないような生活環境にも（想定不能な）敏感さを示すようになっていった。彼らは皆健康への迅速な回復力を失い、適正量を定めることができないまま、ほんのわずかなきっかけでも平衡が崩れるような「不安定」な状態にあった。ジョージ・Wはこう書いている。

自分でもまったく止常な感じがするのですが。……私の体は過敏になってしまいました。

がんばりすぎたり興奮しすぎたりすると、あるいは不安を感じたり疲れたりしたときには、あらゆる副作用が噴き出すのです。……すべてが順調なときは完璧なのですが、綱渡りをしているか、針の上でまっすぐバランスをとる画鋲になったような気分です。

L‐DOPAを投与すると、ある時点まで、つまり臨界点までは事はスムーズに運ぶ。だが、まもなく不安定期に入り、やがてその不安定さは増大傾向になって、奇妙な状態が次々に現われるようになる。

……反応の反動、リバウンド、逆転が、ほとんど制御不能な勢いで、患者たちをその状態を示す「空間」の一極からその対極へと、ほとんどコントロール不能の軌道で投げつける。……〔こうした〕極端な反応は、正のフィードバックあるいは「抗コントロール」の恐るべきパターンの中で増大する傾向を持つ……〔次いで〕そうした状態が続いて……さらなる分裂や分解が起こり……行動や言動は数限りない断片に分かれてしまう。

こうした状況においてはL‐DOPAを減量したり中止したりしても有効でないことが多かった。たしかにL‐DOPAの量を少しずつ減らしたり中止したりすれば、この明らかな騒乱を、そしてすべてを一時的に停止させることができはしたが、L‐DOPAの投与を再開するやいなや、不安定で荒れ狂った反応が再発するのだった。つまり、最も根本的な治療――「休薬日」を設けること――を行なっても、本来の安定した状態を取り戻すとは言えない。「システム」に対して何かが起こったのは明らかだが、もはや休薬日の後でさえ、次に何が起こるのかを確実に予想することはできないのである。つまり二回目の投薬によって起こる反応は、最初の投与の時の反応とは質的に（量的にも）異なるように思われた。このことはマーサ・Nでみられたとおりで、彼女は六回の投与に対して六回の違った反応を示したのである。

こうした状況から、私は非常に強い不安と無力さを感じた。私は、自分が何か間違ったことをしているのではないか（一九七〇年に「目覚め」についての最初の論文を執筆した時、何人かがそう指摘した）と思い続けた。しかし、あらゆる手を尽くしても、状況を変えることはできなかった。私は目の前で起こっていることを単なる変則的な事態や「副作用」、あるいは間違いとして片付けることはできなかった。それらは動かしがたい現実として私に突きつけられたのである。こうした不安の中には（私や同僚の）哲学的関心事になったものもある。なぜなら私が学んできた科学の原理は、あらゆる分野において予測可能で再現可能な事実に基礎をおくものだからである。化学者プリゴジンは「この無限の予測可能性は、物質世界における科学像の基本的側面である。これは古典的な科学が基盤とする神話と呼ぶこともできよう」と書いた。この概念が、いまや根本から揺らいでいるのである。私がそれまで展望していたのは、L-DOPAの効果という観点のみならず広く一般的観点からみた完璧な予測可能性に関する古典的あるいはラプラス的なものであった。しかし今、私の目の前で、すべての患者において非古典的、非ラプラス的な何かが恐ろしいほどの勢いで起こりつつあった。私は予測可能な法と秩序が侵略され、不確定さ、無秩序、そして渾沌にはっきりとって代わられるのを見ていたのである。

私は狼狽した。L‐DOPAの効果は一本道であるべきであったが、そうではなかった。最初は一本道ではあったが、やがて何かが起こったのである……。後になって気づいたことだが、当時私が得ていた感触と同じようなものをプリゴジンも抱いていたのだ。彼もまた物理学や化学の古典的世界の中で、予測不可能性、非可逆性、そして「非古典的」というべき問題に遭遇し、疑問を抱き始めていた。「これは人間の知性の敗退ではなかろうか？　古典的な思考は終わろうとしているのではないか？」と彼は書いている。私も同じ悩みを抱いていた。だが、目の前に広がっていたのは無秩序というよりは複雑さであった。

複雑と無秩序との間には大きな違いがある。例えば天候は複雑ではあるが、無秩序ではない。私はしばしば、L‐DOPAのおかれた状況を天気と比較してみた。[157] 私がいつも惹きつけられる狂乱状態は、複雑ではあっても、はっきりとした順序がある。私は初期のL‐DOPAの反応のことを、穏やかな層流を形成する静かな小川にたとえて考えてみた。次いで静けさが破られ、流れは力と勢いを増して渦巻く急流となる。ただしそれは、非線形空間に波打つ急流である（註133）。

私は直感的に、何か他の方法で、L‐DOPAによって引き起こされるこの猛烈に複雑な状況や複雑なシステムを分析し理解を深めることができるにちがいないと考えた。還元主義的な線形理論で考えていては理解できないことは明らかであり（コントロールすることはさらに無理である）、複雑で動的なシステムを理解するために別の適切な理論が必要となる。私は本書において「非線形」という言葉を何度も用いた。カントールを引用したりもした。

また「軌道」、「相空間」、「可逆性」、「分離性」といったことに触れたし、「相対性」、「マクロな計量」、「尺度の飛躍」、「マクロ」と「ミクロ」の恒常的会合、といったことについても述べた。しかし、こうした考え方はすべて直感的で曖昧なものであり、暗中模索する隠喩以上のものではなかった。

その当時、私は正しい概念を発見するために有用な数学のことを知らなかった。そして重要なことに、当時はそうした適切な概念を把握している人は誰一人いなかったのである。ところで、「カオス」の数学的概念――ランダムではなく無秩序でもなく、特別な秩序あるいは特殊な単純さを無秩序とともに内在した複雑で非平衡な状態――こうした意味でのカオスの正式な概念はまだ世に広まっていなかった。ごく少数の数学者や物理学者が発表する論文以上の広がりはなく、一般の科学界には知られていなかったのである。

新しいカオス理論のことを私が初めて目にしたのは一九八〇年のことで、プリゴジンの著書『存在から発展へ』で展開された物理化学的な文脈での理論を読んだ時だった。ただしその本は微分方程式のジャングルであり、私はそのジャングルの中から理解できる部分を拾い出して読んだのであるが。プリゴジンは、古典的なニュートン力学が一九世紀の終わり近くになって破綻を来たしたことから出発して、もっと複雑な系（例えば三個の動体あるいは数学的には三個の変数を含む力学系）の問題を考察している。また、このような複雑な系のふるまいを記述するのに必要な方程式の形は非線形であること、そうした方程式は通常、解析的には解けないこと、すなわち固定した解に近づいたり収束することはないことを、最初にこの問題を見い出したポアンカレがどうやって見い出したのかを記述している。そうした系の動的ふるまいは、ある臨界点に達すると突然変化するので、「ランダム」か少なくとも不規則にみえる。プリゴジンは、「危険な行動」、「正常ではない行動」、非分析的で「病的な」機能について、さらに臨界点に達すると「ポアンカレのカタストロフ」が発生することについて述べている。彼は「こうした不可逆性の問題は物理学の核心であると思う。ポアンカレのカタストロフはありふれた現象であり、有名な三体問題を始めとする力学のほとんどの問題にも現われている」と述べている。プリゴジンの著書から、古典力学の範囲外の多くの問題における複雑性と不可逆性について学んだ私は、この問題に好奇心を抱いた。臨界点あるいは「破局」点で起こることは、私の患者に見られるさまざまな現象、すなわちL－DOPAの投与、反応の可逆性、対称性、さらには崩壊といった状況に対応するものと思われたからである。

　非線形方程式のふるまいを解くためにきわめて有益な数学的技法が、抽象的な「マップ」あるいは「空間」（いわゆる「相空間」）といった「表現」である。相空間における線形方程式の解が、例えば、一点なら、振る舞いが固定して安定した価《あたい》へ収束していることを表わし、円なら振動する価を表わす。非線形方程式では、相空間を完全に展開（もしくは「結果」）しようと試みると、それ自体がきわめて複雑になる。こうした相空間はポアンカレが最初に気づいたように、実に手に負えないものである。彼は不安のあまり「あまりにも奇妙なことなので、それらを熟考することさえできない」と言って、後に研究を諦《あき》めてしまった。非線形方程式のふるまい、つまり不可逆的で非線形な力学系（惑星系、宇宙、気象、流体力学など何であれ）が示す「進化」とその内部構造をリアルタイムで見ることが初めて可能になったのは、デジタル計算機の出現とそれに続く高速コンピュータの出現によってである。それが（ローレンツによって一九六〇年代に）なされたとき明らかになったのは、ランダムではない奇妙な新しい領域の出現であり、それこそが後に「カオス」と呼ばれることになる領域だった。ポアンカレによって非合理的で耐えがたいほどに奇妙だとみなされた分野が、コンピュータの助けによって積極的に再検討されるとともに、（同じく重要なことには）まったく新しい概念、とりわけローレンツの言う「アトラクター」の視点から検討されるようになったのである。非線形性が充分に表現されるカオス領域においては、無限に小さな原因によって巨大な効果が結果することがある（L‐DOPAの投与量をほんのわずかに変えるだけで計り知れないほど大きな効果が現われるように）。そこでは継続的な変化、ゆらぎ、振動が常に存在する。既存の複雑な動的システムの分離や分岐が繰り返され、そのことがまた新しい現象の原因となる。特徴的といえるのは、カオスの中心に、あるいはカオスに囲まれて、完全な秩序をもつ「島」があること、あるいはその逆があることである（パーキンソン症状やチックに囲まれた「正常」の一瞬という島があるように）。このことはL‐DOPAの継続投与で引き出されるある種の領域を強く思い出させる。しかし、これは単純な隠喩であろうか。はたしてカオス理論は正式なモデルになるのであろうか。パーキンソン症候群を「組織化されたカオス」とするマックンジーの見解に、カオスの数学理論を用いることによって、正確で豊かな解釈を与えることが突如として可能になるであろうか。

カオスの構造は静的ではなく動的であり、相空間における軌道という考えを導入して理解しなければならない。軌道の動きはカオス理論では「アトラクター」と呼ぶもので決まる。

しかし、一見無秩序なデータの流れの中に隠れた構造が確かに存在することを示すためには、データを動きとして、すなわち抽象的で適切な相空間での軌道として表示する必要がある。このときにはじめて、未知の新しい画像あるいはイメージが現われ、データはランダムではなくアトラクターによって限定的に決定されたものであることが視覚的に示されるのである（図4）。

最近（一九九〇年初頭）私は同僚のラルフ・シーゲルと一緒に、L-DOPAに対する臨界点を過ぎて予測不可能な反応を示しはじめた患者のデータを再検討してみた。びっくりするほど稀有《けう》な幸運は、対象患者の中に数学好きの患者がいたことである。その患者は自分の反応を正確に測って記録しており、私たちの分析のために適切なデータをもたらしてくれたのである。

図5はエド・Wの反応を示している。彼は早朝四時三〇分から深夜にかけて九〇分ごとに二三〇ミリグラムのL-DOPA（DOPA＝デカルボキシラーゼを併用）を服用した。その反応を一〇点法で記録した測定値が、投与した時間に対して示してある。最初の表示では、約一〇時間の周期で「高い」反応と「低い」反応とが振動しているのがわかる[160]。ローレンツが気象データについて用いたのと同じ方法、エドの状態とその変化率がつくる相空間にデータをプロ

図4　ローレンツ・アトラクターは、元々は気象状況を説明するための相互に依存する三つの非線形の方程式によって定義される。これらの方程式の作用はコンピューターによって計算できる。（A）三つの方程式のうちの一つの数式は時間の作用にそって表わす。この変数は不規則に変化するが、そこには何らかの規則性があるようにみえる。実際、変化はかなり秩序立っており、位相―空間という形で視覚化される。（B）こうした位相―空間の形では、数式はその変化率に反した曲線で表わされる（微分係数）。ここに現われるループは奇妙なアトラクターの存在によるものである。この系はカオス的であるとされ、秩序はあるが、次なる値を予想することは常に困難である。

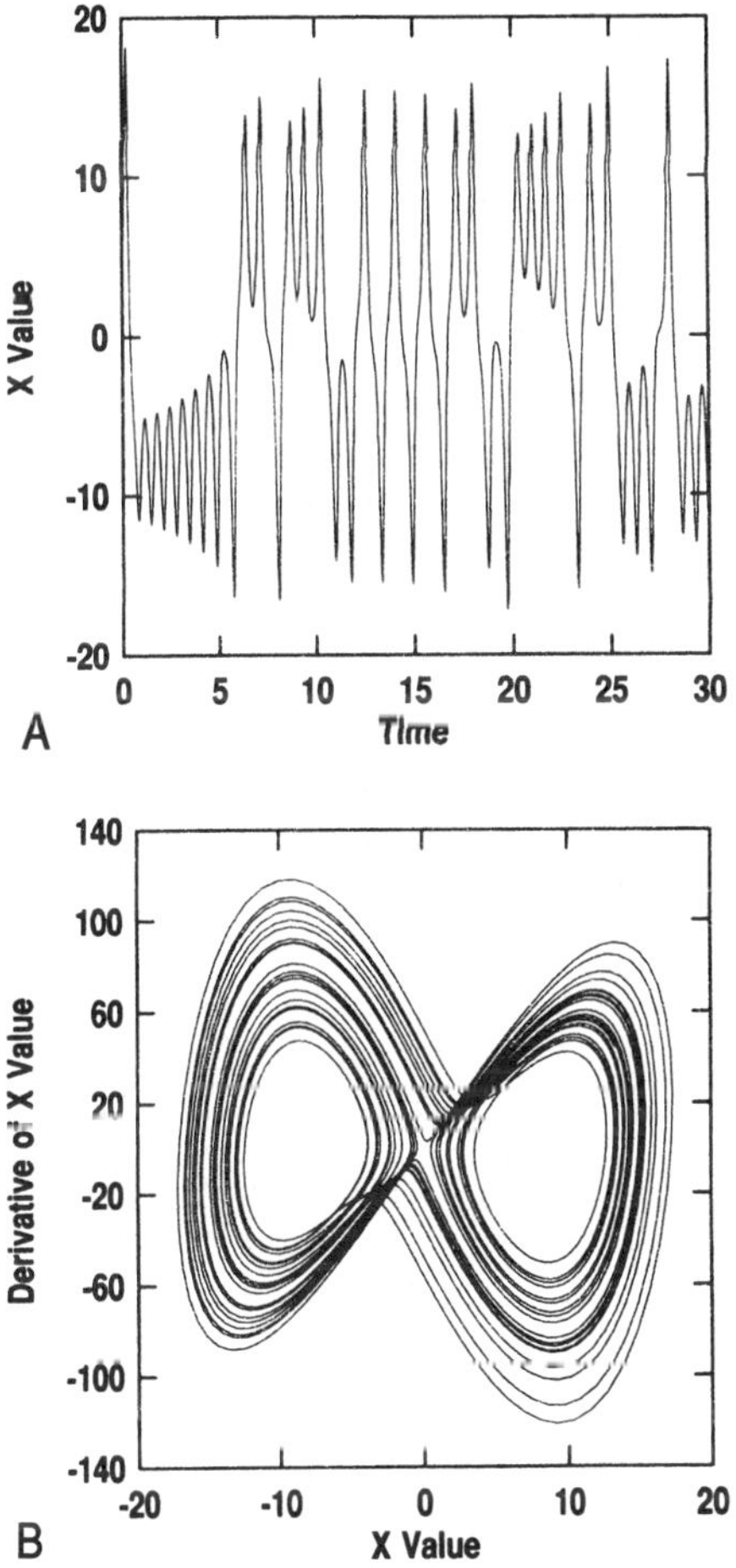
20
10
0
-10
-20
X Value
0
5
10
15
20
25
30
Time
A
140
100
60
20
-20
-60
-100
-140
Derivative of X Value
-20
-10
0
10
20
X Value
B

図4

ットしてみた。その結果得られたデータの「軌道」をグラフに表示してみると、アトラクターの周りをぐるぐる回る8の字の形になることがわかったのである。グラフで見るように、実際そこにはいかなる単純な線形過程も存在せず、少なくとも三次元の非線形の決定因子を含む、ずっと複雑でカオス的な過程が働いていることがわかる。

ここに働いている動的な過程の構造をもっと詳しく検討するためには、さらに作業を進めて、軌道の連続的な切り口であるポアンカレ断面を求める必要がある。多くのデータを集めてそうした作業を行なうことによって、カオス過程の構造の初期条件や無秩序に見える現象に潜む内部構造を明らかにすることができる（ポアンカレが想定したこのような構造、ローレンツが見い出したこの種の構造などを明らかにすることは、コンピュータや非線形動力学の新しい

図５　エド・Wの状態を分析したもの。彼は自分のパーキンソン症候群の運動症状の程度を－５から＋５の間で評価した。ゼロは「正常」を指し、－５は完全な無動を、＋５は運動亢進の状態を表わす。エドは10年以上も重いパーキンソン症候群を患ってきたが、三カ月にわたってほぼ90分おきに自分の症状を評価して記録した。数学的なプロセス（標準偏差を２時間とするガウス関数で「状態」を巻きこむ）を用いて、なめらかに変化するエドの状態を内挿した。（A）時間変化によるエドの状態。ローレンツ・アトラクター（図４）に似て、数式は不規則だが、何らかの周期性の存在をうかがわせる。（B）数値計算による状態の微分係数に対して計算したエドの状況を位相―空間の曲線で表わしたもの。いくつものループらしき曲線が、エドの力学を抑制するアトラクターの存在を現わしている。（C）内挿プロセスの制御。状態の評価を時間の機能としてランダムにしてから、内挿プロセスを行なった。この時点でもループはまだ存在する（内挿プロセスによって現われた）が、無秩序である。（D）最初の月のエドの状態を三次元曲線で現わしたもの。水平軸、垂直軸は図５（C）と同じ。しかし、深さは状態の二つめの微分係数からとられた。ここで、時間に対するエドの状態の不規則性の原因がはっきりする。彼の状態は少なくとも三次元のプロセスの運動に依存していて、提示されたアトラクターの影響を受けて、数式が上向き、下向き、左、右、ページの内側あるいは外側に向かう。

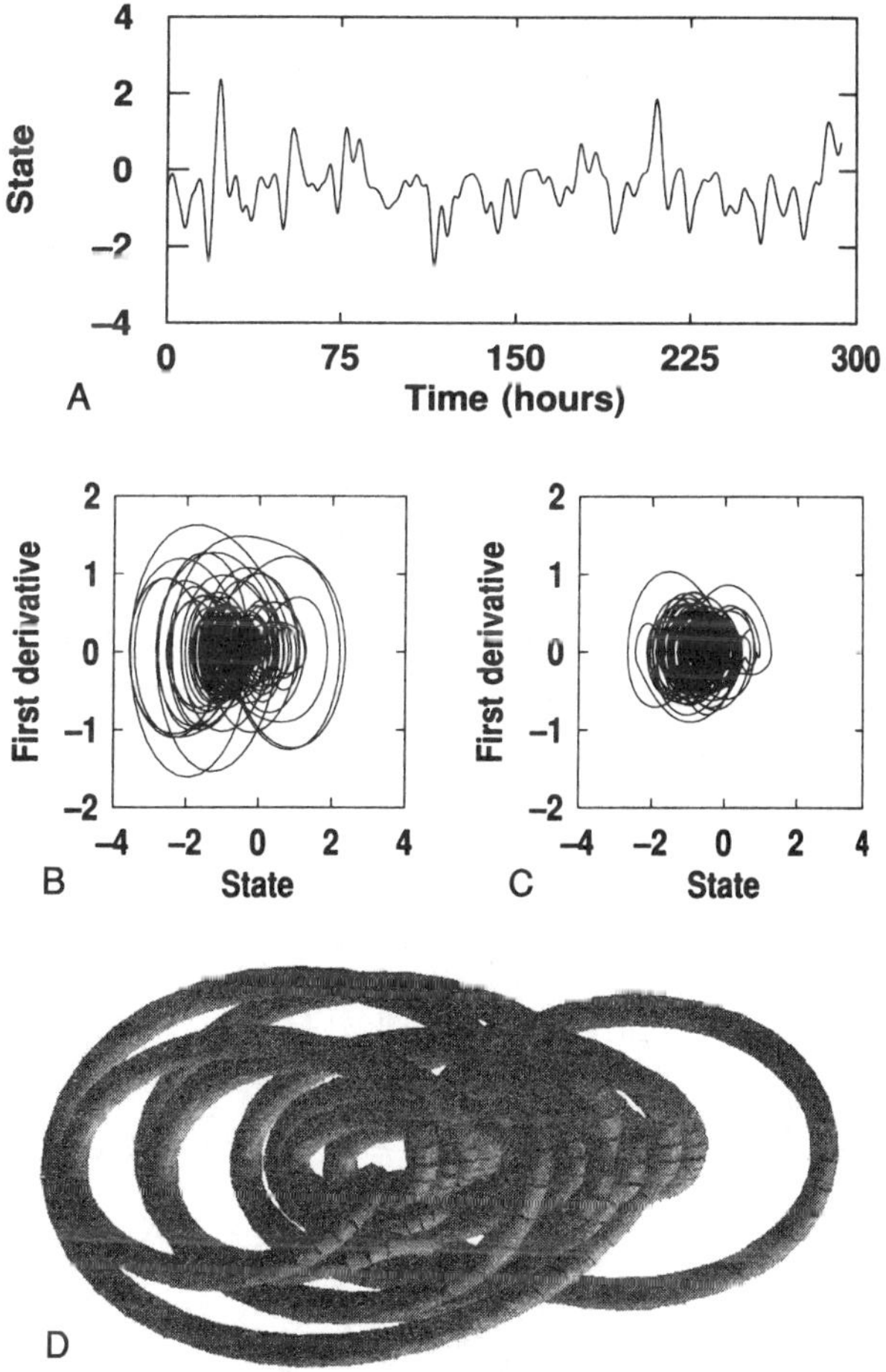
4
2
0
−2
−4
State
0
75
150
225
300
A
Time (hours)
2
1
0
−1
−2
First derivative
−4
−2
0
2
4
B
State
2
1
0
−1
−2
First derivative
−4
−2
0
2
4
C
State
D

図 5

概念が発達する以前はほとんど不可能だった)。

もちろんこうした最初の成果はわずかで予備的なものであったので、数百個どころか数千個のデータを分析することでそうした結果を強固にして確認する必要があった[161]。それでも、患者が臨界点をいったん通過すると、その後の病状の推移はランダムではなくカオス的であることを読み取ることができた。そうした予想はすぐに検討されてよいはずなのに、不思議なことにこれまで一度も検討されたことがなかったのである[162]。

何人かの患者の中でもマーサ・Nにおいて最も明らかであり、ルリアをも魅了した現象は、患者の多彩な反応が別々に現われることだった。マーサ・Nの場合、「行動の起こり始めの形——舌のリズミカルな動き、カタトニー、チック症状的な言語反復症、蟻走感、幻覚など何であれ——が与えられると、その後の反応は初期の条件によって決まるのだった」。明らかに、マーサがこうした現象を潜在的に持ち合わせていたか、その病気にこうした現象が「備わっていた」かのどちらかである。興味深いことに、彼女の初期反応は「たまたま」起こる、つまり偶然の条件に依存していることがはっきりしていた。カオス理論の研究者が「初期条件への鋭敏な依存」と呼ぶ現象は、非線形力学系の大きな特徴であり、(気象の予測においては)「バタフライ効果」と呼ばれる現象である。

カオス理論は最近ようやく注目されるようになってきたが(Gleick, 1987; Briggs and Peat, 1989)、医師の間ではまだほとんど知られていない。例外的なものを挙げれば、心臓や脳波のリズム、眼振やある種の振戦[163]のリズムに見られる一秒以内の振動がある(ただし、一〇年もの長い周期で起こる振動やカオス的に起る多彩な現象については、ウィンフリーの一九八〇年の著書を参照)。古いものでは、一九七七年にグラスとマッキーが時間経過の感覚に異常を示す特徴を持つ病気を「動的疾病」と呼んでいる(Glass and Mackey, 1988)。しかし、L‐DOPAに対する長期に及ぶ反応が中核となる神経系の動的異常については、ほとんど検討されていない[164]。

パーキンソン症状を示す患者において、L‐DOPAの継続的投与によって簡単に「動的障害」がもたらされるとすれば、この場合を動的疾病とみなしてよいのであろうか。私はL‐DOPAのことを知る前から、パーキンソン症候群には奇妙な不安定性があること、はなはだしく多彩な「位相」があるらしいこと、L‐DOPAを休止している間もさまざまな病状を示すことに注目していた。そうした病状や位相の変換は、逆説的キネジアと呼ぶ現象でとりわけ顕著に見られる。つまり、深い無動状態が突然数秒間から数分間だけ正常状態あるいは過動状態によって取って代わられる現象である。こうした逆説的キネジアは「通常」のパーキンソン病においては、逆説的なことだが非常に軽度であり、むしろまれといってよい(エド・Wはたまに起こしていたが)。

この逆説的キネジアは、強い無動がある時に起こりやすく、その場合強制的なプレッシャーがはたらいて、過動状態あるいは正常状態が突然暴発するのであろう。同じようなことはカタトニーでも見られ、無気力や意識混濁の状態から一気に逆激昂した状態に変わるのである。チックについても同様に、「緊張」または「カタレプシー状態」の「位相」から突進や降下が見られたり、その逆の現象も見られる。こうした現象から考慮して、パーキンソン症状そのものが一種の曲面、つまり8の字に似た双極性の曲面をとることを納得させられるのである。L‐DOPAの投与で見られる病状の変換はパーキンソン病に本来的に内在し、すでにパーキンソン病の構造の一部であるその性質がL‐DOPAによって放出されるのだと考えることができる。つまり、L‐DOPAはパーキンソン病のアトラクターを変換して、鋭い頂きと深い谷という位相の地形を作り出すのだと理解できるだろう[165]。パーキンソン病の患者は、いわばこの曲面、時間とともに軌道が描くこの力学的曲面の上に囚われているのである。この軌道はしばしば患者を一瞬の間だけ「正常」な状態や無動と対極をなす過動の状態に運ぶ。しかし患者はパーキンソン病の（力学的用語としての）「原因」となっているアトラクターの強大な「重力の牽引力」によって連れ戻されてしまう。

患者のL‐DOPAに対する反応が不安定で予測不可能になっていくのを知った時、それまで明らかであったことが明らかでなくなった時、何か未知のことがそれにとって代わっていくのを知った時、私は狼狽し、罪悪感とある種の不快感を味わった。しかし、こうした気持は初めてプリゴジンの著作を読んだ時に変わった。そこには秩序ある何ものかが隠されているのではないか、何か新しい種類の秩序が存在するのではないかという感触を得たからだ。この新しい秩序への感触――木々の枝や葉の形の秩序であり、風景の秩序であり、自然界が示す数限りない秩序といった新しくて古い秩序――は、マンデルブロの『自然界のフラクタル』の図版を見た時、私の中に視覚的に飛び込んできたのである。実をいえば、当初これらの本を楽しみながら読んだものの、これら二つの本の関係について把握するまでには至らなかった。サー・トーマス・ブラウンは「『自然』にグロテスクなものはない。『自然』のすべては幾何学である」と述べている。私がカオス理論を崩壊と無秩序として捉えた時、最初に警戒したことは、それが私たちの古典的な世界、超時間的な世界、プラトン的な世界を破壊するものではないか、ということだった。しかし、カオス理論への理解が進むにつれて、それは無秩序で奇怪な世界ではなく、新しくて美しい動的世界を創出するものであると納得するようになったのである。そこはブラウンが夢想した以上にすばらしい時間的幾何学の世界であった。このことをプリゴジンは「自然の再魔術」と呼んでいる。

すでに（エピローグで）書いたことではあるが、自然界の法則を十分に理解した上での合理的医学が求められている。L-DOPAを継続投与された患者が見せる「カオス」は、一見すると自然の法則から逸脱した暴走ではないかと思えるが、実はさらに深みのある法則を見事に樹立しているのだ。カオス理論を充分に理解して咀嚼することは難しいが、それはわくわくするほど魅力的な挑戦である。最初は合理性の敵のようにみなされたカオス理論だが、新しい合理性、新しい理性を私たちに与えてくれるのだ。

カオスの概念が導入された頃、合理的な考え方とは何かがわからない状態だった。なぜなら、それ以前に合理的とされた考え方は不適切で無用になってしまったからである。しかし、新しい合理的な考え方、合理的な方法は、カオス理論というこの複雑な力学系をきちんと理解しさえすれば十分に可能になるであろう。私たちが今すべきことは、非線形の決定因子の詳細を研究することである。これは理論的のみならず実践的にも面白く、挑戦の価値がある。カオス理論によって、これまで想像もしなかったような新しい威力をもつ治療戦略、新しい地平が拓かれることであろう。

註

156 ここで述べるのはラルフ・シーゲル（IBMのトーマス・ワトソン研究所、ラトガース大学）との共同研究である。

157 予測不能であることを特徴とする「カオス的」現象が初めて実際に適用されたのが天気予報であることを私は知らずにいたが、当時のほとんどの工学関係者も、ローレンツの先駆的研究について知らなかった（Gleick, 1987）。

158 「カオス」という言葉は日常的な響きがあるが、科学用語としては特定して定義され、正確に用いられている。「カオス」とは、ある系の行動について、それが生物学であれ、物理学であれ、数学であれ、その系の初期状態がわずかに変化しても（無限小の変化を含めて）充分な感度で対応するものである。そうしたシステムを例示すると、急流を浮き沈みする木の葉の動きがある。木の葉の位置が（風の一吹きで）わずかでも変動するとその軌跡は劇的に変化する。こうした系の動きを予測することは困難であり、予測不能の程度がカオス的にだんだん深まっていく（それとは対照的に、振り子時計は安定していてカオス的ではない。振り子がわずかに狂っても、それはすぐにわからなくなる）。古典的工学に基づく系においては、ある時点における系の状態が充分な精度でわかっていれば、それ以後の状態をきわめて正確に予測することができる。しかし、カオス系においては予測することは不可能なのである。

159 私が一九七〇年代にたいへん興味をもって読んだ「カタストロフィー理論」についての記述の中には、ゼーマン（1976）、ウッドコックとデービス（1978）が発表した科学エッセーもあった。面白いことに、リチャード・ハーディーの最近の論文では、カタストロフィー理論が考案される前に出版された本書で紹介している多くの現象が、この理論のトポロジカル・フォーミュレーションを示唆しているとされている（Hardie, 1990）。

160 この所見は短期間の変動についてのものであるが、長期の著しい変動も見られる。エド・Wは二年間にわたって定期的に一定量のＬ－ＤＯＰＡ（シネメット）を服用していたが、薬剤に対する反応は不安定で、数時間といわず日や月の単位で変動した。一、二週間、あるいは一カ月間も調子が良好なこともあれば、一日じゅう、ときには数週間にわたって体調が悪いままのこともあった。彼はその期間にわたって詳しい日誌をつけ、気分、食事、活力、ストレス、排便、睡眠の深さと時間などと心身の調子の変動との間に関連があるか考えていた。ときには——とくに睡眠をたっぷりとらなければならないことのような——明らかな関係、とくに睡眠時間と関係するとわかることもあったが、関係づけができないことが多く、そうした変動は「まったく予期しないところから」起こり、簡単には説明できないのだと考えざるを得なかった。

こうした長期間の変動や周期性は片頭痛や癲癇のような病気では一般的に見られるもので、その場合、奇妙で謎めいたパターンで起こる。私は片頭痛の患者に対して日誌をつけるよう勧めているが、彼らの日誌から著しい（予期しない）関連性が見つかることがある。しかし単発の発作や一連の発作の起こり方には何の脈絡もなく、綿密に検討してもその「原因」を見出せないことも少なくない。生活状況が良くなかったり「軽はずみな行為」があったりしても、長い間発作がなくて体調が良好な場合もあるし、「なんとなく」些細なことがきっかけで発作が起きることもある。こうした現象を説明するために「閾値」の変化がよく持ち出されるが、そうした考え方が適当かどうかは定かでない。しかし、長期の時間尺度でみた周期性はカオス系の特徴であり、この系がカオス的であることを示唆するのである。

エド・Mは体調が「悪い」状態が長く続く期間に、予期せぬ正常の「島」がほんの短時間だけ現われること、そして同じように「良い」期間の最中に予期せずして現れる短い不調を経験している。彼は、健康が病気の中に「埋めこまれ」、同様に病気が健康の中に「埋めこまれている」とよく考えるという。重い片頭痛にも、これと類似した健康の島が存在している。また、極度の神経症の中にも「健康の島」が認められることが最近になって強調されている (Podvoll, 1990)。こうした埋めこみ、こうした島は、時間的な構造について考え、さらにこうした疾病がどれも動力学的な異常であるとみなすことによってはじめて説明できるようになるであろう。

161 この研究でプロットした測定値にみられる比較的大きな周期的現象の内部には、数えきれないほと多くの繊細な周期があるが、それらは「捕らえ」られていない。エド・Wと一緒にいると、彼の体調は一時間に何回も変化することがわかる。部屋を横切る間にもひどく変化するし、話していると言葉の途中で「やめてしまう」が、数秒後には「元に戻る」。したがって、毎秒の単位から毎月の単位まであらゆる時間の尺度でデータを収集することが必要になる（もちろん、実現させたいものである）。

162　そうした定量的データは既に存在する。私が一九六九年に脳炎後遺症患者で観察した「オン／オフ反応」と「ヨーヨー」反応は、一九七四年までに他のすべてのパーキンソン症候群患者でも一般的に見られることがわかった（幾人かの患者では数年といわず数日以内に起こった）。その後、数多くの定量的観察結果と考察に関する論文が、初期のファーン（1984）やマードセンとパーカーズ（1976）の論文から、リチャード・ハーディの研究（Hardie, 1984; Hardie, Lees, and Stern, 1984; Hardie, 1990）まで報告されている。しかし、ここでは現象を生理学的立場から研究（L-DOPAの血中濃度の変化、ドーパミン受容体の感度の変化など）するのみで、動力学的な立場からの検討がされていないため、これらの観察結果は、内包するカオス系を検討するのに必要な位相―空間プロットやポアンカレ軌道の分析対象にはならない。

163　脳炎後遺症に見られるパーキンソン症候群およびもっと複雑で多様な症状は、さまざまな周期性をもった多岐にわたる現象である。まず最初にパーキンソン病の振戦については、一世紀前にガワーズが一秒に四回から七回の周期で起こることを記述して以来、詳しく観察されてきた。脳炎後遺症に見られる急速なチック症状の周期は一分に三〇〇回ほどである。やや長い時間尺度の症状としては、同語反復的な多言症や複雑なチック、そして常同症があり、その周期は一秒に一回から二〇回である。（ロランドのように）日周性あるいは日内変動性のさまざまな症状があり、もう少し長い周期のものでは三日から五〇日を周期とする眼球回転発作などがある。これらの現象はいずれも注意深い定量的研究の対象になるものだ。パーキンソン病の振戦については最近ボイトラーら（未発表）によって検討され、その周期性変動はカオス理論による動力学的機序で説明できることが示唆されている。

カオス系の別の側面は分割次元（fractional dimensions）が見られることである（「フラクタル」Mandelbrot, 1977 and 1982）。クラウスら（1987）は、パーキンソン病患者に見られる指たたきはフラクタル次元を示すことを最近発見した。脳炎後遺症患者は、大きくなって反復するパターンの「地図の中の地図」（註54）という強迫的あるいは譫妄的想起、そして自己類似性のある思考をするが、彼ら自身の知覚と思考の過程にフラクタル的特質が幻覚のような形をとって投影されてはいないだろうか。

164 他の生理系、とくに糖尿病の系には長い周期の変動のあることが研究されている。グラスとマッケイの記述では、「インシュリンの投与日程を決めるのが困難な場合がある……。食事や運動の日程を組み合わせてインシュリンの周期的投与を行っても血糖値を正常範囲に維持できない」そうした患者について彼らが出した結論は、「血糖のコントロール系の動力学の把握に基盤をおいた……インシュリンの投与計画を策定することが必要である」というものだ（Glass and Mackey, 1988）。

165 私は時々地勢学的な言葉でこのイメージを表わしてみる。「行動の『形状』は……砂時計の『形』になり、その『くびれ』がほとんどゼロに近いくらいに細くなる……メビウスの輪のようにそれ自体で完結する、出口のない空間（註132）であり、ときには想像上の『地形』となる。」「私たちはこうした患者が……もはやなだらかな坂のある世界に暮らすのではなく……鋭い山頂や断崖のある月世界に運ばれてしまったのではないかと思う。（註91）」こうした文章で、私は患者たちの「ねじれた」世界を、画鋲が永遠にバランスをとろうとし続けるという、ニュートン的でカオス理論の最も純粋なイメージと対比した。

166 私は一九七二年に「偉大なる目覚め」で次のように書いた。「動力学的存在（あるいは異常）の特質は……相対性があり……高度に構築され、異方性のある連続体であり、その中の空間を歪める曲率は、重力にとって代わったパーキンソン病やその他の存在論的な力によって決定される」私は暗闇の中を手探りしていた状態であり、直感的に感じたものを何かのイメージか隠喩によって表わそうとしていた。今になって考えると、そのとき私が「相対性」と呼んだものは、実際には「一時的な構造」、つまりアトラクターの存在によって決定され制御される軌道である。だが、当時の私はこうした概念を知らなかった。

付録7 『レナードの朝』の演劇と映画

眠りに落ち、動けない石のようになってしまった患者が、それから何十年も経って目覚めると、世界はかつて自分が暮らしていた世界と同じではなかった、という本書の主題には、読者の想像力を刺激する力がある。これは夢や悪夢、伝説が生まれる土壌であり、しかも実際に起こったことなのである。

本書が出版されて一七年になるが、この話を下敷きにしたさまざまな短篇や詩、小説などが生まれている。中でも演劇やその演出に与えた影響はとくに大きかった。現実とはつまるところある種のドラマであり、恐るべき病気が最後に運命の女神の最後に役目を果たすところ（これがレナード・Lの見方だった）などは、何よりもギリシア悲劇に近いといえるだろう。本書の中心にあるのは、他の人々の世界についての想像である。それは説明ができないほど奇妙な世界であるが、そこに暮らしているのはごく普通の人々であり、しかも実は私たち自身かもしれないのだ。一人一人の読者がこの本を読みながらその人自身の想像力や感受性を働かせるのと同様、作家や俳優、演出家の一人一人もこの話に刺激され、その人自身の作品を作り上げようとしてきた。そんなわけで、ここ一〇年間で本書はさまざまな形態のドラマになった。だが、その中でも秀逸なものは、演劇のスタイルや細部が異なってはいても、原作で語られている真実、患者の苦悩や人生という内なる真実には一様に忠実であった。私にとってはこの真実こそが最も重要な基準である。実際の患者が観たときに、「そうだ、ちょうどその通りだったんだ！」と声をあげることが。

一九七三年に本書が最初に（英国で）出版されたとき、多くの人が本の内容に興味と関心を抱き、共感してくれた。そしてとくに、そこで取り上げている患者たちを実際に見たい、その声を聞きたいとの声が高まった。だが、患者たちの身元を隠すことなく映像にしていいものかどうか私には決めかねたし、彼ら自身がどう思うかもわからなかった。医師と患者の間の出来事は第三者には秘密なので、それについて本を書くことも、ある意味では信頼関係を裏切っていると言えるのだ。しかも、記述の上で患者や病院の名前などを変えることはできるが、ドキュメンタリーの場合、そうした変更を加えることは不可能だ。そこでは患者の顔、声、本当の生活がすべて暴かれてしまうのである。結局、私は患者たちにドキュメンタリーを撮影することについてどう思うか聞いてみた。本の執筆のときには、皆が応援してくれた。「どうぞ、どうぞ。私たちのことを世間に伝えてください。さもなきゃ、誰からも知られないままなんですから」と彼らは言ったのだ。そして今回も、皆が言った。「どうぞ、どうぞ。映像にしてください。私たちが自分で話をしましょう」

数人のドキュメンタリー番組の制作者が名乗りをあげた。その中で、私がとくに好印象を持ったのが、ヨークシャー・テレビのダンカン・ダラスだった。その科学的な説得力と人間味あふれる番組に私はひきつけられた。ダンカンは一九七三年の九月にマウント・カーメル病院にやって来て、患者たち全員に会った。彼は前もってこの本を読んでいたので、患者の多くを見分けることができた。「皆さんのことは知っていますよ」とダンカンはシルヴィーたちに話しかけた。「まるで以前にお会いしたことがあるみたいですね。もうずっと前から皆さんのことを知っているような気がします」もちろん、写真からだけでも患者たちを見分けることはできただろうが、写真だけでは、これほどまでには彼らを個人として、それぞれの背景を持った人間として知っている気持ちにはならなかっただろう。

ほとんど全ての患者がダンカンに親しみを覚え、彼のことを理解した。彼が目的意識を持ち、自分たちに対して大げさでない共感を抱いていて、過度に病人扱いすることもなければその人生を必要以上に感傷的に受け止めることもなく、許可なく撮影することはないということを。また、彼が探険家のように近づいてきて、自分たちのことを、誰も知らない場所に足を踏み入れた人々、そしてそこに強制的に住まわされている人々として撮影しようとしていることも。こうして彼らが互いに理解し合い、尊敬し合うようになったので、ドキュメンタリー・フィルムの撮影はその翌月から行なわれることになった。

ドキュメンタリーの構成はこの本とだいたい同じである。まずプロローグだが、嗜眠性脳炎の流行時のすばらしい映像を使うことによって、視聴者に強い印象を与える。続いて、L-DOPAによって目覚める患者と、あらゆる種類の激しい「苦痛」に耐える患者の映像（一九六九年に私が八ミリで撮影した映像も加えた）。そして最後に、患者たちへのインタビュー。この心を揺り動かすようなインタビューの中で、彼らは「目覚め」という出来事について振り返り、長い間世の中から引き離されて「死んだ」ような状態だった後で、薬に

「順応」して現在どのようにして生きているかを語る。

この本で取り上げた人物は、ドキュメンタリーにも登場している。ヘスター・Y（本名はローラ）、ローズ・R（シルヴィー）、マーガレット・A（メアリー・B）、レナード・L（エド）、そして（登場時間は短いが）フランシス、ミリアム、マイロン、ガーティ、マーサ。また、この本ではごく簡単に取り上げただけの患者たち――シーモア、サム、ロザリー、リリアン・W――が、豊かな人間性をみせてくれる。その一人、リリアン・Tが、患者全員を代表して話をした。

このドキュメンタリー・フィルムは一九七四年の初めにまず英国で放映されて以来、世界中で放映されてきた。これは、すでに忘れ去られた流行病を生き延びた人々の唯一の映像であり、新薬によってごく短い間に変化する病状の記録、その変化の中で彼らがどれほど深い人間性を保っているかの記録である。このドキュメンタリーは大きな影響力を持ち、病気について広く知らしめるだけでなく、患者たちが実際にどのように生き、耐えているかを観る者に実感させてくれる。それはおそらく、本物の映像だけに備わった力なのだろう。私は自分の本とこの映像を対にして考えており、本のカバーに挟んでセットにすることができればいいのにと思っている。

一九八二年の初め、ロンドンから小包が届いた。中にはハロルド・ピンターからの手紙と、本書から着想を得たという新しい芝居『いわばアラスカ』のシナリオが入っていた。手紙の中でピンターは、本書の初版が一九七三年に出版されたときに読んで、たいへん心を動かされたと語っている。しかしその後この本のことを「忘れて」しまい、その八年後に「思い出す」まで、すっかり忘れていたのだそうだ（私はここでリルケの『ドゥイノの悲歌』について思い出した。それは一〇年間もすっかり忘れていたのに、突然彼の意識の表面に躍り出たのだ）。ピンターによれば、その前年の夏のある朝に目覚めたとき、芝居の最初のイメージ――目覚める患者たち――が心の中にくっきりと浮かび、そのイメージにせかされるように執筆を始めたのだという。そしてその後の数週間で、芝居は「ひとりでに書き上がった」のだそうだ。

『いわばアラスカ』は一幕ものの芝居で、全ての出来事がある日の午後に凝縮されている。幕が開くと、デボラが目覚める。彼女は二九年間「眠り続け」、まったく不思議な、意思疎通のできない凍りついた（「いわばアラスカのような」）状態にあったのだ。彼女は現在四五歳だが、自分が一六歳だと感じる。自分の実際の年齢や、いったい何が起こったのかなどは何も知らない。側にいる白髪の女性のことを、いとこか「これまで会ったこともないおばさん」ぐらいに考えるが、実は、彼女はデボラの妹だった。そのことを知ったデボラは衝撃を受け、自分のおかれている現実を知るのである。

私はこの芝居をマーギー・コールに見てもらった。彼女は一九六九年に患者たちが「目覚め」たときに、ともに働いていた言語療法士である。彼女のコメントは忘れがたい。「ピンター的じゃないですね。これは現実そのものですよ」

でも、ピンターの芝居だって現実そのものなんだよ、と私は答えた。

ピンターは患者たちに会ったこともなければ、ドキュメンタリー・フィルムを観たわけでもない。それでも――私もマーギーとまったく同感だった――彼が書いたシナリオはまったく現実そのものだったのだ。私の心にすぐに浮かんだのはローズ・Rだった。明らかに（さまざまな違いはあっても）彼女がデボラのモデルとなっている。ローズがこのシナリオを読み、芝居を観てこう言うところが想像できた。「あらまあ！　私だわ。どこからどこまで私じゃないの」きっとピンターは本に書かれている以上のものを感じ取ったのだろう。そしてどのようにしてかはわからないが、最も奥深くにある真実にたどり着いたのだ。マーギーの批評とは裏腹に、それは非常にピンター的な芝居だった。彼の感情や言葉があらゆるところからにじみ出している。このような芝居を書けるのは彼だけだった。一方でそれと矛盾するが、別な意味ではピンター的でない。というのはこの芝居はあくまでも透明で超越的だからである。ピンターの透明な存在は芝居の背後や上方に感じられるが、彼は（ジョイスの言葉を要約すれば）自分の存在を純化してしまったのだ[167]。

一九八二年一〇月に国立劇場でこの芝居の初演を観たとき、私はこうした相矛盾する考えにとらわれた。患者の「目覚め」というたいへんな瞬間に立ち合う神秘的な気持ちを味わったのは私だけでなく、その場にいたすべての観客もそうだったようだ。そしてデボラ役のジュディ・デンチの演技はすばらしくて、真実味にあふれていたことに私は驚いてしまった。ピンターのシナリオにあった本当らしさに驚いたのと同じように。デンチもピンターと同様、脳炎後遺症の患者に会ったことはない。実際は彼女も会いたいと強く願っていたわけではなかった（彼女は後になってドキュメンタリー・フィルムを観たし、ハイランズ病院も訪ねた）。その理由は、ピンターのシナリオだけで、患者のことを充分想像できるからだとのことだった。それを聞いてもなかなか信じられなかったが、たしかにその演技はすばらしく、たしかに彼女の言う通りなのだろうと認めざるをえなかった。

私の言いたかったのは、ピンターが創作したデボラは現実から二段階離れているということだ。まず、本物のシルヴィーがいる。その彼女を私が本書の中でローズ・Rとして描いた。そしてそのローズを元にした、ピンターの芝居『いわばアラスカ』のデボラがいる。だが、物事をこのように眺めるべきではないのは明らかだ。私のローズはシルヴィーの存在によって命を吹き込まれているが、ローズはシルヴィーの客観的な記録ではなく、私の目と感受性を通して私の感情と主観が詰め込まれたシルヴィーなのである（『レナードの朝』の初版を読んだソニア・オーウェルは、口絵に掲載したシルヴィーのポラロイド写真を見てこう言った。「写真なんてつまらないわ。あなたの本で描かれている彼女の方が、ずっと奥深いんですもの」）。

私はピンターの芝居のシナリオを受け取る以前は、この本に「基づいた」、「下敷きにした」、「着想を得た」、「ドラマによる表現」などの言葉にはあまり感銘を受けていなかった。というのも私は、この本こそが現実であり、それ以外の物はすべて「現実でない」に違いないと考えていたからだ。患者との直接の交流なしに間接的に受け止めるだけで、どうやって現実になりえようか、と。だが、ピンターの芝居は、必ずしも表現の中で真実が薄められることはないということ、表現に説得力があれば結果はその逆になることを教えてくれた。表現されるたびに、現実が繰り返し確かめられるのだ。私は自分がピンターに贈ったもの以上を彼からもらったような気がした。私は彼に現実を贈り、彼も私に彼の現実をくれたのだ。[168]

一九八七年は、二本のドラマ化が実現し、三つ目の製作が始まった年だった。その年の初めにカナダ放送協会（ＣＢＣ）のプロデューサーであるジョン・リーヴスからラジオドラマ制作の話があって、すぐにシナリオが送られてきた。それは八人か九人の声優が演じる二時間ドラマで、構成はこの本とだいたい同じだった。患者とその家族や医師が登場する場面が八つか九つあり、医師の声によるプロローグとエピローグがある（私自身が朗読した）。「登場人物」に台詞をしゃべらせるなどの多少の変更はあったものの、このラジオドラマの実に九九パーセントでは本書の言葉が用いられた。執筆時には、この本にドラマ的要素があるとは思いも寄らなかった。症例とそれについての考察という見地から書いたのだが、驚いたことに、それが功を奏したようだ。

他の声優たちと一緒に台詞を読み、私たちはジョンの指揮（ときにはドラマの演出家というよりは楽隊の指揮者のようだった）の下で患者と医師になった。私は、患者たち、昔の患者たちが生き返ったような不思議な気分を味わった。私が彼らの命を言葉に変え、そして今、言葉が奇蹟のように人の命に戻っていく。私は、そして私たち全員は、驚くほど心を打たれ、寂しさと喜びを味わった。私は手を伸ばし、彼らを抱きしめたかった。「やあ、レナード！　ローズ！」と。レナード、ローズ、ルーシー、マイロン、ヘスター、そしてマグダが生まれ変わって私の前に立っていた。幻想が現実となり、彼らは皆生きて、肉体を持ってそこにいた。一人一人の演技が感動的であっただけではない。声優たちはひとつのコミュニティとなり、私たちは本書の「登場人物」になりきった。そして患者たちの生命を演じ、生き、彼らを新しい媒体の中で甦らせたのだった。

ジョン・リーヴスのドラマはその三月に放送され、カナダのリスナーの間に大きな反響を呼んだ。局に届いた何百件もの電話や手紙から、リスナーたちが物語にすっかり心を奪われ、まるで患者を知っているかのような気持ちになって、人生をともにし、ともに「目覚めた」ことがわかった。彼らの多くは『レナードの朝』を読んだことがなかった。そしてたくさんの人が、自分は「読者」ではないとわざわざ断わっていた。彼らにとっての現実は「目」からではなく「耳」から入ったのだった。つまり、話し言葉や人間の声という新しい媒体を通すことで、ページの上では不可能だった肉付けがなされたのだ。書き物は（おそらく）「書き言葉」でなされ、読者の心の中で話し言葉に「変えられる」のだろう。だが、声を出して話せば、直接相手の心に触れることができる。それは書き物にはなし得ないことなのである。『レナードの朝』のラジオ版は言葉の中でも、とくに話し言葉のもつ力、つまり現実を示し、伝え、呼び覚ます力について教えてくれた。もっぱら言葉に頼るラジオという媒体を通してはいても、リスナーはレナードやローズ、その他の患者たちの姿を「見る」ことができたと言った。このことによって、本書に対する私自身の考えが変わった。多くの人がこの本を読んでくれることを望みつつも、それ以外の手段も有効であり、必要でもあると考えるようになったのである。(169)

一九八七年の九月、シカゴのシティ・リット・シアター・カンパニーの芸術監督であるアーノルド・エイプリルが『レナードの朝』の演出をした。この劇団は、書き言葉の作品の言葉にほとんど手を加えずに演出することで知られている。私は、どのような作品になるのか予想もしていなかった。CBCラジオのときと同じようにこの本をドラマティックに朗読するものだろうとしか考えていなかったのだ。それが本格的な演劇であるとは思いも寄らなかった。

ラジオドラマのリスナーはよく登場人物が「見える」ようだと書き送ってきたが、それは彼らが「想像した」ことや「心の目で見た」ことを表わしている。だが、舞台では登場人物を実際に目で見ることができるのだ。レナードやローズ、ルーシーが本当はどのような姿をしていて、舞台の上の登場人物たちとどれほど違うのか知っていたのは、その劇場ではおそらく私ただ一人だっただろう。だが、その違いに混乱したのは五分間程度で、その後はまったく気にならなくなった。というのも、現実と想像という違いはあっても、芝居には真実味があり、それもまた真実だったからである。そして、この芝居も私を引きつけたのだ。例えば、シカゴ版のミリアム・Hは、ふくよかな体から情熱があふれ出るすばらしい黒人女優だったが、「私の」ミリアム・Hは老齢でどこか体が変形した、白人で東欧系のユダヤ人だった。だが、そのような違いは問題ではなく、まったく逆なのだ。女優のジャッキー・サミュエルズは完璧なミリアムであり、非常に創造的で、適切な役作りをしていた。本当のミリアムが生きていたらきっと喜んだだろう。またサミュエルズは本の言葉に忠実である一方、彼女自身の力強さ、迫力、個性といったものをミリアムに吹き込んだ。そして彼女のミリアムをゼロから作り出したのである。それでも彼女のミリアムは、私のミリアムや本当のミリアムと同様、本質的に真実だった。

舞台には、ラジオドラマにはなかった飛躍があった。まったく新しい会話をつけ加えるとともに（会話の四分の三と全体の構成は本と同じだった）、人物設定にある程度の独自性とドラマ性をもたせていた。それは単なる本のドラマティックな朗読ではなく、アーノルド・エイプリルなりの視点であり展開であった。もちろんラジオドラマよりも原作からさらに離れはしたが、真実から遠ざかることなく魅力的で創造的な作品となったのである。

そのわずか一カ月後、今度はロサンゼルスから映画『レナードの朝』のシナリオの第一稿を受け取った。プロデューサーのウォルター・パーカーズとラリー・ラスカーからは一九七九年から映画化の話を持ちかけられていた。二人はその翌年にマウント・カーメル病院を訪れ、レナード・Lやその他の患者たちに会った。その後も二人は何度もやって来て、話し合いは続いていたが、ハリウッドの動きは遅く、本当に映画化されるのかわからずにいた。そうして何年もすぎ、ようやく一九八七年になってシナリオが送られてきたのだった。

スティーヴ・ザイリアンの手によるシナリオの構成は原作とかなり異なり、一人の患者（レナード・L）に焦点を合わせたものだった。脳炎後遺症患者の病棟や病院の様子は生き生きと描かれていた。患者全員が、それぞれの「目覚め」を体験する。物語の中心となるのは、レナードと担当医（なんとなくではあるが、私のことのようだ！）の強い絆である。物語が進むにつれ、絆も強まり、医師自身も成長する。最初は医師は学術的なことしか頭になく、少々引きこもりがちだったが、次第に患者たちを人間として見るようになり、強く気にかけるようになる。予想もしなかった数々の出来事――優しいものも、激しいものもある―

―が起こり、物語はドラマ性を含ませて美しく終わる。まったく真実とは異なるが、私は感動とともに読み終わった。そしてこのシナリオについてどう考えればいいのか、途方に暮れてしまった。というのは、一方では現実の出来事を注意深く再生しようとしているが、他方ではまったく新しいプロットをいくつも作り出しているからである。だが、それは仕方がないことであり、そうしたドラマ性のある創造の仕方もおおかた気に入った（ただし、暴力的な精神病患者の病棟についてては異論がある。そのような病棟はマウント・カーメル病院には存在しない。それに、病院側や他の医師たちを想像力に欠けた抑圧的な人々として描写したことにも賛成できない）。それでも、感情描写は正しくなされ、登場人物たちの内面もきちんと表わされていた。そしてなによりも気に入り、映画を観たいと思った点は、神経学的な描写がなされていたことだった。それらは、脳炎後遺症という深刻な病気と数々の奇妙な症状、患者たちがどうやってそれに耐え、それと共生しているのか、そしてもちろん、「目覚め」とその後の出来事などである。

私はコンサルタントとしてこの映画と深く関わることになってはいたが、それがいかなる意味においても「私の」映画であるという考えは捨てなければならなかった。なぜなら私はシナリオを書いたわけでもなく撮影するわけでもなく、映画についての決定権をもつわけでもないからだった。もちろんそれを自分に納得させるのは簡単ではなかったが、それでも安心することができた。私はアドバイスしたり相談にのったりして、医学的な問題を解決したり事実確認をしたりできる。最善を尽くしてなるべく正しい出発点を与えることで、映画は実際に飛び立つことができるのであり、制作関係者や俳優たちも自らの創造性を活かすことができるのである。

その翌年の一〇月、監督のペニー・マーシャルに会った。彼女もマウント・カーメル病院へやって来た。私たちは何日も、病院に隣接する植物園を歩き回りながら患者や映画のことを話し合った。一九八九年の六月、ロバート・デ・ニーロが患者役に決定したと聞き、その翌月にはロビン・ウィリアムズが……私の役、あるいは部分的に私をモデルにした医師の役をやることになったと聞いた。

ロバート、ロビン、ペニー、そしてスティーヴは、マウント・カーメル病院の雰囲気を得ることや、なるべく多くの患者と会って正しい感覚を得ることに熱心であった。彼らは何日もかけて私が勤務する病院をいくつも訪れ、パーキンソン症候群の患者たちや、まだ生存している数人の脳炎後遺症患者たちと話をした。そして脳炎後遺症患者を演じる俳優たちは、ドキュメンタリー・フィルムを詳しく観て勉強した。この番組は映画のイメージをつかむために最も重要な情報源だった。それに加えて、一九六九年から七〇年にかけて私が撮影、録音した八ミリフィルムやテープがそれこそ何マイル分もあった。嗜眠性脳炎が大流行したときに撮影された映像も残っていた。

ロバート・デ・ニーロの、自分の役を理解することへの情熱、またそのために広く深く下調べをする情熱は、俳優の間では伝説となっているが、私はそれを自分の目で確かめることになった。それまで私は俳優が役作りをするところを見たこともなければ、自分が協力することになるなどと考えたこともなかった。全てを調べあげ、それが沸点に達したときに（トム・コンティが以前私に語ったように）俳優は、自らの体の中で、自らの体の中から、その役となるのだ。

ロンドンのハイランズ病院には九人の脳炎後遺症患者がまだ生存していると知って――彼らはまだ年若い頃に入院して以来六〇年もそこで暮らしている――ロバートは彼らを訪問したいと言った。そこで一九八九年の八月に、私たちは出かけた。彼は患者たちと何時間も話し合い、それを録音した（なにかを調べるときには必ず録音し、後で何時間もそれを聞いて学習するとのことだった）。このとき、私は初めてロバートと患者たちが一緒にいるところを目にしたわけだが、彼が持つ観察と共感の力に驚き感動した。彼らの治療や病理に関心を寄せる医師や科学者としてではなく、ロバートは一人の人間として彼らに接したのだ。そして芸術家として、俳優として、彼らを適切に表現するとの決意を持って彼らに接した。彼らになるために。患者たちもそのことを完全に理解し、これまで誰からも受けたことのないような視線を向けられて、関心を抱き、心を動かされた。そして不思議なことに、最高の科学的調査をされているような気持ちにさせられたのだった。その翌日、患者の一人が私にこう言った。「あの観察力はすごいですよ。体の中まで見つめられたようでした。パードン・マーティン先生以来、あんな風に見られたことはありません。あの人はいったい何が起きているのか本当に理解しようとしていましたからね。デ・ニーロも、ちょっとそれに似ています。やっぱり本当に理解しようとしていましたから」

ニューヨークに帰ると、ロビン・ウィリアムズが現われた。私はいよいよ自分の役を演じる人物と会うことになった。最初は、二人ともお互いにやりにくかった。私はロバートがハイランズ病院でどれほど詳細に患者たちを観察し研究したかを見ていたので、私もまた詳しく観察されるにちがいないと恐れていたのだ。だが、ロビンの目的は私が診療する動作を観察し、探険家であり医師である私の役割を見ることだった。そして同様に、本の中で私が仕事や生活をともにした患者たちを見ることでもあった。そこで、私たちはペニーも伴って「貧しき者の姉妹」という施設に出かけた。そこには、私が一五年間にわたって診てきた脳炎後遺症患者が二人いた。ここで、ハイランズ病院でのロバートと同じように、ロビンはまったく新しい環境にあっという間に慣れてしまった。彼は気さくに気軽な様子で患者と接し、その臨機応変さが患者たちをなごませた。人間的にも俳優としてもロバートとはまったく違うが——ロビンは社交的で活発であり、ロバートの方は口数が少なく激しさを秘めている——が、それでも二人の患者への気遣いには同じように強く深い感性があった。そして情熱、鋭い観察力なども。

その数日後、私はそれを実感することになる。その日はロビン、ロバート、そしてペニーの三人を連れてブロンクスの州立病院へ行った。私たちはひどく重い老人病患者の病棟で数分過ごしたが、そこでは患者の何人かが、ときには六人一斉に、叫んだり、わけのわからないことを言ったりしていた。その後、病院を後にした車の中で、ロビンは突然その病棟の患者すべての声と様子を信じがたいほど完璧に繰り返してみせたのだ。私は自分の耳を疑った。彼はその場で起こっていたあらゆることを即座に頭に入れたにちがいない。それぞれ違う声や会話をすべて取り入れ、そっくりそのまま覚えているのだ。そして今、それらを再生している、というよりは、それらに所有されている。私はそう考えずにいられなかった。この一瞬にして理解したり再生したりする能力、「物まね」という言葉ではとうてい言い表わせない力（「物まね」は楽しい模倣であり、感じるもの、そして創造力を必要とするものである）はロビンの中ですさまじく発達している。それはきっと、ロビンの演技の研究の第一歩なのだろう、と私は結論づけた。それが深く詳細な感覚と肉体的な動きのイメージを提供し、彼は自分の内面と照らし合わせて分析する。そして最後にそれを自分の中に染み込ませ、さらに突き詰めて、自分とするのであろう。[170]

ロバート、ロビン、ペニーの三人は何度かマウント・カーメル病院にやって来た。その目的は、この病院の雰囲気をつかむこと、そしてなによりも、一〇年前の「目覚め」について覚えている患者やスタッフと会うことだった。私（そして他の多くの人々）にとって特に感動的だったのは、一九六九年にマウント・カーメル病院にいて、「目覚め」を目にした人たち——医師、看護師、セラピスト、ソーシャル・ワーカーたち——が集まったある晩のことである。中には病院を離れて何年も経つ人もいた。九月のその晩、私たちは患者についての思い出を夜遅くまで語りあった。一人の思い出が、別の人の記憶をよみがえらせるのだった。私たちはまた、それがいかに圧倒的な事件であり、歴史的な夏だったか、そして同様に、その出来事がいかにおかしく、いかに人間的だったかを確認した。その晩、私たちは笑い、涙し、ときに郷愁に浸り、ときに厳粛な気持ちになった。そしてあの夏から二〇年たった互いの顔を見合って、長い歳月が経ったことを思い知らされ、患者たちのほとんどが死んでしまったことをなによりも寂しく感じたのだった。

ほとんど、というのは、例外がただ一人いるからである。リリアン・ティーゲは一九七五年にマウント・カーメル病院から近くの別の慢性患者向け病院に移った。彼女は一九七三年のドキュメンタリー・フィルムの中で弁舌を振るっている。リリアンは本書で取り上げた患者の中でただ一人の生存者なのだ。九月に、ロバート、ロビン、ペニー、そして私は彼女を訪問した。彼女は驚くほど力強く、ユーモアにあふれ、自己憐憫のかけらもなく、しっかりと現実に根を下ろしていた。進行する病気とＬ‐ＤＯＰＡへの予想のつかない反応にも関わらず、ユーモアや生きることへの愛、そして生き生きとした姿勢を失っていなかった。ロバート、ロビン、ペニーはもう何カ月間も原作とシナリオの世界に生きていたが、それでも（ハイランズ病院でロバートが感じたように）血と肉の現実、恐ろしい病気と陽気さ、何でも笑いとばす超越性が彼女の中に同居していることに圧倒されてしまった。映画の撮影中もずっとリリアンは皆にとって力強い刺激となったばかりでなく、映画のセットを何度か訪れ、一シーンではロバートと共演することさえしたのである。

監督や俳優たちの粘り強い調査は、撮影前ばかりでなく一九八九年の秋から冬の数カ月をかけて行なわれた撮影の間も続けられた。とりわけ重要だったのは、病気の知識を体得していたエド・Ｗだった。彼は四〇代で、ロバートと同年齢であり、若年性のパーキンソン症状があり、Ｌ‐ＤＯＰＡに対して見事な反応をみせた。エドは自分の症状を詳しく語るだけでなく、もっと大切なことには、ロバートや患者役の俳優たちが演じることになる症状の多くを自分で見せてくれたのである。椅子に座ったまま、あるいはベッドに横たわったまま、何時間も凍りついてしまい、ほんのわずかな動きすらできないことがどういうことか。Ｌ‐ＤＯＰＡによって「上昇した」ときにどう感じるのか。そしてときどき自分のものでない「薬による人格」を持ったときにどう感じるのか。ロバートはエドとかなりの時間を一緒に過ごし、週末にエドのアパートで一日じゅう一緒に過ごしたり、外を散歩したり、旅行したりした。そしてそのような病気、変わり続ける神経的な状態、そのような人生が実際にはどのようなものなのかをより深く学んでいった。[171]

映画では、ロバートの他に一五人の俳優が脳炎後遺症の患者を演じる。そこで私は彼らにパーキンソン症状やその他の症状がどんなもので、患者はどう感じるかを講義した。それはとても興味深い授業で、ある意味では医学生の授業とよく似ていたが、もちろん大幅に異なってもいた。なぜなら、医学生は医学的、生理的知識を増やすことで、パーキンソン症候群の全体像つまり患者の外側からの全体像をつかむ。それに対して、俳優は内側からのパーキンソン症候群の具体的なイメージを持つ必要がある。明瞭で具体的で正確な動きを知って初めて、彼らはパーキンソン症候群患者を真似し、ある意味では患者になることができるのだ。

私は、患者が座ったまままぴくりとも動かず、仮面のように無表情で、瞬きもしない様子を教えた。頭はたいてい後方にそらされているか左右のどちらか一方に傾いている。口は開いたままで、唇から涎が垂れ続けていることが多い（ただし涎をたらす演技は難しく、映像的にも美しくないため、涎についてはあまり強く言わなかった）。通常のジストニーが現われている手足についても教えた。振戦やチックも見せた（面白いことに、俳優たちは自然に「震え派」と「痙攣派」に分かれるようだった。振戦や震えの方が簡単だと思うか、痙攣やチックの方が簡単だと思うかは、その判断は人それぞれだった。そうした動きやすさの違いの裏に、なにかの生理的な性質の違いがあるのだろうかと考えずにはいられなかった）。

患者が立ち上がるときの様子と立とうと試みるときの様子も見せた。歩くときにはしばしば前のめりになり、加速歩行になることもある。そして突然足が止まり、それ以上一歩も踏み出すことができなくなる。さまざまな声や音についても教えた。そして患者の筆跡。ありとあらゆる症状を教えた。私は俳優たちに、小さな空間に閉じ込められた状態や、のりでくっついてしまった状態を想像するようにと言った（エドの「ピーナッツバターの瓶につめられたみたいに」という言葉がそれを物語っている）。

突然パーキンソン症状が収まって通常の状態になる練習もした。音楽によって収まるところや、自分に向かって投げられたボールをつかむといった自発的な反応によって収まるところを（ロビンが加わると皆大喜びだった。というのも、私たちの考えでは、彼は演劇に進まなければすばらしい野球選手になったにちがいなかったからだ）。それから、カタトニーや脳炎後遺症トランプの練習もした。四人の患者がトランプを手にしたまま完全に凍りついている。誰か（看護師など）が最初の動きをすると、それを合図に患者たちは恐ろしい速さで動き出し、最初は麻痺していたゲームがわずか数秒間で終わってしまうのだ（一九六九年に八ミリフィルムで録画していたのと同じ様子が、今度の映画の一場面となった）。

ときには、パーキンソン症状を演じるために特別な方法を講じる必要があった。ミリアム・Hの話で、彼女が一つの母音もにごしたり飛ばしたりすることなく一分間に五〇〇語も話せたと書いた。こればかりは、通常の人にはとてもできない。だが、舞台でミリアムを演じたジャッキー・サミュエルズは、ミリアムの言葉を音楽ととらえればそれが可能なことに気づいた。音楽のフレーズやオペラのアリア、（実際に歌うわけではないが）音楽的な朗誦のように、言葉や文章の連続というよりは音楽的な強弱の連続としてとらえるのである（おそらく、オークションの競売人も同じ方法を使っているのだろう）。

こうした禅の修行にも似た厳しい練習――何時間も続けて、動くことなく自分を空にする、あるいは自分のあらゆる動きをどんどん速める――は俳優にとって魅力的でありながら恐ろしくもあったようだ。このような状態から抜け出せなくなったときに何を思うかを、彼らは恐ろしいほど鮮やかに感じるようになったのだ。

私が自分で俳優たちに見せられなかった唯一の症状は、衝動的でウィットに富み、チックを起こしやすい「高揚した」状態だった。脳炎後遺症の患者の多くが若い頃にこうした症状を経験している。パーキンソン症状に閉じ込められる前に現われていたこうした「舞い上がった状態」は、L-DOPAによって過度に興奮すると、再び極端な形で現われるのだった。この症状を見せるために、私はトゥレット症候群の若者を数多くセットに連れていった。なぜなら、患者たちが死んでしまった今となっては、トゥレット症状がそれに最も近いものだったからである。私は「舞い上がった状態」とトゥレット症候群の両方を説明したが、言葉だけでは足りなかった。俳優たちはその症状を実際に見る必要があったのだ。とりわけシェーン・Fは「天才的な動き」や「舞い上がった状態」、そして加速思考を見せてくれた。加速思考は、舞い上がった状態にある患者の特徴的な症状で、それ以外にも猛烈な勢いで冗談、物まね、チックなどを起こす。俳優たちはそれを見て驚いたり喜んだりしたが、なによりも、言葉による説明やフィルムではとうていできないようなことを学習することができた。

それでも、レナード・Lを熱演したロバート・デ・ニーロほど詳しくまた深くパーキンソン症候群について学んだ俳優はいなかったのではないだろうか。神経的な症状を演じることは果たしてできるのだろうか？　正常な神経系と生理機能を持っている（であろう）俳優が、神経系と言動がきわめて異常な患者に「なる」ことは可能だろうか？　そのために必要な──精神的な、そして生理的な──経験ができるのだろうか？　もちろん、動きをまねることはできる。だが、それは演技とは言えず、ロバートのレベルには到達しない。彼自身が、最初にこう言ったのだ。「決まりがあるわけでも、テクニックがあるわけでもない。どのようにして感じるかなんだ。正しいことを感じる、それも自分の経験や知識から感じなければならないんだ」

エド・Wは、ときどき何時間も続けて凍りついていることがあり、そんなときは椅子やベッドに釘付けになったままぴくりとも動けないのだとロバートに伝えた。ロバートは私に、椅子に座ってそのような状態で凍りついたら、あるいはベッドから出ることもできなくなったら、と考えるのだと教えてくれた。それだけに考えを集中させて、凍りつくということの本質について、睡眠術にかかったかのように何時間でも考え続けるのだと。彼はまた、「何一つ直接できないという苦痛や、一つの動きを細かく分けなければならないこと」とエドが説明してくれたことについて想像してみる。最も矛盾に満ちていて難しいのは、なにも存在しない状態について想像することだったという。それはレナード・L自身が、そして他の脳炎後遺症患者がしばしば体験した状態だった。ロバートと私はなにも存在しない状態について、そして患者それぞれが経験するその状態の違いについて何時間も話し合った（ローズ・Rの註54）。それはロバートが慎重に考え抜いたことの一つだった。彼は一度「無は無以上に現実である」とのベケットの言葉を引きあいに出した。

私の知る限りでは、ロバートの方法は、パーキンソン症候群について学んだすべてを受け入れ、そうと表には出さずに黙って自分のものにするというものだった。受け入れたイメージを無意識の中にまで染み込ませて醱酵させ、自分の経験や力、想像力、感情などと一体化させる。そうなったときにようやく、彼自身と混じり合った主体的な形で、目に見えるものとして現われる。そのときには、それは彼に統合された一部であり、彼自身の表現となっている（ハロルド・ピンターの場合もそうだった。作家であれ、俳優であれ、その創造の過程はかなり似通っているようだった）。明らかに、この過程を急かすことはできない。ときどき、せっぱつまった撮影スケジュールと、このゆるやかで急ぐことのない創造過程がぶつかり合うことがあった。それでも、止まることのない内面の創造とリハーサルを通して（そしてロバートは、意識してかせずにか、二四時間ずっと演技のことに没頭しているかのように見えた）、彼は常に必要とされるときに間に合うようにイメージを作り上げ、熟練した演技を見せるのだった。

とある午前中、皆が別の建物の中で忙しく撮影している間、ロバートはセットの隅に一人で腰を下ろし、怒りに顔を歪めていた。それは恐ろしい光景だった。その数秒後、今度は疑いのこもった表情を浮かべたが、そこには深く偏執的な不信感が現われていた。それから、顔がまた怒りに歪む。はじめてその様子を見たとき、私は彼が実際に我を忘れるほどの怒りに、次に疑念にとらわれたのだと思った。だが、ここまで見て、実は彼は怒りや疑いの表情作りをしているところで、一人で次の場面のリハーサルをしていたのだということがわかった。明らかに誰も見ていないと思っている様子だったので、私は息を殺して忍び足でその場を離れた。私はほんとうに驚いてしまった。まるで誰かの頭の中を覗き見したかのようだったからだ。ただ、その思考は体を動かすことで考えるという種類のものだった。思考は普通は目に見えないが、ロバートをはじめとして俳優たちの場合は、目に見えるのかもしれない。ジェローム・ブルーナー（1966）が三つの表現方法について述べている。伝統的なもの、象徴的なもの、そして演劇的なもの。俳優はその人だけに備わった磨きあげられた感性を使ってではあるが、相互作用的な表現をする（「私はこの体を船にしてテクストを受け止める」とギルガッドは述べている[172]）。

あるときロバートとロビンが、医師がレナードの姿勢反射の検査をする場面を演じていた（パーキンソン症候群の場合、ひどくバランスが崩れるかまったく崩れないかのどちらかである）。私が少しの間ロビンに代わり、検査の仕方をやって見せた。患者の後ろに立ち、体を軽く押すか引っぱるかして後の方へバランスを崩させる（正常な人は反射的にバランスを調節するが、パーキンソン症候群や脳炎後遺症の患者はボウリングのピンのようにそのまま後ろに倒れてしまう）。ロバートに触れたとたん、彼はまったく無力なまま後ろに倒れかかり、反射的に体を起こす様子はまったくみられなかった。私は驚いてそっと押し戻し、まっすぐな姿勢にさせた。すると、姿勢を支えきれず、今度は前方に倒れかかるのだった。私はロバートにバランスをとらせることができず、どうしたらいいのかわからなかった。私は驚愕と恐慌に同時に襲われ、一瞬彼が俳優だということを忘れてしまった。ロバートが突如として姿勢反射を失い、突然神経系に混乱を来したのだと思ったほどだった。その時、私はようやく思い出し、自分に言い聞かせた。「馬鹿なことを。これは演技なんだ」だが、今になって考えても不思議な出来事であり、ロバートがどのようにしてか姿勢反射を消し去っていたように思えるのだ。いったい彼はどこまで深く演技を追究することになるのだろうか。演じる人物とどこまで深く自分を同一化するかは私も見てきた。だが、ここにきて、神経学的に彼はいったいどのくらい深くまでいくのか考えずにはいられなくなった。パーキンソン症候群の患者を演じているのか、あるいは患者になってしまうのだろうか、それとも方法はともあれ、あくまでも演技として（驚くほど制御された形で）患者の神経状態をそっくりそのまま繰り返すことができるのだろうか。果たしてこのような演技は、実際に彼の神経系をも変えてしまうのだろうか。

その翌日、私は撮影が始まる前に、衣装部屋でロバートと話した。そのとき、彼の右足が内側に向けて曲がっているのに気づいた。それはジストニーによる屈曲そのもので、ロバートはセットの中でレナード・Lを演じるときにそうやっていたのだ。そのことを指摘すると、ロバートは驚いたようだった。「全然気がつかなかったな。たぶん無意識のうちにやっていたんだろうね」ときどきロバートが何時間も、ときには何日間もレナードになりきったままになっていることは知っていた。夕食の席で、彼自身のものではない、レナードとしてのコメントをすることがあった。それはまるで、レナードの精神と性格の「名残り」がまだ彼をとらえているかのようだった。それがこのような無意識の神経学的な特徴をも含むものだとはそのときまで知らなかった。だが、その例が、ロバートがみせたようなジストニー性の足の屈曲である（気をつけて観察すると、舞い上がった状態になっている他の患者を演じる俳優の中にも同じ状態になっている人がいることがわかった。そうした俳優たちの頭はきわめて異常な角度に傾き、何時間でもそのままになっていた。中には、セットの外でも首を傾けたままの人もいた）。

ロバートが脳炎後遺症による二種類の発作——眼球回転発作と呼吸発作——の場面を演じた一月の一週間は、撮影は（神経学的にも）最高潮に達した。ロバートの研究は詳細をきわめた。本の中の描写を繰り返し読み、記録フィルムやテープを何度も参考にし、症状について私を質問攻めにした。だが、ひとたび演技に入り、発作が始まると、その力と説得力は、演技を超えたものだった。あえぎ、体を硬直させ、眼球が恐ろしいまでに上方に向けて固定され、顔があまりにも真っ青になったので、私は彼が気絶するのではないかと思ったほどだった。そしてこのときもまた、その場にいた人たちはみな魔法にかけられたようになってしまった。ロバートは「演技」をしているのではなく、実際に恐ろしい発作に襲われているようにみえた。「ロバートは本当に眼球回転発作を起こしている」と私は思い、神経系がどう変化したのか知りたくなった。そして神経系の動きが（実際の発作時のように）大幅に遅くなっていないか、異常な痙攣性を示していないか、脳波計を取りつけて調べたいと半分まじめに考えたほどだった。そして彼の呼吸発作を見て、私は心を動かされ、懐かしい気持ちでいっぱいになった。一九六九年の嵐のような苦悩の日々以来の二〇年間というもの、呼吸発作を目にするのは初めてだったからだ。私は再び呼吸発作を見て嬉しくなり、思った。「やあ、久しぶりじゃないか」それはまるでしばらくぶりに会う旧友のようであり、あまりにも真実味にあふれていたために、私は二〇年ぶりに呼吸発作について考えることになった（『ランセット』誌上で短い論文を発表して以来まるで考えたこともなかったのだが）。そこで以前録音したテープを聞き直し、ターナーとクリッチレーによる古典的な論文を読み返した。そして、この版のために註を一つつけ加えた（註38を参照）。ここでまた、流れは逆転した。私が俳優に神経学について教えるのではなく、俳優たちから教わるようになり始めたのである。少なくとも、神経系を普通と違う新しい見方で「見る」ことができた[173]。

映画から、私は多くのことを学んだ。それも単に神経学や演技について新しい見方をするようになっただけでなく、あの出来事自体を、映画というこれまでにない視点から見直すことになったのである。その事件――映画の中心をなす事件――が私の心から離れない。舞い上がった状態の脳炎後遺症患者全員がとある晩に「目覚め」、ドラマとしての観点からそう描かれているが、実際の患者たちは数週の間に一人ずつ目覚めた）、その翌日には目覚めた皆がデイ・ルームに集まっている。それは複雑な場面だ。というのは、患者は一五人もいて、その一人一人が白分の世界に目覚めているからである。この時点では、彼らはコミュニティを作るわけではない。それぞれがまだ孤独で閉じられた自分だけの世界にいて、一五人のリップ・ヴァン・ウィンクル、一五の強いエゴが存在しているだけなのだ。どの患者も、自分の驚きや問題で頭がいっぱいで、個別の、自分だけの「目覚め」に夢中になっている。一人一人の必要や要求はまったく異なっている。看護スタッフは患者から患者へと走りまわり、一度にいくつもの質問に答え、あくまでも異なる一五の命と向き合っている――そのすべてが興奮していて、ばらばらに要求を繰り返す新しい命なのだ。

これはあらゆる意味で驚くべき場面である。始めはたいへんな肉体的な混乱を来している。というのも、これほど大勢の患者たちが同時に動き、さまざまなことをしているからだ。監督のペニーには多くの才能が備わっているが、中でも演出の才能はすばらしい。彼女は二〇ものの違う動きをしている二〇人の俳優を指図して、全体としてあたかもバレエのように演出してしまうのだ。その才能が如何なく発揮されたのが、この場面であった。患者たちの動きや混乱が、そこらじゅうで同時に起こっている。そして、そのすべてに焦点が合わされ、すべてが重要だ。だが、私を圧倒したのは、この場面に現われた真実だった。この場面を創作したスティーヴ・ザイリアンは、まったく正しい。いくつもの理由のために（本書の構成も理由の一つだ。私は患者たちの社会がどう変化したかという全体像よりも、その一人一人を紹介した）、私はたった今目の前で繰り広げられているような場面を描写したことはなかった。だがスティーヴはドラマティックな感性によって、このような場面が起こったにちがいないと考えてシナリオを書き、そこにペニーのドラマティックな感性が加わったのだ。彼らがこの場面を創作するにあたり、頼れるものは二人の感性、映画のために何が必要で何が正しいかという勘、ただそれだけだった。そして、二人はまったく正しく、的確なイメージを抱いたのである。実際にそのような場面がいくつもあったことを、私は彼らの場面を見ながら思い出した。「なんてこった」と私は思った。「その通りだ。たしかに起こったことだ。この場面は現実にそっくりだ」

二月には私たちはみな疲れ果てていた。撮影は四カ月に及んでいた、それ以前の調査に費やした数カ月のことは別にしても。みな疲れてぐったりとしていたが、ある出来事により、生気をとり戻した。そのことを、私は日記にこう記している。

木曜日の午前中。「目覚め」の唯一の生存者であるリリアン・Tがセットに到着。ロバート・デ・ニーロと一緒の場面で自分の役を演じる（自分のままでいる）ために来たのだ。……周りの「舞い上がった状態の患者」や「脳炎後遺症患者」を見て、彼女はいったいどう思うだろうか？　そして彼らの方は、最後の生存者であるリリアン、自分たちの中で唯一の本物の患者についてどう感じるだろうか？　彼女が入ってくると、どよめきが起こり――ドキュメンタリーに登場した彼女のことは皆知っていた――続いて突然、その場に恐ろしいほどの現実感が生まれた。それ以前が現実でなかったわけではないが、それは舞台の現実感、シナリオや原作の現実感であり、創作された現実感だった。だが、今入ってきたリリアンは現実そのものであり、『ジュリアス・シーザー』の舞台にシーザーその人が上がるようなもの、歴史上の人物が歴史の本から現われ出たようなものだ……。

俳優がどれだけ役に没頭し、自分を役と同一化しようとも、彼らは一時的に舞い上がった状態になっている演技をしているだけなのに対し、リリアンは現在も残りの人生もずっとその状態であり続ける。俳優は役から離れても、彼女は自分から離れることはできない。いったいリリアンはそのことについてどう感じるだろうか（私の役を演じているロビンを見て、私はどう感じるだろうか？　彼にとっては一時的なことだが、私は生涯私のままだ）？

ロバートが車椅子に乗って現われ、レナード・Lのジストニーの姿勢をとって凍りつくと、リリアンも凍りつき、鋭い視線だけをロバートに向けた。凍りついた演技をしているロバートはわずか一ヤード先で実際に凍りついているリリアンについて、そして実際に凍りついているリリアンはその演技をしているロバートについて、どう感じているのだろうか？　彼女は私に向かってウィンクし、気をつけていないと見落としてしまいそうなほどわずかに親指を上げてみせた。つまり、「大丈夫、できているわ！　どんな具合か、彼にはちゃんとわかっているのよ」という意味だった。

誰もがリリアンに会いに来て、彼女と話をしたがった。つくりものの映画のセットは沈んでいってしまった。このつくりものの世界で、リリアンは現実で光り輝いていた。みな彼女に触れた。まるで自分の足元を確かめようと硬い岩に触れるように。

過去と現在が一緒になり、実物と演技が一緒になって、すばらしい現実感と完全さを生み出した。映画――少なくとも映画化という試み――を最高で完全なものにするためには、リリアンの登場が必要だった。そしてその環はようやく閉じられたのだと、私たちの誰もが感じたのだった。

註167　私はこの芝居を、その四年前に私の元に送られてきた、まったく同じ患者を主人公にした脚本と比較せずにはいられなかった。四年前の脚本にも手紙が添えられていて、脚本家は「この主題にとりつかれてしまい、二年間は昼も夜もそのことしか考えられなかった」とうち明けていた。その脚本は文学的にも事実としても私が書いたものにより近かったものの、それを読むと強い非現実感を感じてしまった。な

によりも、脚本家の「思い入れ」が全体を覆っていた。この脚本は脚本家に似てはいたが、真実ではなかったのだ。もしローズがその芝居を観たらびっくり仰天し、「ちがう、ちがう。ちっとも本当じゃないわ」と言うのではないかと思うと、私はつらい気持ちになった。

168 『いわばアラスカ』は数多くの国や言語で上演された。一九八九年のロンドン公演では、ピンター自身が医師の役を演じている。

169 この時、私は女優でプロデューサーのカーメル・ロスと一緒に、オーディオ版で使う部分を本書から選び、朗読したり、それについて話したり、演じたりした。それまでは、朗読をしたことも、録音されたスピーチを聞いたこともあまりなかった。だが、突然、それらが必要不可欠であることに気づいたのだ。

170 私に関しても、そのことがすぐにわかった。初めて会った後、ロビンには私の癖や姿勢、足取り、話し方など、それまで自分でも無意識でいたさまざまなことが「ある」かあるいは映っていた。それはロビンという生きた鏡の中に自分の姿を見ているようで、初めのうちは薄気味悪かった。彼と話をすると、立ち方、言葉の調子、身振りなどがすべて同じなのだ。それはまるで、突然一卵生双生児になったかのような気分だった。その後、この明らかな物まねに代わって、もっと深く主観的な、彼なりの私のポートレートが現われた。それは彼の観察だけでなく想像力や感性によって創り出された、半分がロビンで半分が私でありながらロビンでも私でもない新しい人物であり、自らの人生と個性を持っていた。

171

患者の症状という現実と、演劇によるその表現をどのように比較すべきなのか、私はいつも考え、そうすべきでないときにも考えてしまうのだった。私は一度従姉妹のカーメル・ロスと一緒に『翼』（登場人物の一人が失語症である）という芝居を観にでかけた。私は芝居にがっかりし、従姉妹にこう言った。「ちっとも失語症らしくなかったよ。まったく現実味がなかった」すると、彼女はこう応えた。「『現実味』なんて言わないで！　自分が神経科医だってことを忘れられないの？　すばらしいお芝居で、感情表現が本物だったという風に思えないの？」だが、私はそれでも納得できなかった。

別なときに、『いったい誰の人生だ？』を観た。トム・コンティが四肢麻痺の患者の役を演じていた。何よりも、彼の演技が臨床的な現実味にあふれていることに、私は感激してしまった。後になって、トム・コンティとその演技について話し合う機会があった。彼はいったいどれほど多くの時間を四肢麻痺患者たちとともに過ごしたのだろうか。自分が四肢麻痺であり、例えば、首から下が麻痺していてどうやって目に入った髪の毛を取り除くことができるのかなどと想像して何時間も演技の練習に費やしたのか。知りたいことはたくさんあった。すると、彼はこう言った。「あなたは病気についていろいろと調べるでしょう。演じることも同じことです。私たちは内側から調べます、演じることでね」

また、ピーター・バーンズの『ドラマー』という短い芝居を観たこともある。これはトゥレット症候群のドラム奏者について私が書いた症例集『ウィッティー・テイッキー・レイ』を下敷きにしている。私はトゥレット症候群の友人を伴って出かけた。後で聞いたところによると、「ドラマー」自身を演じていた俳優は、舞台の袖で出番を待つ間、本物のトゥレット症候群の患者が出す音を聞いて、こう自問したという。「患者さんにはいったいどう聞こえるだろう？　納得してくれるだろうか？」こうも考えたそうだ。「まあまあだと思うだろうか？　それとも、これが悪質な攻撃で、自分の症状を暴露されたと思うだろうか？」だがトゥレット症候群の友人は演技も芝居の内容も楽しんで満足していた。

172 何年か前、ダスティン・ホフマンが私を訪ねてきた。彼はそのとき、映画《レインマン》の役作りをしていたのだ。そこで私が担当していた自閉症患者を訪ね、その後植物園を散歩した。私は映画監督と話をしながら歩き、ダスティンは数ヤード後ろを一人で歩いていた。突然、私は患者の声を聞いたような気がした。びっくりして振り返ると、そこにいたのはダスティンだった。彼は先ほど会った若い自閉症の男のことを、体を使いながら考えていたのだった。

173 ジョナサン・ミラーは舞台監督であるとともに神経科の研修を受けた医師でもある。彼はしばしば患者と役者を比較し、両者がともに無意識ながら神経について知っていると語った。それは医学的な「知識」ではないが、個人的な深い部分で「知っている」のだということだ。

用語解説

本書のような特殊なテーマを扱うときには、専門的な用語を使用せざるをえない。したがって本文中に出てきたときに、できるだけ説明を加えるようにしている。この用語集は読者の座右にあって、主要なテーマである運動、姿勢、意志、食欲、睡眠などにみられる奇妙な障害の理解の助けになればと編集したものである。情意や神経の障害を表わす専門用語には、日常的な言葉と類似するものがあり、意味が重複する用語もある。

アカシジア（静坐不能） Akathisia　身体的または心理的に落ち着きを失って、じっとしていることができない状態。せかされるように動く、極端にそわそわするなどと表現される状態。

アキネジア（無動） Akinesia　随意運動ができないために運動をまったく欠いている状態。いろいろな原因で起こるが、脳炎後遺症患者では最も重度のアキネジアがみられる。

アテトーゼ Athetosis　ガワーズの用語では「運動攣縮」。顔、舌、四肢をゆがめる不随意運動で、ジストニーの一種。

意欲欠如 Aboulia　意欲や主体性を欠如すること。神経症でみられる「意志の麻痺」を記述するときに好んで用いられる。だが、真の意味での意欲欠如とは、嗜眠性脳炎や広汎な脳葉切除後のような脳の器質的疾患にのみ見られるものである。しばしば強度の無感動状態と関連してみられる。対義語の意欲亢進（Hyperboulia）は意志の過剰状態を示す。

運動緩慢 Bradykinesia　随意運動が病的に遅いこと。パーキンソン症候群の際立った特徴である。会話緩慢や精神緩慢なども同じような意味で用いる。同じような運動緩慢は鬱病でもふつうにみられる。

運動亢進 Hyperkinesia　力、勢い、スピードが速くなり、動きが広がること。ふつうは過剰な「背景」運動（シンキネジア）を伴い、衝動、性急さ、不眠症などがよく現われる。この反対が無動（アキネジア）で、本質的にパーキンソン病、カタトニー、神経症の性質をもつ。無動と運動亢進は交互に現われ、突然激しく交代することもある。このように突然起こる症状の交代は躁鬱でみられるだけでなく、ヒステリー、パーキンソン症候群、とりわけカタトニーでみられる。

運動低下 Hypokinesia　力や勢いが低下し、運動の広がりもなくなり、完全な無動に近い状態にまで減少すること。

嚥下不能 Aphagia　ものを飲み下すことが困難な状態。

汚言 Coprolalia　大声で罵ったり、好戦的で猥褻な言葉を強迫的・衝動的に使うこと。他人に聞こえないほどの声でのつぶやきや罵りが混じる。チックなどの運動過剰で衝動的な状態とともに起こることが多い。

外斜視 Exotropia　片目が外側に向かう傾視。

化学的淡蒼球破壊術 Chemopallidectomy　大脳の淡蒼球の一部を破壊する手術で、以前はパーキンソン病の治療法として広く行なわれた。

過食症 Bulimia　激しく、満足することのない食欲。あらゆる異常な亢進状態と同様に、その対極に移りやすい。対極である拒食症は、食べることを拒否し、食べ物を忌み嫌う。Orexia を参照。

加速 Festination　歩行、発語、会話、思考などが強迫的に速くなること。パーキンソン症候群の最も特徴的な症状であろう。加速歩行のときには歩幅がどんどん狭まって最後には「凍りついて」しまう。患者の内部では歩みを続けているものの、実際に足を踏み出すわけではない。

……回りつづけるがために回らざるが如き
動きつづけるがために動かざるが如き……

——D・H・ロレンス

カタトニー（緊張病） Catatonia　約一世紀前に導入された用語ではあるが、古い文書にも記述がある。カタレプシー、銅像のような姿勢保持異常、命令自動症、常同症、マンネリズムなどがいくつか組みあわさった状態。不動症が転じて狂暴になることもある。統合失調症で最もよくみられるが、その他の精神病や脳炎後遺症でもしばしばみられる。催眠や薬物中毒で起こることもある。注意力が深まった場合には、恍惚、舞い上がった状態、極度の精神「集中」といった、傍目にもわかりやすい症状になる。また、カタトニーはパーキンソン症候群と精神病との「中間」くらいにある症状とみなされる。

カタレプシー（強硬症） Catalepsy　疲れを知らず、いつまでも無為に同じ姿勢を維持すること。体の姿勢だけでなく、感情や思考がまったく動かなくなった状態もある。カタトニー型のヒステリーや催眠状態の特徴的症状であるが、軽度のカタレプシーはパーキンソン病でもみられる。

活動過多 Tachykinesia　動きが過度に速まること。過度の力や突発的な動きを伴うことがある。パーキンソン症候群（とくにL－DOPAによって活発になった場合）、激高した状態、躁病、チック障害に特徴的な症状。多弁（Tachyphemia）、精神的活動過多（Tachyphrenia）なども類似した症状。

過敏症 Erethism　病理的で衝動的な興奮。自慰や性欲を引き起こす興奮を指す。

仮面様顔貌 Mask　表情を完全に欠いた、パーキンソン症候群に特徴的な症状。

眼球回転発作 Oculogyric Crises　発作的あるいは強迫的に視線が一点に定まったまま動かない症状。パーキンソン症状、カタトニー、チック、なにかへの執着や影響によって現われることが多い。

眼筋麻痺 Opisthalmoplegia　眼球が動かなくなること。

眼瞼攣縮 Blepharospasm　眼瞼の攣縮。眼瞼緊張や眼瞼クローヌス性痙攣と一連の症状である。

強制的な上方の凝視 Anablepsy　カタプレプシーの反対語。眠り病における眼球回転発作で特に見られる症状であるが、ヒステリー、傾眠、エクスタシーなどでもみられる。

筋緊張亢進 Hypertonia　筋肉の過度の抵抗で、痙攣、パーキンソン症候群、神経性緊張、局部的興奮などによって現われる。パーキンソン症候群の筋緊張亢進の特徴は相対する筋肉に対称的に作用することであり、合成樹脂様あるいは「鉛管様」（ときには「歯車様」）に硬直する。L－DOPAの驚くべき効果（パーキンソン病患者でない人に対しても）は、筋肉抵抗を正常以下に低下させることである。ときには筋肉抵抗が減少しすぎて、患者は正常な姿勢を保てなくなる。つまり、パーキンソン病では筋肉や姿勢が堅い傾向があるが、舞踏病や反パーキンソン病では柔らかくなる傾向（軟性舞踏病）にある。

クローヌス（間代） Clonus　筋肉の伸展刺激に反応して起きる反復性の不随意運動。

軽躁状態 Hypomania　病的に気分が高揚しているが、躁状態ほどではない症状をいう。

拘縮 Contractures　膝、尻などの関節が永続的に収縮した状態。無動や（積極的あるいは消極的な）運動の欠如によって起こる。

固縮（硬直、強直） Rigidity　パーキンソン症候群の主要症状。受動的に筋肉を伸張したときに運動範囲全体にわたり不随意の抵抗が増強している状態。拮抗筋同士が交互に興奮すると、振戦、躊躇などパーキンソン症候群や神経疾患の基本的症状が起きる。

昏睡 Coma　深い無意識状態で、意識障害によって行動を欠如した状態。重症の脳障害や中毒症状において起こる。恍惚状態（未熟だが自己防護的な反応は残り、ときには無秩序で混沌とした精神活動がみられる）や、短時間ではあっても完全に目覚めることのある異常な嗜眠（休眠状態）の反対。

ジストニー Dystonia, Dyskinesia　筋肉の緊張や運動の異常についての一般的用語。パーキンソン症候群、アテトーゼ、斜頸などで見られる運動異常をいう。

失行（症） Apraxia, Agnosia　充分な理解ができないために、行動や認識が困難なこと。しばしば大脳皮質の損傷に合併し、脳腫瘍、脳卒中、加齢などで起こる。パーキンソン症候群ではみられない。彼らの場合は、理解が困難なのではなく、実行するのが困難なのである。

失声 Aphonia　音声を発することができないこと。

自動症 Automatism　外部刺激や命令に対してきわめて従順に反応すること。命令拒絶の反対。典型的にはカタトニーでみられる。パーキンソン症候群やヒステリー性ノイローゼでもみられる（反響様言語症、同語反復などを参照）。

斜頸 Torticollis　首の筋肉が左右非対称に痙攣し続け、頭部が片側に傾いたままになること。ジストニー性の症状で、「器質的」（つまりパーキンソン症状）あるいは「機能的」（つまりヒステリー症状）の性質をもつ。よじれ腰（Tortipelvis）も類似の症状とされる。捻転痙攣の一般的な性質として、胴体や首に影響を与えるよじれ発作がある（アテトーゼと比較）。同様の苦痛を伴う動きや捻転がその人の人格に影響を与えること、つまり道徳感のアテトーゼや情緒的な捻転などが存在することも明らかになっている。

小字症 Micrographia　筆跡がごく小さくなること。

脂漏症 Seborrhea　脂腺の分泌が増加し、皮膚が脂っぽくなること。

振戦 Tremor　不随意運動であり、身体の一部が律動的に動揺する、規則的な動き。ある筋群とその拮抗筋の交代性または同期性活動による。静止時振戦、姿勢時振戦、目標を定めた動きに伴う振戦、複雑で熟練を要する活動の終了時の振戦などがある。

睡眠障害 Sleep Disorders　眠り病の初期段階においては、眠りの奇妙さや変化がとくに頻繁にみられ、L‐DOPAの「矛盾した」効果により、再びよくみられるようになった。こうした眠りは非常に深く、突然始まり、滅多に中断しない。二つの基本型があり、一つは気絶したような眠りで、患者は井戸のように深い眠りの中へどこまでも落ちていく（カタレプシーに類似）型で、もう一つは、覚醒した状態を禁止されたり妨げられたりする（遮断に類似）型である。こうした病的な眠りから突然覚醒させられると、患者は一瞬にして怒りを爆発させたり、狂乱状態になったりする。その現象は背理性運動あるいは鬱病やカタトニーの患者がみせる感情の爆発に似ている。

精神緩慢 Bradyphrenia　思考が緩慢なこと。

精神的活動過多 Tachyphrenia　思考の加速。

前弓緊張 Emprosthotonos　頭が胸につくほどの強迫的な屈曲。反対の症状では、頭が後方にそり返る（弓なり緊張）。

測定不能 Ametria, Amorphia　尺度の判断力の欠如、形の判断力の欠如（運動時の測定障害や変態症は動作の程度や形が系統的に誤判断されるために起こる）。誤判断による異常運動の原因および形はさまざまである。

男子性欲亢進症 Satyriasis　過度の性欲、衝動、欲求。性的な過食症（Bulimia）。

断眠症 Agrypnia　睡眠が全くできない状態で、鎮静剤に抵抗する。不眠のなかで最も強い状態をいう。ウイルス感染や中毒、とくに嗜眠性脳炎や麦角中毒にみられる。一週間以上続くものは致死的である。

チック Tic　唐突に始まる、複雑で衝動的な動き。ミオクローヌス性の痙動、輾転反側、舞踏病などよりも高度に統合され、運動としても持続性がある。チックを最も起こしやすいのがチック病（トゥレット症候群）患者である。また神経病とくに統合失調症患者でよくみられるほか、（活発な、あるいは活発にされた）パーキンソン病患者でもみられる。無動あるいは緊張性のチックはカタレプシーに類似し、機能的にはカタトニー性のチックに似ている。より高度なチックは拡散し、反チック症状を誘発する傾向があり、特異体質的な常同運動や大げさな身ぶりなどに発展することもある。

痛欲症 Algolagnia　疼痛《とうつう》を与えられることに意欲をもったり、苦しんだりすることを切望する状態。

抵抗症 Gegenhalten　パラトニー（Paratonia）と呼ぶこともある。受動的な運動に対する強迫的な抵抗で、パーキンソン症候群、拒絶症、神経症でみられる抵抗と似てはいるが、異なる症状。その反対は（私の考えでは）従順（Mithalten）であろうが、そのような言葉が使われるのを聞いたことはない。

瞳孔散大 Mydriasis　瞳孔が病的に拡大すること。

同語反復、行為反復 Palilalia, Palipraxis　反響様言語症を参照。

トーヌス（筋緊張） Tonus　筋肉の一定の軽い緊張のこと。病的状態ではこわばりが過度だったり過小だったり、奇妙な緊張になったりする。

突進 Pulsion　押し出しの制御不能な型。例えばパーキンソン症候群における押し出し、後方突進、反発力などがある。衝動（Impulsion）、強迫（Compulsion）、反発（Repulsion）などさまざまな性質に分けられるが、この用語とその概念はあらゆるレベルでの経験や言動の描写を含む。

ナルコレプシー Narcolepsy　脳炎後遺症患者にとくによくみられる数多くの睡眠障害の一つ。唐突に始まり、抵抗できずに眠ってしまう症状で、わずか数秒間しか続かないこともある。たいていは生々しい夢をみる。しばしば同時に現われるのがカタプレクシー（あらゆる筋肉の抵抗感が突然失われること。興奮や笑いによって引き起こされることが多い）や睡眠麻痺（目覚めた後の数秒間から数分間にわたって動くことができない）、寝言、夢遊症、悪夢、睡眠中の過剰運動（睡眠障害を参照）がある。

背理性運動 Kinesia Paradoxa　パーキンソン症状から突然正常な状態、あるいは運動亢進状態に完全に「変わる」こと。

歯ぎしり（夜間の歯ぎしり） Bruxism　開口障害とともに現われる。脳炎後遺症患者でふつうにみられるだけでなく、神経性の緊張状態にあるときやアンフェタミンへの反応としても現われる。

歯車現象 Cogwheeling　筋緊張亢進、Hypertonia を参照。

発声不全 Hypophonia　発声の力の減少。

反響様言語症 Echolalia　他人の言葉を何度も繰り返さずにはいられない症状。同語反復症は自分の言葉や文章を何度も繰り返す症状。反響動作症は同じ動作の強迫的な繰り返し。このような症状はカタトニーでよくみられ、（強迫的に同じ姿勢を続ける）カタレプシーに似ている。

頻呼吸 Tachyphonea　呼吸の加速。

頻脈 Tachycardia　脈拍が速まること。
不全麻痺 Paresis　部分的な麻痺。
舞踏病 Chorea　不規則、短時間の不随意運動で、身体の一部の筋肉群から別の部位に移動する。チックよりも原初的な運動であるが、ミオクローヌス痙攣よりも統一がとれた運動である。
妨害 Block　思考や運動への抵抗（レベルはさまざま）。カタトニーで最も顕著にみられ、しばしば命令拒絶を伴う。パーキンソン症候群では「凍りつき」状態で見られる。また、思考、感情、会話、行動のノイローゼ状態の時にもみられる。低度の妨害は「無意識」に起こるが、高度な妨害は「貼りついたような感じ」の抵抗感を伴う。
保続 Persevaration　神経の活動がはてしなく続いたり繰り返したりすること。自己刺激、自己増幅、自己保持などで、ほとんどが制御不能である。基本的に病的な状態、「遮断」（カタレプシー、反響様同語症、固縮などは、こうした内的状態の瞬間である）の反義語。
ミオクローヌス Myoclonus　筋肉の電撃的または律動的な収縮のことで、突発する不随意運動である。筋繊維、筋肉あるいは筋群で見られるものから、身体全体の筋肉が収縮して癲癇を来たすものまである。軽度のミオクローヌスは健康人の誰もが経験するもので、例えば眠りに入るときにみられる。
眉間をとんとんとたたく動作 Glabellar Tap　パーキンソン症候群の患者の抑制のきかない瞬きを引き出す。
無表情 Amimia　字義どおりには模倣の欠如、芝居がかった表現能力の欠如。多くのパーキンソン症候群患者にみられる、顔の表情の固さや乏しさ（仮面様）、同様に声や姿勢に変化が乏しい状態を指す。この症状は原発性ではなく続発性であることに注意。パーキンソン症候群の患者は、たとえ内面には豊かな表情やしぐさをもっていたとしても、アキネジアによる抑圧（あるいは衰弱）のためにそれらを表に出すことができない。ときには、予想もしていないときに突然、生き生きとした表情が仮面を「突き破って現われる」ことがある。L－DOPAによって極度に興奮した患者は（トゥレット症候群の患者のように）表情過剰状態になり、芝居がかった表情をしたり、顔をゆがめたり、大げさな身振りをしたりする。また周囲の影響を受けやすくなり、無意識のうちに真似をしたり、チックや癖などを起こす。

弓なり緊張 Opisthotonos　前弓緊張を参照。

流涎症 Sialorrhoea　唾液分泌の増加。

Orexia　自制できない大食、暴飲暴食、食欲。反義語のAnorexiaは食欲の喪失、食べることの拒否を意味する（ここに現われる否定的なあらゆる言葉――AkinesiaやAbouliaなど――は、喪失やその反対の意味に使用できる）。

訳者あとがき

一九六六年、ニューヨークの慢性疾患患者向けの病院に職を得たオリヴァー・サックスは、そこで初めて脳炎後遺症患者たちのおかれた状況を知って驚き、手だての少ない中で可能なかぎりの治療を試みる。その数年後、新薬Ｌ－ＤＯＰＡが熱狂的な歓迎を受ける中で患者たちへの投与を行ったサックスは、この薬の驚くべき効果と、同時に患者たちに降りかかる新たな試練を目《ま》の当たりにすることになる。

文中でも触れられているように、本書の基礎となっているのはＬ－ＤＯＰＡ開発直後の実験的投与から始まる一連の治療記録であり、いうまでもなく本書の主人公は、症例として挙げられている二〇人の患者、そしてそれ以外のすべての脳炎後遺症患者たちである。彼ら彼女らは長年にわたって病気という運命と果敢に闘い、ある者は敗れ、ある者は共存することに成功する。どの患者も私たちに、生きることとは何か、人間の本質とは何かという根源的な問いを突きつけ、彼らなりの答えを示してくれる。極限の闘いの中に身を置く彼らの言葉の一つひとつがとてつもなく哲学的だ。自らの運命を否定せず、だがそれに屈することなく闘い続ける彼らの姿に、ニーチェが唱えた「運命愛」が具現されているように思われるのである。

彼らを苦しめる脳炎後遺症やパーキンソン病は、中脳黒質のドーパミン神経細胞の減少により、これが投射する線条体においてドーパミン不足と相対的なアセチルコリンの増加が起こり、機能がアンバランスとなって発症すると考えられている。その原因はいまだ解明されていないが、本書で詳しく述べられているL－DOPAに始まる多種多様の薬物に加えて、神経変性を遅らせるための神経保護薬による治療が行われるようになってきた。根本的な治療法はいまだないといってよいが、原因遺伝子の探索、分子病理学的発症機序の基礎的研究のめざましい進行のもと、変性した神経を再生させる遺伝子治療や幹細胞移植などの根本的治療も現実のものとして視野にはいっている。

訳者にとっては『色のない島へ』に続いて二作目のサックスの著作の翻訳となったわけであるが、若かりしサックスの思考に接するという得難い体験ができた。三〇年近い時間を超えて両作品を貫いているのは、深刻な病や悲惨な状況の中にも、その人の人生を見出し、共感する温かいまなざしである。彼が強調するように、どれほど奇妙で特殊な病気であっても、それを患う人々は私たちの一部であり、私たち自身がいつでも患者になり得る。そう考えれば、病は私たちにとってずっと身近なものになり、いたずらに恐れることなく、ときには妥協、共存の道を見出すこともできることだろう。

サックスは初版の出版後も折に触れて本書の内容に手を加え、患者の内面やこの病気のメカニズム解明のための新たなアプローチを試みている。それは医学のみならず哲学や最先端の物理学といった領域にまでおよび、ダイナミックな思考の流れが展開される。またサックスは患者の心や感覚を第一に考えるべきだとし、人間的な介護をもっとも必要とするはずの患者の心をなおざりにする現代医学を厳しく糾弾している。その指摘は、ますます高齢化が進む日本における医療現場に対しても鋭い警告となっているはずである。

本書におけるサックスの思考の礎である西洋哲学の潮流、そして自由自在に繰り出される言葉の奔流は、ときに読むものを呑みこみかねない勢いである。だが、本書の初版が執筆された一九七三年には、彼は患者と病気のただ中に身を置いていたことを忘れてはならない。怒濤のように押し寄せる「副作用」やＬ－ＤＯＰＡへの制御不能な反応、患者の苦しみ、痛みを真正面から受け止め、病の本質を探り、本書にまとめ上げた指先からほとばしる情熱が、私たちを圧倒しつつも巻きこみ、共感させるのであろう。年月を経て経験を増した彼の思考にさらなる幅や深みが加わっていったことは、数多くの註や付録からも明らかである。サックスの言葉からあふれる医療への情熱と患者への愛情とを翻訳を通して伝えることができたとしたら、この上ない喜びである。

本書の〔新版〕にあたり、医療、神経学や哲学・心理学を横断する広い視点から貴重なアドバイスを賜りました応地利明氏（京都大学名誉教授）、篠原一光氏（大阪大学大学院人間科学研究科教授）、大庭紀雄氏（平成医療短期大学教授）に心より御礼申し上げます。また早川書房の有岡三恵さんにたいへんお世話になりました。ありがとうございました。

二〇一五年三月

解説

科学の限界と可能性を提示する医師サックスの戦い

脳科学者／医学博士／認知科学者
中野信子

今からちょうど一〇〇年前ごろに流行がはじまり、数年でいつの間にか収束した「嗜眠性脳炎」という謎の病気。この病気は、二一世紀を一五年も過ぎようとしている現在にあってなお、未だに正体がわかっていません。

本書『レナードの朝』の著者であるオリバー・サックスが神経内科医として活躍した一九七〇年代には、この「嗜眠性脳炎」の既往歴のある患者たちが、回復後、比較的長い年月を経て、パーキンソン病を発症するという例が相次ぎました。嗜眠性脳炎とパーキンソン病との因果関係を裏付ける機序については不明ながら、サックスは、こうした症例に対してL-DOPAの投与を試みるという戦いを挑んでいきます。

しかし、その効果は微妙であり、患者の病前の性格や家族関係などによって敏感に影響を受けてしまいます。多くの例では劇的な改善がみられますが、そうではない患者もいます。また、改善されたのち、耐性がついて、望ましくない症状が頻発し、投与を断念せざるを得なくなったという患者もいます。

本書に記述されている患者たちの「目覚め」とその後の帰結は、症例記録というには描写が克明で、研究者としての経験のある読者にはやや生々しく感じられるかもしれません。本書の邦訳版のタイトルの元になった、レナード・Lに関する記述では特に、もっと淡々と書くものではないだろうか、と、違和感を覚えるほどです。しかしながら、その違和感の向こう側には、それでも患者に寄り添わずにはいられなかったサックスの、臨床医として、あるいは人間としての熱さが見え隠れします。多くの読者はその熱さに触れた時、オリバー・サックスという人物に好感を持つのではないかと思います。本書を読み進めるうちに、サックスは、「冷たい研究者」であることよりも、「人間」であることを選ぶタイプのひとなのだ、ということを、鋭敏な読者ならば感じるのではないでしょうか。

症例記録、という言い回しには、無機的な響きがあります。「研究者」の視点から見たとき、患者は、n＝1、つまり、統計的に処理される数字の一つに過ぎません。残酷な見方かもしれませんが、そうした捉え方で論理を組み立てていくことが、科学的に正しい態度だからです。

しかし、「人間」の視点から見たとき、患者は、「苦しみを抱えたひと」として目の前に立ちはだかってきます。その苦しみを、なんとか取り除いてあげたい。取り除くことはできなかったとしても、なんとか、苦しみを軽くしてあげたい……。研究者、医師といっても、人間です。サックスの記録から、私はどうしても、このような熱さを感じてしまうのです。

とはいえ、研究の世界の冷たさをあまり経験したことのない一般的な人からすれば、この文体もずいぶんあっさりとしたものに映るかもしれません。

ただ言えることは、患者の体験しているものが、単なるn＝1に過ぎない生なのか、たった一度きりしか体験できないかけがえのない時間なのか、そのはざまでサックスがゆれていた、という事実ではないでしょうか。

研究者であるのか、人間であるのか。

医師は必ずそこでゆれるものだろうと思います。

臨床に携わることの少ない科学者であっても、そこは、ゆれるべきところだといえるかもしれません。

本書はしばしば、ダニエル・キイスの『アルジャーノンに花束を』と構造が似ている、と語られることがあります。ある患者が、ある薬の投与により、劇的に症状が改善する。しかし、その薬の効果は次第に失われ、患者は元の状態に戻ってしまう。

この『アルジャーノンに花束を』が長篇小説として上梓されたのが一九六六年のことですから、サックスが症例記録を残すよりも前のことになります。

もしかしたら、これはサックスにとっては不運なことだったかもしれません。記憶の浅い場所に、ポピュラーになったフィクション――この場合は文学作品――があれば、読み手としては当然その影響を排除しては考えることができないからです。

なまじサックスが温かみのある人格を持ち、読み手に豊かな想像を呼び起こす表現力を持っているだけになおさら、本書は科学的な事実だけを淡々と書いた論文とは異質なもののように捉えられ、学界から無視されたというのも無理からぬことであったといえるかもしれません。蛇足ながら、刊行から五〇年近くが経過した二一世紀の現在でも、学界の性質には特に変化はありません。そして、こうした構造は、本質的にはなくなることはないであろうと予測できます。なぜなら、自然科学そのものが、こうした性質をもつものだからです。温かみのある人格に起因する、患者への共感、共に戦おうとする意志、また、豊かな想像や、文学的な表現力、これらは、科学的に物事を見ようとするときにはすべて、無用のものです。それどころか、結果を汚す邪魔なものと捉えられる場合がほとんどでしょう。

しかし、人間はそれでは満足できないようにつくられています。科学の世界では反証可能性を大切にしますが、人間の認知はそのようにはできていません。この意味で、本書は、科学の限界と可能性を暗黙裡に提示した書物であるともいえるのです。

さて、本書に登場する症例をつぶさに見ていきますと、嗜眠性脳炎に起因すると思われるパーキンソン病の症状が描かれていくわけです。脳も人体の一部ですから、その機能が不全になれば、なにがしかの影響がでてくるのは当たり前なのですが、とはいえ、機能が不全になることにより、大きく人格の変化が起きるとなると、身近な人たち、あるいは家族にとってはなおさら、それはとてもショッキングな出来事となります。

人間は有機体で出来た機械なのだ、と、頭で理解することは可能でも、目の前にいる、自分の大切な人が、単なる有機物で構成された機械である、とはなかなか通常は実感しがたいものです。

さらに、症状を改善しようという目的で投与されるＬ－ＤＯＰＡによって、人格がどれほど変わってしまうものか、またその投与量によってもかなりの変化があることに、純粋に驚かされるでしょう。

ドーパミン、セロトニン、アドレナリン、ノルアドレナリン、オキシトシン……いくつもの神経伝達物質の名前、あるいは中枢神経系に影響を与える薬物の名前を、本書に興味を持つ読者であればどこかで目にしたことくらいはあるでしょう。これらの物質によって、どれだけその人の性格が形作られていることか。そのことを、まざまざと見せつけられるような思いがします。

自分のことは自分がよく分かっている、だとか、自分の行動は自分で制御するもの、だとか、自分の努力でいくらでも人生は開ける、だとか、多くの人は言います。しかし、そう信じていられることが、どれほどあやうい神経伝達物質のバランスの上に成り立っていることか。

こんなに脆い、すぐ崩れてしまいかねないようなバランスの上に、自分の人生というものが構築されているという事実を、読者の皆さんはどうとらえるでしょうか。

こうしたメッセージが本書では余白に行間に満ち満ちていて、読み進めていくと、時に足元から砂が崩れていくような妙な不安に襲われ、そしてそれとないまぜの、自分は幸運な人間であるという高揚感にも覆われるのです。

人間は、長くても一〇〇年ちょっとしか生きられません。

自分自身もあと数十年ほどの時間しか、生きていられないことでしょう。けれど、その数十年を長いと思うか、短いと思うのか。また、その数十年という時間感覚さえ、L‐DOPAで変えられてしまう例も本書には登場します。人間って一体何なの、という答えの出ない根源的な疑問を、再確認させられます。

サックス自身、二〇一五年二月に、自らの病と死を見つめたエッセイを『ニューヨーク・タイムズ』に寄稿しています。その文章は、次のように締めくくられています。

「何より私は、この美しい惑星で、感覚を持つ存在であり、考える動物であった。そしてそのこと自体が、とてつもなく大きな恩恵であり、冒険だったのである」（朝日新聞二〇一五年三月六日朝刊より引用）

この言葉に、研究者としても、一人の人間としても、人間という存在を見つめ続けたサックスが、到達し得た境地を、仰ぎ見るような思いがします。

二〇一五年三月

参考文献

Anonymous. 1974. Editorial: "Medical Literature," *British Clinical Journal* 2: 3.

Auden, G. A. 1992. "Encephalitis Lethargica and Mental Deficiency," *British Medical Journal* 1: 165.

Briggs, John; and Peat, David F. 1989. *Turbulent Mirror*. New York: Harper & Row.

Bruner, Jerome. 1966. *Toward a Theory of Instruction*. Cambridge, Mass.: Harvard University Press.

Bruner, Jerome. 1986. *Actual Minds, Possible Worlds*. Cambridge, Mass.: Harvard University Press. (See especially Ch. 2, "Two Modes of T hought.")

Calne, Donald. 1970. *Parkinsonism: Physiology, Pharmacology, and Treatment*. London: E. Arnold.

Calne, D. B.; and Lees, A. J. 1988. "Late Progression of Post-Encephalitic Parkinson's Syndrome," *Canadian Journal of Neurological Science* 15(2):135-138.

Calne, D. B.; Stern, G.; Laurence, D. R. M.; Sharkey, J.; and Armitage, J. 1969. "L-DOPA in Post-Encephalitic Parkinsonism," *Lancet* I: 744.

Charcot, Jean-Marie. 1880. *De la Paralysie Agitante: Leçons sur les Maladies du Systeme Nerveux*. Paris: Adrien Delahaye, pp. 439-467.

Clough, C. G.; Plaitakis, A,; and Yahr, M. D. 1983. "Oculogyric Crises and Parkinsonism: A Case of Recent Onset," *Archives of Neurology* 40(1): 36-37.

Cotzias, G. C.; Van Woert, M. H.; and Schiffer, L. M. 1967. "Aromatic Amino Acids and Modication of Parkinsonism," *New England Journal of Medicine* 276: 374-379.

Crosby, Alfred W. 1990. *America's Forgotten Pandemic: The Influenza of 1918*. Cambridge: Cambridge University Press.

Cruchet, R. 1927. "The Relation of Paralysis Agitans to the Parkin-

sonian Syndrome of Epidemic Encephalitis," *Lancet* I: 264.

Culliton, Barbara J. 1990. "Emerging Viruses, Emerging Threat," *Science*, 19 January, 279-280.

Dorros, Sidney. 1989. *Parkinson's: A Patient's View*. Cabin John, Md.: Seven Locks Press.

Duvoisin, Roger C. 1978. *Parkinson's Disease: A Guide for Patient and Family*. New York: Raven Press.

Edelman, Gerald. 1990. *The Remembered Present: A Biological Theory of Consciousness*. New York: Basic Books.

Fahn, S. 1974. "'On-off' Phenomenon with Levodopa Therapy in Parkinsonism," *Neurology* 24: 431-441.

Fine, Edward J.; Soria, Emilio D.; and Paroski, Margaret W. 1990. "Tremor Studies in 1886 through 1889." *Archives of Neurology* vol.47, no. 3: 337-340.

Fuller, John G. 1969 *The Day of St. Anthony's Fire*. London: Hutchinson.

His Majesty's Stationery Office. 1918. "Report of an Enquiry into an Obscure Disease, Encephalitis Lethargica." London.

Gaubius, H. D. 1758. *Institutiones Pathologiae Medicinalis*. Leiden: S. N. J. Luchtmans.

Geertz, Clifford. 1973. *The Interpretation of Cultures*. New York: Basic Books.

Glass, Leon; and Mackey, Michael C. 1988. *From Chaos to Clocks: The Rhythms of Life*. Princeton: Princeton University Press.

Gleick, James. 1987. *Chaos*. New York: Viking.

Goffman, Erving. 1961. *Asylums*. Garden City, N.Y.: Anchor Books.

Gould, Stephen Jay. 1989. *Wonderful Life.: The Burgess Shale and the Nature of History*. New York: W. W. Norton.

Gowers, W. R. 1893. *A Manual of Diseases of the Nervous System*. Philadelphia. Blakiston (2nd ed.). See esp. Vol. II, pp. 636-657.

Greenough, A. and Davis, J. A. 1983. "Encephalitis Lethargica: Mystery of the Past or Undiagnosed Disease of the Present?," *Lancet* I (83 30): 922-923.

Hall, Arthur J. 1924. *Epidemic Encephalitis*. Bristol: Wright & Sons.

Hardie, R. J. 1984. "On-off Fluctuations in Parkinson's Disease: A Clinical and Neuropharmacological Study." M. D. Thesis, Cambridge University.

Hardie, Richard J. 1990. "Levodopa-related Motor Fluctuations," in *Parkinson's Disease*, edited by G. Stern. Baltimore: Johns Hopkins University Press.

Hardie, R. J.; Lees, A. J. and Stern, G. M. 1984. "On-off Fluctuations in Parkinson's Disease: A Clinical and Neuropharmacological Stud y," *Brain* 107: 487-506.

Hess, Walter Rudolf. 1954. *Diencephalon*. New York: Grune & Stratton.

Howard, R. S. and Lees, A. J. 1987. "Encephalitis Lethargica: A Report of Four Recent Cases," *Brain* 110(1): 19-33.

Jelliffe, Smith Ely. 1927. *Post-Encephalitic Respiratory Disorders*. Washington, D.C.: Nervous and Mental Disease Publishing Co.

Jelliffe, Smith Ely. 1932. *Psychopathology of Forced Movements and the Oculogyric Crises of Lethargic Encephalitis*. Washington, D.C.: Nervous and Mental Disease Publishing Co.

Johnson, J. and Lucey, P. A. 1988. "Late Progression of Post-Encephalitic Parkinson's Syndrome," *Canadian Journal of Neurological Sciences* 15(2): 135-138.

Kraus, P. H.; Bittner, H. R.; Klotz, P.; and Przuntek, H. 1987. "Investigation of Agonistic/Antagonistic Movement in Parkinson's Disease from an Ergodic Point of View," in *Temporal Disorders in Human Oscillatory Systems*, edited by L. Rensing et al. New York: Springer Verlag.

Langston, J. William. 1989. "Current Theories on the Cause of Parkinson's Disease," *Journal of Neurology, Neurosurgery and Psychiatry* special supplement: 13-17.

Langston, J. William; and Irwin, Ian. 1986. "MPTP: Current Concepts and Controversies," *Clinical Neuropharmacology*, 9(6): 485-507. New York: Raven Press.

Laplane, D.; Levasseur, M.; Pillon, B.; Dubois, B.; Baulac, M.; Mazoyer, B.; Tran, Dinh, S.; Sette, G.; Danze, F.; and Baron, J. C. 1989. "Obsessive-Compulsive and Other Behavioural Changes with Bilateral

Basal Ganglia Lesions," *Brain* 112: 699-725.

Luria, A. R. [1932] 1976. *The Nature of Human Conflicts*. Reprint. New York: Liveright.

Luria, A. R. [1968] 1987. *The Mind of a Mnemonist*. Reprint. Cambridge, Mass.: Harvard University Press.

Luria, A. R. [1972] 1987. *The Man with a Shattered World*. Reprint. Cambridge, Mass.: Harvard University Press.

Luria, A. R. 1977. *The Making of Mind*. Cambridge, Mass.: Harvard University Press.

Mandelbrot, B. B. 1977. *Fractals: Form, Chance and Dimension*. San Francisco: W. H. Freeman.

Mandelbrot, B. B. 1982. *The Fractal Geometry of Nature*. San Francisco: W. H. Freeman.

Marsden, C. D. and Parkes, J. D. 1976. "'On-off' Effects in Patients with Parkinson's Disease on Chronic Levodopa Therapy," *Lancet* I: 29 2-296.

Martin, James Purdon. 1967. *The Basal Ganglia and Posture*. London: Pitman Medical Publishing.

McKenzie, Ivy. 1927. "Discussion on Epidemic Encephalitis," *British Medical Journal* ii: 632-634.

Meige, Henry; and Feindel, E. 1902. *Les Tics et Leur Traitement*. Paris: Masson.

Mitsuyama, Y.; Fukunaga, H.; and Takayama, S. 1983. "Parkinson's Disease of Post-Encephalitic Type Following General Paresis — An Autop sied Case," *Folia. Psychiatry and Neurology (Japan)* 37(1): 85-93.

Nauta, W. J. H. 1989. "Reciprocal Links of the Corpus Striatum with the Cerebral Cortex and Limbic System: A Common Substrate for Movem ent and Thoughts?" in *Neurology and Psychiatry: A Meeting of Minds*, edited by J. Mueller. Basel: Karger.

Onuaguluchi, Gilbert. 1964. *Parkinsonism*. London: Butterworth.

Parkes, C. M. 1972. *Bereavement*. London: Tavistock; and New York: International Universities Press.

Parkinson, James. 1817. *An Essay on the Shaking Palsy*. London: Sher-

wood, Neely & Jones. (The original is very rare, but a facsimile was published in 1959 by Dawson in London.)

Penfield, W. and Perot, P. 1963. "The Brain's Record of Visual and Auditory Experience: A Final Summary and Discussion," *Brain* 86: 595-6 96.

Podvoll, Edward M. 1990. *The Seduction of Madness*. New York: HarperCollins.

Prigogine, Ilya. 1980. *From Being to Becoming*. San Francisco: W. H. Freeman.

Rail, D.; Scholtz, C.; and Swash, M. 1981. "Post-encephalitic Parkinsonism: Current Experiene," *Journal of Neurology, Neurosurgery and Psychiatry* 44(8): 670-676.

Sacks, O. 1969. "L-DOPA for Progressive Supranuclear Palsy," *Lancet* II: 591-592.

Sacks, Oliver W. 1970. *Migraine: Evolution of a Common Disorder*. Berkeley and Los Angeles: University of California Press.

Sacks, O. W.; and Kohl, M. 1970a. "Incontinent Nostalgia Induced by L-DOPA," *Lancet* I: 1394-1395.

Sacks, O. W.; and Kohl, M. 1970b. "L-DOPA and Oculogyric Crises," *Lancet* II: 215-216.

Sacks, O. W.; Kohl, M.; Schwartz, W.; and Messeloff, C. 1970a. "Side-Effects of L-DOPA in Post-Encephalitic Parkinsonism," *Lancet* I:100 6.

Sacks, O. W.; Messeloff, C.; Schwartz, W.; Goldfarb, A.; and Kohl, M. 1970b. "Effects of L-DOPA in Patients with Dementia," *Lancet* I: 12 31 -1232.

Sacks, O. W.; Messeloff, C. R.; and Schwartz, W. 1970c. "Long-term Effects of Levodopa in Severely Disabled Patients," *Journal of the American Medical Association* 213: 2270.

Sacks, O. W.; Ross, S. J.; de Paola, D. P.; and Kohl, M. 1970d. "Abnormal Mouth-Movements and Oral Damage Associated with L-DOPA Treatm ent," *Annals of Dentistry* 29: 130-144.

Sacks, O. W. 1971. "Parkinsonism - A So-Called New Disease," *British Medical Journal* 4: 111-113.

Sacks, O. W. 1972. "The Great Awakening," *The Listener*, 26 October.

Sacks, O. W.; Kohl, M. S.; Messeloff, C. R.; and Schwartz, W. F. 1972. "Effects of Levodopa in Parkinsonian Patients with Dementia," *Neurology* 22: 516-519.

Sacks, O. W. 1975. "The Nature of Consciousness," *Harper's*, December.

Sacks, O. W. and Carolan, P. C. 1979. "EEG Findings in Post-Encephalitic and Tourettic Patients," *Proceedings of Annual Meeting*, New York: Metropolitan EEG Society.

Sacks, O. W. 1981. "Witty Ticcy Ray," *London Review of Books*, 19 March. (Also reprinted in Sacks, 1985.)

Sacks, O. W. 1982a. "Acquired Tourettism in Adult Life," in *Gilles de la Tourette Syndrome*, edited by A. J. Friedhoff and T. N. Chase. New York: Raven Press.

Sacks, O. W. 1982b. "*Awakenings* Revisited," in *Advanced Medicine 18*, edited by M. Sarner. London: Pitman Books.

Sacks, O. W. 1983. "The Origin of *Awakenings,*" *British Medical Journal* 287: 1968-1969.

Sacks, Oliver. 1985. *The Man Who Mistook His Wife for a Hat*. New York: Summit Books.

Sacks, Oliver. 1986. "Clinical Tales," in *Use and Abuse of Literary Concepts in Medicine*, Literature and Medicine 5, edited by J. T. Banks. Baltimore: Johns Hopkins University Press.

Sacks, Oliver. 1987. Foreword to A. R. Luria, *The Man with a Shattered World*. Cambridge, Mass.: Harvard University Press.

Sacks, Oliver. 1989. "Neuropsychiatry and Tourette's." in *Neurology and Psychiatry: A Meeting of Minds*, edited by J. Mueller. Basel: S. Karger.

Sacks, Oliver. 1990a. "Luria and Romantic Science," in *Contemporary Neuropsychology and the Legacy of Luria*, edited by E. Goldberg. Hillsdale, N.J.: Erlbaum.

Sacks, Oliver. 1990b. "Post-Encephalitic Syndromes," in *Parkinson's Disease*, edited by G. Stern. London: Chapman and Hall.

Shenker, Israel. 1969. "Drug Brings Parkinson Victims Back into Life." *New York Times*, August 26.

Spitz, R. A. 1946. "Anaclitic Depression," *Psychoanal. Study Child* 2: 313

-342.
Tilney, Frederick; and Howe, Hubert S. 1920. *Epidemic Encephalitis*. New York: Paul B. Hoeber.
Todes, Cecil. 1990. *The Shadow Over My Brain: My Struggle with Parkinson's Disease*. Gloucestershire: Windrush.
Trétiakoff, C. 1919. "Contribution a l'étude de l'anatomie du locus niger," Thèse de Paris. (1921) *Rev. Neurol*. 592.
Turner, W. A.; and Critchley, M. 1925. "Respiratory Disorders in Epidemic Encephalitis," *Brain* 48: 72-104.
Turner, W. A.; and Critchley, M. 1928. "The Prognosis and Late Results of Postencephalitic Respiratory Disorders," *Journal of Neurology and Neuropathology* 8: 191.
Vaughan, Ivan. 1986. *Ivan: Living with Parkinson's Disease*. London: Macmillan.
Vogt, C.; and Vogt, O. 1920. "Lehre der Erkrangungen des striären Systems," *Journal für Psychologie und Neurologie* 26s: 43-57.
von Economo, C. 1918. *Die Encephalitis Lethargica*. Wien.
von Economo, Constantin. 1931. *Encephalitis Lethargica: Its Sequelae and Treatment* Oxford: Oxford University Press.
Wilson, S. A. K. 1940. "Paralysis Agitans," in *Neurology*, edited by Ninian Bruce. London: Arnold. See also Wilson's chapter on "Epidemic Encephalitis" in the same book.
Wimmer, August. *Chronic Epidemic Encephalitis*. London: Heinemann.
Winfree, Arthur T. 1980. *The Geometry of Biological Time*. New York: Springer Verlag.
Woodcock, A. and Davis, M. 1978. *Catastrophe Theory*. London: Pelican.
Zeeman, E. C. 1976. "Catastrophe Theory," *Scientific American* 232: 65-83.

本書は、二〇〇〇年四月にハヤカワ文庫NFより刊行された『レナードの朝』に解説を新たに付した新版です。

音楽嗜好症《ミュージコフィリア》

――脳神経科医と音楽に憑かれた人々

Musicophilia

オリヴァー・サックス

大田直子訳

ハヤカワ文庫ＮＦ

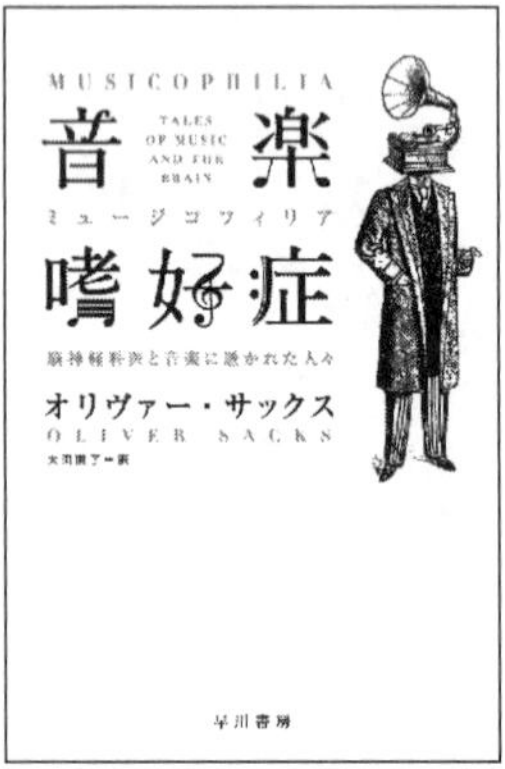

ピーター・バラカン氏絶賛！
池谷裕二氏推薦！

落雷による臨死状態から回復するやピアノ演奏にのめり込んだ医師、指揮や歌うことはできても物事を数秒しか覚えていられない音楽家など、音楽と精神や行動が摩訶不思議に関係する人々を、脳神経科医が豊富な臨床経験をもとに描く医学エッセイ。解説／成毛眞

色のない島へ

——脳神経科医のミクロネシア探訪記

The Island of the Colorblind

オリヴァー・サックス

大庭紀雄監訳　春日井晶子訳

ハヤカワ文庫NF

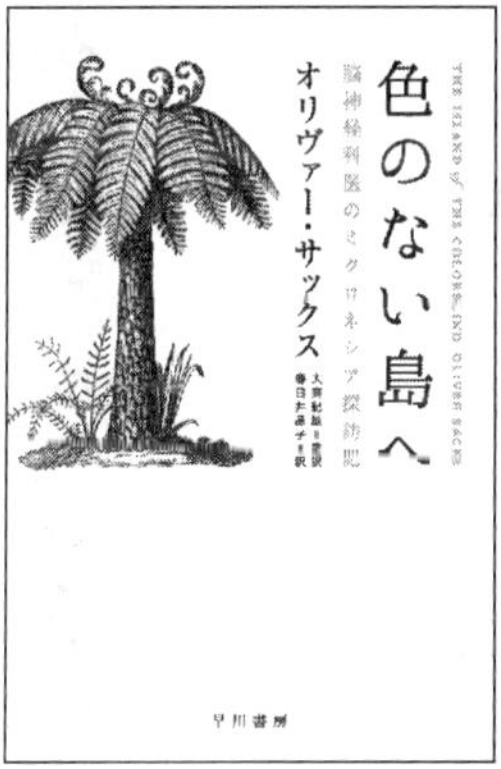

川上弘美氏著『大好きな本』で紹介！

閉ざされた島に残る謎の風土病の原因とは？

モノトーンの視覚世界をもつ人々の島、原因不明の神経病が多発する島——ミクロネシアの小島を訪れた脳神経科医が、歴史や生活習慣を探り、思いがけない仮説に辿りつく。美しく豊かな自然とそこで暮らす人々の生命力を力強く描く感動の探訪記。解説／大庭紀雄

訳者略歴　東京外国語大学卒，英米文学翻訳家　訳書にリプチンスキ『ねじとねじ回し』，アドラー『ランダム・ハーツ』，サックス『色のない島へ』（以上早川書房刊），シャクター『なぜ、「あれ」が思い出せなくなるのか』，フロスト＆スティケティー『ホーダー』ほか多数

HM=Hayakawa Mystery
SF=Science Fiction
JA=Japanese Author
NV=Novel
NF=Nonfiction
FT=Fantasy

レナードの朝《あさ》
〔新版〕

〈NF428〉

二〇一五年四月 十 日　印刷
二〇一五年四月十五日　発行
（定価はカバーに表示してあります）

著　者　オリヴァー・サックス
訳　者　春日井《かすがい》晶《あき》子《こ》
発行者　早川　浩
発行所　株式会社　早川書房
郵便番号　一〇一 - 〇〇四六
東京都千代田区神田多町二ノ二
電話　〇三 - 三二五二 - 三一一一（大代表）
振替　〇〇一六〇 - 三 - 四七七九九
http://www.hayakawa-online.co.jp

乱丁・落丁本は小社制作部宛お送り下さい。
送料小社負担にてお取りかえいたします。

印刷・精文堂印刷株式会社　製本・株式会社明光社
Printed and bound in Japan
ISBN978-4-15-050428-1 C0147

本書は活字が大きく読みやすい〈トールサイズ〉です。